▶ 国家卫生和计划生育委员会"十二五"规划教材
▶ 全国高等医药教材建设研究会规划教材
▶ 全国高等学校医药学成人学历教育（专科起点升本科）规划教材
▶ 供医学检验专业用

U0208213

临床医学检验基础

第 2 版

主　编　杨红英　郑文芝

副主编　陈少华　江新泉

编　者　（以姓氏笔画为序）

江新泉（泰山医学院）　　　郑文芝（海南医学院）

李劲榆（昆明医科大学）　　姜忠信（青岛大学医学院）

杨红英（昆明医科大学）　　贾　莉（大连医科大学）

张式鸿（中山大学）　　　　夏曙华（贵阳医学院）

陈少华（广州医科大学）　　郭旭霞（山西长治医学院）

林寿榕（福建医科大学）　　龚道元（佛山科学技术学院）

周　静（四川大学）　　　　常　东（哈尔滨医科大学）

人民卫生出版社

图书在版编目（CIP）数据

临床医学检验基础/杨红英，郑文芝主编. —2 版.
—北京：人民卫生出版社，2013
ISBN 978-7-117-17748-1

Ⅰ.①临…　Ⅱ.①杨…②郑…　Ⅲ.①医学检验-
成人高等教育-教材　Ⅳ.①R446

中国版本图书馆 CIP 数据核字（2013）第 273703 号

| 人卫社官网　**www. pmph. com** | 出版物查询，在线购书 |
| 人卫医学网　**www. ipmph. com** | 医学考试辅导，医学数据库服务，医学教育资源，大众健康资讯 |

临床医学检验基础
第 2 版

主　　编：杨红英　郑文芝
出版发行：人民卫生出版社（中继线 010-59780011）
地　　址：北京市朝阳区潘家园南里 19 号
邮　　编：100021
E – mail：pmph @ pmph. com
购书热线：010-59787592　010-59787584　010-65264830
印　　刷：北京铭成印刷有限公司
经　　销：新华书店
开　　本：787×1092　1/16　印张：27　插页：16
字　　数：674 千字
版　　次：2003 年 8 月第 1 版　2014 年 2 月第 2 版
　　　　　2016 年 10 月第 2 版第 2 次印刷（总第 3 次印刷）
标准书号：ISBN 978-7-117-17748-1/R·17749
定　　价：59.00 元

全国高等学校医药学成人学历教育规划教材第三轮

修订说明

随着我国医疗卫生体制改革和医学教育改革的深入推进，我国高等学校医药学成人学历教育迎来了前所未有的发展和机遇，为了顺应新形势、应对新挑战和满足人才培养新要求，医药学成人学历教育的教学管理、教学内容、教学方法和考核方式等方面都展开了全方位的改革，形成了具有中国特色的教学模式。为了适应高等学校医药学成人学历教育的发展，推进高等学校医药学成人学历教育的专业课程体系及教材体系的改革和创新，探索医药学成人学历教育教材建设新模式，全国高等医药教材建设研究会、人民卫生出版社决定启动全国高等学校医药学成人学历教育规划教材第三轮的修订工作，在长达2年多的全国调研、全面总结前两轮教材建设的经验和不足的基础上，于2012年5月25~26日在北京召开了全国高等学校医药学成人学历教育教学研讨会暨第三届全国高等学校医药学成人学历教育规划教材评审委员会成立大会，就我国医药学成人学历教育的现状、特点、发展趋势以及教材修订的原则要求等重要问题进行了探讨并达成共识。2012年8月22~23日全国高等医药教材建设研究会在北京召开了第三轮全国高等学校医药学成人学历教育规划教材主编人会议，正式启动教材的修订工作。

本次修订和编写的特点如下：

1. 坚持国家级规划教材顶层设计、全程规划、全程质控和"三基、五性、三特定"的编写原则。

2. 教材体现了成人学历教育的专业培养目标和专业特点。坚持了医药学成人学历教育的非零起点性、学历需求性、职业需求性、模式多样性的特点，教材的编写贴近了成人学历教育的教学实际，适应了成人学历教育的社会需要，满足了成人学历教育的岗位胜任力需求，达到了教师好教、学生好学、实践好用的"三好"教材目标。

3. 本轮教材的修订从内容和形式上创新了教材的编写，加入"学习目标"、"学习小结"、"复习题"三个模块，提倡各教材根据其内容特点加入"问题与思考"、"理论与实践"、"相关链接"三类文本框，精心编排，突出基础知识、新知识、实用性知识的有效组合，加入案例突出临床技能的培养等。

本次修订医药学成人学历教育规划教材医学检验专业专科起点升本科教材6种，将于2013年9月陆续出版。

全国高等学校医药学成人学历教育规划教材医学检验专业
·······•••• （专科起点升本科）教材目录 •••·······

教材名称	主编	教材名称	主编
1. 临床医学检验基础	杨红英 郑文芝	4. 病原生物学检验	崔 昱
2. 免疫学检验	刘 辉	5. 血液学检验	岳保红
3. 生物化学检验	钱士匀 李 艳	6. 检验仪器分析	贺志安

第三届全国高等学校医药学成人学历教育规划教材
评审委员会名单

5

前　言

　　为适应检验医学的飞速发展和医学检验人员毕业后再教育的要求,在全国高等医药教材建设研究会组织下编写《临床医学检验基础》(专升本)教材第2版。该教材主要适用对象是专科毕业后已工作一段时间,积累了一定的临床实验室实践经验,但在工作中感觉基础知识较薄弱,希望再次接受在职学历教育,通过专升本的学习在基础理论和实际工作能力方面得到本质的提升。由于成人教育的学生学习时间紧而任务繁重,在授课时又很难要求他们像普通本科生那样,有充足的时间接受系统的培养。本教材在内容编写时突出重点,方便自学,实用性强。

　　本教材主要进行了以下修改:①加强检验方法学评价、检验项目与方法的评价、质量保证内容的编写;②引入危急值的概念;③多以图、表等体现教材的精练性、直观性和概括性,方便学生学习;④结合临床实践经验及教材的重点、知识点编写案例(结合临床病例或基于实验原理可能出现的误差分析编写);⑤增加目前临床上开展的新技术,新方法。

　　本教材在各位编者初稿的基础上又请担负大学本科教学工作且工作在临床一线的教师及相关的教学人员审阅,几经修改。借此机会对为本教材作出贡献的各位编者及各位老师表达深深的谢意!

　　本书虽几经审校修改,但每审校一次,仍发现有不理想之处,在此敬请同道和读者批评指正。

杨红英

2013 年 8 月

目　录

绪　　论

医学检验学(medical laboratory sciences)是一门涉及多学科、多专业的边缘性学科,也是临床医学在诊断、治疗、判断预后和预防等方面的应用性学科。由于该学科所进行的检验工作均在实验室内完成,所以又称为实验室医学(laboratory science)、实验诊断学或临床检验诊断学(clinical laboratory diagnostics)。

一、医学检验学的发展

医学检验学的发展与自然科学的发展息息相关。科学技术发展为医学检验学科的形成奠定了物质基础,使该学科逐步成为临床医学中重要的独立学科之一。同时医学检验学内容的逐步深化与拓展,又促进了学科发展,当今的医学检验学已拥有临床医学检验基础、临床血液学检验、临床微生物学检验、临床免疫学检验、临床生物化学检验、分子诊断学、临床实验室管理、检验仪器学和临床输血学检验等众多的亚学科。

二、临床医学检验基础的基本任务和特点

临床医学检验基础包含了检验技术和检验项目在临床上的应用两方面的内容,其基本任务是采用先进的检验方法,对离体的血液、尿液、粪便、生殖系统分泌物、羊水、脑脊液、浆膜腔和关节腔积液、脱落细胞等标本进行理学、化学、病原生物学、显微镜形态学等检查,以满足临床筛检、诊断疾病的需要。

近年来,我国临床医学检验基础取得了飞跃的发展,其主要表现在:①检验手段自动化:仪器与技术的进展,大量先进的自动化仪器取代了简单比色计等一般仪器和手工操作,提高了检验的准确性、精密度,缩短了检验时间,并逐步向全实验室自动化(total laboratory automation, TLA)与网络化管理(net management)方面发展;②检验技术多样化:如血细胞分析仪等,也导致了检验项目的多样化和检验结果的复杂化;③检验方法标准化:大量由国际和国内权威机构推荐采用的参考方法已经用于临床检验中,提高了检验结果的准确性,使临床实验室间的检验结果具有一定的可比性,并方便于医院之间的会诊、交流和远程诊断。同时不断完善的质量管理体系(如 ISO15189 及各种质量标准等)已应用于临床实验室认可(laboratory accreditation)、准入和日常管理诸环节;④标本微量化:为实现全实验室自动化创造了有利条件;⑤检验试剂商品化:随着多种自动化仪器的研发和在我国的普遍应用,使用标准化的仪器配套商品试剂,

已成为适应临床实验室全面质量管理的推进、满足检验方法量值溯源性要求的必要条件;⑥计量单位的国际化:医学检验结果报告均已采用国际法定计量单位,并已引入参考区间(reference Interval)、医学决定水平(medical decision level)、危急值(critical value)等概念,加强了检验医师与临床医师的沟通与交流,发挥了检验医师在检验项目选择和检验结果解释方面的临床咨询作用;⑦质量管理的全程化:现代实验室已建立了健全的临床实验室质量保证体系(quality assurance system),包括分析前、分析过程中的质量控制和分析后的检验结果解释三个重要环节。经常进行的实验室内质量控制(internal quality control,IQC)、实验室间质量评价(external quality assessment,EQA)和全套规范化实验室管理,保证了检验结果的准确性和可信度;⑧临床实践及医学环境的多元化:医学检验不仅服务于临床患者的疾病诊疗过程,也参与疾病防控、流行病学调查与环境监测、食品卫生安全检测、健康咨询和基础医学研究。某些项目的检验形式也从有创伤检查逐渐向无创伤检查过渡。必要时检验医师还可与临床医师共同制定诊断和疗效判断标准。当今医学环境的特点是卫生资源分布的不均衡和患者维权意识的逐步增强。上述局面要求医学检验人员的知识水平、操作技能、服务意识、质量意识和沟通能力不断增强。并在循证检验医学(evidenced-based laboratory medicine,EBLM)理论指导下,合理使用卫生资源,为临床提供实用的检验项目和准确的检验结果。

三、学习临床医学检验基础的基本要求

专升本学生已经接受过三年的基本教育,但其基础知识水平较普通本科生略显薄弱;他们毕业后,已在临床实验室从事具体工作,积累了一定的临床实践经验。在实际工作中,他们也感觉到自身的差距,因而才再次接受在职学历教育。目的是使自己在基础理论和临床实践方面得到本质的提升。但在职的(成人教育)学生很难像普通本科生那样,在充足的时间内接受系统的培养,因此成教专升本学生的学习任务比普通本科生更为繁重。学习应该有所侧重。

1. 注重专业理论学习　通过简要、系统的专业理论学习,特别是现代检验项目的原理、方法学评价和质量保证理论的重点学习,使自己在原有理论基础上,实现知识水平的飞跃。

2. 注重临床实践　除需掌握医学检验的专业知识外,还应有意识地接触患者的其他临床资料,在实践中使自己对疾病的发生、发展有充分的了解,正确认识检验结果在疾病诊断与鉴别诊断中的应用价值,科学评价检验项目的诊断性能,综合分析临床其他资料,对检验结果作出符合临床实际的合理解释。

3. 强化质量意识　质量是生命,因此要注意各检验项目的质量保证标准和措施的理论学习,提高自己的质量管理水平。

4. 提高服务意识和沟通能力　医学检验学所进行的工作是一项细致、严肃的工作,无论从事临床服务,还是进行科学研究,都必须有良好的职业道德和严谨的科学态度。在临床实践中要运用循证检验医学的观点,选择具有最佳临床价值的"金标准"检验项目和检验方法,为临床医师当好参谋,为患者减轻负担,变被动检验为主动检验。为临床提供更为有效的信息。在未来的检验工作中发挥自己的作用。

郑文芝

第 一 章

血液检查基本技术

学习目标

掌握:各种采血技术的临床应用范围、方法学评价;血液标本采集质量保证;各种抗凝剂
　　　作用原理及应用注意事项;血细胞计数板的构造与使用方法。

熟悉:血涂片制备与染色原理;各种抗凝剂作用原理;血液标本采集的生物安全;微量吸
　　　管的使用及注意事项。

了解:各种采血技术的操作方法;微量吸管的鉴定。

第一节　血液标本采集与处理

正确采集血液标本是获得准确、可靠检验结果的关键,在自动化检验仪器普遍应用的现代临床实验室,分析前质量管理是全程质量管理的重点。《医学实验室质量和能力认可准则》(ISO 15189 2008)文件把"分析前程序"定义为:按照时间顺序,从临床医嘱开始,到分析检验程序开始前的步骤。包括:检验申请、患者准备、样品采集、运送到实验室并在实验室内传输。血液标本的采集和处理是分析前质量控制的主要环节,是十分重要的基础性工作。根据检验方法和目的的不同,血液标本采集的方法也不一样。最常用的采血方法有皮肤采血法和静脉采血法。

一、皮肤采血技术

皮肤采血法(skin puncture for blood collection)主要用于微量用血的检查和婴幼儿血常规检验。皮肤采血法所获得的血液标本是微动脉血、微静脉血和毛细血管血混合的末梢全血。

(一)采血针皮肤采血法

1. 器材准备　准备好一次性微量吸管、一次性采血针、稀释液和消毒器材等。

2. 部位选择　世界卫生组织(WHO)推荐采取末梢血以左手中指或无名指指端内侧为宜。婴幼儿由于手指太小可以用足跟采血。凡局部有水肿、炎症、发绀或冻疮等均不可穿刺采血;

严重烧伤患者可选择皮肤完整处采血。由于末梢血与静脉血的成分有差异,因此,有条件时应尽可能采静脉血。

3. 采血方法(略)。

【注意事项】 ①采血时要注意严密的消毒和生物安全防范,采血针、微量吸管一次性使用;②针刺深度应达 3mm,令血液自然流出。取血时可稍加挤压,但切忌用力过大,以免使过多组织液混入血液中;③采血的动作要迅速,防止流出的血液凝固或血细胞破坏;④稀释液或血液加样需准确,吸管外血液需擦去;⑤采用手工法进行多项常规检验时,血液标本采集顺序为血小板计数、红细胞计数、血红蛋白测定、白细胞计数及白细胞分类计数。

【方法学评价】 ①耳垂采血:优点:痛感较轻,操作方便,适用于反复采血(手指皮肤粗厚者)。缺点:血循环较差,受气温影响较大,结果不稳定。红细胞(RBC)、血红蛋白(Hb)、血细胞比容(HCT)较手指血或静脉血高(特别是冬季),不推荐使用;②手指采血:优点:操作方便,可获得相对较多血量,检验结果比较恒定。缺点:有时痛感较重,检验结果与静脉血比较仍有差异。

(二)激光皮肤采血法

激光皮肤采血法属于非接触式采血法,激光采血器能在极短时间内发出一束特定波长的激光束,接触皮肤后瞬间在采血部位产生高温,使皮肤气化形成一个 0.4～0.8mm 的微孔,血液自微孔流出,从而实现采集末梢全血的目的。该方法具有感染机会少,痛感轻和工作强度低等优点。

1. 器材准备 激光采血器、一次性激光防护罩、微量采血管、消毒用品等。

2. 部位选择 手指(其他要求与采血针皮肤采血法相同)。

3. 采血方法 按摩采血部位(手指指腹),使局部组织自然充血,消毒皮肤后,将激光手柄垂直置于一次性激光防护罩上方,垂直对准、紧贴采血部位,按下"触发键",然后将防护罩推出,血液自行流出或稍加挤压后流出,及时采集标本。

【注意事项】 ①禁止在易燃易爆性气体环境中使用激光采血器,以免发生爆炸事故;②在使用过程中,禁止用肉眼观看激光窗口,或将激光窗口对准采血部位以外的身体其他位置;禁止使用反光镜或其他反光器材观察激光窗口,以免造成视力损害;③采血时防护罩要紧贴采血部位,不能倾斜或悬空,以免影响血液标本的采集效果;④激光采血器的透镜是重要的部件之一,在使用一段时间后会有挥发物附着于表面,一般工作 50 次后需要清洁 1 次。

二、静脉血液采集技术

静脉采血法(venipuncture for blood collection)是临床广泛应用的采血方法,所采集的静脉血能准确反映全身血液的真实情况,因其不易受气温和末梢循环变化的影响,而更具有代表性。静脉血液采集技术包括普通采血法和真空采血法。

(一)普通采血法

普通采血法指的是传统的采血方法,即非真空系统对浅静脉穿刺的采血方法。

1. 准备器材 主要是试管、注射器、消毒器材等。

2. 选择采静脉血 让患者取坐位或卧位,一般选肘正中静脉,让前臂水平伸直放在垫枕上,暴露穿刺部位,触摸选择容易固定、明显可见的静脉。

3. 采血操作(略)。

【注意事项】 ①根据检查项目和所需采血量选择注射器;②严格执行无菌操作;③严禁在输液、输血的针头或皮管内抽取血液标本;④抽血时切忌将针栓回推,以免注射器中空气进入血液循环形成气栓;⑤抽血不宜过于用力,以免血液产生泡沫而造成溶血。

(二)真空采血法

真空采血法又称负压采血法。具有计量准确、传送方便、封闭无菌、标识醒目、刻度清晰、容易保存、一次进针多管采血等优点。主要原理是将有胶塞头盖的采血管抽成不同的真空度,利用带安全装置的针头和软导管组合成全封闭的真空采血系统,以实现定量采血,并且采血量由采血管内负压大小来控制。

1. 主要器材 真空采血系统由双向采血针和采血管构成。真空采血管的种类和用途见表1-1。

表1-1 真空采血管种类和用途

采血管头盖颜色	用途	标本	操作步骤	添加剂	添加剂作用机制
红色	生化学/血清学/免疫学检验	血清	采血后立即颠倒混匀5次,静置1小时离心	硅胶血液凝固剂促凝剂:凝血酶	激活血液凝固
绿色	生化学检验	血浆	采血后立即颠倒混匀8次,离心	肝素钠、肝素锂	抑制凝血酶
金黄色	生化学检验	血清	采血后立即颠倒混匀5次,静置5分钟离心	惰性分离胶、促凝剂	硅胶、血液凝固激活剂
紫色	血液学和免疫血液学检验	全血	采血后立即颠倒混匀8次,试验前混匀标本	EDTA-K$_3$(干粉喷洒)	螯合钙离子
灰色	血液葡萄糖检验	血清血浆	采血后立即颠倒混匀8次,离心	苯酸钾/氯化钠,氟化钠/EDTA-Na$_2$,氟化钠(血清)	抑制糖分解
浅蓝色	凝血检验	全血	采血后立即颠倒混匀5~8次,离心	枸橼酸钠:血液=1:9	螯合钙离子
黑色	红细胞沉降率	全血	采血后立即颠倒混匀8次,试验前混匀标本	枸橼酸钠:血液=1:4	螯合钙离子

2. 静脉选择和消毒 同普通静脉采血法。

3. 采血方法

(1)硬接式双向采血针的采血操作:①在穿刺点上端扎压脉带(松紧适宜),受检者握紧拳头,使静脉充分暴露;②消毒静脉穿刺处,拔除采血穿刺针的护套,左手固定血管,右手拇指和示指持穿刺针,沿静脉走向使针头与皮肤呈30°角,快速刺入皮肤,然后呈5°角向前刺破静脉血管壁进入静脉腔;③将真空采血试管推入硬接式双向采血针的刺塞针端中,静脉血就会自动流入采血试管中;④如需多管血样,将刺塞针拔出刺入另一真空采血管即可;⑤采血完毕拔下采血试管后再拔出穿刺针头,嘱受检者松开拳头,用棉球按压穿刺点 3～5 分钟止血,拧下针头置消毒液中浸泡或作毁型处理。

(2) 软接式双向采血针的采血操作:基本同上,略。

(3) 采血管混匀:抗凝血、有分离胶和促凝剂的采血管需颠倒混匀 5～8 次,切忌用力过猛。非抗凝血无须颠倒混匀。

(4) 多管采血时采血管分配顺序:一次采多管血时,折住采血针刺塞端上方的软管,拔出针头刺入下一管中即可,立即颠倒混匀 5～8 次(非抗凝血无须颠倒混匀),切忌用力过猛。多管检验采血顺序:①血培养试管;②红色头盖(无抗凝剂,用于生化、免疫学检验);③蓝色头盖(枸橼酸钠抗凝,用于凝血检验);④绿色头盖(肝素抗凝,用于急诊生化检验);⑤紫色头盖(EDTA 抗凝,用于血常规、糖化血红蛋白等检验);⑥黑色头盖(枸橼酸钠抗凝,用于血沉检验);⑦灰色头盖(加血糖分解抑制物,用于血糖检验)。

4. 采血后处理　根据生物安全原则及各种真空管系统的特点,处理废弃的采血针和试管托,达到避免误伤或污染的目的。

5. 注意事项　①检查盖塞:使用前切勿松动负压采血管头盖,以防止采血量不准;②刺塞端穿刺针乳胶套的作用:包裹、封闭刺塞针头,当针头刺入采血管后,乳胶套卷起。采血完毕,去除采血管,乳胶套弹性回复,封闭刺塞针头,防止导管内血液继续流出而污染周围环境,采血时不能取下。

三、血液标本抗凝、转运及贮存

(一)血液标本抗凝

使用全血和血浆标本时,通常需要应用抗凝剂。所谓抗凝就是采用物理或化学方法除去或抑制某种凝血因子的活性,以阻止血液凝固。这种阻止血液凝固的物质称为抗凝剂或抗凝物质。

1. 化学抗凝剂　常用化学抗凝剂的用途和特点见表1-2。

表 1-2　常用化学抗凝剂的用途和特点

抗凝剂	抗凝原理	适用项目	注意事项
乙二胺四乙酸(EDTA)	与血液中 Ca^{2+} 结合成螯合物,而使 Ca^{2+} 失去活性	全血细胞计数	抗凝剂用量和血液的比例,采血后须立即混匀
枸橼酸盐	与血液中 Ca^{2+} 结合成螯合物,而使 Ca^{2+} 失去活性	血沉、凝血试验、输血保养液	抗凝能力相对较弱,抗凝剂浓度、体积和血液的比例非常重要
肝素	加强抗凝血酶Ⅲ,灭活丝氨酸蛋白酶,阻止凝血酶形成	血气分析;生化检验肝素锂适用于红细胞渗透脆性试验	电极法测血钾与血清结果有差异;不适合血常规检查
草酸盐	草酸根与血液 Ca^{2+} 形成草酸钙沉淀,使其无凝血功能	血细胞比容、网织红细胞计数	容易造成钾离子污染;现应用已减少

抗凝剂	抗凝原理	适用项目	注意事项
促凝剂	激活凝血蛋白酶,加速血液凝固	生化、免疫检验,特别适用于急诊化学检验	常用促凝剂有凝血酶、蛇毒、硅石粉、硅碳素等
分离胶	高黏度凝胶在血清和血块间形成隔层,达到分离血细胞和血清目的	能快速分离出清晰的血清标本;生化、免疫检验	分离胶质量影响分离效果和检验结果;分离胶试管成本高

2. 物理方法抗凝　将血液注入有玻璃珠的器皿中,并及时转动,纤维蛋白缠绕凝固于玻璃珠上,从而防止血液凝固。此抗凝方法常用于血液培养基的羊血采集。也可用竹签搅拌除去纤维蛋白,以达到物理抗凝的目的。此类方法主要用于测定结果受抗凝剂影响的血液标本的抗凝,如红斑狼疮细胞检查。

（二）血液标本转运

处理血液标本时应特别注意:①把每一份标本都看作是无法重新获得、唯一的标本,必须小心地采集、保存、运送、检测和报告;②要视所有的标本都有传染性,对"高危"标本,如乙型肝炎、艾滋病患者血液标本等,要注明标识;③检验完毕,标本必须消毒处理。

血液标本的运送可采用人工运送、轨道运送或气压管道运送等。无论何种运送方式,都应该注意以下几个问题:

1. 唯一标识原则　目前较好的方式是应用条形码系统。
2. 生物安全原则　确保容器、试管管盖和橡皮塞等牢固,防止溢洒。
3. 尽快运送原则　尽快送检标本以满足检验质量要求和临床诊治的需求。特殊情况应根据检验项目要求冷藏送检。运送过程中应避免剧烈震荡。

（三）标本拒收

实验室要制定标本接收和拒收的标准文件。因"让步"而接收的不合格标本,其检验报告单上应注明标本存在的问题。

标本拒收常见原因(离心前和上机前)包括:①溶血;②血液采集容器不当(如抗凝剂错误);③采血量超出规定体积的±10%;④抗凝标本出现凝固,标本离心前即观察标本有无凝块。在标本离心后,再次通过肉眼观察有无凝块,怀疑有小凝块时,需用玻棒挑动标本,以确定或排除小凝块的存在;⑤转运延误或转运条件不当,如标本送达时已超过采样时间4小时则应拒收;⑥申请和标本标识不一致;⑦标本污染、容器破损等;⑧输液同侧或静脉留置导管处采集的标本。

应对送检标本进行登记,并记录不合格标本原因,及时通知临床;每月统计并向临床反馈不合格标本原因及百分率,帮助临床改进,提高送检样本质量。

（四）血液检验前预处理

标本采集后应及时采用离心法分离血清或血浆。

（五）血液标本贮存

不能及时测定的标本可在确保标本特性稳定的条件下短期保存。分为室温保存、冷藏保存和冷冻保存。

1. 分离后标本　①若不能及时检测或需保留以备复查时,一般应将标本置于4℃冰箱内保存;②置-20℃冰箱可保持多数项目结果稳定1个月;③分离后(包括菌种)置-70℃冰箱可保持多数项目结果稳定3个月以上;④标本存放时需要密封,以免水分挥发而使标本浓缩;⑤标本应避免反复冻融。

2. 立即送检标本　部分不稳定项目如血氨(密封送检)、红细胞沉降率、血气分析(密封送检)、酸性磷酸酶、乳酸及各种细菌培养,特别是厌氧菌培养等标本需立即送检,及时测定。

3. 检测后标本　检测后标本应根据标本性质和要求按照规定时间保存,以备复查需要。保存的原则是在有效的保存期内被检测物质不会发生明显改变。

(六)检验后血液标本的处理

根据国家标准《实验室生物安全通用要求》(GB 19489—2004),实验室废弃物管理的目的如下:①将操作、收集、运输及处理废弃物的危险减至最小;②将其对环境的有害作用减至最小。因此,检验后废弃的血标本应专人负责处理,根据《医疗废物管理条例》置专用容器,由专人送到指定的消毒地点集中处理,一般由专门机构采用焚烧的方法处理。

四、血液标本采集的质量保证
(采血因素、生物学因素、药物等)

标本采集是分析前质量管理的主要内容,大部分工作是患者、医护人员、标本运送人员及检验人员在实验室以外的空间和进入检验过程前完成,期间多个环节很难由临床实验室单独监控。因此,临床医师对检验结果不满意,其最终原因有60%可溯源到标本质量不符合要求。为准确反映患者状态,临床医护人员和检验人员应了解标本采集前患者的状态和影响结果的因素,并将相关要求告知患者,请其予以配合,使标本尽可能少受非疾病因素的影响。

(一)采血服务的环境要求

1. 空间　采血环境应该是人性化设置,空间宽敞,光线明亮,通风良好,采血台面高低和宽度适宜,座椅舒适、可转动或斜躺。

2. 窗口　有足够采血窗口和工作人员,保证在患者最多的时刻,患者排队等候采血时间不得超过15分钟,排队人数不超过5人。采血等候处最好设置采血路径指示、叫号系统设备等。窗口之间最好相互隔开,保护患者隐私和避免窗口之间的相互干扰。

3. 防止交叉感染　采血过程尽可能采用一次性用品,包括压脉带、清洁纸垫和消毒用品(即一人一巾一带一垫一消毒)。采血废弃物品按照医疗垃圾统一处理。详见本节血液标本采集的生物安全。

4. 履行环境消毒　采血地点用紫外线灯定时对周边环境和空气消毒,用消毒液擦拭台面消毒。

(二)患者状态要求

在标本采集过程中,应注意患者的生理状态、饮食和药物对检验结果的影响。

1. 患者生理状态和饮食的影响　患者的生理状态和饮食对检验结果的影响见表1-3。

2. 药物对检验结果的影响　主要有4条途径:①影响反应系统待测成分物理性质;②参与检验过程化学反应;③影响机体组织器官生理功能和(或)细胞活动中的物质代谢;④对器官的药理活性和毒性作用,主要表现为对血液生化检验的干扰。

表1-3 患者的生理状态和饮食对检验结果的影响

影响因素	评价
饮食	普通进餐后,血甘油三酯将增高50%,血糖增加15%,丙氨酸氨基转移酶及血钾增加15%;高蛋白膳食可使血尿素、尿酸及血氨增高;高脂肪饮食可使甘油三酯大幅度增高;高核酸食物(如内脏)可导致血尿酸明显增高
饥饿	长期饥饿可使血浆蛋白质、胆固醇、甘油三酯、载脂蛋白、尿素等减低。相反,血肌酐及尿酸则增高。由于饥饿时机体的能量消耗减少,故血中 T_3、T_4 水平将明显减低
运动和精神	精神紧张、情绪激动和运动可以影响神经-内分泌系统,使儿茶酚胺、皮质醇、血糖、白细胞总数、中性粒细胞等增高
生物节律	某些激素如促肾上腺皮质激素、皮质醇清晨6~7时最高,深夜0~2时最低
月经和妊娠	在月经周期的不同时期,与生殖有关的多种激素将产生不同的变化
饮酒	长期饮酒者可导致丙氨酸氨基转移酶、天门冬氨酸氨基转移酶、γ-谷氨酰转移酶增高;慢性乙醇中毒者,血液胆红素、碱性磷酸酶、甘油三酯等增高
吸烟	长期吸烟者血中白细胞计数、血红蛋白浓度、碳氧血红蛋白、癌胚抗原等增高
体位	当卧位变为坐位或站位时,体内水份由血管流向间质,而细胞和大分子物质不能滤过进入组织,在血液内浓缩,蛋白质结果可增高
其他	某些诊疗活动可影响检验结果,如外科手术、输液或输血、透析、服用某些药物、使用细胞因子等

(1)一般药物:①乙酰水杨酸、维生素 C 具有还原性,可干扰 Trinder 反应导致检验结果降低;②右旋糖酐干扰双缩脲法测定总蛋白,使结果假性增高;③汞化合物与氟化物可抑制尿素酶活性,均致尿素假性减低;④维生素 C、高浓度葡萄糖可与碱性苦味酸反应,引起肌酐增高;⑤大量含氟、溴或碘离子的药物,可使血清氯偏高。

(2)成瘾性药物:可通过各种机制影响人体代谢功能,使多项生化检测指标发生改变。其中:①吗啡可使血淀粉酶、脂肪酶、丙氨酸氨基转移酶、天门冬氨酸氨基转移酶、碱性磷酸酶、胆红素、促甲状腺素(TSH)和催乳素增高;使胰岛素、去甲肾上腺素水平减低;②大麻可使血中钠、钾、氯、尿素和胰岛素浓度增高;使血肌酐、血糖及血尿酸浓度减低;③海洛因可使 PCO_2、甲状腺素、胆固醇和血钾增高;而 PO_2 及白蛋白减低。

(三)采血操作对检验结果的影响

1. 采血时间 体内某些化学成分的血浓度具有周期性变化。因此,采血应:①尽可能在上午9时前空腹进行;②尽可能在其他检查和治疗前进行;③检测药物浓度应根据药物浓度峰值期和稳定期特点采集血液标本;④在检验申请单上注明采血的具体时间。

2. 采血部位 不同部位的血液样本中某些检测成分会有差异,甚至对检测结果产生严重影响,故应选择恰当的采血部位。采血不畅容易引起血小板破坏和凝血因子的消耗等。

3. 患者体位 患者体位改变可引起血液许多指标发生变化。从仰卧到直立时,由于有效滤过压增高,水及小分子物质从血管内转移到组织间隙,血浆容量可减少12%;血中细胞及大分子物质增高5%。采集血液标本时,住院患者可采用卧位,非住院患者可采用坐位,并保持平静心态。

4. 压脉带(止血带)使用 静脉采血时,压脉带压迫时间过长可使多种血液成分发生改变。①压迫 40 秒,血清总蛋白可升高 4%;②压迫超过 3 分钟,因静脉扩张、淤血,水分转入组织间隙,导致血液浓缩,可使碱性磷酸酶、天冬氨酸氨基转移酶、胆固醇等增高 5% ~ 10%,血清钾增高更明显;同时,由于氧消耗增加,无氧酵解加强,乳酸增高,pH 减低。长时间使用压脉带对凝血功能相关检测结果也会产生较大影响。因此,采血时使用压脉带的时间应小于 60 秒。在见到血液进入采血容器后,应立即解开压脉带。

(四) 其他

1. 输液　应尽可能避免在输液过程中采血。因为输液不仅使血液稀释,而且输液的成分会严重干扰检验结果。最常见的干扰项目是葡萄糖和电解质。一般情况下,对静脉输入葡萄糖、氨基酸、蛋白质或电解质的患者应在输液结束 1 小时后采集标本,而对输入脂肪乳剂的患者应在 8 小时后采集标本。如果必须在输液时采血检验,则禁止在输液同侧采集标本,不建议在静脉留置针处采集标本。如必须从留置针处采集标本,为避免肝素污染,应先用 5ml 生理盐水冲洗留置针,并且最初采集的 5ml 血液不能用于凝血检测。

2. 溶血　血细胞内、外各种成分有梯度差,有的成分相差数十倍(表 1-4);故溶血可严重影响检验结果。此外,凝血和脂血也可严重干扰检测结果的准确性。

表 1-4　溶血引起血液成分浓度或活性变化

血液成分	红细胞内浓度(或活性)与细胞外血清浓度(或活性)的比率	1% 红细胞溶血后血清中浓度(或活性)的变化率(%)
乳酸脱氢酶	160 : 1	+272.5
天冬氨酸氨基转移酶	40 : 1	+220.0
钾	23 : 1	+24.4
丙氨酸氨基转移酶	6.7 : 1	+55.0
葡萄糖	0.82 : 1	-5.0
无机磷	0.78 : 1	+9.1
钠	0.11 : 1	-1.0
钙	0.10 : 1	+2.9

(五) 生物学因素的影响及控制

1. 年龄　人的不同年龄阶段,有些检验结果也是不同的。如新生儿的红细胞计数、血红蛋白含量、白细胞计数等比正常成人高。碱性磷酸酶含量提示造骨细胞的活性,在生长旺盛的青春期有一高峰,其参考值<350U/L,而成人参考值<110U/L。

2. 人种　人种不同,某些检验结果存在差异。黑种人的粒细胞数量比白种人低,黑种人的磷酸肌酸激酶含量明显比白种人和黄种人高,黑种人的维生素 B_{12} 比白种人高 1.35 倍、脂蛋白(a)比白种人高 2 倍等。

3. 性别　性别不同,有些检验结果不同。男性比女性高的常见指标有:甘油三酯、磷酸肌酸激酶、胆红素、肌红蛋白、血红蛋白、红细胞计数等;女性比男性高的常见指标有:高密度脂蛋白-胆固醇、网织红细胞、血沉等。

4. 妊娠　妊娠期由于胎儿生长发育的需要,在胎盘产生的激素影响下,母体各系统发生一系列适应性生理变化。由于血浆转运蛋白增加,甲状腺素、脂类、铜和血浆铜蓝蛋白含量升高;由于血液被稀释,总蛋白和白蛋白含量减低,红细胞沉降率升高;由于体重及代谢增加,肾小球滤过率和肌酐清除率上升;由于凝血系统功能亢进,凝血因子活性增强,凝血酶原时间(PT)和活化部分凝血酶时间(APTT)缩短,纤维蛋白原含量增高;由于需要量增加,造成铁和转铁蛋白含量相对缺乏等。

 问题与思考 ●●●

什么是临床检验分析前质量控制?

 相关链接

在临床检验全面质量管理中,质量控制是质量管理的核心内容,是保证检验结果准确可靠的重要手段。质量控制包括分析前、分析中和分析后质量控制。

分析前质量控制是当前临床检验质量控制的薄弱环节,是最难控制也是最易出现问题的环节,为此国际标准化组织(ISO)做出了专门的规定。

《ISO 15189 2008 医学实验室质量和能力认可准则》规定:分析前过程包括临床医生开出检验申请、患者准备、原始样品采集、样品运送到实验室及在实验室传输的全过程。此过程的质量控制就是分析前质量控制的内容。

五、血液标本采集的生物安全

(一)生物安全意识

正确的生物安全意识来自于长期的训练以及知识和经验的积累。但无论何人从事实验室活动都应遵循下列基本原则:

1. 实验室应制订样本采集和防护的标准操作规程(SOP),在标本采集过程中应严格执行。所有操作人员必须经过培训、考核。

2. 在开始相关工作前,应对所从事的病原微生物和其他危险物质及相关操作进行危害评估,制定全面、细致的标准操作规程和程序文件,对于关键的危险步骤制定出可行的防护措施。

3. 熟悉各级生物安全实验室运行的一般规则,掌握各种仪器、设备、装备的操作步骤和要点,进行正确的操作和使用,熟悉各种可能的危害。

(二)环境设施要求

血液标本采集区域因接触各类患者(感染或非感染),在采血过程中极易造成对工作人员及环境的污染,认真执行无菌操作程序,规范无菌物品的使用,加强对采血室空气、物体表面的消毒与管理,做好各类环境的监测,对预防和控制医院感染,保障医疗质量和医疗安全非常重要。

1. 工作区应配备对空气、物体表面、地面等消毒设施,如紫外灯、循环风紫外线空气消毒器等。

2. 根据需要在相应的工作区域配备对污染的手、眼、衣物等进行有效清洗、消毒的设施及药物,如洗眼器、手消毒液、含氯消毒液等。

（三）个人防护

1. 工作人员应着工作服,操作时应戴乳胶手套。禁止非工作人员进入工作区域。参观或设备维修人员须经工作区域负责人批准后方可进入。

2. 禁止在工作区域饮食、吸烟、处理隐形眼镜、化妆及储存食物等。

3. 在工作区域内不应佩戴戒指、手链等饰品。

4. 长发应束在脑后。

（四）安全行为

1. 每接待一位患者,用手消毒剂消毒双手或更换手套。

2. 禁止在使用注射器或针具后用手回套针帽。

3. 使用过的医用针头等尖锐物应置于利器盒内,所有样本和废物应假定含有传染性生物因子,应以安全方式处理和处置。

4. 采血过程中患者的血液不慎被溅入工作人员眼睛,应立即用洗眼器冲洗眼睛表面至少15~30分钟。污染工作服应立即更换。如标本外溢,溅泼或器皿打破所造成的污染,应立即采用1000~2000mg/L有效氯溶液或0.2%~0.5%过氧乙酸溶液洒于污染表面30~60分钟,清理污染物的拖把用后需用上述消毒液浸泡60分钟。

5. 标本管或标本容器打开时应做到　①标本管应在生物安全柜里打开;②必须戴手套;③打开标本管的塞子时,应在手里先垫上一块纸或纱布再握住塞子,防止溅出。

6. 血清分离时做到　①操作时要戴手套及佩戴眼睛和黏膜保护装置;②吸取血液及血清时要避免溅出和气溶胶产生,严禁用嘴吸液;③吸管用后应完全浸没在适当的消毒液里,并且在处理之前,或洗刷及灭菌再利用前要浸泡足够长的时间。

7. 生活垃圾应与医疗废物分开存放。

8. 医疗废物转运前,包装袋必须封口。送医院医疗废物暂存处统一处理。

（五）职业暴露处理

1. 检验过程中出现标本污染工作人员手或其他部位皮肤,应马上用肥皂水清洗。

2. 工作人员皮肤刺伤,应立即采取相应保护措施,清创,对创面进行严格消毒处理,并进行血源性传播疾病的检查和随访。

（1）应当在伤口旁端,由近心端向远心端轻轻挤压,尽可能挤出损伤处的血液,再用肥皂液和流动水进行冲洗,禁止进行伤口的局部挤压。

（2）对伤口进行冲洗后,应用络合碘或75%乙醇擦拭创口,如果需要,要进行伤口包扎。

3. 样品或检测试剂溅入眼内,应立即用洗眼器冲洗;溅入嘴内,先吐出残留的液体后,用水反复漱口。

4. 样品和试剂器具滑落打破,污染环境时,先在污染区外周围倒入消毒液（有效氯2000mg/L）,使逐渐向中心消毒处理。

5. 发生高危的意外事故发生,如HIV、HBsAg等职业暴露,除进行局部处理外,应立即按程序上报有关部门,或按《医务人员艾滋病病毒职业暴露防护工作指导原则》的有关条款处理。

第二节 微量吸管的使用与鉴定

一、微量吸管的规格与使用方法

（一）微量吸管的规格

微量吸管一般用于微量用血检验时的皮肤采血标本的采集,微量玻璃吸管具有 $10\mu l$ 和 $20\mu l$ 两个刻度。一人一管,可最大限度地避免患者之间的交叉感染。

（二）微量吸管的使用方法（以红细胞显微镜计数为例）

1. 前期操作(略)。

2. 将橡皮帽套在微量吸管一端,挤压橡皮帽使微量吸管产生负压而吸取血液至 $10\mu l$ 刻度,血液到达刻度线处即可,避免吸入管内气泡。

3. 用干棉球擦净微量吸管外余血,将吸管伸入剩有红细胞稀释液的试管底部,轻轻排出吸管内的血液,再轻吸上层稀释液漱洗 $2\sim3$ 次,注意每次不能冲浑稀释液,最后用手振摇试管混匀,以备镜检。

二、微量吸管的鉴定方法

微量吸管的鉴定多采用水银称重法,一般可抽样鉴定其容量。理论上按5%进行抽样。鉴定方法为:将干燥洁净的 $20\mu l$ 吸管用胶塞与活塞涂凡士林的 $1ml$ 注射器乳头部紧密吻合接通。把注射器活塞抽出约 $1cm$,再将吸管尖插入水银中,准确吸取水银至 $20\mu l$ 刻度处,注入已知重量的称量瓶内。在精密天平上称重,求出水银重量。同时用校准的 $0\sim50℃$ 的水银温度计测定水银温度。每支吸管重复测定3次。不同温度下水银比密见表1-5。

表1-5 不同温度下的水银(Hg)比密(g/cm^3)

温度℃	0	10	20	30
0	13.5951	13.5704	13.5457	13.5212
1	13.5926	13.5679	13.5433	13.5187
2	13.5901	13.5654	13.5408	13.5163
3	13.5876	13.5630	13.5384	13.5138
4	13.5852	13.5605	13.5359	13.5114
5	13.5827	13.5580	13.5335	13.5090
6	13.5802	13.5556	13.5310	13.5065
7	13.5778	13.5531	13.5286	13.5041
8	13.5753	13.5507	13.5261	13.5016
9	13.5728	13.5482	13.5237	13.4992

$$微量吸管容积(\mu l)=\frac{水银重量(g)\times1000}{水银比密}$$

$$微量吸管误差(\%)=\left(\frac{测得值(平均容积)}{标示量}-1\right)\times100\%$$

微量吸管的允许误差为±5%。

注意事项:所用的水银应为新开封的 AR 级纯汞试剂;吸取水银时不可用手直接触摸水银瓶;称量结果应保留小数点后 4 位数字;操作过程中严防其他金属污染水银(汞能溶解多种金属);水银是剧毒品并有挥发性,务必谨慎从事。

预先将二支微量吸管放入铬酸洗液中浸泡12小时,取出用蒸馏水洗净,再分别用乙醇、乙醚各洗数次至干,然后各吸纯汞(AR)至20μl刻度,最后分别放分析天平上称重。

例:校验 2 支容量 20μl 的微量吸管,校验时的温度为 25℃ 。

在天平上称量结果:

第 1 支微量吸管中放出的 20μl 纯汞称重为 251mg;第 2 支微量吸管中放出的 20μl 纯汞称重为 282mg。试计算这两支微量吸管中 20℃ 时的实际容积。

根据公式:

第 1 支为

$$V_{20}=251\times1000/13.5457=18.543(\mu l)$$

第 2 支为

$$V_{20}=282\times1000/13.5457=20.833(\mu l)$$

校验结果:第 1 支实际容量比标示值少 1.457μl,其相对误差 = 7.29%;第 2 支实际容量比标示值多 0.833μl,相对误差 = 4.16%。

根据上述校验结果,如果以允许误差 ≤±5% 者为合格,则第 1 支应弃除不用。

按随机抽样原则,每一批次至少抽取 50 支进行鉴定,其允许误差 ≤±5%;所抽样品中至少 90% 以上是合格品,且所抽样品加样误差 ≤5%。这批微量吸管可认为合格,能用于临床。

第三节　血涂片制备与染色

外周血涂片检查是最有益的血液系统疾病检查手段,能为临床提供大量的信息。通过血涂片特殊染色,还能鉴别白血病、感染和其他疾病。因此,血涂片制备和染色的质量直接影响细胞形态和检验结果。一张合格的血涂片应该是厚薄适宜,血膜头、体、尾明显,分布均匀,边缘整齐,两侧留有一定的空隙。

一、手工法血涂片制备

(一)载玻片要求

载玻片要保证清洁、干燥、中性、无油腻(具体内容略)。

（二）手工法血涂片制备

1. 薄血膜法（略）。

2. 厚血膜涂片法　取新鲜血液1滴于载玻片的中央,用推片的一角将血由内向外旋转涂布,制成厚薄均匀、直径约1.5cm的圆形血膜,待自然干燥后,滴加数滴蒸馏水,使红细胞溶解,脱去血红蛋白,倾去水,血涂片干燥后即可染色,并用显微镜检查。本法特别适合检查疟原虫、微丝蚴等。

【方法学评价】　良好的血涂片是染色后血液形态学检查的前提。薄血膜推片法用血量少,操作简单,是应用最广泛的方法。某些抗剂可使血细胞形态发生变化,分类时应注意鉴别。根据不同需要(如疟原虫、微丝蚴检查等)可采用厚血涂片法,阳性检出率高。

【质量保证】　手工薄血膜法特别注意如下环节的质量保证。

1. 玻片　保持中性、洁净、无油腻。

2. 血涂片(血膜)质量　①头、体、尾分明,边缘整齐,两侧留有空隙;②厚薄适宜,自头部向尾部观察,血膜由厚到薄逐渐过渡。血膜厚度、长度与血滴的大小、推片与玻片之间的角度、推片时的速度及血细胞比容有关。一般血滴大、角度大、推片速度快则血膜厚;反之则较薄。因此当血细胞比容高于正常时,保持较小的角度,可得满意结果;相反则应以较大的角度和较快的速度推片,以保证血膜内有足够数量的血细胞。

3. 染色　血涂片应在1小时内完成染色,或在1小时内用无水甲醇固定后染色。

4. 血涂片质量问题及可能的原因　①不规则间断和尾部过长:推片污染、推片速度不均匀、载玻片污染;②有空泡(空洞):载玻片被油脂污染;③血膜过长或过短:推片角度不佳或血滴太小;④血膜无尾部:血滴太大;⑤两侧无空隙:推片太宽或血滴展开太宽;⑥血膜太厚:血滴大、血液黏度高、推片角度大、推片速度快。

二、常用染色方法及染色质量保证

（一）瑞氏（Wright）染色法

1. 染料种类及组成

（1）碱性染料:为噻嗪类染料,如亚甲蓝(methylene blue)、天青、苏木素等,有色部分为阳离子,与细胞内酸性成分如DNA、RNA、特异的中性颗粒基质、某些胞质蛋白等结合,主要用于细胞核染色。

（2）酸性染料:为阴离子染料,主要有伊红Y(eosin Y)和伊红B(eosin B),能释放质子,与细胞的碱性成分如血红蛋白、嗜酸性颗粒及胞质中的某些蛋白质等结合并染色。这两种染料特别适于噻嗪类染料(亚甲蓝、天青B等)作对比染色,形成红蓝分明、色泽艳丽的结果。

（3）复合染料:同时具有阴、阳离子型的染料,如瑞氏(Wright)染料、吉姆萨(Giemsa)染料。其中瑞氏染料由酸性染料伊红和碱性染料亚甲蓝溶解于甲醇而成。

2. 染色原理

（1）细胞所含化学成分不同,对各种染料的亲和力也存在差异。①红细胞中的血红蛋白及嗜酸性粒细胞的嗜酸性颗粒等物质呈碱性,与酸性染料伊红结合染成红色,称为嗜酸性物质;②淋巴细胞与嗜碱性粒细胞内的嗜碱性颗粒呈酸性,与碱性染料亚甲蓝结合染成蓝紫色,称为嗜碱性物质;③中性粒细胞的中性颗粒呈等电状态与伊红和亚甲蓝均可结合,染成淡紫红色,称为嗜中性物质;④细胞核的主要成分为组蛋白和核酸。组蛋白的碱性较强,与伊红结合染成红色;而核酸成分酸性较弱,与亚甲蓝作用染成较浅的蓝色,故染色后的细胞核呈紫红色;⑤红细胞中原始红细胞和早幼红细胞胞质含有较多的酸性物质,与亚甲蓝亲和力强,故染成较浓厚蓝色。晚幼红细胞和 Ret 含有酸性物质和碱性物质,既能与亚甲蓝,又能与伊红结合,故染成红蓝色或灰红色。成熟红细胞的酸性物质完全消失,只与伊红结合,则染成橙红色。

(2) pH 的影响:细胞多种成分属蛋白质,由于蛋白质系两性电解质,所带电荷随溶液 pH 而定,当 pH 小于等电点(PI)时,蛋白质带正电荷增多,易与伊红结合,染色偏红;当 pH 大于 PI 时,蛋白质带负电荷增多,易与亚甲蓝或天青 B 结合,染色偏蓝。因此,细胞染色对氢离子浓度十分敏感。染色时常用缓冲液(pH 6.4~6.8)来调节 pH,以达到满意的染色效果。

(3) 甲醇的作用:①溶解伊红和亚甲蓝;②具有很强的脱水作用,可以固定红细胞形态,提高对染料的吸附作用,增强染色效果。

3. 染色步骤(略)。

4. 染色效果评价   良好的染色效果应是:①血膜外观为淡紫红色;②低倍镜下观察,细胞分布均匀;③红细胞呈粉红色(粉红色或柠檬黄色),无染料沉渣,血细胞无人为形态变化(如溅上水后形成的空泡);④白细胞胞质能显示各类细胞的特有色彩,细胞核呈紫红色,染色质(chromatin)清晰,粗细及疏密可辨。

(二)吉姆萨(Giemsa)染色法

染色原理及方法与瑞氏染色法基本相同。该法增强了天青的作用,对细胞核和寄生虫着色较好,结构显示更清晰,而胞质和中性颗粒则着色较差。

(三)瑞氏-吉姆萨(Wright-Giemsa)染色法

瑞氏-吉姆萨染色法结合了瑞氏染色法和吉姆萨染色法的优点。在瑞氏染液的配方基础上,每1.0 瑞氏染料添加0.3g 吉姆萨染料。染色步骤与瑞氏染色法相同。

【方法学评价】

1. 瑞氏染色法是血细胞分析最常用的染色法,尤其对于细胞质成分及中性颗粒等的染色,可获得很好的染色效果,但对细胞核的染色不如吉姆萨染色法。

2. 吉姆萨染色法对胞核和寄生虫着色较好,结构显示更清晰,而胞质和中性颗粒则着色较差。

3. 瑞氏-吉姆萨染色法是广泛使用的方法,可使血细胞的胞质、颗粒、胞核等均获得满意的染色效果。

【质量保证】   染色过深、过浅与染液质量、血涂片中细胞数量、血膜厚度、染色时间、染液浓度及 pH 密切相关。

1. 瑞氏染液质量   新配染色液的染色效果较差,放置时间越长亚甲蓝转变为天青越多,染色效果越好。染液应储存在棕色瓶中,久置应密封,以免甲醇挥发或氧化成甲酸。

2. 染色时间与染液浓度   染液淡、室温低、细胞多、有核细胞多,则染色时间要长;反之,则染色时间要短。冲洗前可先在低倍镜下观察有核细胞是否染色清楚,核质是否分明。因此,染色时间应视具体情况而定,特别是更换新染液时必须经试染,选择最佳染色条件。

3. 染色过程   血涂片应水平放置;染液不能过少,以免蒸发后染料沉淀;加染液后可用吸耳球轻吹,让染液覆盖全部血膜;加缓冲液后要让缓冲液和染液充分混匀。

4. 冲洗染液   水流不宜太快,应用流水将染液缓缓冲去,而不能先倒掉染液再用流水冲洗,以免染料沉着于血片上,干扰显微镜检查时对细胞的识别。冲洗后的血涂片应立即立于玻片架上,防止血涂片被剩余的水分浸泡而脱色。若见血膜上有染料颗粒沉积,可用甲醇或瑞氏染液溶解,但需立即用水冲洗掉甲醇,以免脱色。

5. 脱色与复染 ①染色过深:可用甲醇或瑞氏染液适当脱色,也可用水冲洗或浸泡一定时间;②染色过浅:可以复染,复染时应先加缓冲液,后加染液,或加染液与缓冲液的混合液,不可先加染液。血涂片染色不佳的原因及纠正措施见表1-6。

表1-6 血涂片染色不佳的原因及纠正措施

染色效果	原因	纠正措施
染色偏蓝	缓冲液偏碱性、血膜偏厚、冲洗时间过短、冲洗用水的 pH 过高、贮存的染液暴露于阳光下	用含 1% 硼酸的 95% 乙醇溶液冲洗 2 次,再用中性蒸馏水冲洗
染色偏红	缓冲液偏酸性、冲洗时间长、冲洗用水的 pH 过低、贮存染液质量不佳、血涂片干燥前加封片	规范操作,不用水代替缓冲液、冲洗用中性蒸馏水、染液质量要好
染色偏浅	染色时间过短、冲洗时间过长	复染,先加缓冲液再加染液,或加染液与缓冲液的混合液,不可先加染液
染料沉积	染料沉淀、染液未过滤、血涂片被污染	用甲醇冲洗 2 次,并立即用水冲掉甲醇,待干燥后复染
蓝色背景	固定不当、血涂片未固定而贮存过久、使用肝素抗凝剂	注意血涂片的固定,使用 EDTA 抗凝静脉血

三、自动血涂片制备及染色

近年生产了自动涂片制备及染色的仪器,免除了涂片及染色中的手工操作,每小时可制备涂片 80 ~ 120 张,提高了工作效率和工作质量。其主要特点如下:

1. 可根据血液分析仪检测的 HCT 值,自动调整推片角度、速度、点血量、推片停留时间和涂片开始的位置。

2. 超声波清洗方式,彻底清洗,避免携带污染。

3. 激光监测玻片三个位点,确保涂片头体尾分明,具即刻报警功能,通过血涂片的标准化,保证涂片质量。

4. 多种染色方案任选,机械传送将玻片自动送至染色区域,染色时间、染色次数任意设定,保证染色效果。

5. 仪器的风干装置可以根据自然条件自动设定风干时间。

6. 玻片上直接打印条码,便于涂片资料的查询、检索和保存,符合实验室认可要求。

7. 接收五分类分析仪的数据,根据复检规则筛选问题样本,依指令自动推片、染色。有效避免人为因素造成的实验室漏诊、误诊风险。

仪器配套专用推片,保证了推片质量,可得最佳的血涂片。

【方法学评价】 可获得细胞分布均匀、形态完好的血片,但尚未普遍推广。

第四节 血细胞计数板的构造与使用

一、计数板的构造

1. 计数板 计数板类型较多,目前国内多使用改良牛鲍(Neubauer)型。这种计数板由一优质厚玻璃制成,每块计数板又由 H 形凹槽分为两个同样的计数池,计数池的两侧各有一条支柱,比计数池平面高出 0.1mm,将特制的专用盖玻片覆盖其上,盖玻片底面与计数池底形成 0.1mm 的缝隙,见图 1-1。

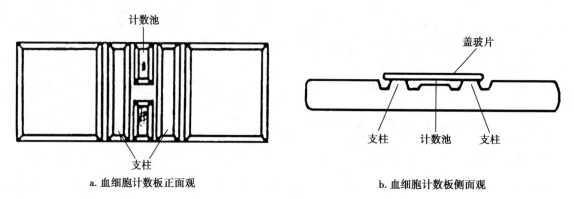

a. 血细胞计数板正面观   b. 血细胞计数板侧面观

图 1-1 改良牛鲍血细胞计数板

每个计数池的各边长均为 3.0mm,并被划分为 9 个大方格,每个大方格的边长为 1.0mm,面积为 $1.0mm \times 1.0mm = 1.0mm^2$,加上盖玻片后每个大方格的容积为 $1.0mm^2 \times 0.1mm = 0.1mm^3$。四角的 4 个大方格用单线划分为 16 个中方格,作白细胞计数用。中央大方格用双线划分为 25 个中方格,其中位于四角的 4 个及中间 1 个共 5 个中方格为红细胞、血小板计数区。为便于计数,每个中方格又用单线划分不 16 个小方格,共 400 个小方格,见图 1-2 显微镜下改良牛鲍计数池结构示意图。

上述大、中、小方格的参数见表 1-7。

表 1-7 计数板计数池的参数

区域	边长(mm)	面积(mm²)	深度(mm)	体积(mm³)
计数池	3	9	0.10	0.90
大方格	1	1	0.10	0.10
计白细胞中方格	0.25	0.0625	0.10	0.00625
计红细胞中方格	0.20	0.0400	0.10	0.00400
计红细胞小方格	0.05	0.0025	0.10	0.00025

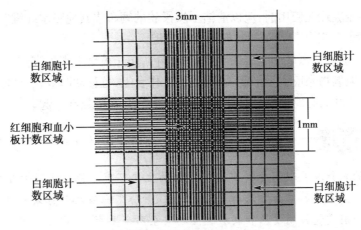

白细胞计
数区域

白细胞计
数区域

红细胞和血小
板计数区域

白细胞计
数区域

白细胞计
数区域

图 1-2　显微镜下改良牛鲍计数池结构示意图

1941 年美国国家标准局（NBS）规定，计数池大方格每边长度的误差应在±1% 以内，即（1±0.01）mm；盖玻片与计数池间缝隙深度应在±2% 以内，即（0.1±0.002）mm。

新的或使用 1 年后的计数板，均应进行鉴定（1 次/年），其计数池大方格每边长度应用目镜测微计测量，允许误差应在±1%（1mm±0.01mm）以内；计数池深度应用微米级千分尺多点测量，误差应在±2%（0.1mm±0.002mm）以内为合格。

2. 盖玻片　为特制的血细胞计数池专用盖玻片，规格通常是 24mm×20mm×0.6mm。要求表面平整光滑，且本身有一定重量，确保不被细胞悬液浮起。其平面误差（不平整度）应<±0.002mm，必要时用平面平晶仪鉴定；均匀厚度用微米级千分尺鉴定。高倍镜检查无裂隙。检查盖玻片是否平整最简单的方法，将拭净的盖玻片反贴在光滑清洁的平面镜上，能吸附一定时间不掉下（时间越长越好），最后掉下时盖片呈圆弧形旋转下落为合格。合格的盖玻片盖在计数板支柱上，玻璃平贴接触处应出现彩虹。若以检查合格的盖玻片去检查其他盖玻片，二者重合后，在适当光线照射下有完整均匀彩虹出现者为佳。

二、计数板使用技巧

1. 加盖玻片　加盖玻片的方式不同可影响充液的高度，进而影响计数结果。WHO 推荐采用"推式"法，双手持盖玻片将其平推压于计数板上。此法较"盖式"法更能保证充液的高度为 0.10mm。

2. 检查视野清洁度　放好盖玻片后应先用低倍镜检查计数池的清洁度，若有不洁颗粒或异物，应重新擦拭。

3. 充池　利用虹吸法让液体顺其间隙充满计数池，保证一次性充满，并做到"满而不溢"。避免产生气泡及充液后移动盖玻片。

4. 压线细胞的计数　应遵循"数上不数下、数左不数右"的原则，保证计数区域的一致性和计数的准确性。

三、计数板的清洁与保养

为保证计数的准确，应做好计数板的清洁与保养。

1. 计数板和盖玻片在使用前,应以清洁干燥柔软的绸布或其他吸水纤维制品拭净,切勿让手指接触玻璃表面,以防污染油腻导致充液时起气泡。

2. 使用完毕,应将其擦试干净放在干燥的容器内,防止玻璃生霉生雾。

3. 计数板是玻璃物品应置于平衡、不晃动的工作台上,且移动时应轻拿轻放。

4. 计数板不能和具有腐蚀性物品或化学试剂如硫酸、盐酸放在一起。

 学习小结

　　血液标本的采集和处理是分析前质量控制的主要环节。标本采集方法因检验方法和目的不同而异。最常用的采血方法有皮肤采血法、静脉采血法及动脉采血法。其中真空采血法最符合检测前质量控制要求和实验室生物安全防范要求,已广泛应用。目前已有商品化的真空采血管,按用途加入了不同的添加剂,可根据采血管帽的颜色加以区分。

　　抗凝是用化学或物理方法,去除或抑制血液中的某一种凝血因子的活性,以阻止血液凝固。阻止血液凝固的物质称为抗凝物质。

　　在每个检测环节,均应把每份标本都视为无法重新获得、唯一的标本,必须小心地采集、保存、运送、检验和报告。严格遵循生物安全的原则,减少职业暴露。

　　微量吸管主要用于微量用血的检查和婴幼儿血常规检验,其容量误差应<±5%。血细胞计数板属于精密仪器,需要专用的血盖片,其规格应符合要求,需正确使用与保养,对压线细胞采用数上不数下,数左不数右的原则。

　　血涂片制备与染色的质量直接影响血细胞形态检验结果,合格的血涂片应厚薄适宜,头体尾明显,两侧留有一定的空隙,边缘整齐,染色反应正常。

　　瑞氏染液由伊红和亚甲蓝溶解于甲醇而成,对胞质的着色较好;吉姆萨染液加强了天青的作用,对胞核着色较好。瑞氏-吉姆萨染色法结合了瑞氏染色法和吉姆萨染色法的优点,使胞质、胞核和胞质内颗粒着色均较好。

（郭旭霞）

复习题

1. 血液标本采集的主要方法有哪些?

2. 血液标本的运送应该注意哪些问题?

3. 如何处理检验后的血液标本?

4. 患者饮食和生理状态对检验结果会造成哪些影响?

5. 如保避免采血操作不当对检验结果的影响?

6. 如何处理血液标本采集中发生的职业暴露?

7. 如何保证合格的血液推片的质量?

8. 瑞氏染色的原理是什么? 如何保证染色质量?

9. 说明计数板使用技巧?

参 考 文 献

1. 叶应妩,王毓三,申子瑜. 全国临床检验操作规程. 第 3 版. 南京:东南大学出版社,2006.

2. 罗春丽. 临床检验基础. 第 3 版. 北京:人民卫生出版社,2010.

3. 刘成玉,罗春丽. 临床检验基础. 第 5 版. 北京:人民卫生出版社,2012.

4. 段满乐,王治国. 现代临床实验室管理学. 北京:中国科学技术出版社,2005.

第 二 章

血液细胞一般检验

学习目标

掌握:显微镜法血细胞(红细胞、白细胞、血小板)计数;血红蛋白测定;白细胞分类计数和嗜酸性粒细胞计数的原理;方法和影响因素;外周血正常和异常红细胞、白细胞、血小板的形态及检查方法。

熟悉:血细胞(红细胞、白细胞、血小板)计数;血红蛋白测定;血细胞比容测定;白细胞分类计数和嗜酸性粒细胞计数;网织红细胞及嗜碱性点彩红细胞的质量控制和临床意义;外周红细胞、白细胞和血小板形态检查的临床意义。

了解:红细胞平均指数;细胞沉降率测定的原理和方法;白细胞计数、白细胞分类计数、嗜酸性粒细胞计数和血小板计数的方法学评价;血小板稀释液的方法学评价。

全身各器官通过血液的不断流动紧密地联系在一起,在病理情况下,除造血系统疾病外,全身其他组织和器官发生病变也可直接或间接引起血液成分的变化。本章主要包括血细胞计数及相关参数测定、血细胞形态学检查等,随着科学技术的发展,自动化检验已被广泛应用于血液一般检验中,仪器法检测快速、项目参数增多,但手工法仍是血细胞某些参数检验的金标准,因此本章就对这一内容进行阐述。

第一节 红细胞检查

红细胞是血液中数量最多的有形成分,起源于骨髓造血干细胞,在促红细胞生成素(erythropoietin,EPO)等作用下分化成原始红细胞,再经过多次有丝分裂依次发育为早幼红细胞、中幼红细胞和晚幼红细胞。晚幼红细胞已丧失了分裂能力,经脱核后成为网织红细胞,此过程约需72小时。网织红细胞再经过48小时左右即发育成完全成熟的红细胞。红细胞主要生理功能是作为携氧或二氧化碳的呼吸载体和维持酸碱平衡等。因此,通过检测红细胞参数和形态变化对贫血及某些疾病进行诊断或鉴别诊断。

常用的红细胞检查项目有:红细胞计数、血红蛋白测定、血细胞比容测定、红细胞形态观察、红细胞平均指数计算、网织红细胞计数、嗜碱性点彩红细胞计数和细胞沉降率测定等。

一、红细胞计数

红细胞计数(red blood cell count,RBC),即测定单位体积外周血液中红细胞的数量,是血液一般检验的基本项目,是诊断贫血等疾病最常用的检查项目之一。

【检测原理】

1. 显微镜计数法 用等渗稀释液将血液稀释一定倍数后,充入血细胞计数池中,在显微镜下计数一定区域内的红细胞数,经换算即可求得每升血液中的红细胞数。显微镜计数法所用红细胞稀释液有:①赫姆稀释液:此液主要缺点是遇高球蛋白血症患者,由于蛋白质沉淀而使红细胞发生凝集;②甲醛枸橼酸钠稀释液:此液可使红细胞稀释后在较长时间内保持正常形态并且不发生凝集;③普通生理盐水:急诊时如无红细胞稀释液可用此液代替。

2. 血细胞分析仪法 多采用电阻抗法,也有采用流式细胞术激光检测法等。

【方法学评价】 红细胞计数方法学评价见表2-1。

表2-1 红细胞计数方法学评价

方法	优点	缺点	适用范围
显微镜计数法	传统方法,设备简单,费用低廉	费时费力、精密度低	血细胞计数和分类的参考方法,适用于基层医疗单位和分散就诊的患者
血细胞分析仪法	操作简便,效率高,精密度高,易于标准化	仪器较贵,工作环境条件要求高	适用于健康人群普查,大批量标本筛检

【质量保证】 血细胞计数误差可来源于技术误差、仪器误差和分布误差,可通过消除或减少误差进行红细胞计数的质量控制(表2-2)。

表2-2 血细胞计数误差种类及消除方法

误差种类	误差出现的原因	误差消除方法
技术误差	采血部位选择不当、血液发生凝固、稀释倍数不准、充液不当、器材处理及使用不当、细胞识别错误等	正确使用器材、操作规范、提高操作者的技能
仪器误差	计数板、盖片、吸管等器材不准确、不精密	校正各种器材
分布误差	红细胞在计数池中分布不均匀等	扩大红细胞计数范围和(或)数量,减少计数域误差

【参考区间】 成年:男性$(4.0 \sim 5.5) \times 10^{12}/L$;女性$(3.5 \sim 5.0) \times 10^{12}/L$。
新生儿:$(6.0 \sim 7.0) \times 10^{12}/L$。

【临床意义】 见血红蛋白测定。

二、血红蛋白测定

血红蛋白(hemoglobin,Hb 或 HGB)是在人体有核红细胞及网织红细胞内合成的一种含色素辅基的结合蛋白,是红细胞内的运输蛋白,血红蛋白相对分子质量为 64 458,每克血红蛋白可携带 1.34ml 氧,其主要功能是吸收肺部大量的氧,并将其输送到身体各组织。

血红蛋白是红细胞的主要成分,由珠蛋白(globin)与亚铁血红素(heme)组成。每个血红蛋白分子含有 4 条珠蛋白肽链,每条珠蛋白肽链结合 1 个亚铁血红素,形成具有四级空间结构的四聚体,以利于结合 O_2 和 CO_2。

珠蛋白具有种属特异性。每个珠蛋白分子含有 2 条 α 链和 2 条非 α 链。正常成人的 Hb 包括含 $\alpha_2\beta_2$ 珠蛋白肽链的 HbA(占 90%以上),含 $\alpha_2\delta_2$ 珠蛋白肽链的 HbA_2(占 2%~3% 和含 $\alpha_2\gamma_2$ 珠蛋白肽链的 HbF(占 2%以下)。新生儿和婴儿的 HbF 含量显著高于成人,1 岁后降至成人水平。

亚铁血红素无种属特异性,由 2 价铁和原卟啉组成(图 2-1)。铁原子位于卟啉环中央,有 6 条配位键。其中 4 条与原卟啉中心的 4 个吡咯氮原子连接。另 2 条配位键与血红素分子平面垂直,其中 1 条与珠蛋白肽链 F 肽段第 8 个氨基酸-(组氨酸)的咪唑氮原子连接;另一条为 Hb 的呼吸载体,与氧结合时形成氧合血红蛋白(oxyhemoglobin,HbO_2),不与氧结合者称为还原血红蛋白(reduced hemoglobin)。如 Fe^{2+} 被氧化成 Fe^{3+},则称高铁血红蛋白(hemiglobin,Hi)或正铁血红蛋白(methemoglobin,MHb)。如与 O_2 结合的配位键被 CO、S 等占据,则形成各种血红蛋白衍生物,分别称为碳氧血红蛋白(HbCO)、硫化血红蛋白(SHb)等。在正常情况下,血液中血红蛋白主要为 HbO_2 和 Hbred,以及少量 HbCO 和 Hi。

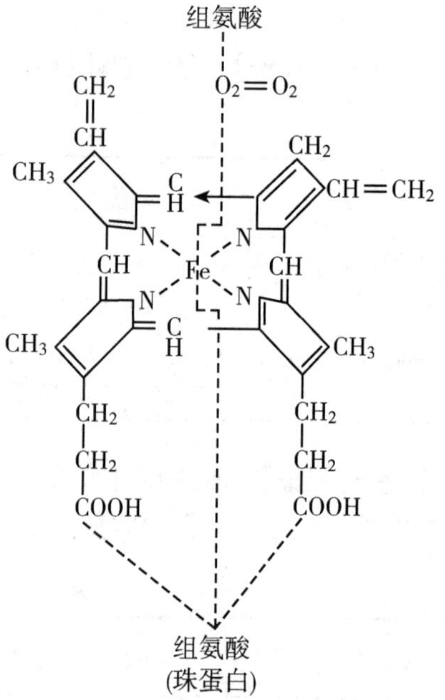

血红蛋白测定(Hb),即测定外周血液中各种血红蛋白的总浓度,是诊断和衡量贫血程度的重要检查项目之一。

图 2-1　亚铁血红素结构式

【检测原理】　氰化高铁血红蛋白(hemiglobincyanide,HiCN)测定法是由国际血液学标准化委员会(ICSH)推荐、世界卫生组织(WHO)确认的血红蛋白测定参考方法,1983 年我国临床检验方法学学术会议上将其推荐为首选方法。

红细胞经转化液中表面活性剂作用,溶血释放出血红蛋白。血红蛋白(除 SHb 外)中的亚铁离子(Fe^{2+})被高铁氰化钾氧化为高铁离子(Fe^{3+}),血红蛋白转化成为高铁血红蛋白(Hi)。Hi 与氰化钾(KCN)中的氰离子结合生成 HiCN。HiCN 在 540nm 处有一最大吸收波峰,在 540nm 处的吸光度与其在溶液中的浓度呈正比。在特定条件下,HiCN 毫摩尔消光系数为 44L/(mmol·cm)。可根据吸光度直接求得每升血液中血红蛋白的浓度。常规测定可从 HiCN 参考液制作的标准曲线上读取结果。

【方法学评价】　血红蛋白测定方法大致分为 4 类(表 2-3)。常用的比色法有 HiCN 测定法、十二烷基硫酸钠血红蛋白(sodium dodecyl sulfate hemoglobin,SDS-Hb)测定法、碱羟血红蛋白(alkaline haematin detergent,AHD_{575})测定法、叠氮高铁血红蛋白(HiN_3)测定法、溴代十二烷基三甲胺(CTAB)血红蛋白测定法等。血红蛋白测定的方法学评价见表 2-4。

表2-3　血红蛋白测定方法及基本原理

测定方法	测定原理
全血铁法	Hb 分子组成
比重法、折射仪法	血液物理特性
血气分析法	Hb 与 O_2 可逆性结合的特性
比色法（临床常用）	Hb 衍生物光谱特点

表2-4　血红蛋白测定的方法学评价

测定方法	优点	缺点
HiCN 测定法	参考方法,操作简单、反应速度快,可检测除 SHb 以外的所有 Hb,HiCN 稳定,HiCN 参考品可长期保存,便于质控	KCN 有剧毒,对 HbCO 的反应慢,不能测定 SHb,遇高白细胞、高球蛋白血症的标本会出现混浊
SDS-Hb 测定法	次选方法,操作简单、试剂无毒、呈色稳定、结果准确、重复性好	SDS 质量差异较大、消光系数未定,SDS 溶血活力大,易破坏白细胞,不适用于同时进行白细胞计数的血液分析仪
AHD_{575}测定法	试剂简单、无毒,呈色稳定,准确性与精密度较高	575nm 波长比色不便于自动检测、HbF 不能检测
HiN_3测定法	准确性与精密度较高	试剂仍有毒性、HbCO 转化慢
CTAB 测定法	溶血性强且不破坏白细胞,适于血液分析仪检测	准确性、精密度略低

 问题与思考 ● ● ●

1. 血红蛋白测定的方法有哪些？ WHO 和 ICSH 推荐的参考方法是什么？
2. HiCN 测定法的检测原理是什么？如何评价血红蛋白测定方法？

相关链接

　　HiCN 测定法是 WHO 和 ICSH 推荐的参考方法,由于 HiCN 试剂含有剧毒的氰化钾,各国均相继研发出不含氰化钾的血红蛋白测定方法,有的测定法已用于血液分析仪,但其标准均应溯源到 HiCN 量值。

【质量保证】

1. 标本　血红蛋白检测原理是比色法,引起标本浊度增大的因素常致血红蛋白浓度假性增高,如高球蛋白、高脂血症、高白细胞（WBC>30×10^9/L）及高血小板（PLT>700×10^9/L）等。HbCO 增多也可影响检测结果。

2. 器材及试剂　分光光度计要定期校准,保证试剂质量,并选用符合要求的微量采血管、刻度吸管及比色杯。

3. 技术操作　操作技术要求与红细胞计数相同。为确保 HbCO 完全转化,可延长转化时间或加大试剂中 $K_3Fe(CN)_6$ 的用量。

4. 废弃物　HiCN 转化液中 KCN 有剧毒,应妥善处理。

【参考区间】

1. 成年:男性 120 ~ 160g/L;女性 110 ~ 150g/L。

2. 新生儿:170 ~ 200g/L。

【临床意义】　血红蛋白测定的临床意义与红细胞计数相关,但判断贫血程度的价值优于红细胞计数。同时测定两者,对贫血诊断和鉴别诊断有重要的临床意义。根据血红蛋白浓度可将贫血分为 4 度。轻度贫血:Hb<120g/L(女性 Hb<110g/L);中度贫血:Hb<90g/L;重度贫血:Hb<60g/L;极重度贫血:Hb<30g/L。当 RBC<1.5×10¹²/L,Hb<45g/L 时,应考虑输血。

1. 红细胞和血红蛋白增多　成年男性 RBC>6.0×10¹²/L,Hb>170g/L;成年女性 RBC>5.5×10¹²/L,Hb>160g/L,为红细胞和血红蛋白增多。

(1) 生理性增多:多因机体缺氧而使红细胞代偿性增多,如新生儿、高原生活、剧烈运动(或剧烈体力劳动)时。成年男性比女性高,可能是由于男性雄性激素水平较高,睾酮与促进红细胞造血作用有关。

(2) 病理性增多:①相对性增多:由于各种原因导致大量失水、血浆容量减少而使血液浓缩所致,见于剧烈呕吐、严重腹泻、大面积烧伤、排汗过多和水摄入量严重不足的患者;②绝对性增多:机体因长期缺氧,诱发红细胞代偿性增生,形成继发性红细胞增多症,见于严重的慢性心肺疾病。原发性红细胞增多症即真性红细胞增多症,系原因不明的造血系统增殖性疾病,机体并不缺氧。

2. 红细胞和血红蛋白减少　红细胞和血红蛋白测定值低于参考区间的下限,为红细胞和血红蛋白减少,通常称贫血。

(1) 生理性减少:①6 个月 ~ 2 岁的婴幼儿,由于生长发育迅速引起造血原料相对不足及血容量增加所致;②妊娠中、晚期,为适应胎盘循环的需要,血容量明显增加而使血液稀释;③老年人造血功能逐渐减退。

(2) 病理性减少:①骨髓造血功能障碍或取代造血:如再生障碍性贫血、白血病、恶性肿瘤骨髓转移等;②造血原料不足或利用障碍:如铁缺乏引起的缺铁性贫血、维生素 B_{12} 或叶酸缺乏引起的巨幼细胞性贫血,铁失利用引起的铁粒幼细胞贫血;③红细胞破坏增加:各种溶血性贫血;④红细胞丢失过多:各种原因导致的急、慢性失血,如外伤、月经量多、溃疡、肿瘤等。

三、血细胞比容测定

血细胞比容(hematocrit,HCT,Hct;旧称血细胞压积,packed cell volume,PCV)是指一定体积的全血(毛细血管血或静脉血)中红细胞所占容积的相对比例。HCT 的高低与红细胞数量及平均体积、血浆量有关,主要用于贫血和红细胞增多的诊断、血液稀释和血液浓缩变化的监测、计算红细胞平均体积和红细胞平均血红蛋白浓度等。

【检测原理】　HCT 直接测定用离心法,间接测定用血液分析仪法。

1. 离心沉淀法　常用温氏(Wintrobe)法和微量血细胞比容(microhematocrit)法,其检测原理基本相同。

（1）wintrobe 法：将 EDTA-K2 或肝素抗凝血灌注于温氏管中，在一定条件下离心得到红细胞占全血体积的百分比。水平离心机以相对离心力（RCF）2264g 离心 30 分钟（有效半径 22.5cm，离心速度 3000r/min），读取压实红细胞层柱高的毫米数，再离心 10 分钟，至红细胞层不再下降为止。离心后血液分为五层，自上而下的成分为：血浆、血小板、白细胞和有核红细胞、还原红细胞（紫黑色）及带氧红细胞。读取还原红细胞层的高度。

（2）microhematocrit 法：采用一次性专用的毛细玻璃管，用抗凝的静脉血或用肝素化的干燥管直接采集毛细血管血，以 RCF12 500g 离心 5 分钟，测量红细胞柱、全细胞柱和血浆柱的长度。红细胞柱的长度除以全细胞柱和血浆柱的长度之和，即为血细胞比容。

2. 血液分析仪法　目前绝大多数血液分析仪使用电阻抗法进行细胞计数和血细胞比容测定。由测定红细胞计数和红细胞平均体积后导出，HCT＝红细胞计数×红细胞平均体积。

【方法学评价】　HCT 检测的方法学评价见表 2-5。

表 2-5　HCT 检测的方法学评价

方法	优点	缺点
温氏法（离心法）	应用广泛，无须特殊仪器	不能完全排除残留血浆（残留量可达 2%~3%），单独采血用血量大，已渐被血液分析仪法微量法取代
微量法（离心法）	WHO 推荐的首选常规方法，NCCLS（H7-A3）推荐为参考标准。标本用量少，相对离心力高，结果准确、快速、重复性好	需微量高速血液离心机
血液分析仪法	无须单独采血测定，检查快速，精密度高	准确性不及微量离心法，需定期校正仪器

【质量保证】　以微量离心法为例。

1. 器材离心机的质量应符合要求，毛细玻璃管内径一致。

2. 采血皮肤采血应穿刺一定深度，静脉采血应避免淤血和溶血。

3. 测定严格控制离心力、离心时间，测定血量统一，每次双份平行测定。

4. 质量评价双份平行测定结果之差≤0.01。

【参考区间】

温氏法　成年：男性 0.380~0.508L/L；女性 0.335~0.450L/L。

　　　　儿童：0.350~0.490L/L。

　　　　新生儿：0.490~0.540L/L。

微量法　较温氏法平均低 1%~2%。

【临床意义】　HCT 测定的临床意义与红细胞计数相似，一般红细胞数增高的患者，其 HCT 增高，反之亦然。所不同的是，由于贫血类型不一，HCT 降低的程度与红细胞数的减少不一定平行。

1. 血细胞比容增加　在严重呕吐、腹泻、大量出汗、大面积烧伤等病例，由于血液浓缩，使血细胞比容增加。在真性红细胞增多症、慢性心肺疾患、新生儿、高原地区居民，血细胞比容常可高达 0.60 以上。

2. 血细胞比容减少　见于各种类型的贫血。由于贫血原因不同，血细胞比容减少的程度并不与红细胞计数减少程度完全一致。由血细胞比容、红细胞数及血红蛋白浓度可以计算平均红细胞容积、平均红细胞血红蛋白含量及平均红细胞血红蛋白浓度,从而有利于区别大细胞性、小细胞性及正细胞性贫血。

3. 临床补液量的参考 血细胞比容可用于判断血浆容量的多少,从而判断血液浓缩稀释程度,故可作为计算静脉补液量的指标。

4. 血液流变学指标 血液黏度与血细胞比容呈正比。HCT 增高表明红细胞数量偏高,可导致全血黏度增加,严重者表现为高黏滞综合征,易引起微循环障碍、组织缺氧。HCT 与其他血液流变学指标联合应用,可对一些血栓前状态进行监测。

四、红细胞平均指数

红细胞平均指数包括红细胞平均体积(mean corpuscular volume,MCV)、红细胞平均血红蛋白含量(mean corpuscular hemoglobin,MCH)和平均红细胞血红蛋白浓度(mean corpuscular hemoglobin concentration,MCHC)。红细胞平均指数有助于深入认识红细胞特征,对贫血的鉴别诊断有一定参考价值。

【检测原理】

1. 手工法 红细胞平均指数根据 RBC、Hb、HCT 测定结果计算出来(表 2-6)。

表 2-6 红细胞平均指数计算指数

指数	含义	计算公式	单位
MCV	全部红细胞体积的平均值	$MCH = \dfrac{HCT}{RBC(\times L)} \times 10^{15}$	飞升(fl) $1fl = 10^{-15}L$
MCH	全部红细胞血红蛋白含量的平均值	$MCH = \dfrac{Hb(g/L)}{RBC(\times/L)} \times 10^{12}$	皮克(pg) $1pg = 10^{-12}g$
MCHC	全部红细胞血红蛋白浓度的平均值	$MCHC = \dfrac{Hb(g/L)}{HCT}$	克/升(g/L)

2. 血液分析仪法 MCV 由血液分析仪直接测定导出;由仪器测 RBC、HGB 可计算出 MCH = HGB/RBC;MCHC = HGB/(RBC×MCV)。

【方法学评价】

1. 手工法 红细胞平均指数测定由 RBC、HGB、HCT 测定后计算,因此,必须用同一抗凝血标本,且所测数据必须准确。手工计算比较费时、费力。

2. 血液分析仪法 红细胞平均指数测定同样依赖于 RBC、HGB 和 MCV 测定的准确性。血液分析仪自动计算,简便快捷、快捷准确度高。

3. 红细胞平均指数仅反映红细胞群体平均情况,无法阐明红细胞彼此之间的差异。对一些早期贫血(如缺铁性贫血)也缺乏敏感性。如缺铁性贫血合并巨幼细胞性贫血时,小红细胞 MCV 50fl、MCH 15pg;大红细胞 MCV 150fl、MCH 50pg,而 MCHC 却无明显变化,总体计算 MCV、MCH 也可在正常范围;缺铁性贫血和轻型珠蛋白合成障碍性贫血都表现为小细胞低色素,但血涂片上却见缺铁性贫血的红细胞明显大小不均。

【参考区间】 正常人 MCV、MCH、MCHC 的参考区间见表 2-7。

表2-7　MCV、MCH、MCHC 的参考区间

人群	MCV(fl)	MCH(pg)	MCHC(g/L)
成人	82～100	26～34	320～360
1～3 岁	79～104	25～32	280～350
新生儿	86～120	27～36	250～370

【临床意义】　综合红细胞平均指数可用于贫血形态学分类(表2-8)及提示贫血的可能原因:

表2-8　MCV、MCH、MCHC 在贫血形态学分类中的临床意义

贫血形态学分类	MCV	MCH	MCHC	临床意义
正常细胞性贫血	正常	正常	正常	急性失血、急性溶血、再生障碍性贫血、白血病等
大细胞性贫血	增高	正常	正常	叶酸、维生素 B_{12} 缺乏或吸收障碍
单纯小细胞性贫血	降低	降低	正常	慢性炎症、尿毒症
小细胞低色素性贫血	降低	降低	降低	铁缺乏、维生素 B_6 缺乏、珠蛋白生成障碍性贫血、慢性失血等

五、红细胞形态检查

各种病因作用于红细胞生成过程的不同阶段可引起不同的病理变化,导致某些类型贫血的红细胞发生形态学变化,这些变化包括红细胞大小、红细胞形状、红细胞染色性质和红细胞内含物的异常。因此在贫血的实验室诊断中,红细胞细胞形态检查与血红蛋白浓度测定、红细胞计数结果及其他参数相结合,可以推断贫血的性质,对贫血的诊断和鉴别诊断有重要的临床价值。

【检测原理】　红细胞形态检查检测原理(表2-9)。

表2-9　红细胞形态检查检测原理

检测方法	检测原理
显微镜分析法	通过人工显微镜法血涂片染色观察,可识别红细胞形态的,特别是鉴别异常形态。人工显微镜法是仪器法校准的参考方法和检测的复核方法
计算机图像分析	通过计算机图像处理技术,对红细胞形态和图像的特征进行分析,建立红细胞形态变化为特征的分布统计模型,可进行红细胞形态特征的自动统计分类,并能快速自动以正常红细胞形态为参比、按红细胞形态特征作出类型和比例统计分析,可用于与红细胞形态变化相关疾病的辅助诊。
血液分析仪法	能提供红细胞数量及其他相关参数,并对异常结果予以报警提示,但对红细胞形态改变不能提供直接确切的信息,需镜检血涂片核实

【质量保证】

1. 有合格的血细胞形态检验人员 有经严格培训、有理论与实践经验的血细胞形态检验人员,是细胞形态学检查质量保证的前提。

2. 选择细胞分布均匀区域进行镜检 理想红细胞均匀分布区域是红细胞之间相近排列而不重叠。

3. 规范的检查顺序 先低倍镜下检查血涂片,观察细胞分布和染色情况,再用油镜观察血膜体尾交界处的细胞形态,同时浏览是否存在其他异常细胞,如幼稚细胞或有核红细胞等。

【临床意义】

(一)正常红细胞形态 在染色良好的血细胞涂片上,正常成熟的红细胞呈双凹圆盘形,细胞大小均一,形态较为一致,直径为 6 ~ 9μm,平均 7.5μm,瑞氏染色后为淡粉红色,中央着色比边缘淡(图 2-2,图 2-3)。正常红细胞形态虽见于健康人,但也可见于急性失血性贫血、部分再生障碍性贫血等。

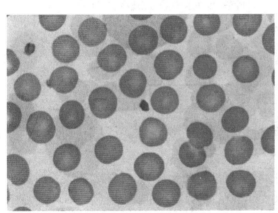

图 2-2 正常红细胞形态

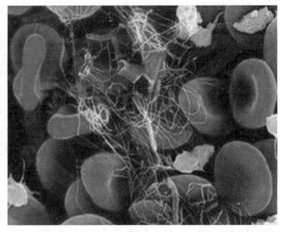

图 2-3 扫描电镜正常红细胞形态

(二)异常红细胞形态 常见红细胞异常形态传统上可分为红细胞大小、形状、血红蛋白含量、结构和排列异常。

1. 红细胞大小异常

(1)小红细胞(microcyte):直径小于 6μm 者称为小红细胞,正常人偶见。如果血涂片中出现较多染色过浅的小红细胞,提示血红蛋白合成障碍,常见于缺铁性贫血、珠蛋白生成障碍性贫血。而遗传性球形细胞增多症的小红细胞,其血红蛋白充盈良好,生理性中央浅染区消失(图 2-4)。

(2)大红细胞(macrocyte):直径大于 10μm 者称为大红细胞。见于溶血性贫血及巨幼细胞性贫血。前者可能与不完全成熟的红细胞增多有关,后者因缺乏叶酸或维生素 B_{12}、DNA 合成障碍、细胞不能及时分裂所致(图 2-5)。

(3)巨红细胞(megalocyte):直径大于 15μm 者称为巨红细胞,直径大于 20μm 者称为超巨红细胞。常见于缺乏叶酸及维生素 B_{12} 所致的巨幼细胞性贫血。此类体积较大的红细胞血红蛋白含量高,中心淡染区常消失(图 2-6)。

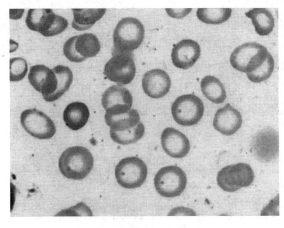

图2-4 小红细胞

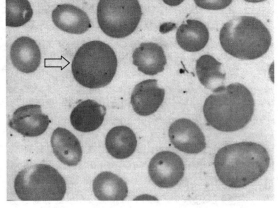

图2-5 大红细胞

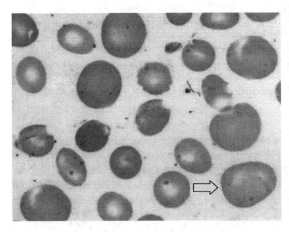

图2-6 巨红细胞

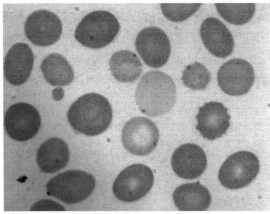

图2-7 红细胞大小不均

（4）红细胞大小不均（anisocytosis）：是指红细胞之间直径相差1倍以上而言，其红细胞大小悬殊。见于严重的增生性贫血，而巨幼细胞性贫血时特别明显，可能与骨髓造血功能紊乱，造血调控功能减弱有关（图2-7）。

2. 红细胞形态异常

（1）球形红细胞（spherocyte）：细胞直径小于6μm，厚度增加大于2μm，无中心浅染区，似球形。常见于遗传性球形红细胞增多症，血涂片中此类细胞高达25%以上。自身免疫性溶血性贫血、新生儿溶血病以及红细胞酶缺陷所致溶血性贫血等可见少量球形红细胞（图2-8）。

（2）椭圆形红细胞（elliptocyte）：细胞呈卵圆形、杆形，长度可大于宽度的3~4倍，最大直径可达12.5μm，横径可为2.5μm。此种红细胞放置于高渗、等渗、低渗溶液或正常人血清中，其椭圆形保持不变。多见于遗传性椭圆形细胞增多症，一般以计数大于25%有诊断意义（图2-9）。

（3）靶形红细胞（target cell）：细胞直径大于正常红细胞，但厚度变薄，中心部位染色较深，其外围为苍白区域，而细胞边缘又深染，形如射击之靶。有的中心深染区不像孤岛而像从红细胞边缘延伸的半岛状或柄状，而成为不典型的靶形红细胞。常见于各种低色素性贫血，多见于

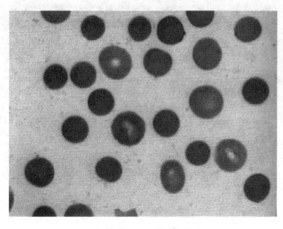

图2-8 球形红细胞

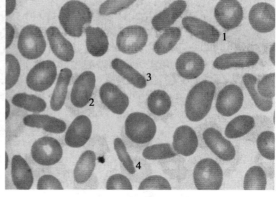

图2-9 椭圆形红细胞

珠蛋白生成障碍性贫血(如地中海贫血)、异常血红蛋白病,靶形红细胞常占20%以上(图2-10)。

（4）镰形红细胞(sickle cell):红细胞形如镰刀状,主要见于血红蛋白S病。这是由于红细胞内存在着异常血红蛋白S(HbS),对氧亲和力下降,致使细胞缺氧。主要见于镰形细胞性贫血(HbS病)(图2-11)。

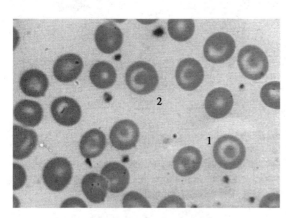

图2-10 靶形红细胞

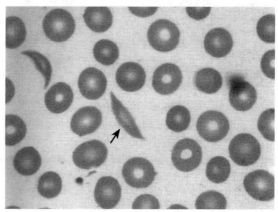

图2-11 镰形红细胞

（5）口形红细胞(stomatocyte):红细胞中央有裂缝,中心苍白区呈扁平状,周围深染颇似一个张开的嘴形或鱼口。正常人低于4%,遗传性口形红细胞增多症常可达10%以上。少量出现可见于弥散性血管内凝血及乙醇中毒等(图2-12)。

（6）棘形红细胞(acanthocyte):该红细胞表面有针尖状凸起,其间距不规则,凸起的长度和宽度可不一致。在β-脂蛋白缺乏症的血涂片中出现较多,也可见于脾切除后、乙醇中毒性肝脏疾病、尿毒症、铅中毒等。须注意与皱缩红细胞区别。皱缩红细胞周边呈锯齿状,突起排列均匀,长短一致,涂片上分布不均(图2-13)。

（7）裂片红细胞(schistocyte):指红细胞因机械或物理因素所致细胞碎片及不完整的红细胞。其大小不一致,外形不规则,有各种形态如刺形、盔形、三角形、扭转形等。正常人血涂片

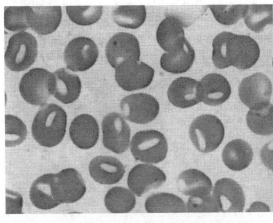
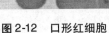

图2-12 口形红细胞

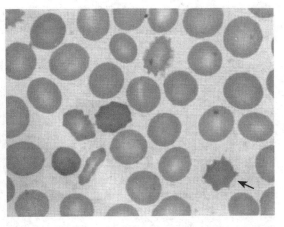

图2-13 棘形红细胞

中裂片红细胞小于2%。增多见于弥散性血管内凝血、血栓性血小板减少性紫癜、恶性高血压、创伤性心血管性溶血性贫血等(图2-14)。

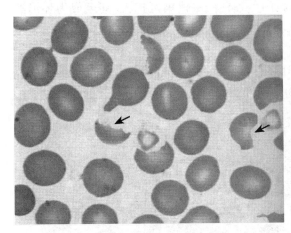

图2-14 裂片红细胞

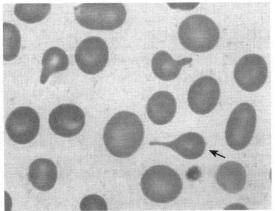

图2-15 泪滴形红细胞

(8) 泪滴形红细胞(dacryocyte, teardrop cell):因细胞内血红蛋白饱满,形状似泪滴状或手镜状,增多常见于骨髓纤维化、海洋性贫血、溶血性贫血等(图2-15)。

(9) 缗钱状红细胞:多个红细胞相互聚集重叠,连接成串,形似缗钱。主要见于多发性骨髓瘤、原发性巨球蛋白血症等(图2-16)。

3. 红细胞染色异常

(1) 正常色素性(normochromic)红细胞:正常红细胞在瑞氏染色的血涂片中

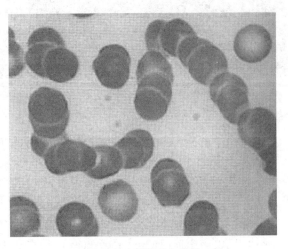

图2-16 缗钱状红细胞

为淡红色圆盘状,中央有生理性空白区,通常称正常色素性。除见于正常人外,还见于急性失血、再生障碍性贫血和白血病等(图2-17)。

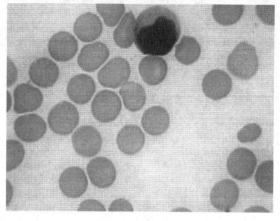

图2-17　正常色素性红细胞

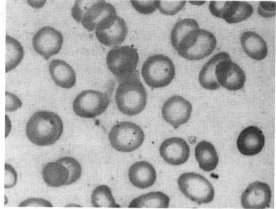

图2-18　低色素性红细胞

(2) 低色素性(hypochromic)红细胞:红细胞的生理性中央浅染区扩大,甚至成为环形红细胞,提示其血红蛋白含量明显减少。常见于缺铁性贫血、珠蛋白生成障碍性贫血、铁幼粒细胞性贫血、某些血红蛋白病(图2-18)。

(3) 高色素性(hyperchromic)红细胞:红细胞内生理性中央浅染区消失,整个红细胞染色较深,提示其血红蛋白含量增高。最常见于巨幼细胞性贫血中,也可见于球形红细胞增多症中(图2-19)。

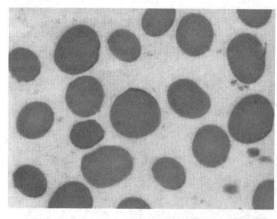

图2-19　高色素性红细胞

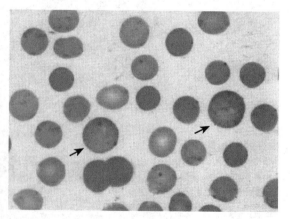

图2-20　嗜多色性红细胞

(4) 嗜多色性(polychromatic)红细胞:属于尚未完全成熟的红细胞,故细胞较大,由于胞质中含有多少不等的嗜碱性物质 RNA 而被染成灰蓝色或灰红色。嗜多色性红细胞增多提示骨髓内红细胞生成活跃,见于各种增生性贫血,尤以溶血性贫血最为多见(图2-20)。

4. 红细胞结构异常

(1) 染色质小体(Howell-Jolly body):又称豪-周小体,位于成熟或幼稚红细胞的胞质中,呈圆形,直径约 $0.5 \sim 1\mu m$ 大小,染紫红色,可 1 至数个,已证实为核染色质残余物,最常见于巨幼细胞性贫血、也可见于溶血性贫血及脾切除术后等（图2-21）。

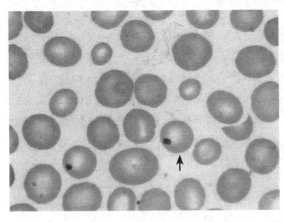

图2-21　染色质小体

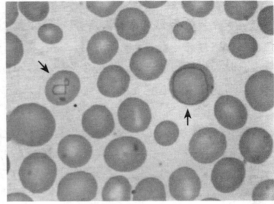

图2-22　卡-波环

（2）卡-波环（cabot ring）：成熟红细胞内的胞质中出现的紫红色细线圈状或"8"字形。现认为可能是胞质中脂蛋白变性所致，常与染色质小体同时存在。见于溶血性贫血、巨幼细胞性贫血、铅中毒及白血病等（图2-22）。

（3）嗜碱性点彩红细胞（basopHilic stippling cell）：简称点彩红细胞，在瑞氏染色条件下，红细胞胞质内出现形态大小不一、多少不均的嗜碱性蓝黑色颗粒，是属于未完全成熟的红细胞。正常人血涂片中少见，仅为万分之一。在铅、铋、汞、锌等重金属中毒时增多，常作为铅中毒的诊断筛选指标。有人认为是由于红细胞的膜受重金属损伤后，其胞质中的核糖体发生聚集变性引起，也可能是由于血红蛋白合成过程中卟啉与铁结合受阻所致。嗜碱性点彩红细胞增多亦可见于重症巨幼细胞性贫血和骨髓纤维化等（图2-23）。

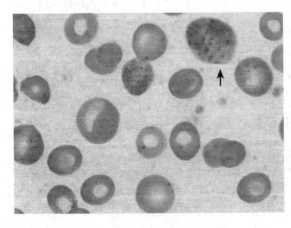

图2-23　嗜碱性点彩红细胞

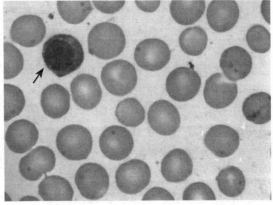

图2-24　有核红细胞

（4）有核红细胞（nucleated erythrocyte）：即幼稚红细胞，正常成人有核红细胞均存在于骨髓中，外周血液中除新生儿可见到有核红细胞外，成人均不能见到。在成人外周血涂片中出现有核红细胞属病理现象，常见于各种溶血性贫血、白血病、红白血病等（图2-24）。

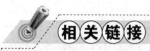

相关链接

红细胞异常形态新方法分为：①异常红细胞：大红细胞、小红细胞、红细胞大小不均和红细胞形态不整、嗜碱性点彩红细胞；②血红蛋白形成不足：低色素红细饱、红细胞着色不一和双相红细胞；③红细胞形成后损伤：高色素红细胞、球形红细胞、椭圆形红细胞、卵圆形红细胞及不规则完整红细胞；④棘形红细胞和红细胞碎片：棘形红细胞、裂片红细胞及角红细胞；⑤红细胞增生性变化：多色素红细胞、幼稚红细胞；⑥其他异常：靶形红细胞、环形红细胞（薄红细胞）、口形红细胞、镰形红细胞、血红蛋白C结晶和SC红细胞形态不整、红细胞包涵体（染色质小体）、缗钱状红细胞和自身聚集。

六、网织红细胞计数

　　网织红细胞（reticulocyte，Ret）是晚幼红细胞脱核后到完全成熟的红细胞之间的过渡型细胞，由于其胞质中尚存在嗜碱性的RNA物质，经碱性染料（如天青B、煌焦油蓝或新亚甲蓝等）活体染色后，形成蓝色或紫色的点粒状或丝网状结构沉淀物，故名网织红细胞。

　　在红细胞发育过程中，胞质中的RNA含量有明显规律性变化，即由原始阶段较为丰富，然后逐渐减低，至细胞完全成熟后消失或接近消失，即红细胞中网状结构越多，表示细胞越幼稚。ICSH将Ret分为4型（表2-10）。

表2-10　网织红细胞分型及特征

分型	形态特征	正常存在部位
Ⅰ型（丝球型）	红细胞几乎被网织物充满	仅在正常骨髓
Ⅱ型（网型）	位于红细胞中央线团样结构松散	大量存在于骨髓，外周血很难见到
Ⅲ型（破网型）	网状结构稀少，呈不规则枝点状排列	少量存在于外周血中
Ⅳ型（点粒型）	嗜碱性物质少，呈分散的细颗粒、短丝状	主要存在于外周血中

　　【检测原理】　网织红细胞的核糖核酸（RNA）以弥散胶体状态存在。常规血细胞染色法（如瑞氏染色）在涂片及染色过程中对细胞进行了固定，使网织红细胞的核酸物质即使着色也难于在普通显微镜下识别。网织红细胞须经活体染色或荧光染色后才可用显微镜识别或经仪器计数分类。

　　1. 显微镜目视计数法　网织红细胞胞质内嗜碱性物质RNA的磷酸基带负电荷，能与活体染料（新亚甲蓝或煌焦油蓝）的碱性着色基团（带正电荷）结合，使RNA胶体间的负电荷减少而发生凝缩，形成蓝色的点状、线状或网状结构颗粒状或网状结构，沉积于胞质中。

　　2. 仪器法　包括流式细胞仪法、网织红细胞计数仪法和血液分析仪法。荧光染料与网织红细胞中RNA结合，发出特定颜色的荧光进行RNA定量，可精确计数网织红细胞占成熟红细胞的百分数（Ret%）。依据RNA含量荧光强度将网织红细胞分成低荧光强度网织红细胞比率、中荧光强度网织红细胞比率和高荧光强度网织红细胞比率三类，并计算网织红细胞其他参数。

　　【方法学评价】　网织红细胞计数方法学评价见表2-11。

表 2-11　网织红细胞计数方法学评价

检测方法	方法学评价
显微镜目视计数法	可直接观察细胞形态,不需昂贵仪器,但受主观因素影响较多,计数精确性较差,且耗时费力
试管法	容易掌握,复查方便,被列为手工计数网织红细胞的参考方法
仪器法	仪器法检侧细胞多,精密度高,与手工法相关性好,易标准化,但仪器价格贵
流式细胞术计数法	测定速度快,重复性好,根据荧光强度可反映网织红细胞幼稚程度,但幼稚白细胞和晚幼红细胞可干扰计数结果的准确性
血细胞分析仪法	其操作简单,只需将抗凝血吸入仪器内,便可自动染色、自动分析、自动打印出各阶段网织红细胞的分布图,结果准确

【质量保证】

1. 标本　网织红细胞在体外继续成熟,其数量随着保存时间的延长而递减,所以,标本采集后应及时处理;标本染色后也要及时测定,否则会因染料吸附而人为增加了网织红细胞计数值。

2. 染液　用于网织红细胞计数的活体染料很多,新亚甲蓝染液对网织红细胞染色力强且稳定,是 WHO 推荐使用的染液。煌焦油蓝染液溶解度低,染料沉渣易附着红细胞表面,影响辨认。

3. 染色过程　染液与血液的比例以 1:1 为宜。染色条件控制在 $25 \sim 37\,^\circ\!C$、$8 \sim 10$ 分钟。制片时血膜不宜太薄或太厚,制片后放室温自然晾干。

4. 计数　选择红细胞分布均匀的部位用油镜计数。一般自血膜体部向尾部迂回移动视野,连续计数 1000 个红细胞中的网织红细胞数。遇网织红细胞减少的涂片,应计数 2000 个红细胞中的网织红细胞数。避免重复计数细胞。

【参考区间】　显微镜目视计数法:①成人和儿童:0.005 ~ 0.025(0.5% ~ 2.5%);②新生儿:0.02 ~ 0.06(2.0% ~ 6.0%);③成人和儿童绝对值:$(24 \sim 84) \times 10^9/L$。

【临床意义】　网织红细胞计数是反映骨髓造血功能的重要指标。

1. 网织红细胞数增多　在骨髓造血功能正常的情况下,网织红细胞数可增多。如机体发生溶血性贫血时,因为红细胞大量破坏,骨髓受缺氧和细胞破坏产物的刺激,导致造血功能代偿性增强。网织红细胞数增加并提前释放入外周血,使网织红细胞数明显增多,常在5%以上,严重时可高达20%以上,甚至超过40% ~50%。在机体发生急性失血后网织红细胞数亦可明显增多,出血停止后网织红细胞数逐渐恢复正常。临床上通过这一特点来判断机体出血是否停止。在缺铁性贫血及巨幼细胞贫血时,网织红细胞数正常或轻度升高,当给予补充铁或维生素 B_1 和叶酸后,网织红细胞明显上升,在治疗前后分别检查网织红细胞数,可用作该类贫血的试验性治疗诊断。

2. 网织红细胞数减少　在骨髓造血功能降低的情况下,网织红细胞数可减少。如再生障碍性贫血时,网织红细胞百分数常低于 0.5%,部分慢性再生障碍性贫血患者网织红细胞百分数为 1%,但绝对值则明显减低。临床上将网织红细胞数的绝对值低于 $15 \times 10^9/L$,作为急性再生障碍性贫血的诊断指标之一。在骨髓病性贫血(如急性白血病、淋巴瘤、骨髓瘤)时,骨髓中异常细胞大量浸润,使红系细胞增生受到抑制,网织红细胞减少。

3. 反映骨髓造血功能的另一指标是网织红细胞生成指数(reticulocyte production index,RPI)

表示网织红细胞生成相当于正常人多少倍。正常人 RPI 为 1；当 RPI 小于 1 时，提示骨髓增生低下或红细胞系统成熟障碍所致贫血；当 RPI 大于 3 时，提示溶血性贫血或急性失血性贫血。

其公式为：

$$RPI = \frac{患者网织红细胞百分数 \times 100}{网织红细胞成熟时间（天）} \times \frac{患者红细胞比容}{正常人红细胞比容}$$

"网织红细胞成熟时间"指网织红细胞转为成熟红细胞的时间，与血细胞比容呈负相关（表2-12）。

表 2-12 网织红细胞成熟的时间与血细胞比容关系

血细胞比容	0.39~0.45	0.34~0.38	0.24~0.33	0.15~0.23	小于 0.15
Ret 成熟时间（天）	1.0	1.5	2.0	2.5	3.0

七、嗜碱性点彩红细胞

嗜碱性点彩红细胞（Basophilic stippling cell）红细胞内出现嗜碱性点彩颗粒称为嗜碱性点彩红细胞。嗜碱性点彩颗粒是由于幼稚红细胞在发育过程中受到损害，其胞质内残存的核酸变性、聚集形成颗粒，经碱性染料（如亚甲蓝）染色后，细胞内可见到的深染颗粒；若以瑞氏染色，则在粉红色的胞质中见到紫红色或蓝黑色颗粒，故名嗜碱性点彩红细胞。

【检测原理】 常规制备血涂片以甲醇固定和碱性亚甲蓝染色。选择细胞分布均匀的区域，油镜计数 1000 个红细胞中嗜碱性点彩红细胞的数量，或油镜计数 50 个视野中的嗜碱性点彩红细胞，同时计数 5 个视野中的正常红细胞数量，计算百分比。

$$嗜碱性点彩红细胞 = \frac{50 个视野内的点彩红细胞数}{5 个视野内的红细胞数 \times 10} \times 100\%$$

【方法学评价】 目前嗜碱性点彩红细胞计数操作仍采用显微镜血涂片染色检查法。由于嗜碱性点彩红细胞数较少，分布不均，一般计数 1000 个红细胞中的嗜碱性点彩红细胞数。

【质量保证】 计数时选择红细胞分布均匀的区域计数。

【参考区间】 不超过 0.0003（0.03%）。

【临床意义】 嗜碱性点彩红细胞数增高多见于重金属铅、铋、银、汞及硝基苯、苯胺等中毒的患者，对慢性重金属中毒具有辅助诊断价值。此外，溶血性贫血、恶性贫血、铁粒幼细胞贫血、白血病及恶性肿瘤时，嗜碱性点彩红细胞数也可增高。

八、红细胞沉降率测定

红细胞沉降率（erythrocyte sedimentation rate，ESR）是指红细胞在一定条件下沉降的速度而言，简称血沉。ESR 是传统且应用较广的指标，用于诊断疾病虽然缺乏特异性，但操作简便，具有动态观察病情疗效的实用价值。

【检测原理】

1. 魏氏（westergren）法 为 ICSH 推荐的标准方法。血流中的红细胞，因胞膜表面的唾液酸所具有的负电荷等因素而互相排斥,使细胞间距离约为25nm,故彼此分散悬浮而下沉缓慢。如血浆或红细胞本身发生改变,则可使血沉发生变化。

2. 自动血沉仪法 红细胞在一定管径的玻璃管中由于重力的作用自由沉降,经过大量的实验观察发现,沉降过程分为三期:第一期为红细胞缗钱样聚集期,沉降较慢,一般约为5~20分钟,快者5~10分钟;第二期为快速期,沉降较快;第三期为堆积期,红细胞试管底部聚集。全自动血沉仪根据红细胞下沉过程中血浆浊度的改变,采用光电比浊、红外线扫描或摄影法动态分析红细胞下沉各个时段血浆的透光度,以微电脑记录并打印结果。

【方法学评价】 血沉测定的方法学评价见表2-13。

表2-13 血沉测定的方法学评价

方法	优点	缺点
魏氏法	为传统方法,简便实用,国内的规范方法。对操作器材、条件和方法有严格规定,一次性血沉管使用方便、卫生安全	一次性血沉管成本较高,质量难以保证。只反映血沉的终点变化
自动血沉仪法	自动化程度高,测量时间短、重复性好、不受环境影响。可动态反映红细胞下沉各个时段的情况	测定结果应与魏氏法比较,制定参考范围

【质量保证】

1. 魏氏法 推荐采用30cm(300mm)长、内径不小于2.55mm、刻度清晰(0~200mm,最小分度1mm,误差<0.2mm)的玻璃或塑料管,管壁应清洁、干燥、无尘。特制血沉架应带有可调节的螺旋装置,以固定血沉管和保持血沉管垂直。操作应在室温(18~25℃)下进行,温度升高,血沉会加快。

2. 血沉测定的影响因素

影响血沉测定的因素有很多,既有来自实验过程中的因素,也有来自体内的因素等(见表2-14 影响血沉测定的因素)。

表2-14 影响血沉测定的因素

因素	评价
血浆因素	①纤维蛋白原、球蛋白、C反应蛋白、胆固醇、甘油三酯等带电荷,其增多可导致红细胞聚集成缗钱状,使ESR加快;②清蛋白、磷脂酰胆碱带负电荷可抑制红细胞聚集成缗钱状,不使ESR加快
红细胞因素	①红细胞的数量:红细胞的数量越多,沉降时遇到的阻逆力越大,血沉越慢。反之,血沉越快;②红细胞的形态:呈球形、镰形等异常形态红细胞或红细胞严重大小不匀时,不易形成缗钱状聚集,因此血沉不快。在严重病例时,红细胞大小及形态变化对血沉的影响才有意义;③红细胞的聚集状态:病毒、细菌、药物、抗原抗体复合物等改变了红细胞表面的结构和组成,使红细胞表面电荷减少,细胞之间的排斥力减小,易形成红细胞聚集体,血沉会明显增
其他因素	①血沉管的位置:当血沉管垂直时,红细胞受到的阻逆力最大,血沉较慢;当血沉管倾斜时,红细胞多沿一侧管壁下沉,而血浆沿另一侧上升,致使血沉加快;②温度:血沉测定规定在18℃~25℃进行,超过此温度测定结果应予以校正

【参考区间】 成年男性:0~15mm/h;成年女性:0~20mm/h。

【临床意义】 血沉是一项常规筛查试验,虽然特异性差,但对疾病的鉴别和动态观察具有一定的参考价值。

1. 生理性血沉增快 血沉受年龄、月经周期影响。新生儿因纤维蛋白原含量低,血沉较慢。12 岁以下的儿童,红细胞数量生理性低下,血沉略快。妇女月经期血沉增快,可能与子宫内膜损伤及出血有关。妊娠妇女(孕 3 个月~产后 3 周)生理性贫血、胎盘剥离、产伤、纤维蛋白原含量增高血沉增快。老年人因纤维蛋白原含量逐渐增高,血沉常见增快。

2. 病理性血沉增快 对于疾病鉴别和动态观察具有一定参考价值。见于各种炎症如急性细菌性炎症,血中急性期反应蛋白迅速增多;组织损伤及坏死如严重创伤、大手术、心肌梗死等;良、恶性肿瘤的鉴别(恶性肿瘤血沉多增快,可能与肿瘤组织坏死,继发感染和贫血因素有关;良性肿瘤血沉多正常);各种原因导致的高球蛋白血症如系统性红斑狼疮、多发性骨髓瘤、巨球蛋白血症、类风湿关节炎、亚急性细菌性心内膜炎、黑热病、肝硬化、慢性肾炎等;贫血如患者血红蛋白低于 90g/L 时,血沉会轻度增快,并随贫血加重而增快;高胆固醇血症如动脉粥样硬化、糖尿病等,血沉均见增快。

3. 病理性血沉减慢 见于真性红细胞增多症、低纤维蛋白原血症、充血性心力衰竭、红细胞形态异常(如异形红细胞、球形红细胞、镰形红细胞)等。

(陈少华)

第二节 白细胞检查

白细胞(white blood cell,WBC/leukocyte,LEU)是外周血中的有核细胞,与红细胞的比例为 1∶(500~750),包括中性粒细胞(neutrophil,N)、嗜酸性粒细胞(eosinophil,E)、嗜碱性粒细胞(basophil,B)、淋巴细胞(lymphocyte,L)和单核细胞(monocyte,M)五种白细胞。它们的主要功能是通过不同的方式和机制消除病原体及过敏原,是机体抵御病原微生物等异物入侵的主要防线。可通过检测白细胞参数和形态变化对某些疾病进行诊断或鉴别诊断。

一、白细胞计数

白细胞计数(white blood cell count)是指测定单位容积(每升)外周血循环池中的白细胞总数。

【检测原理】 显微镜计数法白细胞计数原理:用白细胞稀释液(稀乙酸)将血液稀释一定倍数,并破坏红细胞和固定白细胞后,混匀充入改良牛鲍(neubauer)计数池内,在显微镜下计数一定体积内的白细胞数,经过换算求得每升血液中的白细胞总数。

 问题与思考 ●●●

1. 白细胞计数的方法有哪些?WHO 和 ICSH 推荐的参考方法是什么?

2. 如何评价白细胞计数方法?如何确保白细胞显微镜计数法标本和操作的质量?

【方法学评价】 白细胞计数方法有显微镜计数法和血细胞分析仪计数法,其计数方法及基本原理见表2-15,方法学评价见表2-16。

表2-15 白细胞计数方法及基本原理

测定方法	测定原理
显微镜计数法	普通光学显微镜目视计数
血细胞分析仪计数法	电阻抗、射频电导(电学)
	流式、激光散射[光(化学)]

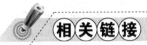

相关链接

显微镜白细胞计数法是国际血液学标准化委员会(ICSH)血细胞计数专家小组代表世界卫生组织WHO制订并推荐的参考方法(WHO/LAB/88.3),目前临床白细胞计数多采用血细胞分析仪法,由于血细胞分析仪类型较多,且计数白细胞的原理各不相同,但其标准均应溯源到显微镜白细胞计数法。

表2-16 白细胞计数的方法学评价

测定方法	优点	缺点
显微镜计数法	①WHO推荐的参考方法;②设备简单、费用低廉、简便易行;③在严格规范条件下可用于校准血液分析仪及其计数结果异常的复查;④适用于每天标本量较少的基层医疗单位和分散检测	①耗时费力;②受微量吸管和血细胞计数板的质量、细胞分布状态以及检验人员技术水平等因素影响;③精密度和准确度相对较低
血细胞分析仪计数法	①目前常规采用的筛检方法;②标本用量少,操作便捷,计数细胞数量多、检测速度快,易于标准化,便于质量控制;③经校准后,在严格规范条件下,精密度和准确性高;④适用于大规模健康人群筛查	①仪器昂贵,试剂成本高;②检测前某些人为因素或非病理因素(如抗凝不充分、出现有核红细胞、巨大血小板、血小板聚集等)可干扰计数;③仪器性能及工作状态不佳或质控成绩较差时可干扰其准确性,误差常可成批出现

【质量保证】

1. 计数误差

(1) 技术误差:可通过仪器的校正、试剂的标准化、检验人员责任心的增强和规范、熟练的操作,使其误差得以减少或消除。

1) 器材:必须洁净、干燥,并经过严格的校准,采用合格的检测试剂。

2) 标本要求:显微镜计数法检测标本要求及质量保证见表2-17。

3) 操作过程:见表2-18。

4) 消除有核红细胞的影响:白细胞稀释液不能破坏有核红细胞。外周血出现有核红细胞可使白细胞计数结果偏高。因此,白细胞计数结果必须加以校正(有核红细胞是分类100个白细胞时所见到的有核红细胞数),校正公式:

$$校正后白细胞/L = \frac{100}{100+有核红细胞数} \times 校正前白细胞数/L$$

表2-17 白细胞显微镜计数法的标本要求及质量保证

要求	质量保证
标本种类	①新鲜末梢血液标本;②新鲜静脉血液标本,血液与抗凝剂应立即充分混匀;③血标本不得有溶血或凝块
抗凝剂	静脉血采用对血细胞影响很小的 EDTA-K_2抗凝剂,其浓度为 3.7～5.4μmol/ml 血液(EDTA-$K_2 \cdot 2H_2O$ 1.5～2.2mg/ml 血液)
采血部位	见第一章
采血	顺利、准确,防止组织液混入
稀释与混匀	稀释液应定期配制,过滤(以免杂质、微粒干扰),稀释液或血液加样需准确,吸管外血液需擦去,将微量吸管插入小试管中白细胞稀释液底部,缓慢放出血液,并吸取上清液清洗吸管2～3次,立即充分混匀

表2-18 白细胞计数操作过程的质量保证

项目	质量保证
加盖玻片	采用"推式"法
充液	①充液前应适当用力、快速振荡白细胞悬液30秒,使其充分混匀。但不能产生过多气泡,以免影响充液和准确计数;②一次性充液,满而不溢,避免气泡及充液后移动盖玻片
细胞分布要均匀	白细胞总数在正常范围内时,各大方格内的细胞数不得相差8个以上。2次重复计数误差不超过10%,否则应重新充液计数
计数原则	计数压线细胞时,应遵循"数上不数下、数左不数右"的原则

(2) 固有误差:白细胞计数的固有误差包括使用吸管次数、计数池数和细胞分布(计数域)造成的误差。计数域误差(field error)是由于每次充液后血细胞在计数池内分布不可能完全相同所造成的误差,属于偶然误差。根据统计学原理,血细胞在计数池内的随机分布符合泊松分布(poisson distribution),其标准差 $s = \sqrt{m}$ (m 为白细胞多次计数的均值),其变异系数(CV):

$$CV = \frac{s}{m} \times 100\% = \frac{1}{\sqrt{m}} \times 100\%$$

计数域误差变异系数(CV)可随着计数范围增加和计数细胞数量增多而减小。因此,可通过增加计数池计数面积或增加细胞计数量来减少计数域误差。按照 ICSH 规定要求,计数满100个细胞后,再根据所计数的面积来换算白细胞计数结果。减少计数域误差的措施见表2-19。

表2-19 减少计数域误差的措施

白细胞数量(×10⁹/L)	措施
<3	①扩大计数范围(计数8个大方格内的白细胞数);②缩小稀释倍数(如采集40μl血液、稀释液0.38ml)
>15	①适当减少采血量(如采集10μl血液、稀释液0.38ml);②增加稀释倍数(如取0.78ml稀释液、采集20μl血液)

计数池误差(chamber error)和吸管误差(pipet error),同一稀释血液采用多支吸管稀释,在多个计数池内计数,较同一稀释血液在同一计数池进行同样多次计数所得的结果更接近真值。白细胞计数固有误差总变异系数(CV)的计算公式为:

$$CV = \sqrt{\frac{100^2}{n_b} + \frac{4.6^2}{n_c} + \frac{4.7^2}{n_p}}$$

公式中,n_b:计数的白细胞总数,n_c:使用计数板数,n_p:使用吸管数。

(3) 质量考核与评价:白细胞在计数池分布均匀性的判定,可采用常规检查标准(routine checking standard,RCS)的方法来衡量。

$$RCS = \frac{四大格所见白细胞最大值-最小值}{四大格所见白细胞平均值} \times 100\%$$

常规检查标准受白细胞总数的数量多少而改变,见表2-20。符合表中RCS标准为合格,超过该标准为不合格,说明白细胞在计数池中的分布不均匀,差异较大,应重新混匀充池再计数。

表2-20 不同白细胞总数 RCS 标准

白细胞总数(×10⁹/L)	RCS
<4.0	30%~20%
4.1~14.9	20%~15%
>15.0	15%

2. 生理状态影响 运动、劳动、冷热水浴、酷热、严寒等常出现一过性白细胞增高;一天之内白细胞数量最高值与最低值可相差1倍;体位变化,直立时血浆总量比卧位平均减少12%左右,坐位时RBC、WBC、HGB、PLT、HCT等几项主要血细胞检测项目比卧位平均升高10%左右。因此,对住院患者,特别是对需要进行动态观察的患者,最好固定检查时间和采血的体位。另外,吸烟者白细胞总数平均较非吸烟者高30%。

【参考区间】
1. 成人:(3.5~9.5)×10⁹/L。
2. 儿童:(5~12)×10⁹/L。
3. 6个月~2岁:(11~12)×10⁹/L。
4. 新生儿:(15~20)×10⁹/L。

【临床意义】 白细胞总数高于10×10⁹/L称为白细胞增多(leukocytosis);低于4×10⁹/L称为白细胞减少(leukopenia),通常将其减少的临界值定为(4~2.5)×10⁹/L,低于2.5×10⁹/L肯定异常。外周血液白细胞数量的变化受生理状态和病理因素影响,其变化的临床意义见白细胞分类计数。

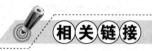

　　危急值(critical values)也被称为"Panic"。出现这种结果说明患者可能正处于有生命危险的边缘状态,此时如能给予及时、有效的治疗,患者生命可以得到挽救;否则,可能会出现不良后果,因此把这种试验数值称为危急值。提示临床应查明原因,并采取积极措施。

　　白细胞数量变化与骨髓的功能状态、机体免疫力等功能密切相关,当白细胞数量减少到一定严重程度时,可造成骨髓功能抑制,如不迅速给予患者有效的干预措施或治疗,将导致骨髓功能不能恢复,而发生严重感染危及生命。但由于不同的疾病、疾病状态、治疗、病情缓等等因素不同,因此目前我国还没有一个统一的白细胞危急值,各医院应与临床共同制定本医院的危急值。

　　1. 危急值确定　应参考文献资料,结合实验室检测项目特点与临床医师沟通后确定。

　　2. 危急值知晓　危急值确定后必须在实验室内靠近工作区域的醒目的地方贴有各检测项目的紧急值,且专业人员能熟记大部分或全部紧急值。

　　3. 危急值验证　当有检测结果落在紧急值的范围内,应立即采取相应措施,并按以下程序进行验证:①标本是否合格;②再次测定;③与临床进行联系。

　　4. 危急值处理　危急值经验证结果无误后,应立即通知临床相关人员或本人(门诊患者):电话通知前应先核实接听者的身份,通知的内容包括该患者的姓名、检测结果、该项目的参考值和紧急值的范围。电话通知完成后应要求接听者进行简单的复述确认。若通知失败,应该尽快将其检验报告发出并在报告中备注该结果为危急值,稍后再次通知。每次通知均应填写紧急值电话通知记录表。

二、白细胞分类计数

　　白细胞分类计数(differential leukocyte count,DLC)是在显微镜下观察经 wright 或 Wright-Giemsa 染色后血涂片上白细胞的形态,并进行分类计数,以求得各种白细胞的比值(百分率)和绝对值。由于不同类型的白细胞具有不同的生理功能,不同影响因素可导致其数量或形态发生不同的变化,其临床意义也各异。因此,白细胞分类和形态的变化结合白细胞总数的变化较单一观察白细胞总数的变化更能反映机体的生理或病理状态。

　　白细胞分类计数的目的:①观察白细胞增多症、白细胞减少症、感染、中毒、恶性肿瘤、白血病或其他血液系统疾病和其他系统疾病白细胞分类数量和形态特征的变化情况;②评估红细胞和血小板形态。

　　【检测原理】　显微镜目视计数法的检测原理:将血液制备成血涂片,经 wright 或 wright-giemsa 染色后,在油镜下,根据白细胞形态特征和着色差异逐个分类计数一定量的白细胞数(一般计数 100~200 个),并观察其形态变化,然后求得各种白细胞的比值(百分率)。根据白细胞计数的结果,求得每升血液中各种白细胞的绝对值(绝对值=白细胞计数值×该种白细胞分类计数的百分率）。

【方法学评价】 白细胞分类计数的方法有显微镜法和血液分析仪法。其方法学评价见表
2-21。

表 2-21 白细胞分类计数的方法学评价

方法	优点	缺点
显微镜法	①DLC 的参考方法；②分类较准确，能及时发现各种细胞形态的病理变化	耗时费力，受血涂片质量、染色质量和检验人员经验等影响，精密度较差。不适用于患者标本量大的检验和大批量健康人群的筛查
血液分析仪法	①DLC 筛检的首选方法；②分析细胞多，检测速度快，准确性高，重复性好，易于标准化；③报告可给出数据、图形和异常结果提示等，有异常结果报警，提示诊断方向；④可与全自动推片染片机连接	不能准确识别细胞类别和病理变化，只能作筛检，异常标本必须采用显微镜法复查

【质量保证】

1. 计数误差

（1）白细胞分类计数的计数误差与质量保证：见表 2-22。

表 2-22 白细胞分类计数的计数误差与质量保证

项目	误差	质量保证
血涂片制备	①血滴大小、血黏度高低、推片角度的大小、推片速度快慢；②推玻片边缘不齐有缺损或不直呈弧形、推片用力不均、载玻片不清洁等以上因素均可影响血涂片的质量，影响白细胞形态观察和分类计数	用楔形技术制备血涂片，一张合格的血涂片，要求血膜为楔形，约 3cm×2cm（约为载玻片中间 3/5 的面积）、血膜厚薄适宜，头体尾分明，细胞分布均匀，血膜边缘整齐，两端各留有约载玻片 1/5 面积的空隙
血涂片染色	染液质量、染色时间、染色效果（偏酸、偏碱）、染料沉着，会导致辨认误差	要求染色后的细胞有鲜明颜色，能显示出各种细胞特有的色彩，胞核结构、胞质颗粒和核浆分界清楚可辨
观察部位	各种 WBC 体积大小不等，在血涂片中分布不均：①头和体部：主要是体积较小的淋巴细胞；②尾部和两侧：主要是体积较大的单核细胞、幼稚细胞、粒细胞和异常大的细胞；如分类区域的选择不佳，可导致 DLC 误差	为避免白细胞在血涂片上的自然分布差异，应选择细胞分布均匀、染色效果好的部位（一般在血膜体尾交界处）进行分类
分类的规律	分类时如任意无规律的移动视野或主观选择视野，可造成重复计数或遗漏，导致白细胞分类误差	按一定方向有规律地移动视野，（一般采用"城垛式"移动方式）（图 2-25），避免重复、遗漏、主观选择视野
分类细胞数量	DLC 的准确性与分类计数的细胞数量有关，被计数的 WBC 占 WBC 总数的比例越大，误差越小	一般分类计数 100~200 个白细胞，其数量可根据白细胞总数而定

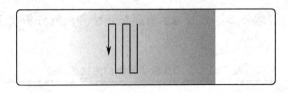

图 2-25 血涂片制备与"城垛式"白细胞分类计数示意图

（2）白细胞总数与分类白细胞数量的关系：1983 年全国临床检验方法学学术研讨会推荐白细胞分类计数的方案见表 2-23。

表 2-23 白细胞总数与分类白细胞数量的关系

白细胞总数（$\times 10^9$/L）	应分类白细胞数量（个）
3～15	100（1 张血涂片）
>15	200（1 张血涂片）
<3	50～100（2 张血涂片）

（3）注意事项：白细胞分类计数的注意事项见表 2-24。

表 2-24 白细胞分类计数的注意事项

项目	注意事项
观察全片	低倍镜观察全血涂片，以判断其染色质量及细胞分布情况，并注意血涂片边缘及尾部有无异常细胞及寄生虫等，如发现巨大异常细胞及时改用油镜鉴别
幼稚细胞	①分类计数中若发现幼稚或异常白细胞，应逐个分类计数入 100 个白细胞中，并报告之； ②分类计数中见到幼稚红细胞，应逐个单独计数，以分类 100 个白细胞时见到幼稚红细胞的数量来报告（x/100），并注明其所属阶段
破碎细胞或不能识别细胞	除某些病理情况（如慢性淋巴细胞白血病）外，破碎细胞或不能识别细胞的数量不超过白细胞总数的 2%。若破碎细胞仍能明确鉴别（如破碎的嗜酸性粒细胞）应包括在分类计数中。在结果报告中，应设其他栏，以备填写破碎细胞或不能识别细胞，并作适当描述
其他细胞	注意观察成熟红细胞和血小板的形态、染色及其分布情况

2. 质量考核与评价　由于手工制备的血涂片上白细胞存在自然分布差异，即细胞分布不均匀，分类计数结果变化较大，很难对每张血涂片进行严格的质量控制。目前，尚缺乏统一的质量保证方法与措施，关键在于熟练操作技术、严格控制各个操作环节，特别是提高识别各种正常和异常白细胞形态特征、寄生虫、细菌等能力，以尽量减少误差。

按照 2005 年卫生部发布《中华人民共和国卫生行业标准 WS/T 246—2005》中关于白细胞分类计数参考方法血涂片考核要求，参加检验的人员必须每张血涂片做 200 个白细胞的分类计数，然后计算计数百分率的标准误，再计算 95% 可信区间，判断结果是否在可信区间内。若结果不在可信区间内，表示存在样本处理过程或操作错误（如样本标签错误，制片不佳，读片区域不当或细胞分类错误),在分析出可能误差来源后,必须重新进行考核。

百分率标准误(SEp)计算公式:

$$SEp = \sqrt{\frac{p \times q}{n}}$$

某一参数百分率的95%可信区间:$p \pm 1.96 \times SEp$

式中:$n = 200$(每位检验人员观察的白细胞数);$p = $均值(两个或更多检验人员的百分率结果);$q = 100 - p$;当自由度为199时,95%可信限的 t 分布因子(St)= 1.96,99%可信限的 St = 2.57。

【参考区间】 成人白细胞分类计数参考区间见表2-25。

表2-25 成人白细胞分类计数参考范围

细胞	比值	百分率(%)	绝对值(×10⁹/L)
中性杆状核粒细胞(Nst)	0.01 ~ 0.05	1 ~ 5	0.04 ~ 0.50
中性分叶核粒细胞(Nsg)	0.40 ~ 0.75	40 ~ 75	1.80 ~ 6.30
嗜酸性粒细胞(E)	0.004 ~ 0.08	0.4 ~ 8.0	0.02 ~ 0.52
嗜碱性粒细胞(B)	0 ~ 0.01	0 ~ 1	0 ~ 0.06
淋巴细胞(L)	0.20 ~ 0.50	20 ~ 50	1.10 ~ 3.20
单核细胞(M)	0.03 ~ 0.10	3 ~ 10	0.1 ~ 0.60

【临床意义】

(一)中性粒细胞

1. 中性粒细胞动力学及常见增多减少的原因 为便于分析引起外周血中性粒细胞增多或减少的原因,常根据其发育阶段及分布特点将其人为分为五个池(表2-26),在正常情况下,边缘池与循环池的粒细胞几乎各占一半,可以互换,处于动态平衡。生理因素影响下,这两个池中的粒细胞可一过性地从一方转向另一方面,从而导致白细胞计数结果呈较大幅度甚至成倍的波动。病理因素影响下,分裂池和成熟池的粒细胞可提前释放进入循环池中,即外周血中出现分裂池和成熟池的幼稚粒细胞均属于病理现象。我们计数的白细胞数和分类数所反映的是循环池中的白细胞数。

表2-26 中性粒细胞的动力学特点

中性粒细胞池	部位	细胞种类	动力学特点
分裂池(mitotic pool)	骨髓	原粒细胞、早幼粒细胞、中幼粒细胞	具有分裂能力的细胞,1个原始粒细胞经过3~5次分裂,可增殖为16~32个晚幼粒细胞
成熟池(maturation pool)	骨髓	晚幼粒细胞、杆状核粒细胞	丧失细胞分裂能力,经历3~5天,细胞逐渐发育成熟

续表

中性粒细胞池	部位	细胞种类	动力学特点
储备池(storage pool)	骨髓	分叶核粒细胞及部分杆状核粒细胞	储存粒细胞3~5天,数量是外周血的5~20倍左右,可视需要释放入血液中
循环池(circulating pool)	外周血	分叶核粒细胞及少量杆状核粒细胞	随血液循环,约停留10~12小时,半衰期约6~7小时
边缘池(marginal pool)	外周血	分叶核粒细胞及少量杆状核粒细胞	附着于微静脉及毛细血管壁上,与循环池的粒细胞随时交换,保持动态平衡

2. 白细胞总数与中性粒细胞增多 外周血液中性粒细胞绝对值>$7.0×10^9/L$ 称为中性粒细胞增多症(neutrophilia,neutrophilic leukocyte-sis)。

(1)生理性增多:白细胞或中性粒细胞生理性增多一般为暂时性的,去除影响因素后则可恢复正常。这种变化与内分泌因素有关,增多的粒细胞大多为成熟的中性分叶核粒细胞,但一般不伴有白细胞质量的改变。中性粒细胞生理性变化的意义见表2-27。

表2-27 中性粒细胞生理性增多的意义

状态	意义
年龄	出生时白细胞总数为$(15~20)×10^9/L$,生后6~12小时达$(21~28)×10^9/L$,然后逐渐下降,1周时平均为$12×10^9/L$,婴儿期白细胞维持在$10×10^9/L$左右。中性粒细胞在初生婴儿时较高,6~9天与淋巴细胞大致相等,以后淋巴细胞逐渐增多,至2~3岁后又逐渐降低,而中性粒细胞逐渐增高,至4~5岁二者又基本相等,以后逐渐增高至成人水平(图2-26)
日间变化	静息状态、早上WBC较低;活动、进食、下午WBC较高;1天内变化可相差1倍
运动、疼痛和情绪	运动、疼痛、情绪变化、一般体力劳动、饱餐、冷热水浴、高温、严寒、日光、紫外线照射等,可使WBC轻度增多;剧烈运动、剧烈疼痛、激动时白细胞显著增多(可达$35×10^9/L$);刺激停止后较快恢复到原有水平
妊娠、分娩	月经期及排卵期可略增多;妊娠,尤其妊娠5个月以后白细胞常可达$15×10^9/L$;分娩时由于产伤、产痛、失血等刺激,白细胞可达$35×10^9/L$,产后2周内可恢复正常
吸烟	吸烟者平均白细胞总数高于非吸烟者30%,可达$12×10^9/L$,重度吸烟者可达$15×10^9/L$

白细胞数量的生理性波动很大(图2-26),白细胞计数结果在30%以内波动多无意义,只有通过定时和连续的观察才有诊断价值。

(2)病理性增多:其增多的原因大致上可归纳为:反应性增多和异常增生性增多。另外,某些药物也可引起中性粒细胞增多,如乙酰胆碱、类固醇、洋地黄、肾上腺素、组胺、肝素、氯化钾等。

1)反应性增多:是机体对各种病理因素刺激产生应激反应,动员骨髓储备池的粒细胞释放和(或)边缘池的粒细胞进入循环池所致。故增多的粒细胞多为成熟的分叶核粒细胞或杆状核粒细胞。白细胞和(或)中性粒细胞反应性增多的原因见表2-28。急性感染是白细胞和(或)中性粒细胞增多最常见的原因,其增多的程度与病原体的种类、感染的部位、感染的范围

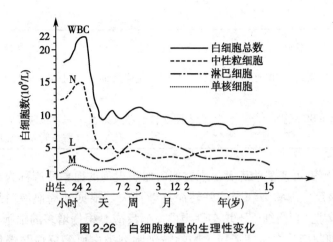

图 2-26 白细胞数量的生理性变化

和严重程度以及机体的反应性有关（表 2-29）。

表 2-28 白细胞和（或）中性粒细胞反应性增多的原因

类别	原因
急性感染	细菌、某些病毒、真菌、螺旋体、立克次体及寄生虫感染等，特别是化脓性球菌（如金黄色葡萄球菌、溶血性链球菌、肺炎链球菌的感染等）感染为中性粒细胞增多最常见的原因
严重组织损伤	严重外伤、大手术、大面积烧伤、急性心肌梗死（急性心肌梗死后 1~2 天，WBC 常增多，并可持续 1 周，借此可与心绞痛鉴别）
血细胞破坏	严重血管内溶血（红细胞破坏产物刺激骨髓释放）
急性大出血	急性大出血 1~2 小时内，由于毛细血管通透性增加，血浆渗出，血液浓缩，故外周血中 Hb、RBC 尚未减少，而 WBC 及中性粒细胞却由于应急反应和从新分布明显增多，特别是内出血（如脾破裂、宫外孕输卵管破裂、消化道大出血）时，WBC 可高达 $20 \times 10^9/L$。WBC 及中性粒细胞明显增多可为早期诊断内出血的重要指标
恶性肿瘤	非造血系统恶性肿瘤，尤其是消化道恶性肿瘤（如肝癌、胃癌）和肺癌等（与肿瘤坏死产物或肿瘤对周围正常组织的浸润破坏刺激骨髓释放、肿瘤细胞产生促粒细胞生成素以及肿瘤骨髓转移有关）
急性中毒	内源性：代谢性（如糖尿病酮症酸中毒、慢性肾炎尿毒症、妊娠毒血症等）；外源性：化学物质（急性铅、汞等中毒）、药物（安眠药、敌敌畏等中毒）、生物毒素（昆虫、蛇毒、毒蕈）等中毒（与趋化因子增多有关）

表 2-29 感染程度与白细胞变化关系

感染程度	白细胞	中性粒细胞	原因
轻度感染	可正常	略增高	机体反应性良好，边缘池的粒细胞进入循环池
中度感染	增高>$10 \times 10^9/L$	增高，伴有轻度核左移及毒性改变	机体反应性良好，骨髓细胞释放入血

续表

感染程度	白细胞	中性粒细胞	原因
重度感染	显著增高>20×10⁹/L	增高,伴有明显核左移及毒性改变	机体反应性良好,骨髓细胞释放入血
极重度感染	突然 WBC 减少	减少,伴有明显核右移及毒性改变	机体反应性差,WBC 大量聚集于内脏血管及炎症局部,预后差

　　某些严重急性感染可使某些患者出现类似白血病表现的血象反应称为类白血病反应(leu-kemoid reaction),该反应随感染病因的好转而逐渐消失。根据外周血液白细胞总数的变化分为白细胞增多性(多见)和白细胞不增多性类白血病反应。根据增多的细胞类型可分为中性粒细胞型、嗜酸性粒细胞型类白血病反应。中性粒细胞型类白血病反应与慢性粒细胞白血病相鉴别(表2-30)。

表 2-30　中性粒细胞型类白血病反应与慢性粒细胞白血病的鉴别诊断

鉴别点	类白血病反应	慢性粒细胞白血病
明确的病因	有原发感染性疾病	无
临床表现	感染性的原发病症状明显	消瘦、乏力、低热、盗汗、脾明显肿大
白细胞计数及分类计数	中度增高,大多数<100×10⁹/L,以分叶核及杆状核粒细胞为主,原始粒细胞少见,严重时也可见各发育阶段粒系细胞(类似白血病的血细胞改变)	显著增高,典型患者常>100×10⁹/L,可见各发育阶段粒系细胞(与骨髓象相似)
粒细胞中毒性改变	中性粒细胞中毒颗粒、空泡等中毒性改变常较明显	不明显
嗜碱及嗜酸性粒细胞	不增多	常增多
红细胞及血小板	无明显变化	早期患者轻至中度贫血,血小板可增高,晚期均减少
骨髓象	一般无明显改变	极度增生,粒系细胞常占 0.90 以上,以中幼粒、晚幼粒为主,早幼粒+原粒<0.10
中性粒细胞碱性磷酸酶	积分显著增高	积分显著减低,甚至为 0
Ph 染色体	无	可见于 90% 以上的患者
疾病转归	随感染病因的好转,类白血病反应逐渐消失,疾病痊愈	随疾病的发展,病情逐渐加重,预后不佳

　　2)异常增生性增多:系造血干细胞克隆性疾病,增多的粒细胞主要是病理性粒细胞或未成熟粒细胞,常伴其他细胞改变,如红细胞或血小板增多或减少。主要见于:①粒细胞性白血病〔(包括急性粒细胞白血病(acute myelocytic leukemia,AML)和慢性粒细胞白血病(chronic myelocytic leukemia,CML)〕:为造血系统的恶性肿瘤,因造血组织中病理性白细胞大量异常增生并释放到外周血所致;②骨髓增殖性疾病(myeloproliferative disorders,MPD):为一组多能干

细胞病变引起的疾病。

3. 中性粒细胞减少 外周血液中性粒细胞绝对值:成人<$1.5×10^9$/L;儿童:>10 岁者<$1.8×10^9$/L,<10 岁者<$1.5×10^9$/L,称为粒细胞减少症(granulocytopenia),外周血液白细胞<$2.0×10^9$/L,中性粒细胞绝对值<$0.5×10^9$/L 或消失,称为粒细胞缺乏症(agranulocytosis)。

引起中性粒细胞减少的机制主要有:①中性粒细胞增殖障碍(分裂池粒细胞减少)和成熟障碍(成熟池粒细胞减少);②中性粒细胞在血液或组织中消耗或破坏过多(循环池中粒细胞受破坏);③中性粒细胞分布异常(WBC 从循环池进入边缘池)。

引起中性粒细胞减少的原因很多(表 2-31),其临床表现亦随着病因及粒细胞减少的严重程度而不同。当粒细胞<$1.0×10^9$/L 时,极易发生感染;当粒细胞<$0.5×10^9$/L 时,严重感染和疾病复发的危险性增加。

表 2-31 中性粒细胞减少的原因及机制

类别	原因	机制
感染	病毒、革兰阴性杆菌(伤寒)、某些原虫(疟疾和黑热病)等感染,病毒感染是最常见的原因	病毒、细菌内毒素和异体蛋白使大量粒细胞转至边缘池及抑制骨髓释放粒细胞,亦与抗感染消耗增多有关
血液病	再生障碍性贫血、阵发性夜间性血红蛋白尿、非白血性白血病、骨髓转移癌、巨幼细胞性贫血	造血干细胞功能障碍、粒细胞增殖异常或营养缺乏导致骨髓粒细胞生成、成熟障碍或无效生成
理化损伤	放射线、苯、铅、汞以及化学药物(氯霉素和合霉素、氮芥等抗癌药物)等	直接损伤造血干细胞或抑制骨髓粒细胞有丝分裂,直接或通过抗原或抗原抗体复合物破坏白细胞
单核-巨噬细胞系统功能亢进	脾淋巴瘤、脾血管瘤、肝硬化、门静脉或脾静脉栓塞、心力衰竭、类脂质沉积病、脾功能亢进、尼曼匹克病、高雪氏病等	粒细胞被脾脏滞留,单核-巨噬细胞系统吞噬破坏过多;脾脏产生某些体液因子(如脾素),抑制骨髓造血或加速血细胞破坏
自身免疫疾病	特发性血小板减少性紫癜、自身免疫性溶血性贫血、新生儿同种免疫性粒细胞减少症、系统性红斑狼疮、类风湿关节炎	可能与机体存在白细胞自身抗体,导致其破坏增多有关

但粒细胞缺乏可因严重感染而导致,也可因粒细胞缺乏引起的感染,故应根据临床病史进行鉴别。

在理化因素损伤中,药物诱导性中性粒细胞减少较常见,主要有以下药物:

1) 抗生素:氯霉素、头孢菌素、青霉素、链霉素、庆大霉素、异烟肼、利福平、对氨基水杨酸。

2) 磺胺药:磺胺、磺胺嘧啶、磺胺甲噁唑、磺胺-6-甲氧嘧啶、磺胺甲氧吡嗪、磺胺噻唑。

3) 镇痛抗炎药:氨基比林、保泰松、对乙酰氨基酚、喷他佐辛、吲哚美辛、阿司匹林、非那西丁、金盐。

4) 抗糖尿病药:氯磺丙脲、甲苯磺丁脲。

5) 抗甲状腺药:卡比马唑、丙硫氧嘧啶、甲巯咪唑。

6) 抗癌药:环磷酰胺、白消安、甲氨蝶呤、氟尿嘧啶、长春新碱、氮芥、别嘌醇、秋水仙碱。

7) 抗疟疾药:奎宁、伯氨喹、帕马喹。

8）抗抑郁药：多塞平、阿米替林、丙米嗪。

9）镇静、催眠药：苯巴比妥、氯氮、戊巴比妥、氯氮平。

10）降压利尿药：依他尼酸、汞利尿剂、氢氯噻嗪、乙酰唑胺、氨苯蝶啶、甲基多巴。

11）心血管药：卡托普利、奎尼丁、普鲁卡因胺、托卡胺、氟卡尼。

12）其他：有机砷、苯丙胺、青霉胺、苯海拉明、普鲁卡因、维A酸、甲硝唑。

药物诱导性中性粒细胞减少的年发病率约为$(3 \sim 4)/10^6$，儿童及年轻患者约占10%，老年患者约占50%。

4. 中性粒细胞核象变化　中性粒细胞核象是指粒细胞的分叶状况，反映粒细胞的成熟程度，有助于判断某些疾病的病情和预后。正常情况下，外周血液中性粒细胞胞核常分为2～5叶，以3叶核为主，杆状核较少，分叶核与杆状核中性粒细胞的比值为13:1。病理情况下，中性粒细胞的核象可发生核左移或核右移（图2-27）。

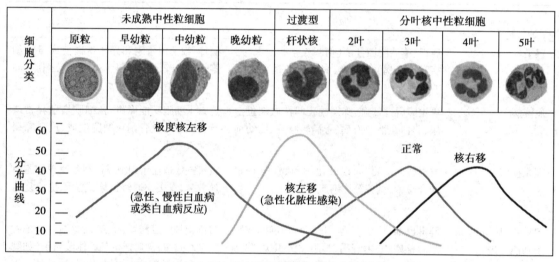

图2-27　中性粒细胞核象变化示意图

（1）核左移（shift to the left）：外周血液的中性杆状核粒细胞增多，甚至出现晚幼粒细胞（metamyelocyte）、中幼粒细胞（myelocyte），早幼粒细胞（promyelocyte）的现象称为核左移（图2-28）。

核左移是机体的一种反应性改变，常伴有中毒颗粒、空泡形成、退行性变等毒性变化。核左移多伴有白细胞总数增高，但也可正常甚至减少。根据骨髓功能的盛衰将核左移分为：

1）再生性核左移（regenerative shift to the left）：核左移伴白细胞总数增高称

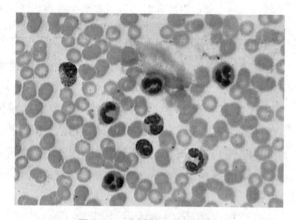

图2-28　中性粒细胞核左移

为再生性核左移，提示骨髓造血功能和释放能力旺盛，机体抵抗力强，多见于急性化脓性感染、急性中毒、急性溶血和急性失血等。

2）退行性核左移（degenerative shift to the left）：又称为变质性核左移，核左移伴白细胞总数正常或减少称为退行性核左移，提示骨髓释放功能受到抑制，机体抵抗力差，见于再生障碍性贫血、粒细胞缺乏症、伤寒等。

核左移分为轻、中、重度三级，与感染的严重程度和机体的抵抗力密切相关（表2-32）。

表 2-32　核左移分级及与感染的严重程度和机体的抵抗力

类型	杆状核	外周血出现的中性粒细胞	感染程度	患者抵抗力
轻度	>5% ~ ≤10%	仅有中性杆状核粒细胞	感染轻	强
中度	>10% ~ ≤25%	杆状核，少量中性晚幼粒、中幼粒细胞	感染严重	较强
重度	>25%	杆状核、晚幼粒、中幼粒、早幼粒、甚至原始粒细胞（中性粒细胞型类白血病反应）	感染极为严重	差（患者接近于休克或休克状态）

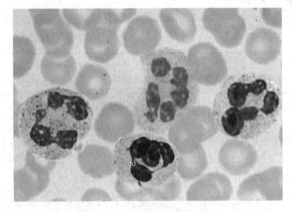

图 2-29　中性粒细胞核右移

（2）核右移（shift to the right）：外周血中性分叶核粒细胞增多，且 5 叶核以上的中性粒细胞>3% 时称为核右移（图2-29）。常伴有白细胞总数减少，为造血功能衰退的表现。可由于造血物质缺乏、DNA 合成减少或骨髓造血功能减退所致。

常见于巨幼细胞性贫血、恶性贫血、感染、尿毒症、骨髓增生异常综合征等，应用抗代谢药物（如阿糖胞苷或 6-巯基嘌呤等）治疗肿瘤时也会出现核右移。在炎症恢复期，出现一过性核右移是正常现象，但在患病期突然出现核右移表示预后不良。

（二）嗜酸性粒细胞

临床意义见“嗜酸性粒细胞计数”章节。

（三）嗜碱性粒细胞

其形态和功能与肥大细胞相似，主要参与超敏反应。

1. 嗜碱性粒细胞增多（basophilia）　外周血液嗜碱性粒细胞绝对值>0.1×10⁹/L 称为嗜碱性粒细胞增多。其临床意义见表2-33。

2. 嗜碱性粒细胞减少（basopenia）　由于嗜碱性粒细胞数量很少（0~1%），其减少多无临床意义。

（四）淋巴细胞

1. 淋巴细胞增多（lymphocytosis）　外周血液淋巴细胞绝对值增多（成人>4.0×10⁹/L；儿童：4 岁以上>7.2×10⁹/L，4 岁以下>9.0×10⁹/L）称为淋巴细胞增多。淋巴细胞数量受某些生理因素的影响，如午后和晚上比早晨高；初生婴儿淋巴细胞低于中性粒细胞，出生 1 周后婴儿淋巴细胞可达50%以上，可持续至6~7岁后逐渐降至成人水平（图2-26）。淋巴细胞病理性增多分为相对增多和绝对增多,淋巴细胞病理性相对增多是由于各种原因导致中性粒细胞显著减少,致使淋巴细胞比值相对增高,如再生障碍性贫血、粒细胞减少症及粒细胞缺乏症等;淋巴细胞病理性绝对增多的原因和意义见表2-34。

表2-33 嗜碱性粒细胞增多的临床意义

类别	临床意义
过敏性和炎症性疾病	过敏性结肠炎、食物、药物、吸入性过敏性反应;溃疡性结肠炎、荨麻疹、红皮病、类风湿关节炎等
血液病	①慢性粒细胞白血病、嗜碱性粒细胞白血病、原发性骨髓纤维化、真性红细胞增多症、原发性血小板增多症等 ②外周血液嗜碱性粒细胞达10%～20%是慢性粒细胞性白细胞的特征之一,若嗜碱性粒细胞突然>20%,预示病情恶化
内分泌疾病	糖尿病、甲状腺功能减退症、雌激素治疗等
恶性肿瘤	特别是转移癌时嗜碱性粒细胞增多
其他	重金属(如铅、汞、铬等)中毒、系统性肥大细胞增多症、流感、天花、水痘、结核病、放射线照射等

表2-34 淋巴细胞病理性绝对增多的原因和意义

原因	意义
感染性疾病	①典型急性细菌感染的恢复期;②某些病毒或细菌所致的急性传染病,如、风疹、流行性腮腺炎、传染性单核细胞增多症、传染性淋巴细胞增多症、百日咳等;③某些慢性感染,如结核病恢复期或慢性期,淋巴细胞增多,但白细胞总数多正常
淋巴细胞系统恶性肿瘤	①急性淋巴细胞白血病、慢性淋巴细胞白血病急性变,以原始及幼稚淋巴细胞增多为主;②慢性淋巴细胞白血病、淋巴细胞性淋巴肉瘤等,以成熟淋巴细胞增多为主
器官移植排斥反应	排斥反应前淋巴细胞绝对值增高,可作为监测组织或器官移植排异反应的指标之一
药物	阿司匹林、氟哌啶醇、铅、左旋多巴、苯妥英

2. 淋巴细胞减少(lymphopenia) 外周血液淋巴细胞绝对值减少(成人<1.0×10⁹/L)称为淋巴细胞减少。淋巴细胞减少也分为相对减少和绝对减少,凡是导致中性粒细胞显著增高的各种原因,均可导致淋巴细胞相对减少,如急性化脓性感染;淋巴细胞绝对减少的原因及意义见表2-35。某些药物也可引起淋巴细胞减少,如门冬酰胺酶、苯丁酸氮芥、可的松、肾上腺素、锂、烟酸、氮芥、类固醇等。

(五)单核细胞

成人外周血液单核细胞绝对值>0.8×10⁹/L称为单核细胞增多(monocytosis)。

1. 生理性增多 正常成人单核细胞占白细胞总数的3%～8%。儿童外周血液单核细胞可较成人稍高,平均为9%;2周内的婴儿可达15%或更多;妊娠中、晚期及分娩时亦可增多。

2. 病理性增多 单核细胞病理性增多的原因和意义见表2-36。

表 2-35　淋巴细胞绝对减少的原因及意义

原因	意义
流行性感冒	流行性感冒恢复期淋巴细胞减少
HIV 感染	可选择性地破坏 CD4$^+$细胞,导致 CD4$^+$细胞明显减少,CD4$^+$/CD8$^+$比例倒置
结核病	早期淋巴细胞减少,伴 CD4$^+$细胞明显减少
药物治疗	肾上腺皮质激素、烷化剂(环磷酰胺等)、抗淋巴细胞球蛋白等,其中烷化剂可引起白细胞和淋巴细胞明显减少。停止治疗后,淋巴细胞减少可持续数年
放射病	长期接触放射线或放射治疗可破坏淋巴细胞
免疫性疾病	类风湿关节炎、系统性红斑狼疮、混合性结缔组织病、多发性肌炎,因机体产生抗淋巴细胞抗体,导致淋巴细胞破坏而减少。其减少的程度与抗体滴度相关
先天性免疫缺陷症	各种类型的重症联合免疫缺陷症、共济失调性毛细血管扩张症、营养不良或锌缺乏,可引起不同程度的淋巴细胞减少

表 2-36　单核细胞病理性增多的原因和意义

原因	意义
感染	亚急性感染性心内膜炎、伤寒、结核、疟疾、黑热病、严重的浸润性和粟粒性肺结核、急性感染的恢复期、慢性感染(如巨细胞病毒、疱疹病毒、结核菌、布氏杆菌等)
结缔组织病	系统性红斑狼疮、类风湿关节炎、混合性结缔组织病、多发性肌炎、结节性动脉炎
血液病	急性、慢性单核细胞或粒-单核细胞白血病,恶性组织细胞病、组织细胞增多症、淋巴瘤、多发性骨髓瘤、慢性淋巴细胞白血病、骨髓增生异常综合征、粒细胞缺乏症的恢复期、特发性血小板减少性紫癜、溶血性贫血
恶性疾病	胃癌、肺癌、结肠癌、胰腺癌
胃肠道疾病	乙醇性肝硬化、局限性回肠炎、溃疡性结肠炎、口炎性腹泻
其他	化疗后骨髓恢复、骨髓移植后、粒细胞-单核细胞集落刺激因子(GM-CSF)治疗、药物反应、烷化剂中毒

3. 单核细胞减少　意义不大。

三、嗜酸性粒细胞计数

嗜酸性粒细胞(eosinophil,E)主要存在于骨髓和组织中,外周血液中很少,仅占全身嗜酸性粒细胞总数的1%左右。因此,嗜酸性粒细胞经外周血液间接计算的绝对值误差较大,要准确了解嗜酸性粒细胞的变化,应采用直接计数法。

【检测原理】　显微镜法嗜酸性粒细胞计数原理:采用嗜酸性粒细胞稀释液(丙酮-伊红稀释液)将血液稀释一定倍数后,同时破坏红细胞和大部分其他白细胞,嗜酸性粒细胞则着色(红色)。将稀释的细胞悬液充入改良牛鲍(Neubauer)血细胞计数板,在低倍镜下计数 2 个计数池共 10 个大方格内的嗜酸性粒细胞,经换算求出每升血液中嗜酸性粒细胞数量。

【方法学评价】　嗜酸性粒细胞计数方法有显微镜法和血液分析仪法。方法学评价见表 2-37。

表 2-37 嗜酸性粒细胞计数的方法学评价

测定方法	优点	缺点
显微镜法	①设备简单,费用低廉,简便易行;②求得嗜酸性粒细胞绝对值的准确性高于用白细胞总数和分类计数间接计算出的绝对值	①耗时费力;②受微量吸管和血细胞计数板的质量、细胞分布状态以及检验人员技术水平等因素影响。准确性、重复性不如血液分析仪法
血细胞分析仪法	五分类血液分析仪是目前最有效的嗜酸性粒细胞计数的筛检方法,标本用量少、操作便捷,计数细胞数量多、检测速度快、准确性较高	①仪器昂贵,试剂成本高,暂时难以全面普及;②三分类血液分析仪不能进行嗜酸性粒细胞计数和分类,其分出的中间细胞群中除嗜酸性粒细胞外,还包含了多种其他白细胞;③仪器提示嗜酸性粒细胞增多伴直方图或散点图异常时,还应采用显微镜法复查

嗜酸性粒细胞显微镜计数法可用的嗜酸性粒细胞稀释液配方很多,其所含成分的作用各异,①丙酮、乙醇、甲醛保护嗜酸性粒细胞;②碳酸钾、碳酸钠、草酸铵、苯酚破坏红细胞和中性粒细胞;③伊红、石南红、溴甲酚紫、固绿使嗜酸性粒细胞着色;④甘油可防止乙醇挥发;⑤抗凝剂可防止血液凝固。嗜酸性粒细胞计数稀释液的优缺点见表 2-38。

表 2-38 嗜酸性粒细胞计数稀释液的优点和缺点

稀释液	优点	缺点
Hinkelman 液	含有伊红、苯酚、甲醛,在室温中保存时间较长,为全国临检专业讨论会(1983)推荐	
伊红-丙酮	试剂简单,简便易行,嗜酸性粒细胞着鲜明的红色,易于辨认	①丙酮易挥发,故久置效果差,应新鲜配制为宜;②器材污染酸、碱后,RBC 破坏不完全,细胞悬液呈红色浑浊,滴入计数池后,可见满视野的 RBC 影,不能进行嗜酸性粒细胞计数
石南红-丙二醇	含碳酸钠,溶解红细胞和其他白细胞作用强。试剂可保存 1 月,为全国临床检验操作规程第三版的方法	
皂素-甘油	使细胞稳定,着色鲜明易于鉴别;因含甘油,液体不易挥发,置于冰箱内可保存半年以上	因含甘油,计数前应充分混匀
乙醇-伊红	①含碳酸钾,溶解红细胞和其他白细胞作用强,视野背景清晰;②嗜酸性颗粒呈鲜明橙色,2 小时内不被破坏;③含甘油,液体不易挥发,试剂可保存半年以上	含 10% 甘油,比较黏稠,细胞不易混匀,计数前应充分混匀
溴甲酚紫	低渗配方,红细胞和其他白细胞被溶解破坏,嗜酸性粒细胞呈蓝色,易于识别	
固绿	①含丙酮、乙醇保护剂,嗜酸性粒细胞胞膜完整、无破损;②含碳酸钾、草酸铵,其他细胞破坏完全;③固绿使嗜酸性颗粒呈折光较强的蓝绿色	①丙酮、乙醇容易挥发,应新鲜配制为宜;②注意与残存的不着色或着色很淡的中性粒细胞相区别

【质量保证】

1. 采样时间　应力求统一(上午 8 时或下午 3 时),以免嗜酸性粒细胞计数受日间生理变化的影响。

2. 标本　稀释液或血液加样需准确,吸管外血液需擦去,血液稀释后应及时混匀。

3. 细胞鉴别　必须区别嗜酸性粒细胞与中性粒细胞,少数残留的中性粒细胞一般不着色或着色浅,胞质颗粒细小或不清晰。

4. 计数　稀释后的血液应在 1 小时内计数完毕,否则嗜酸性粒细胞易逐渐破碎。

5. 保护细胞　①因嗜酸性粒细胞易于破碎,故混匀时用力不宜过大;②若使用含有甘油的稀释液,因其黏稠度大,要适当延长混匀时间;③丙酮、乙醇、甲醛等为嗜酸性粒细胞的保护剂,但均具有挥发性,如果计数时发现嗜酸性粒细胞被破坏,可适当增加细胞保护剂的量,若中性粒细胞破坏不全,则可适当减少细胞保护剂用量。

【参考区间】　$(0.05 \sim 0.50) \times 10^9/L$。

【临床意义】

1. 生理性变化

(1) 日间变化:正常人嗜酸性粒细胞在白天较低,夜间较高;上午波动较大,波动可达 40%,下午比较恒定。这是由于白天交感神经兴奋,通过下丘脑刺激垂体前叶产生促肾上腺皮质激素(ACTH),使肾上腺皮质分泌肾上腺皮质激素。肾上腺皮质激素的作用:①可抑制骨髓释放嗜酸性粒细胞;②促使血液中嗜酸性粒细胞向组织内浸润;因而使白天外周血中嗜酸性粒细胞减少。夜间由于迷走神经兴奋,交感神经抑制,因而肾上腺皮质激素分泌减少,使其对嗜酸性粒细胞作用减弱,故夜间嗜酸性粒细胞较高。

(2) 运动和刺激:劳动、运动、饥饿、冷热及精神刺激等,均可引起交感神经兴奋,使血液中的嗜酸性粒细胞减少。

2. 病理变化

嗜酸性粒细胞增多(eosinophilia):成人外周血液嗜酸性粒细胞绝对值>$0.5 \times 10^9/L$ 称为嗜酸性粒细胞增多。①轻度增多:$(0.5 \sim 1.5) \times 10^9/L$;②中度增多:$(1.5 \sim 5.0) \times 10^9/L$;③重度增多:>$5.0 \times 10^9/L$;引起嗜酸性粒细胞增多的常见疾病、原因及可能机制见表2-39。

表2-39　嗜酸性粒细胞增多的常见疾病、原因及机制

分类	原因	机制
过敏性疾病	支气管哮喘、血管神经性水肿、食物或药物过敏、荨麻疹、风疹、过敏性脉管炎、血清病等	肥大细胞、嗜碱性粒细胞致敏,释放嗜酸性粒细胞趋化因子,致其反应性增多
寄生虫病	血吸虫病、肺吸虫病、蛔虫病、钩虫病、包囊虫、丝虫、绦虫等	嗜酸性粒细胞趋化因子增多;与相应抗体结合激活补体,引起反应性增多
皮肤病	湿疹、剥脱性皮炎、天疱疮、银屑病、疱疹样皮炎、多形性红斑	变应性因素导致反应性增多
感染性疾病	猩红热感染期,急性传染病恢复期	反应性增多

续表

分类	原因	机制
血液病	骨髓增殖性疾病、恶性淋巴瘤、多发性骨髓瘤、慢性粒细胞白血病、脑膜白血病、嗜酸性粒细胞白血病	造血干细胞克隆异常,嗜酸性粒细胞异常增殖、细胞周期及血中时间延长
恶性肿瘤	肺癌、胃癌、结肠癌、霍奇金病、宫颈癌、鼻咽癌等	淋巴因子及肿瘤因子所介导
高嗜酸性粒细胞增多综合征	肺浸润的嗜酸性粒细胞增多症、过敏性肉芽肿、嗜酸性粒细胞心内膜炎、弥散性嗜酸性粒细胞结缔组织病	
其他	脾切除、腺垂体功能减退症、肾上腺皮质功能减退症、风湿病、过敏性间质性肾炎	嗜酸性粒细胞清除减少、骨髓释放嗜酸性粒细胞增多

某些药物如别嘌醇、抗生素(过敏反应)、抗惊厥药、头孢菌素、洋地黄、肝素、甲氨蝶呤、青霉素、丙卡巴肼、普萘洛尔、奎尼丁、链霉素、磺胺类药物、四环素等也可以引起嗜酸性粒细胞增多。

3. 嗜酸性粒细胞减少(eosinopenia) 成人外周血液嗜酸性粒细胞绝对值<0.05×10^9/L 称为嗜酸性粒细胞减少。见于伤寒、副伤寒初期、大手术、烧伤等应激状态,应用肾上腺皮质激素或促肾上腺皮质激素后。

4. 嗜酸性粒细胞计数其他应用的临床意义

(1) 观察急性传染病的病情及判断预后:急性感染期,机体处于应激状态,肾上腺皮质激素分泌增加,嗜酸性粒细胞随之减少,恢复期嗜酸性粒细胞又逐渐回升。若治疗期间,嗜酸性粒细胞持续降低,甚至消失,说明感染没有控制,病情严重。若症状严重而嗜酸性粒细胞不减少,说明肾上腺皮质功能衰竭。

(2) 作为观察预后的指标:大手术 4 小时后嗜酸性粒细胞显著减少,甚至消失,24～48 小时后逐渐回升,回升的速度与病情变化基本一致。大面积烧伤患者数小时后嗜酸性粒细胞完全消失,且持续时间较长,若大手术和大面积烧伤患者嗜酸性粒细胞不下降或持续下降,则表明肾上腺皮质功能衰退、病情严重,预后不良。

(3) 判断垂体或肾上腺皮质功能:垂体或肾上腺皮质功能亢进时,嗜酸性粒细胞减少。因此,可通过垂体或肾上腺皮质刺激试验,观察嗜酸性粒细胞数量变化,以判断垂体或肾上腺皮质的功能。

另外,肾上腺素、烟酸、普鲁卡因、类固醇和甲状腺素等可引起嗜酸性粒细胞减少。

【病例分析】 患者,男,10 岁。籍贯:贵州某县某乡。主诉:发热、胸痛、咳嗽、咳痰、伴乏力、消瘦 2 周。

病史:2 周前突感发热(体温 37.5℃)、腹痛、腹泻、食欲减退、腹部至大腿间出现皮疹,立即于当地医疗机构就诊。

1. 血常规 WBC:12.5×10^9/L;嗜酸性粒细胞:56%;RBC、HGB、PLT 结果均在正常参考区间。

2. 大便常规 黄色稀便;WBC:2～5/HP;RBC:2～8/HP。

初诊:急性肠炎、过敏;治疗1周,腹痛、腹泻、症状缓解,但发热、皮疹仍然存在,并出现新的症状:胸痛、咳嗽、咳痰、伴乏力、消瘦,立即转院治疗。

追问病史:患者有2周前曾在小河沟中抓螃蟹后生食的病史。

实验室检查:

1. 血常规 WBC:15.3×10^9/L;嗜酸性粒细胞:80%(均为成熟型);RBC、HGB、PLT结果仍在正常参考区间。

2. 痰涂片染色镜检 嗜酸性粒细胞:5~10/油镜视野;可见菱形的夏科-雷登结晶;未找见寄生虫及虫卵。

3. 血沉 30mm/h末。

4. 免疫学检查 肺吸虫病血清抗体检测:阳性。

病例分析:

1. 临床特点 起病急,有消化道、呼吸道及低热、皮疹、消瘦等症状,主要有生食螃蟹病史;血常规:WBC轻度增高,嗜酸性粒细胞显著增高(80%,均为成熟型);痰涂片染色镜检:嗜酸性粒细胞增高(5~10/油镜),可见菱形的夏科-雷登结晶;血沉增快(30mm/h末);肺吸虫血清抗体检测为阳性。

2. 鉴别诊断 嗜酸性粒细胞性白血病嗜酸性粒细胞显著增高,有幼稚型嗜酸性粒细胞,而本病例嗜酸性粒细胞显著增高(80%,均为成熟型);过敏可引起嗜酸性粒细胞增高,但经抗过敏治疗后症状可缓解;按急性肠炎治疗后虽然消化道症状缓解,但发热、皮疹仍然存在,又出现呼吸道新的症状。

结论:该患儿嗜酸性粒细胞增高为真实值,与感染肺吸虫有关。

四、白细胞形态检查

正常情况下,各类型白细胞的形态学特点各不相同。在病理状态下,不仅白细胞数量和分类的各种白细胞比例发生变化,且随病情程度的加重和病因的不同而出现白细胞质的改变,即白细胞形态的改变。因此,通过血涂片wright或wright-giemsa染色后,在显微镜下观察白细胞的形态变化,结合白细胞数量和分类的各种白细胞比例变化分析,对疾病诊断和疗效观察等具有重要的意义。

(一)正常形态白细胞

1. 外周血正常白细胞形态特征 正常形态白细胞特征见表2-40、图2-30。

表2-40 外周血液正常形态白细胞特征

细胞	直径(μm)	形态	细胞质	细胞核	染色质
中性杆状核粒细胞	10~15	圆形	丰富,粉红色,颗粒量多、细小、均匀、淡紫红色中性颗粒	弯曲盘绕,呈马蹄形、S形、U形、V形或W形等	粗糙不匀,深紫红色
中性分叶核粒细胞	10~15	圆形	丰富,粉红色,颗粒量多、细小、均匀、淡紫红色中性颗粒	分2~5叶,以3叶核为主(40%~50%)	粗糙不匀,深紫红色

续表

细胞	直径(μm)	形态	细胞质	细胞核	染色质
嗜酸性粒细胞	13~15	圆形	着色不清,橘红色圆形嗜酸性颗粒、粗大、整齐、排列紧密、均匀充满胞质	多分2叶,眼镜形	粗糙不匀,深紫红色
嗜碱性粒细胞	10~12	圆形	较少,着色不清,紫黑色嗜碱性颗粒、量少、大小不均、排列不规则、可盖于核上	因颗粒遮盖而胞核结构不清晰,且有模糊不清感	粗糙,深紫红色
小淋巴细胞	6~10	圆形或椭圆形	透明、淡蓝色,量少,可仅见核旁一线天胞质或甚至看不见,多无颗粒	圆形、椭圆形、肾形	深紫红色,粗糙成块,核外缘光滑
大淋巴细胞	10~15	圆形或椭圆形	透明、淡蓝色,量较小淋巴细胞多,可见少量粗大、不均匀紫红色嗜天青颗粒	圆形、椭圆形、肾形	深紫红色,粗糙成块,但较小淋巴细胞疏松,核外缘光滑
单核细胞	12~20	圆形、椭圆形或不规则形	丰富,常有钝性伪足突出、半透明、灰蓝色。细小、灰尘样紫红色或灰红色嗜天青颗粒	肾形、山字形、马蹄形、扭曲折叠不规则形	细致,疏松网状,淡紫红色,有膨胀和立体起伏感

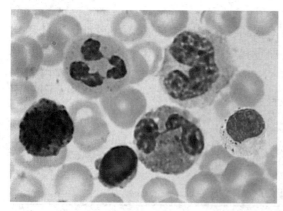

图 2-30　外周血正常白细胞形态图

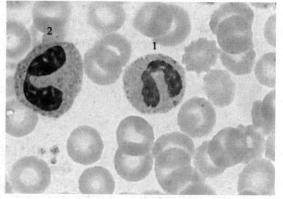

图 2-31　杆状核与分叶核的界定
1. 杆状核　2. 分叶核

2. **中性粒细胞核形界定**　凡胞核完全分离或核间以一丝相连者为分叶核粒细胞,或细胞核径最窄处<最宽处1/3者为分叶核粒细胞,>1/3者为杆状核粒细胞(图2-31,图2-32,图2-33)。

（二）中性粒细胞异常形态

1. **毒性变化**　在严重的化脓性感染、败血症、恶性肿瘤、急性中毒、大面积烧伤等病理情况下,中性粒细胞可发生中毒颗粒、空泡、大小不均、杜勒小体、退行性变等形态改变,为中性粒细

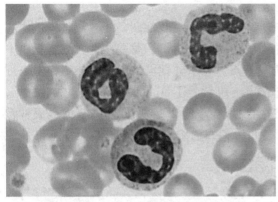

图 2-32 中性粒细胞杆状核

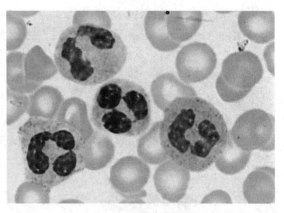

图 2-33 中性粒细胞分叶核

胞毒性变化。观察这些形态变化对于了解病情变化和判断预后有一定意义。

（1）中毒颗粒(toxic granulation)：在严重感染或大面积烧伤等情况下,中性粒细胞的胞质中出现部分或全部比正常中性颗粒粗大、大小不等、分布不均、有时很粗大,有时较小或稀疏散杂在正常中性颗粒中,且较正常中性颗粒深染的紫黑色或深紫褐色颗粒,该颗粒称为中毒颗粒（图 2-34）。可能与特殊颗粒生成过程受阻或颗粒变性,造成 2~3 个嗜天青颗粒融合有关。

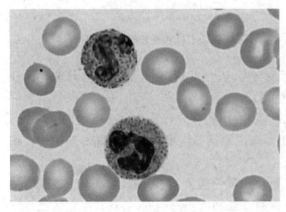

图 2-34 中毒颗粒

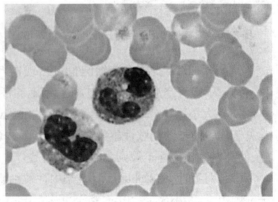

图 2-35 空泡形成

1）鉴别：中毒颗粒极易与嗜碱性粒细胞的颗粒、血涂片染色偏碱的中性颗粒相混淆,应注意鉴别：①中毒颗粒与嗜碱性颗粒间的鉴别要点为嗜碱性颗粒可覆盖于细胞核上,而中毒颗粒则不可;②血涂片染色偏碱或染色时间过长,造成正常中性粒细胞颗粒染色过深,此时应注意血涂片的整体染色情况,并加以鉴别。

2）中毒指数：含有中毒颗粒的细胞在中性粒细胞中所占的比值称为中毒指数。中毒指数愈大,感染、中毒的情况愈严重。

$$中毒指数 = \frac{含有中毒颗粒的中性粒细胞数}{所计数的中性粒细胞总数}$$

（2）空泡形成(vacuolation, vacuolization)：中性粒细胞的胞质或胞核出现 1 个或数个空泡称为空泡形成（图 2-35）。空泡(vacuole)是细胞发生脂肪变性或颗粒缺失的结果,常见于严重感染等,还可见于遗传性白细胞形态异常。

遗传性白细胞形态异常:如家族性白细胞空泡形成(Jordan 畸形)(图 2-36),属常染色体隐性遗传病,在无任何化脓性感染和理化损伤的情况下却主要在外周血、骨髓中性粒细胞胞质中一直出现数量不等的空泡(直径一般 2 ~ 3μm)为其特点。在嗜酸性粒细胞及单核细胞中也可见少量空泡。家庭成员中也可有类似血象,本异常可与肌营养不良,鱼鳞癣并存。本症少见,患者常无任何症状。长年健康生活可因偶然查血而发现。故应以鉴别,前者的空泡形成常常与中毒颗粒同时出现,同时有相应的病史和症状,而后者的白细胞空泡形成则无细胞毒性改变,无临床症状,家族中可查到类似血象。

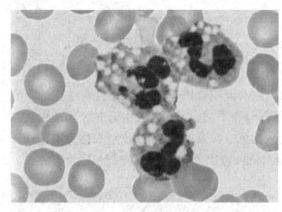

图 2-36 家族性白细胞空泡形成(Jordan 畸形)   图 2-37 中性粒细胞大小不均

储存的 EDTA 抗凝血液细胞也可出现退行性空泡,应与鉴别,除非同时伴有其他毒性变化,否则,不宜将空泡变性归于中性粒细胞的毒性变化。

(3) 大小不均(anisocytosis):中性粒细胞的体积大小相差悬殊称为大小不均(图 2-37)。常见于病程较长的化脓性感染或慢性炎症,这可能是内毒素等因素作用于骨髓早期中性粒细胞,使其发生顿挫性不规则分裂、增殖所致。

(4) 杜勒小体(Döhle body):是中性粒细胞胞质中蓝色或灰色的包涵体,常单个或成群位于细胞边缘,大小为 1 ~ 2μm,甚至可达 5μm,由糖原颗粒和内质网组成,与正常染色区域界限模糊,该小体称为杜勒小体。杜勒小体是中性粒细胞毒性变化致胞质局部不成熟,保留的嗜碱性区域,即核质发育不平衡的表现(图 2-38)。常见于严重感染,如肺炎、麻疹、败血症和烧伤等,也可见于妊娠、骨髓增生异常综合征、May-Hegglin 畸形以及应用细胞因子(G-CSF 和 GM-CSF)等。

(5) 退行性变(degeneration):是细胞发生胞体肿大、结构模糊、边缘不清晰、核固缩(深染的紧块)、核肿胀和核溶解(染色质模糊、疏松)、胞膜破裂,颗粒消失形成裸核等现象称为退行性变,为衰老和病变的细胞(图 2-39),正常血片中偶见,常见于严重感染或放射线损伤,在急性白血病的血片中易见裸核细胞。

2. 中性粒细胞胞质异常

(1) 棒状小体(auer body):为白细胞胞质中出现的紫红色细杆状物质,1 个或数个,可呈单、成双、呈栅栏状排列,长约 1 ~ 6μm,是初级嗜天青颗粒结晶化的形态,称为棒状小体(图 2-40)。出现数个棒状小体,呈束状排列(柴束状)的白细胞称为 faggot 细胞(图 2-41)。棒状小

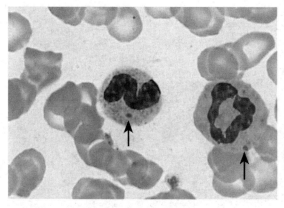

图2-38 杜勒小体

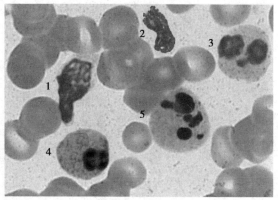

图2-39 中性粒细胞退行性变

1. 核肿胀 2. 裸核 3. 核溶解 4. 核固缩 5. 核碎裂

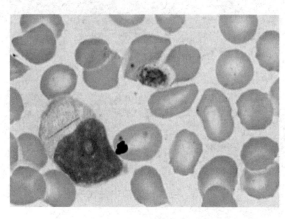

图2-40 棒状小体

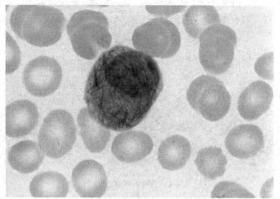

图2-41 faggot细胞

体对鉴别急性白血病的类型有重要价值,主要见于急性粒细胞白血病(多见)和急性单核细胞白血病(少见),而急性淋巴细胞白血病则无。

(2) Chediak-Higashi 畸形:骨髓和血液的各期粒细胞胞质中含几个~数十个直径为 2~5μm 的包涵体,呈异常巨大的紫蓝色或淡灰色块状(图2-42)。也可见于其他粒细胞、单核细胞、淋巴细胞、黑素细胞、肾小管细胞。为常染色体隐性遗传性缺陷,可影响粒细胞功能,易出现严重感染,常伴白化病。

(3) Alder-Reilly 畸形:中性粒细胞胞质中含巨大深染嗜天青颗粒(呈深红或紫色包涵体)(图2-43),但不伴有白细胞增多及核左移、空泡等,有时似 Döhle 小体,也可见于其他粒细胞、单核细胞、淋巴细胞。为常染色体隐性遗传缺陷,但不影响粒细胞功能,常伴有脂肪软骨营养不良、遗传性黏多糖代谢障碍、骨或软骨畸形疾病。

(4) May-Hegglin 畸形:中性粒细胞终生含有无定形的淡蓝色包涵体,与 Döhle 小体相似,但大而圆(图2-44)。也可见于其他粒细胞、单核细胞,甚至巨核细胞中也能见到。为常染色体显性遗传,良性畸形。

另外,中性粒细胞胞质异常还包括中性粒细胞颗粒减少、颗粒增加、棒状小体、空泡形成、Döhle 小体和类似包涵体、外源性中性粒细胞包涵体(微生物、冷球蛋白、疟色素)。

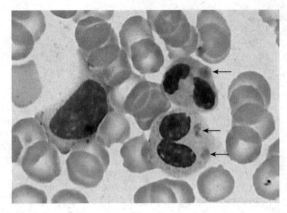

图 2-42　Chediak-Higashi 畸形

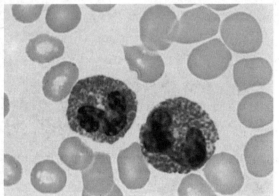

图 2-43　Alder-Reilly 畸形

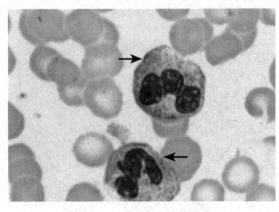

图 2-44　May-Hegglin 畸形

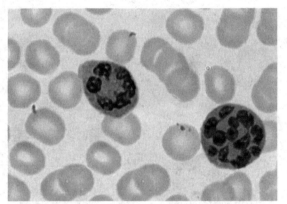

图 2-45　巨多分叶核中性粒细胞

3. 中性粒细胞胞核异常形态

（1）巨多分叶核中性粒细胞：胞体增大，胞核分 5～9 叶，甚至 10 叶以上，各叶大小差异很大，核染色质疏松（图 2-45）。常见于巨幼细胞性贫血、用抗代谢药物治疗后及恶性血液病等。

（2）巨杆状核中性粒细胞：胞体可大至 30μm，胞核染色质略细致，着色变浅，胞核呈肥大杆状或特长带状（图 2-46）。常见于巨幼细胞性贫血和恶性贫血，也可见于骨髓增生异常综合征和白血病。

（3）鼓槌小体：与中性粒细胞核有一丝相连，形状似鼓槌或网球拍样的小体称为鼓槌小体，常为单鼓槌，偶见双鼓槌（图 2-47）。鼓槌小体与染色体数目相关，为失活的 X 染色体浓缩而成。正常男性少，正常女性较多（每 500 个中性粒细胞可见到 6 个）。对先天性睾丸发育不全症的诊断有参考价值。

（4）核棘突：中性粒细胞核上各种形态的牙状突起称为核棘突（图 2-48），核棘突如在中性粒细胞中大量出现，见于严重中毒、严重感染、转移癌、晚期结核、严重放射线损伤等。

（5）Pelger-Hüet 畸形：为成熟中性粒细胞核分叶能力减退，常呈杆状、肾形、眼镜形、哑铃形（图 2-49）。见于常染色体显性遗传缺陷，又称家族性粒细胞异常。病理情况下，见于严重感染、骨髓增生异常综合征、白血病、肿瘤转移或某些药物（如秋水仙碱）治疗后。

（6）环形杆状核粒细胞（ring-shaped nuclei granulocyte）：中性粒细胞胞核呈杆状环形

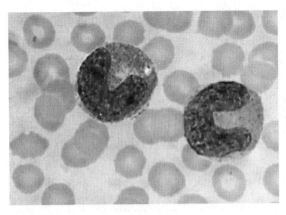

图 2-46　巨杆状核中性粒细胞

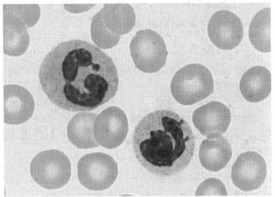

图 2-47　中性粒细胞鼓槌小体

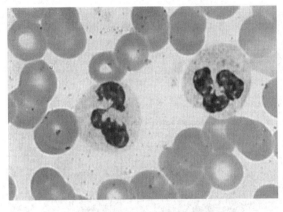

图 2-48　中性粒细胞核棘突

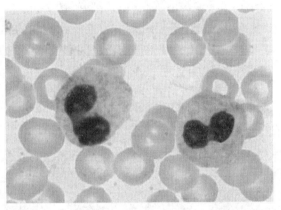

图 2-49　Pelger-Hüet 畸形

称为环形杆状核粒细胞（图 2-50），常见于骨髓增生异常综合征、粒细胞白血病及巨幼细胞性贫血。

中性粒细胞胞核异常还包括中性粒细胞核左移、核右移、中性粒细胞鼓槌小体和核突起及其他异常（核分叶过多、核分叶减少、环状核、葡萄簇状核）。

与遗传因素相关的中性粒细胞畸形有 Chediak-Higashi 畸形、Alder-Reilly 畸形、May-Hegglin

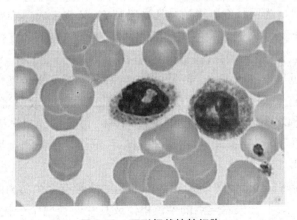

图 2-50　环形杆状核粒细胞

畸形、Pelger-Hüet 畸形、家族性白细胞空泡形成(Jordan 畸形)。

（三）淋巴细胞异常形态

1. 异型淋巴细胞(atypical lymphocyte) 在病毒(如腺病毒、人类疱疹病毒等)、原虫(如弓形虫)感染、药物反应、结缔组织疾病、应激状态或过敏原等因素刺激下，外周血淋巴细胞增生并发生形态异常的变化，表现为胞体增大、胞质增多、嗜碱性增强、细胞核母细胞化，称为异型淋巴细胞或反应性淋巴细胞(reactive lymphocyte)。外周血液异型淋巴细胞主要是 T 细胞(83% ~96%)，少数为 B 细胞(4% ~7%)。异型淋巴细胞按形态特征可分为三型：

（1） Ⅰ型(空泡型)：为浆细胞样的异常淋巴细胞，又称泡沫型或浆细胞型，较为常见，胞体比正常淋巴细胞稍大，多为圆形或卵圆形。胞核呈圆形、椭圆形、肾形或不规则形，染色质呈粗网状或粗糙的小块状呈不规则排列。胞质较丰富，深蓝色，一般无颗粒，含有较多大小不等的小空泡呈泡沫海绵状，似浆细胞(图 2-51)。

（2） Ⅱ型(不规则型)：为单核细胞样的异常淋巴细胞，又称单核细胞型，胞体较大，边缘多不规则，似单核细胞。胞核呈圆形或不规则形，其染色质较单核细胞粗糙。胞质丰富，呈淡蓝或深蓝色，有透明感，着色不均，边缘着色较深，呈不规则的深浅蓝色的花边状，可见多个伪足，一般无空泡，可有少许嗜天青颗粒(图 2-52)。

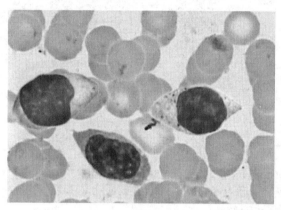

图 2-51　Ⅰ型异型淋巴细胞

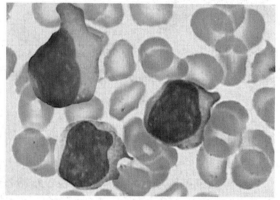

图 2-52　Ⅱ型异型淋巴细胞

（3） Ⅲ型(幼稚型)：为网状细胞样的异常淋巴细胞，又称未成熟细胞型或幼淋巴细胞型，胞体较大，胞核大呈圆形或椭圆形，染色质呈细致网状，可有 1 ~2 个核仁，似原始细胞。胞质量较少呈深蓝色或深蓝色，多无颗粒，偶有小空泡(图 2-53)。

正常人外周血偶见异型淋巴细胞，异型淋巴细胞增多主要见于传染性单核细胞增多症、病毒性肝炎、流行性出血热、湿疹等病毒性疾病和过敏性疾病。一般病毒感染异型淋巴细胞<5%，而传染性单核细胞增多症时异型淋巴细胞常>10%，可依据异型淋巴细胞的多少来鉴别，另外，EBV、巨细胞病毒、HIV、D-链球菌、梅毒螺旋体、弓形虫等感染和接种疫苗，也可引起外周血液异型淋巴细胞增多。

2. 卫星核淋巴细胞(satellite nucleus) 淋巴细胞主核旁有 1 个游离的卫星小核，因染色体损伤，在细胞有丝分裂末期，丧失着丝点的染色单体或其片断被两个子代细胞所排除而形成卫星核称为卫星核淋巴细胞(图 2-54)。常见于接受较大剂量电离辐射、核辐射之后，或其他理化因素、抗癌药物等造成的细胞损伤。同时常伴有淋巴细胞减少,及其胞核固缩、破碎、双核的细胞退化表现。卫星核淋巴细胞常作为致畸、致突变的客观指标之一。

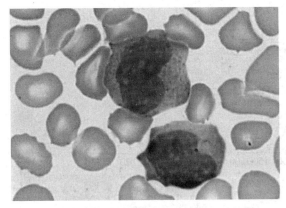

图 2-53　Ⅲ型异型淋巴细胞

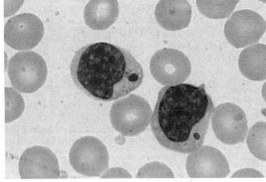

图 2-54　卫星核淋巴细胞

【案例分析】　患者,男,66 岁,住院患者。

病史:有多年高血压病史,半年前患者突发神志不清伴呕吐,头颅 CT 检查提示脑出血,经抢救后患者生命体征稳定,但意识不清,偏瘫,鼻饲流质饮食,营养状况差,无发烧、褥疮、呼吸道和泌尿道等感染的体征。

实验室检查:

1. 血常规:(EDTA-K$_2$抗凝静脉血 2ml,五分类血细胞分析仪检测)WBC:12.50×10^9/L;N:74.30%;RBC:3.26×10^{12}/L;HGB:89.30g/L;HCT:0.28L/L;MCV:86.80fl;MCH:27.40pg;MCHC:316.00g/L;RDW:14.90%;PLT:207×10^9/L;MPV:5.17fl;PCT:1.07L/L;PDW:16.70%。

2. 因 WBC 增高,但患者无明显感染体征,再抽血复查血常规。

血常规:(EDTA-K$_2$抗凝静脉血 0.5ml,三分类血细胞分析仪检测)WBC:4.50×10^9/L;N:40.60%;RBC:3.00×10^{12}/L;HGB:90.00g/L;HCT:0.29L/L;MCV:92.20fl;MCH:31.00pg;MCHC:337.00g/L;RDW:16.20%;PLT:100×10^9/L;MPV、PCT、PDW 均未测出。

分析:

1. 第一次血常规　WBC 和 N 均轻度增高,但患者无明显感染体征,因此,医生提出复查。

2. 第二次复查血常规　显示 WBC、N、RBC、PLT 均减低,以 WBC 和 N 减低较明显,RDW增高,MPV、PCT、PDW 均未测出。临床医生质疑血常规结果不准确。

3. 第三次复查血常规　(EDTA-K$_2$抗凝末梢血 0.5ml,三分类血细胞分析仪检测)WBC:11.50×10^9/L;N:74.60%;RBC:3.30×10^{12}/L;HGB:90.00g/L;HCT:0.29L/L;MCV:95.30fl;MCH:28.70pg;MCHC:301.00g/L;RDW:14.50%;PLT:210×10^9/L;MPV:8.00fl;PCT:1.07L/L;PDW:14.00%。

4. 观察三次血常规直方图变化　第一次 WBC 直方图大细胞区域的波峰增高,RBC、PLT直方图正常;第二次 WBC 直方图大细胞区域的波峰明显降低,RBC 直方图左移、峰底变宽,在 50fl 区域出现小峰,PLT 直方图右侧抬高,不与 X 轴(横轴)重合,且呈不规则的凸起,提示有溶血和微凝集。第三次 WBC 直方图大细胞区域的波峰约增高,RBC、PLT 直方图正常

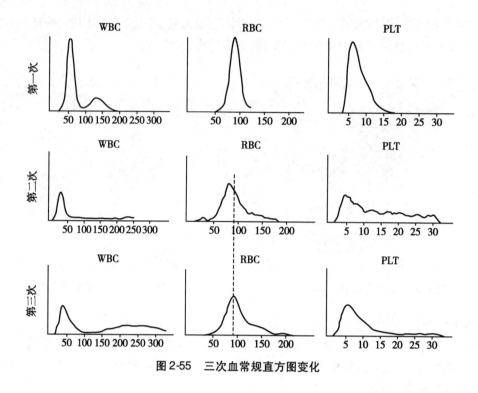

图 2-55 三次血常规直方图变化

（图 2-55）。

5. 观察血液的外观 第二次血样上清液呈透明的淡红色，提示有溶血。第一次和第三次血样上清液呈透明的淡黄色。

6. 血涂片染色观察 第二次血涂片见大量的 RBC 碎片和聚集的血小板小族。第一次和第三次血涂片血细胞形态正常，未见 RBC 碎片和聚集的血小板。

7. 患者意识不清，偏瘫，营养状况差，浅表静脉血管不明显，可能有时抽血不顺利，第二次送检的静脉血样仅有 0.5ml。

8. 如当抽血不顺利时，可发生血流缓慢，抽血时间会延长，此时血液已开始发生凝固，临床医护人员为了确保抽出的血液不发生凝固，常常会用力震摇抗凝管，使发生初期凝固的血液被摇散而发生溶血。

结论：第二次血样有溶血、微凝集，抗凝剂与血液不成比例，干扰了 RBC、WBC、PLT 及 DLC 计数的结果，导致 WBC、N、RBC、PLT 假性降低，真实值应为第一次和第二次血常规结果。

（夏曙华）

第三节 血小板检查

血小板（platelet，PLT）是外周血中体积最小的血细胞，具有维持血管内皮完整性以及黏附、聚集、释放、促凝和血块收缩等生理功能。可通过检测血小板参数和形态变化对某些疾病（特别是止血、凝血系统疾病）进行诊断或鉴别诊断。

一、血小板计数

【检测原理】 显微镜计数法血小板计数原理:用血小板稀释液(草酸铵稀释液)将血液稀释一定倍数,同时破坏红细胞,并充入改良牛鲍计数池内,在显微镜下计数一定体积内的血小板数,经换算求得每升血液中的血小板数量。

【方法学评价】 血小板计数的方法大致分为 4 类,其原理见表 2-41,方法学评价见表 2-42。多种稀释液的方法学评价见表 2-43。

表 2-41 血小板计数测定方法及基本原理

方法	原理
普通显微镜计数法	普通显微镜计数血小板,其稀释液破坏或不破坏红细胞的 PLT 计数
相差显微镜计数法	相差显微镜计数血小板,稀释液同普通显微镜计数法
血液分析仪法	主要检测原理包括电阻抗法和(或)流式、光(或荧光)散射法
流式细胞仪法	用免疫法荧光素标记特异的血小板单克隆抗体,用流式细胞仪计数 PLT

表 2-42 血小板计数的方法学评价

方法	优点	缺点
普通显微镜计数法	①设备简单;②费用低廉;③简便易行	①耗时费力;②受微量吸管和血细胞计数板的质量、细胞分布状态、稀释液的杂质微粒、溶解不全的细胞碎片以及检验人员技术水平等因素影响;③精密度和准确度相对较低
相差显微镜计数法	PLT 立体感增强,易于识别,准确性高,还可照相后核对计数结果,为手工法的参考方法	仪器昂贵,未能普及使用
血液分析仪法	①操作便捷,计数细胞数量多、速度快、重复性好、能同时提供多项指标,是目前常规筛检 PLT 的主要方法;②易于标准化,便于质量控制;③五分类仪器采用多种高新技术联合检测血小板,加之经校准后,在严格规范条件下,血小板的准确性较高	①仪器不能区分 PLT 与其他类似大小的物质,特别是三分类仪器血小板计数的影响因素较多(如小红细胞、大血小板、RBC 和 WBC 碎片、杂质微粒、乳糜微粒、冷球蛋白、微凝集等);②五分类仪器也可受上述部分因素的影响;③偶有患者存在 PLT 抗凝剂依赖现象。故当 PLT 明显异常时,仍需要显微镜复查和(或)复查血涂片
流式细胞仪法	①操作简便,计数细胞数量多、速度快、重复性好;②为目前 ICSH 推荐的参考方法	仪器昂贵,未能普及使用

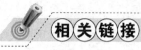

相关链接

由于显微镜计数法血小板稀释液的种类很多,为了选择一个相对较佳的稀释液,1983年全国临床检验方法学学术会议和1984年在北京召开血小板功能检测标准化会议均一致推荐草酸铵稀释液为显微镜血小板计数首选稀释液。

问题与思考 ●●●

1. 血小板计数的方法有哪些? 1983年全国临床检验方法学学术会议和1984年在北京召开血小板功能检测标准化会推荐的显微镜血小板计数首选稀释液是什么?

2. 血小板计数的检测原理是什么? 如何评价血小板计数的稀释液和测定方法?

表2-43 血小板计数稀释液的方法学评价

方法	优点	缺点
草酸铵稀释液	①破坏红细胞能力强,血小板形态清晰易辨;②为首选稀释液	试剂中如不加EDTA-Na_2,易产生草酸钙沉淀而影响计数
复方尿素稀释液	①破坏红细胞,视野清晰;②使血小板肿胀后易辨认	①尿素易分解,试剂不易保存;②不能完全破坏红细胞
高铁氰化钾稀释液	高铁氰化钾不易分解,试剂在室温保存时间长(>1年)	红细胞破坏不完全
生理盐水	应急时使用	不破坏RBC,RBC可掩盖PLT,影响PLT计数

【质量保证】

1. 分析前质量保证 器材要求同白细胞计数,稀释液空白计数应为零。

2. 分析中质量保证

(1) 采血:采血顺利,防止血小板聚集和破坏,导致PLT假性减低。

(2) 充池:必须适当用力、充分混匀后充池,以防血小板破坏或充池后血小板分布不均。充池后需放入湿盒内静置10~15分钟再及时计数,避免漏计或稀释液蒸发影响计数结果的准确性。

(3) 镜下观察光线不可太强,要适中。注意与细胞碎片、灰尘、微生物、结晶等杂质鉴别。

(4) 采血后1小时内需计数完毕,以免血小板破坏使计数结果偏低。

3. 分析后质量保证

(1) 同一份标本2次计数,误差应小于10%,取2次结果的均值报告。如果计数误差大于10%,应做第3次计数,取2次相近结果的均值报告。

(2) 血涂片染色镜下观察血小板的分布情况(正常血小板呈3~5个成群及散在分布),观察有无大血小板、异形血小板及大量血小板凝块,同时注意有无异常增多的小红细胞及白细胞碎片等,以了解是否存在干扰血小板计数准确性的因素。

【参考区间】 （125～350）×10^9/L。

【临床意义】

1. 血小板生理性变化 正常人血小板数存在生理性波动,一般早晨低于下午,春季低于冬季,平原居民低于高原居民,月经前减低,月经后恢复,妊娠中晚期增高,分娩后 1～2 天恢复,剧烈运动、饱餐后增高,休息后恢复,动脉血高于静脉血,静脉血高于毛细血管血 10%,新生儿较婴儿为低,出生 3 个月后才达到成人水平。

2. 血小板病理变化

（1）血小板减少:PLT<100×10^9/L 称为血小板减少(thrombocytopenia)。血小板减少是引起出血的常见原因。当血小板(20～50)×10^9/L 时,可有轻度出血或手术后出血;低于20×10^9/L,可有较严重的出血;低于5×10^9/L 时,可导致严重出血。

（2）血小板增多:PLT>400×10^9/L 称为血小板增多(thrombocytosis)。

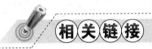

相关链接

　　血小板数量变化与其凝血功能密切相关,当血小板数量减少或增多到一定严重程度时,可造成严重出血或血栓而危及生命,此时的血小板值表明患者可能正处于有生命危险的边缘状态,必须立刻通知临床医生该检验信息,以使其迅速给予患者有效的干预措施或治疗,挽救患者生命,否则会因错过最佳抢救时机而使患者的生命受到严重威胁。故应建立血小板的危急值,而危急值的确定是根据临床患者出现危及生命的症状和体征来确立的,由于血小板存在人群、地区、海拔、人种等生理性差异以及不同的疾病、疾病状态、病情急缓、治疗等等因素不同,因此目前我国还没有一个统一的危急值,各医院应与临床共同制定本医院的危急值。

病理性血小板减少和增多的原因及临床意义见表2-44。

表2-44 病理性血小板减少和增多的原因及临床意义

血小板	原因	临床意义
减少	生成障碍	再生障碍性贫血、急性白血病、骨髓肿瘤、放射性损伤、巨幼细胞性贫血、某些药物等
	破坏过多	特发性血小板减少性紫癜、脾功能亢进、系统性红斑狼疮、输血后血小板减少症等
	消耗过多	弥散性血管内凝血(DIC)、血栓性血小板减少性紫癜、微血管病性溶血性贫血等
	分布异常	脾大、血液被稀释等
	先天性	新生儿血小板减少症、巨大血小板综合征等
增多	原发性	原发性血小板增多症、慢粒、真性红细胞增多症等
	反应性	急性大出血、急性溶血、急性化脓性感染、肿瘤等
	其他	脾切除、外科手术后等

二、血小板形态检查

血小板的形态变化与功能密切相关,通过观察染色后血涂片中血小板数量、大小、形态、分布情况、聚集性等,对判断、分析血小板相关疾病具有重要的意义。

(一)血小板正常形态

正常血小板(normal platelet)呈圆形、椭圆形或不规则形,有多个胞质丝外伸树突,直径约1.5~3μm,多为成熟型,新生血小板体积大,成熟者体积小。胞质呈淡蓝或淡红色,中心部位有细小而聚集或分散于胞质中的紫红色颗粒,称颗粒区,其周围部分为透明的胞质称透明区。无细胞核(图2-56)。在血涂片上血小板常呈3~5个聚集成簇或散在分布。

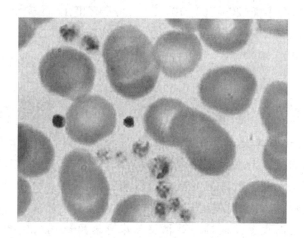

图2-56 正常血小板形态

(二)血小板异常形态

1. 大小异常

(1)血小板大小不均:生理情况下,血小板可呈轻度大小不均的变化,血小板大小各占比例不一致,巨型为0.7%~2.0%,大型为8%~16%,中型(正常血小板)为44.3%~49%,小型为33%~44%(图2-57)。大血小板多为年轻血小板。病理情况下,可出现明显的血小板大小不均,巨大的血小板直径可以达20~50μm以上(图2-58),见于特发性血小板减少性紫癜、粒细胞性白血病、恶性贫血、巨大血小板综合征等。

(2)小血小板(small platelet):血小板直径<1.5μm为小血小板(图2-59),增多见于再生障碍性贫血、缺铁性贫血、特发性血小板减少性紫癜等。

(3)大血小板(large platelet):血小板直径为4~7μm,平均直径4.6μm称为大血小板(图2-60),增多提示骨髓造血小板功能旺盛,但有成熟障碍、破坏加速的表现。

(4)巨型血小板(giant platelet):血小板直径>7μm为巨型血小板,常为7μm~20μm(图2-61),增多见于血小板无力症、血管性假性血友病、粒细胞白血病、血小板无力症、巨大血小板综合征、骨髓增生异常综合征和脾切除后等。偶见原发性血小板减少性紫癜。

2. 形态异常 血小板可以出现线形、杆状、逗点状、蝌蚪状、梨形、蛇形、不规则形和幼稚、衰老、无颗粒等异常形态血小板(图2-62~图2-63),健康人<2%。由于影响血小板形态改变

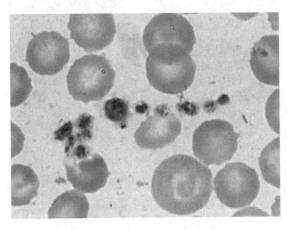

图 2-57　生理性血小板大小不均

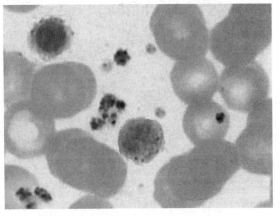

图 2-58　病理性血小板大小不均

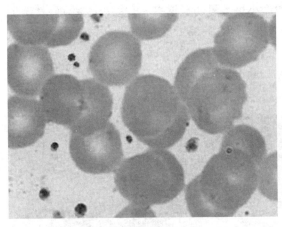

图 2-59　小血小板

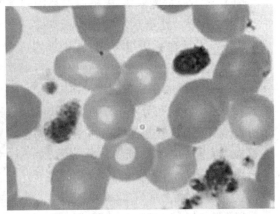

图 2-60　大血小板

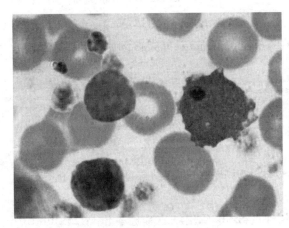

图 2-61　巨型血小板

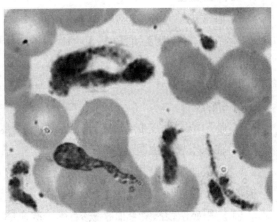

图 2-62　异常形态血小板

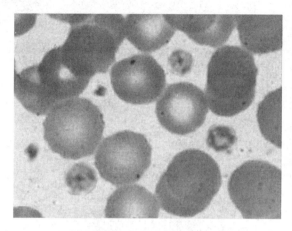

图 2-63　无颗粒血小板

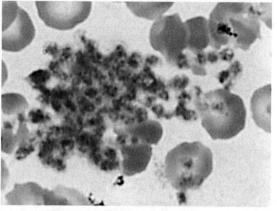

图 2-64　血小板聚集

的因素很多,各种形态异常又无特异性。因此,异常血小板比值超过 10% 时才有临床意义。

3. 分布异常　观察血小板聚集、分布状态可间接反映其功能。

(1) 血小板过度聚集:末梢血涂片中聚集的血小板数量明显增多,可达几十、数百、甚至上千个(图 2-64)。见于原发性血小板增多症(ET)、继发性血小板增多症、血小板增多的慢性粒细胞白血病等。

(2) 血小板散在分布:血涂片中血小板数量减少,呈散在分布,聚集的血小板团明显减少(未抗凝血)。见于再生障碍性贫血、特发性血小板减少性紫癜等;如不出现血小板聚集现象,提示 PLT 功能异常,见于血小板无力症(图 2-65)。

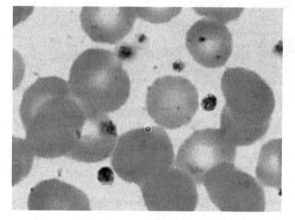

图 2-65　血小板散在分布

【案例分析】　患者,女,38 岁,孕 39 周,住院,高龄初产,破腹产术前准备。

实验室检查:

1. 血常规　WBC:8.8×10⁹/L;RBC:4.0×10¹²/L;HGB:124g/L;HCT、MCV、MCH、MCHC、RDW 均在正常参考区间,PLT:46×10⁹/L(EDTA-K₂ 抗凝静脉血,三分类血细胞分析仪检测,第一次血标本)。

2. 凝血功能　PT:13.2s;APTT:33.0s;TT:16.5s;Fib:2.8g/L。

分析:

1. 临床资料　皮肤未见出血点,黏膜、牙龈、鼻均无出血。

2. 临床重新抽血复查,PLT:126×10⁹/L(第二次血标本)。

3. 两次血小板结果为何出现较大差异呢?仪器法测定的血小板结果是否会有干扰导致血小板假性降低,进行了以下复查和观察:

(1) 用显微镜法复查血小板数:第一次血标本 PLT:48×10⁹/L,第二次血标本 PLT:125×10⁹/L。

(2) 观察直方图的变化:第一次血常规 PLT 直方图右侧抬高,不与 X 轴(横轴)重合,且 RBC 直方图的波峰在 MCV 83~100fl 的正常参考区间内,而在 50fl 区域出现小峰。第二次血常规 PLT 直方图在 2 ~ 20fl 范围内,呈偏态分布(图 2-66)。

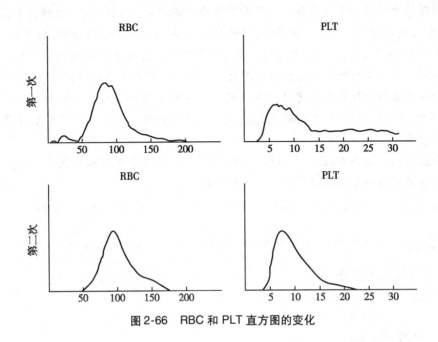

图 2-66 RBC 和 PLT 直方图的变化

（3）分别用血涂片染色镜检,第一次血标本涂片染色见 3 ~ 5 个聚集成簇的血小板,散在分布血小板少见,PLT:0 ~ 7 个/油镜视野。第二次血标本涂片染色见血小板呈散在分布,PLT: 10 ~ 20 个/油镜视野。

综合以上结果分析,第一次血样有微凝集,影响血小板准确计数。

结论:第一次血样有微凝集,电阻抗法血小板计数为假性降低,第二次血样应为真实值 PLT:126×10^9/L。

(夏曙华)

学习小结

血细胞手工检验是血液检验项目中最基础及最常用的检验。红细胞、白细胞和血小板计数方法有显微镜计数法及血液分析仪法。ICSH 推荐:以 HiCN 测定法作为血红蛋白测定参考方法,但试剂 KCN 有剧毒处理不当容易造成环境公害;以流式细胞仪法作为血小板计数的参考方法。

血红蛋白测定对贫血程度的判断上优于红细胞计数。红细胞形态与血红蛋白浓度测定、红细胞计数结果与其他参数如网织红细胞等相结合对贫血的诊断和鉴别诊断有很重要的临床价值。网织红细胞计数常用的方法有显微镜目视计数法及仪器法,是反映骨髓造血功能的重要指标。嗜碱性点彩红细胞是幼稚红细胞在发育过程中受到损害,胞质内核酸变性、聚集,经碱性染料(如亚甲蓝)染色后,可见深染的颗粒。若以瑞氏染色,则在粉红色的胞质中见到紫红色或蓝黑色颗粒。血沉是一项常规筛查试验,虽然特异性差,但对疾病的鉴别和动态观察具有一定的参考价值。影响血沉测定的因素有血浆因素、红细胞因素、其他因素如血沉管的位置、温度等。

显微镜法白细胞分类计数目前仍属于不可替代的方法。在感染、血液病药物损伤等疾病，不但会出现白细胞计数与分类异常，还会伴有中毒性改变及形态异常，如核左(右)移、中毒颗粒、空泡变性、杜勒小体、异型淋巴等，某些白血病患者中性粒细胞及单核细胞内可见 Auer 小体，某些家族性疾病还会出现先天性异常。具有重要筛检意义。因此，白细胞形态学检验水平是衡量检验工作者计数水平的重要指标。显微镜法血小板计数推荐使用草酸铵稀释液，要求采血顺利、充池均匀并沉淀 15min 后计数。血小板计数降低多见于血小板减少性紫癜。

血小板形态学检查有助于出血性疾病的筛查。血涂片上观察白细胞和血小板的数量可用于二者显微镜计数结果可靠性的经验性评价。

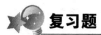 **复习题**

(一) 红细胞检验部分

1. 简述红细胞计数的方法学评价。

2. 简述血红蛋白测定的方法学评价。

3. 简述 HCT 测定的方法学评价。

4. 红细胞异常形态有哪些？

5. 简述网织红细胞分型及特征。

6. 患者张某某，进行了红细胞计数、血红蛋白测定和红细胞平均值测定，结果 RBC 为 3.4×10^{12}/L、Hb 为 90g/L、MCV 为 78fl、MCH 为 24pg、MCHC 为 300g/L，问该患者是否有贫血？属于哪一类贫血？最常见于哪些疾病？

(二) 白细胞检验部分

1. 血涂片计数 100 个 WBC 见 25 个有核 RBC，WBC 计数值为 13×10^9/L，白细胞计数的真实值应为多少？

2. 白细胞在计数池分布均匀性的判定，可采用什么标准来衡量？什么情况下需要重新混匀充池再计数？

3. 显微镜计数法白细胞计数的参考区间是多少？

4. 白细胞分类计数的目的是什么？

5. 嗜酸性粒细胞有哪些生理性变化？

6. 嗜酸性粒细胞增多的常见于哪些类型的疾病？

7. 何为中性粒细胞毒性变化？

8. 中性粒细胞可发生哪些胞质异常和胞核异常的形态变化？

9. 何为异型淋巴细胞？根据异型淋巴细胞形态特征可分为哪三型？泡沫型、浆细胞型、单核细胞型、未成熟细胞型或幼淋巴细胞型分别属于哪一型？

10. 临床依据异型淋巴细胞的什么来鉴别一般病毒感染和传染性单核细胞增多症？

(三) 血小板检验部分

1. 血小板主要有哪些生理功能？

2. 普通显微镜计数法血小板计数的参考区间是多少？

3. 哪些因素会影响血小板计数,应该如何避免?

4. 血小板有哪些生理性变化?

5. 什么是血小板增多和血小板减少?血小板减少的程度与出血有何关系?

6. 病理性血小板减少和增多的原因及临床意义是什么?

7. 怎样描述正常血小板形态?

8. 病理情况下可出现哪些血小板异常形态?

参 考 文 献

1. 叶应妩,王毓三,申子瑜. 全国临床检验操作规程. 第 3 版. 南京:东南大学出版社,2006.

2. 中华人民共和国卫生部发布《中华人民共和国卫生行业标准 WS/T 246—2005》. 白细胞分类计数参考方法. 2005.

3. 中华人民共和国卫生部发布《中华人民共和国卫生行业标准 WS/T 405-2012-25》. 血细胞分析参考区间. 2013-08-01.

4. 刘成玉,罗春丽. 临床检验基础. 第 5 版. 北京:人民卫生出版社,2012.

5. 吴晓蔓. 临床检验基础实验指导. 第 3 版. 北京:人民卫生出版社,2012.

6. 罗春丽. 临床检验基础. 第 3 版. 北京:人民卫生出版社,2010.

第 三 章

血液分析仪检验

学习目标

掌握:血液分析仪的鉴定、质量保证及评价方法,血液分析仪的报警、显微镜复检原则和
重要参数及图形的临床应用。电阻抗原理、RDW、IRF、RMI、携带污染、LOB、LloD、
LloQ、AMI 及 CRI 等基本概念。

熟悉:目前临床常用的血液分析仪主要类型、检测原理、参数及图形。

了解:国际上涉及血液分析仪质量保证、仪器校准和性能评价的重要文件及相关规定。

传统的手工显微镜法血液学检验操作烦琐、费时、重复性差,已无法满足大批量临床标本检测的需求。血液分析仪的应用实现了血液检验的多参数、自动化和规范化。

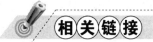

相关链接

20 世纪 50 年代,美国的 W. H. Coulter 设计了首台电子血球计数仪(Coulter Model A),使用一个检测通道进行红、白细胞计数。60 年代增加了血红蛋白、血细胞比容、红细胞三个平均值等参数。70 年代增加了血小板计数,称为全血细胞计数仪(complete blood cell counter, CBC)。80 年代的双检测通道仪器增加了红细胞体积分布宽度、白细胞分类(群)、血小板比容及平均体积等参数,称为自动血液分析仪(automated hematology analyzer, AHA)。90 年代以来,仪器具备了血小板、红细胞、网织红细胞、网织血小板的全面分析功能,并对幼稚细胞及淋巴细胞亚群进行分析。还建立了血细胞分析流水线,即把标本识别、传送、血液分析仪、推片机及染片仪组合应用,使检测结果的精确性、准确性不断提高,并产生了更多具有重要临床价值的新参数。

现代血液分析仪的检测原理,大致分为物理学方法和化学方法:物理学方法有电学法与光学法。电学法包括电阻抗法与射频法;光学法包括光散射与分光光度法。化学方法包括特殊试剂溶血、血红蛋白转化、细胞化学染色及核酸荧光染色等。根据白细胞的分析原理,血液分析仪可分为二分群、三分群及五分类型。根据标本采样和稀释方式,仪器分为半自动与全自动型,前者需在机外手动预稀释标本;后者则由仪器自动混匀真空管、刺穿密封塞后采样、稀释。

第一节 电阻抗法(三分群)血液分析仪

一、电阻抗法血液分析仪的工作原理、参数和直方图特征

悬浮在电解质溶液中的血细胞具有相对非导电性,通过计数小孔时可引起电阻及电压的变化,产生脉冲信号,脉冲的数量指示细胞数量,脉冲的大小指示细胞体积,以此进行血细胞分析。该方法称电阻抗法(electrical impedance),该原理又称库尔特原理(Coulter principle),见图3-1。

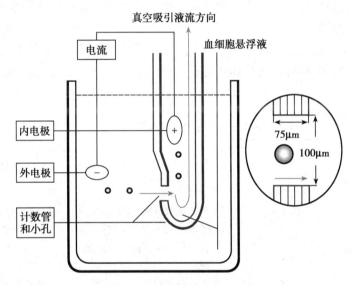

图3-1 血细胞计数电阻抗原理

电阻抗型血液分析仪的主要组成部分及各部分功能见图3-2。

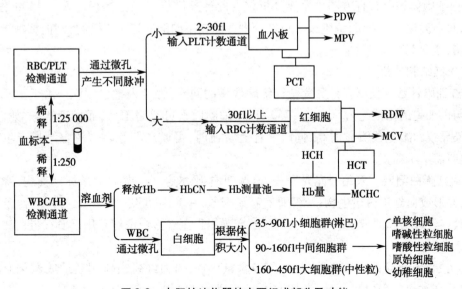

图3-2 电阻抗法仪器的主要组成部分及功能

其中红细胞和血小板分析需要等渗的稀释液介质环境,白细胞和血红蛋白分析介质中需要添加溶血素,破坏红细胞后进行分析。

仪器除给出三种血细胞分析结果外,还提供血细胞体积分布图形。该图形是由测量通过感应区的每个细胞脉冲累积得到,将每个细胞的脉冲数据根据其体积大小分类并储存于相应的体积通道进行汇总。以血细胞体积(fl)为横坐标,相应体积血细胞所出现的频率(REL No)为纵坐标,计算并打印出的反映细胞群体分布情况的拟合曲线,称为血细胞体积分布直方图(histogram)。可显示某一特定细胞群的平均细胞体积、细胞分布情况和是否存在异常细胞。

(一)白细胞分析

1. 白细胞计数 仪器将血液稀释一定倍数,加入溶血剂(Lyse)使红细胞膜破裂溶解,释放出血红蛋白,白细胞得以保留。采用电阻抗法计数白细胞后再根据稀释倍数进行计算,得到每升全血中白细胞计数结果。

2. 白细胞分群 加入溶血剂的白细胞计数通道,白细胞膜受损,细胞液渗出,胞膜紧裹在细胞核或残留的颗粒物质周围,发生体积变化。经溶血剂处理后的白细胞按体积分为3个群(表3-1):

表3-1 电阻抗法白细胞的三分群及各细胞群在直方图中的位置

细胞区/在直方图中的位置	分布范围	主要分布细胞	脱水后特点
小细胞区	35～90fl	淋巴细胞	单个核细胞,颗粒少,细胞小
中间细胞区	90～160fl	单核细胞、嗜酸性粒细胞、嗜碱性粒细胞、核左移的各阶段幼稚细胞、白血病细胞	单个核细胞或核分叶少,细胞中等大小
大细胞区	>160fl	中性粒细胞	核分叶多,颗粒多,细胞大

仪器内的计算机自动将白细胞总数乘以各群白细胞的百分比,得到各群白细胞绝对值。

3. 白细胞体积分布直方图 血液分析仪内的计算机将白细胞体积从30～450fl分为256个通道,每个通道为1.64fl,细胞按大小被分别存储在不同的通道中,从而得到白细胞体积分布的直方图(表3-1)。

(二)红细胞分析

1. 红细胞计数 仪器在计数完整红细胞数量的同时,也计入了白细胞。由于正常血液中红细胞与白细胞的比例约为500∶1～750∶1,白细胞因素可忽略不计;而病理状态,如白血病、严重感染导致白细胞数明显增高,同时又伴有贫血时,可使红细胞参数测定结果产生明显误差,必要时需给予纠正。

2. 血红蛋白测定 采用分光光度法,遵循朗伯-比尔定律。溶血剂破坏红细胞,释放出血红蛋白,并形成血红蛋白衍生物,流经具有特定波长(一般在530～550nm)光线的比色池时产生光吸收。经过与溯源方法(HiCN法)比较,准确报告血红蛋白浓度。用于血红蛋白测定的溶血剂有2大类:

(1) 改良氰化高铁血红蛋白法:稀释液含氰化物,与血红蛋白作用后形成氰化血红蛋白(而非氰化高铁血红蛋白)。测定波长540nm,但吸收光谱与HiCN有明显不同。

（2）非氰化高铁血红蛋白法：即稀释液中不含氰化物。代之以无毒的月桂酰硫酸钠血红蛋白（sodium lauryl sulfate,SLS）等,测定波长555nm。经 HiCN 法校准后,可达到与 HiCN 法相当的精密度和准确性,结果相关性高。

有些血液分析仪测定血红蛋白,可兼用非氰化物试剂（如用二甲基月桂胺氧化物 dimethyl laurylamine oxide）和氰化物试剂（如用咪唑 imidazole,含氰化物试剂作用,但无毒性）。

3. 红细胞其他参数检测

（1）MCV 及 HCT：与手工计算方法不同,HCT 是由 MCV 累计计算而来,其中 MCV 是单个细胞电脉冲信号的平均值。HCT 的计算公式为：

$$HCT(L/L) = MCV(fl) \times 10^{-15} \times RBC(\times 10^{12}/L) = MCV \times 10^{-3} \times RBC$$

其中 $1L = 10^{15} fl$

（2）MCH 及 MCHC 计算方法同手工法。

（3）红细胞体积分布宽度（red blood cell volume distribution width,RDW）：是反映外周血红细胞体积异质性（即大小不一程度）的指标。仪器将通过计数小孔的不同体积的红细胞形成的脉冲信号,分别存储在内置计算机的不同通道,经统计学运算即得到 RDW。由于 RDW 来自大量红细胞的检测,与 P-J 曲线相比,更能客观、及时地反映红细胞大小不等的程度。但由于正常红细胞为双凹圆盘状,可以任意角度通过计数小孔,MCV 仅是一个粗略的运算结果；而球形红细胞无论以何种角度通过,所产生的脉冲信号大小都是相同的,因此 MCV 并不一定降低,RDW 也无法反映球形红细胞增多症患者红细胞的大小差异。

RDW 可用变异系数表示,即 RDW-CV；也可采用 RDW-SD 报告,更能真实反映红细胞的大小及离散情况。

4. 红细胞体积分布宽度直方图 仪器在 36～360fl 范围内分析红细胞,正常红细胞主要分布在 50～200fl 范围内,直方图上可见两个细胞群体,50～125fl 区域有一个几乎两侧对称、较狭窄的正态分布曲线；主峰右侧约分布在 125～200fl 区域的细胞,为大红细胞和网织红细胞。红细胞体积异常,直方图峰可左移、右移,或出现双峰。

（三）血小板分析

早期的血液分析仪将血小板与红细胞共用一个通道检测,为避免小红细胞及大血小板对计数的干扰,仪器采用浮动界标技术以减少误差（图3-3）。许多血液分析仪还采用了其他特殊装置,如：①扫流装置：在细胞计数微孔旁有一股持续的稀释液流,也叫扫流液体,其流向与计数微孔呈直角,使计数后的液体流走,可防止计数后颗粒重新进入循环而再次计数；②鞘流技

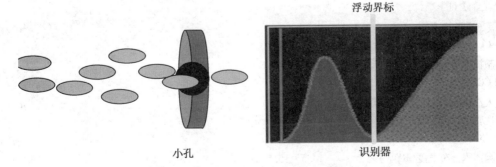

图3-3 电阻抗法红细胞和血小板测试原理图

术:避免湍流、涡流导致血细胞从小孔的边缘流过,而影响计数结果;③血小板 3 次计数及拟合曲线技术(图3-4)。目前部分仪器已采用独立的血小板计数通道进行分析。

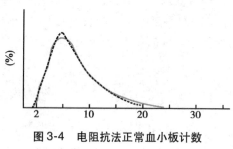

图 3-4　电阻抗法正常血小板计数和拟合曲线直方图

1. 平均血小板容积(mean platelet volume, MPV)　是由血小板体积分布直方图的平整曲线所求出的群体算术平均体积。

2. 血小板体积分布宽度及直方图　仪器将血小板体积值分别储存于 64 个通道,经统计学运算得到血小板体积分布宽度(platelet volume distribution width,PDW),并形成血小板体积分布宽度直方图。直方图分布在 2 ~ 30fl 之间,集中在 2 ~ 15fl 范围内,是一条呈对数正态分布的光滑曲线(图3-4)。

(四)电阻抗型血液分析仪所提供的相关参数及参考区间

电阻抗型血液分析仪提供的相关参数、参考区间及直方图见表3-2。

表3-2　电阻抗型血液分析仪所提供的相关参数、参考区间及直方图

项目(英文缩写)	参考区间	报告方式
白细胞数(WBC)	成年人 4 ~ 10(静脉血 3.5 ~ 9.5);新生儿 15 ~ 20;	×10⁹/L
红细胞数(RBC)	M:4.0 ~ 5.5;F:3.5 ~ 4.0	×10¹²/L
血红蛋白(Hb or HGB)	M:120 ~ 160;F:110 ~ 150	g/L
血细胞比容(HCT or PCV)	M:0.4 ~ 0.5;F:0.3.7 ~ 0.48	L/L
平均红细胞体积(MCV)	80 ~ 100	fl
平均红细胞血红蛋白含量(MCH)	27 ~ 34	pg
平均红细胞血红蛋白浓度(MCHC)	320 ~ 360	g/L
血小板数(PLT orPlt)	150 ~ 350	×10⁹/L
小细胞或淋巴细胞百分比(W-SCR or lymph%)	20 ~ 40	%
大细胞或中性粒细胞百分比(W-LCR or Gran%)	50 ~ 70	%
中等大小细胞(单核细胞+嗜酸+嗜碱性粒细胞)百分比 W-MCR or Mid%(M+E+B)	<10	%
小细胞或淋巴细胞绝对值(W-SCC or lymph#)	0.8 ~ 4.0	×10⁹/L
大细胞或中性粒细胞绝对值(W-LCC or Gran#)	2.0 ~ 7.0	×10⁹/L
中等大小细胞(单核细胞+嗜酸性+嗜碱性粒细胞)绝对值(W-MCC or Mid#)	<1.0	×10⁹/L
红细胞体积分布宽度(RDW)	14.5 ~ 15.5	%
血小板比容(PCT)		L/L

续表

项目（英文缩写）	参考区间	报告方式
平均血小板体积（MPV）	6.8 ~ 13.6	fl
血小板体积分布宽度（PDW）	15.5 ~ 18.1	%
白细胞体积分布直方图		
红细胞体积分布直方图		
血小板体积分布直方图		

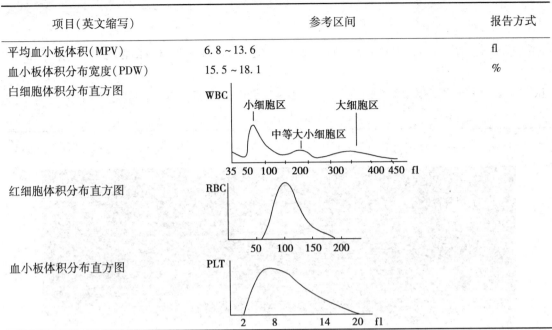

二、电阻抗法血细胞分析结果的临床意义

（一）白细胞参数和直方图的临床意义

白细胞总数改变与手工计数临床意义相同，而白细胞分群结果并不完全能代表白细胞的真实变化。如白血病细胞、异型淋巴细胞、嗜酸性粒细胞、浆细胞、嗜碱性粒细胞等多出现在单个核细胞区域，少数也可见于淋巴细胞或粒细胞区。因此白细胞体积分布直方图仅作为临床病例中"正常"与"异常"标本的初步筛检，并无诊断意义。检验医师可根据直方图的变化和仪器报警信号决定是否进行手工复查，因此可作为一项质控手段。

正常血标本白细胞体积分布直方图特征见表3-2。在图中三个细胞亚群的细胞分布区域交界处均存在一个低谷（即报警监测点），当白细胞分类的比例异常或出现异常细胞时，白细胞直方图曲线峰的高低、数量和低谷区的特征将会出现一些变化，并显示相应的报警。引起报警信号的直方图区域和原因为（表3-3，图3-5 ~ 图3-10）：

表3-3　引起报警信号的直方图区域和原因

报警信号	直方图异常区域	常见原因
R0 或 R1	淋巴细胞左侧区域（图3-6）	血小板凝集、巨大血小板，疟原虫，有核红细胞，未溶解红细胞，异常淋巴细胞，白细胞碎片、冷凝集素、蛋白质或脂类颗粒等
R2	淋巴和中等大小细胞之间（图3-7，图3-8）	异型淋巴细胞，异常淋巴细胞，原、幼细胞，浆细胞，嗜酸性粒细胞，嗜碱性粒细胞增多

续表

报警信号	直方图异常区域	常见原因
R3	中等大小细胞和粒细胞之间（图 3-9）	幼稚粒细胞,异常细胞亚群、单核细胞,嗜酸、嗜碱性粒细胞增多,核左移
R4	粒细胞区域(图 3-10)	中性粒细胞绝对值增多
RM	多区异常	以上多种原因

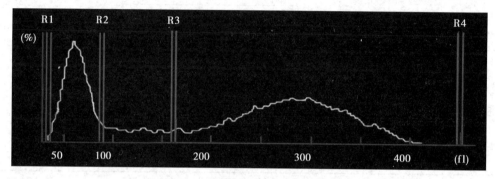

图3-5 正常白细胞直方图及异常报警信号主要位置(R1 ~ R4)

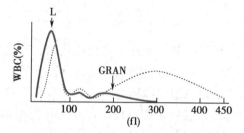

图3-6 淋巴细胞增多和中性粒细胞减少直方图

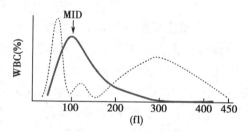

图3-7 原始、幼稚白细胞增多直方图

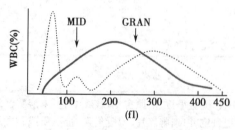

图3-8 单个核细胞绝对值争夺直方图

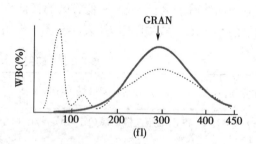

图3-9 淋巴细胞减少和中性粒细胞增多直方图

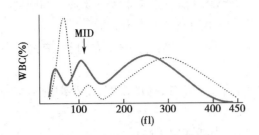

图 3-10 中间细胞(单个和细胞)群增多直方图

虽然临床疾病不同,发生异常的白细胞种类不同,但其直方图的特征可以非常近似。因此白细胞直方图变化的意义,主要在于指导实验室工作人员做好仪器计数的质量控制及判断是否需要"涂片复检",集中表现为:

(1) 判断白细胞计数时是否受到其他因素的干扰:如①某些贫血的病理红细胞及新生儿红细胞对溶血剂的抵抗力;②有核红细胞;③血小板聚集等。因此,当临床检测出现异常图形时,提示白细胞计数和分群结果均不准确,需要复查。

(2) 判断白细胞直方图是否符合白细胞分类复检标准,以决定涂片镜检:白血病细胞、异型淋巴细胞、浆细胞、嗜酸性粒细胞和嗜碱性粒细胞等多出现在单个核细胞区域,少数也可见于淋巴细胞或粒细胞区。在一个细胞群中,可能以某种细胞为主,但由于细胞体积间的交叉,可能还存在其他细胞;也可能存在与白细胞体积大小相近,而实际上并非细胞的颗粒(如聚集的血小板)。

(3) 白细胞直方图图形变化无特异性,不能仅根据白细胞直方图的变化进行某种疾病的诊断。

(二)红细胞参数和直方图的临床意义

RBC、Hb、HCT、MCV、MCH、MCHC 的临床意义同红细胞手工检验。而 RDW 及红细胞体积分布直方图则具有更重要的意义

1. RDW

(1) 用于缺铁性贫血和轻型地中海贫血的鉴别诊断:由于 Hb 合成障碍,两者均可表现为小细胞低色素性贫血,但前者 RDW 增高,后者大多数(88%)病例 RDW 正常。

(2) 用于缺铁性贫血的早期诊断和疗效观察:绝大多数(96%)IDA 时 RDW 均增高,特别是 MCV 尚处于正常参考区间范围时,RDW 增高是缺铁性贫血的早期诊断的重要指标,当 MCV 减低时,RDW 增高更明显。给予铁剂治疗有效时,RDW 先增高,随着正常红细胞的增多和小红细胞的减少,RDW 逐渐降至参考区间。

(3) 用于贫血的形态学分类:Bessmen 于 1983 年提出了贫血的 MCV/RDW 分类法(表 3-4)。

表 3-4 Bessmen 的贫血 MCV/RDW 分类法

贫血类型	MCV/RDW 特征	常见原因或疾病
小细胞均一性	MCV↓,RDW 正常	轻型珠蛋白生成障碍性贫血、某些继发性贫血等
小细胞不均一性	MCV↓,RDW↑	缺铁性贫血、β-珠蛋白生成障碍性贫血、HbH 病等
大细胞均一性	MCV↑,RDW 正常	MDS、部分再障、部分肝病性贫血、肾病性贫血等
大细胞不均一性	MCV、RDW 均↑	巨幼细胞性贫血、某些肝病性贫血等
正细胞均一性	MCV、RDW 均正常	再生障碍贫血、急性失血、溶血早期、白血病等
正细胞不均一性	MCV 正常,RDW↑	早期缺铁性贫血、巨幼细胞性贫血合并缺铁性贫血等

（4）RDW 以变异系数和标准差方式报告,其中 RDW-SD 对反映少量大细胞或小细胞的存在和网织红细胞数量的增加,均较 RDW-CV 灵敏;后者对小细胞增加更为灵敏。

2. 红细胞体积分布直方图　利用红细胞体积直方图的变化,结合其他参数分析,有助于贫血鉴别诊断。

（1）缺铁性贫血(图 3-11b):与正常直方图比较,曲线峰左移,峰底变宽,呈小细胞不均一性。铁剂治疗 3 周后出现"双峰",但峰底更宽,说明治疗有效。

（2）轻型地中海贫血(图 3-11c):曲线峰左移,显示小细胞均一性。

（3）铁粒幼细胞贫血(图 3-11d):曲线峰左移,可呈"双峰"形,峰底变宽。

（4）巨幼细胞贫血(图 3-11e):治疗前,直方图曲线峰变低、右移,峰底变宽,显示大细胞不均一性。经叶酸或 B$_{12}$ 治疗后,红细胞直方图呈"双峰"形,说明治疗有效。乃因正常红细胞群逐步释放入血,而病理性红细胞尚未完全消亡所致。

（5）急性失血性贫血的直方图(3-11f):直方图的曲线峰变低,形状与正常红细胞直方图(3-11a)接近。

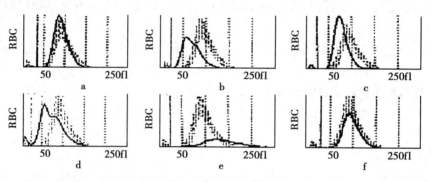

图 3-11　各类红细胞直方图

a. 正常红细胞(MCV:89.4fl,RDW:13.8%);b. 缺铁性贫血(MCV:66.2fl,RDW:23.9%);
c. 轻型 β-海洋性贫血(MCV:71.9fl,RDW:13.3%);d. 铁粒幼细胞贫血(MCV:73.6fl,RDW:22.8%);e. 巨幼细胞贫血(MCV:131.2fl,RDW:24.2%);f. 急性失血性贫血(MCV:91.3fl,RDW:13.0%)

（三）血小板参数和直方图的临床意义

1. 血小板计数　参考区间及临床意义同手工计数法。

2. MPV　MPV 反映血小板的平均体积大小,与血小板数量呈非线性负相关;与血小板功能呈正相关。与 PLT、PLCR 和 PDW 等指标联合应用意义更大(表 3-5)。

表 3-5　PDW、MPV 与 PLT 综合分析的临床意义

	MPV、PDW 正常、PLT↓	MPV↑、PDW 正常、PLT↓	MPV↓PLT↓PDW↑
骨髓造血功能	不受影响	恢复或有代偿能力	受抑制,如败血症,若持续下降则提示骨髓造血衰竭
PLT 止血功能	正常	旺盛	因数量严重减少而下降
血小板减少原因及预后	一过性,如局部炎症	外周血 PLT 破坏过多,如 ITP,预后好	骨髓病变、ITP 再生障碍型,预后差

3. 血小板体积分布宽度(PDW) PDW 是血液分析仪运算的结果,单独使用临床价值不大,但结合 MPV 与 PLT 的变化,对评估骨髓造血功能和血小板减少症的预后判断具有一定意义(表3-5)。

4. 血小板体积分布宽度直方图 某些仪器使用同一个通道分析血小板与红细胞,如有小红细胞或细胞碎片,则可被误计为血小板;而巨大血小板或血小板凝块可被误计为红细胞,导致 PDW 及血小板直方图异常。另外,乳糜微粒、冷球蛋白颗粒和红细胞冷凝集等也可干扰血小板计数结果,但血小板直方图无明显变化。

(1) 大血小板直方图(图 3-12b):曲线峰右侧右移,在大于 30fl 的某一点与横坐标重合。如果血小板数减低,可见于 ITP 及体外循环时;如果血小板数升高,见于脾切除术后。如果血小板数正常,可见于慢性髓性白血病、骨髓纤维化等。

(2) 小血小板直方图(图 3-12c):曲线峰右侧左移,在小于 20fl 的某一点与横坐标重合。如果血小板数减低,可见于 AIDS 病毒感染和脾亢等;如果血小板数正常,可见于慢性再障;如果血小板数升高,可见于反应性血小板增多症。

(3) 聚集的血小板直方图(图 3-12d、e):曲线峰变低,如果以<20 个的血小板聚集为主,曲线峰右侧抬高呈拖尾状,不与横坐标重合;如果以>20 个的血小板聚集为主,则曲线峰变低、变平,右侧抬高不明显。此时,在白细胞直方图的 35fl 处有一个小峰,见于标本采集不当或 EDTA 依赖性血小板聚集等。

(4) 小红细胞干扰的血小板直方图(图 3-12f):在曲线峰的右侧抬起并上扬,不与横坐标重合,可见于 IDA 或溶血标本。

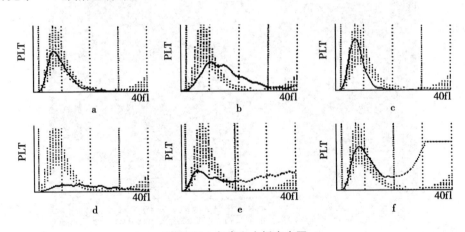

图 3-12 各类血小板直方图

a. 正常血小板直方图;b. 大血小板直方图;c. 小血小板直方图;d. e. 聚集的血小板直方图;f. 小红细胞干扰的血小板直方图

第二节 五分类法血液分析仪

三分群的电阻抗型血液分析仪不能真正完成白细胞分类,临床实验室仍需对大批量血标本进行显微镜法分类计数。五分类血液分析仪联合多种原理与技术,如电阻抗、流式细胞术与射频技术。同时采用特殊溶血剂,破坏待分析(目的细胞)以外的细胞,对于存留的目的细胞,或直接进行分析,或采用特殊试剂技术(如细胞膜处理、细胞化学染色、核酸荧光染色等)处理后进行分析。不但能分析成熟血细胞,还可进行网织红细胞分析,提示幼稚白细胞和有核红细胞的存在。检测结果分别用数字和图形(直方图和散点图)表示,并对异常结果进行报警。本节以白细胞分类为重点,介绍目前常用的五大类检测方法。

一、容量、电导、光散射(VCS)法

采用液力聚焦术,使白细胞呈单个排列通过流动池(图 3-13)。在白细胞检测通道,溶血素破坏红细胞及血小板,稳定剂使白细胞接近自然状态。应用电阻抗技术(图 3-14)检测细胞体积(volume);电导(conductivity)技术检测细胞大小和内部结构(包括细胞化学成分和核的体积)(图 3-15);光散射(light scatter)技术(氦氖激光,10°~70°)检测细胞内的颗粒性、核分叶性和细胞表面结构(图 3-16),综合上述信息形成二维和三维散点图。不同细胞在容积和光散射检测形成的二维射图中,有其特定的分布区域,细胞体积由小到大,在图中表示为从下到上;细胞内部结构由简单到复杂,在图中表示为从左到右。以此定位分析出细胞类型,按每一类型细胞的数量计算出百分率,按散点密度检测出细胞亚类。在综合 V 和 S 两种信息形成的二维散点图中,淋巴细胞或小单核细胞与嗜碱性粒细胞分布有重叠,难于直接观察,只有在 VCS 三维图

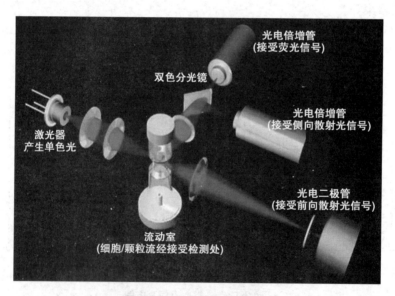

图 3-13 流式细胞检测通道

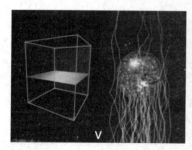

图 3-14 VCS 电阻抗原理

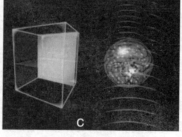

图 3-15 VCS 传导性原理

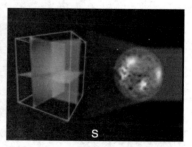

图 3-16 VCS 光散射原理

中才能见到(图3-17)。当标本中存在幼稚细胞、原始细胞时,仪器会出现散点图异常(图3-18)。并根据正常细胞的数量、形态和密度可衍生出一整套报警形式,提示需要显微镜复查。

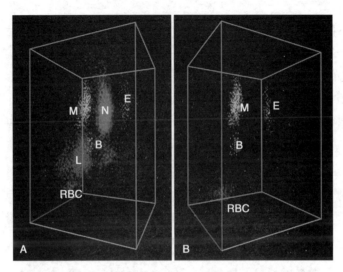

图3-17 VCS法白细胞分类三维(立体)散点图

A. 旋转的三维散点图(图中有红细胞和白细胞分类图),可从任何角度观察;B. 三维散点图上的细胞群落可显示可隐藏(图中已隐藏中性粒细胞和淋巴细胞)

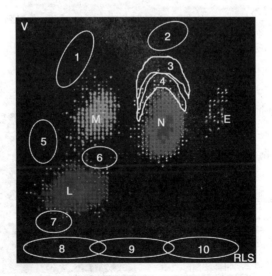

图3-18 VCS异常细胞检测平面散点图位置

1. 幼稚单核细胞;2. 幼稚粒细胞;3. 未成熟粒细胞;
4. 杆状核中性粒细胞;5. 幼稚淋巴细胞;6. 异型淋巴细胞;7. 小淋巴细胞;8. 有核红细胞和血小板簇;
9. 大血小板;10. 红细胞内寄生虫(疟原虫等)

二、阻抗、射频、光散射、特殊试剂及荧光核酸染色法

仪器采用 3 个通道进行血细胞分析,通道中加入特殊溶血素和生化试剂,将目标细胞以外的细胞溶解,而目标细胞可保持形态的完整性。通过目标细胞和被溶解细胞在体积上的明显差异和细胞核形态的差异进行细胞分类。

1. 4DIFF 通道　利用半导体激光流式细胞术和核酸荧光染色技术进行白细胞分类。溶血剂完全溶解红细胞和血小板,白细胞膜仅部分溶解。聚次甲基蓝(polymethine blue)核酸荧光

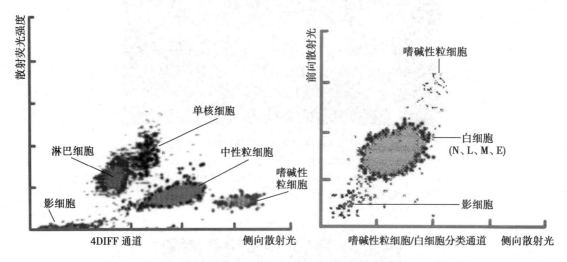

图 3-19　阻抗、射频、光散射、特殊试剂及荧光核酸染色法白细胞分类散点图

染料进入白细胞,使 DNA、RNA 和细胞器着色。其中未成熟粒细胞、异常细胞荧光染色深,成熟白细胞荧光染色浅,从而得到 4DIFF 白细胞散点图(图 3-19),包括中性粒细胞和嗜碱性粒细胞(二者位于散点图同一区域)、淋巴细胞、单核细胞、嗜酸性粒细胞(百分率和细胞计数绝对值)和未成熟粒细胞(百分率和细胞计数绝对值)。

2. WBC/BASO 通道(图 3-19)　在碱性溶血剂作用下,除嗜碱性粒细胞外的其他所有细胞均被溶解或萎缩,经流式细胞术计数嗜碱性粒细胞,可得到 WBC/嗜碱性粒细胞百分率和细胞计数绝对值及 WBC/BASO 散点图。

3. 未成熟髓细胞信息(immature myeloid information,IMI)通道(图 3-20)　用射频、电

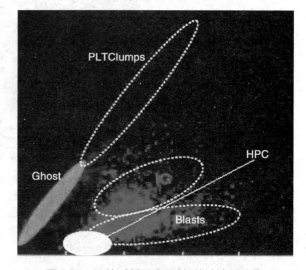

图 3-20　阻抗、射频、光散射、特殊试剂及荧光核酸染色法 IMI 通道散点图

阻抗和特殊试剂结合法。射频电导法是采用高频(大于 10 000 次/秒)电磁探针透过细胞膜脂质层,测定细胞的导电性,提供细胞内部化学成分、细胞核和细胞质(如比例)、颗粒成分(如大小和密度)等特征性信息的技术。有助于鉴别体积相同、但内部结构不同的细胞(或相似体积的颗粒)。

在该通道的细胞悬液中加硫化氨基酸,幼稚细胞膜脂质含量少,结合硫化氨基酸的量多于较成熟的细胞,对溶血剂有抵抗作用。加入溶血剂时,成熟细胞被溶解,只留下幼稚细胞(包括造血祖细胞、原始细胞、未成熟粒细胞、有核红细胞)和异型/异常淋巴细胞,报告百分率和绝对值,并提示核左移。

三、光散射与细胞化学技术联合检测法

仪器利用钨光源激光散射和过氧化物酶染色技术进行白细胞计数及分类。有 5 个测量通道:血红蛋白测量通道、网织红细胞测量通道、红细胞/血小板测量通道、嗜碱性粒细胞测量通道和过氧化物酶测量(白细胞分类)通道(图 3-21)。

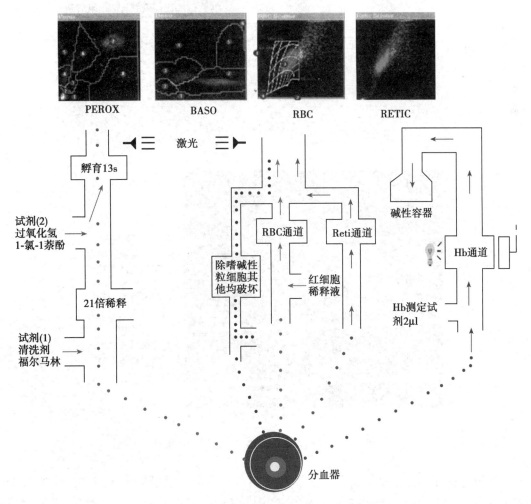

图 3-21　光散射与细胞化学技术检测原理流程图

1. 过氧化物酶通道 五种白细胞中过氧化物酶活性强度不同(嗜酸性粒细胞>中性粒细胞>单核细胞;淋巴细胞和嗜碱性粒细胞内不含过氧化物酶),被过氧化物酶染色后,胞质中出现不同的酶化学反应(图3-22)。当相应细胞通过测量区时,由于酶反应强度和细胞体积的差异,产生的光吸收及前向角散射光也不同,以 X 轴反映吸光率(酶反应强度),Y 轴表示光散射(细胞大小),将每个细胞定位在坐标图上,生成二维图像(图3-23)。并计算过氧化物酶平均指数(mean peroxidase index,MPXI),进行白细胞分类计数。结合嗜碱性粒细胞/分叶核通道结果计算出白细胞总数和嗜碱性粒细胞绝对值。

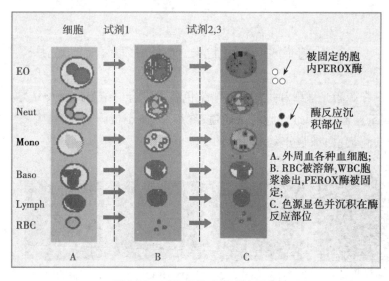

图 3-22 过氧化物酶通道酶反应

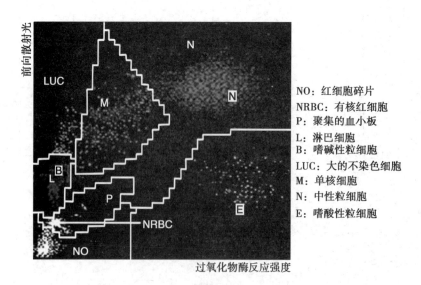

图 3-23 过氧化物酶通道白细胞分类原理图

2. 嗜碱性粒细胞/分叶核通道 仪器完成红细胞/血小板检测后,利用"时间差",令嗜碱性粒细胞进入该通道。此时向通道中加入特殊溶血剂苯二砷酸,红细胞被溶解。除嗜碱性粒细胞(抗酸作用)外,其他所有白细胞膜均被破坏成为裸核。经过试剂作用的细胞被激光照射产生二维散点图(图3-24)。嗜碱性粒细胞位于图的上半部;裸核位于下半部。不同细胞的裸核形状不同(如淋巴细胞、幼稚细胞为圆形,成熟粒细胞核分叶等),在 X 轴的分布各异。单个核位于左侧,分叶越多越靠右侧。计算分叶核(PMN)细胞和单个核(MN)细胞比例的比值,即左移指数(left index,LI)。LI 越强,说明核左移程度越明显。白血病母细胞(blast)显示在正常单个核细胞 X 轴的左侧。如标本中存在有核红细胞,也能显示在散点图中(彩图3-25)。

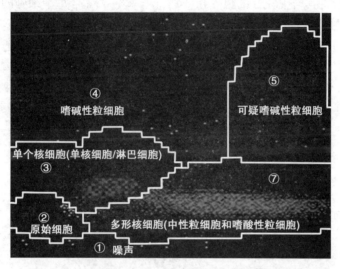

图3-24 嗜碱性粒细胞/分叶核通道白细胞分类原理

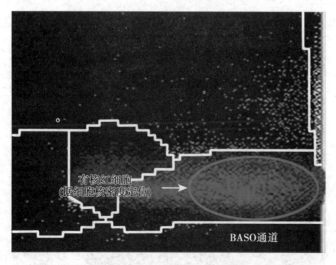

图3-25 嗜碱性粒细胞/分叶核通道有核红细胞散点图

四、多角度偏振光散射分析技术——MAPSS 法

细胞随鞘液进入流动室,呈单个排列通过激光检测区。仪器从四个角度检测(图 3-26):①0°前向散射光强度(1°~3°):反映细胞大小,同时检测细胞数量;②10°低角度散射光(7°~11°):反映细胞结构及核/质比(图 3-27,);③90°散射光(70°~110°):检测细胞内部的颗粒及分叶状况,从而区分单个核与多个核细胞;④90°D:消偏振光散射(70°~110°):利用嗜酸性粒细胞的消偏振性质,将其与中性粒细胞等相区别(图 3-28)。综合每个细胞的 4 种散射光数据,完成白细胞分类(图 3-29)。鞘液中的 DNA 染料碘化丙啶(propidium iodide)可破坏有核红细胞膜,只留下裸核而染色。染料对有活性的白细胞只有极小渗透性或无渗透性,故细胞核不染色。从而鉴别有核红细胞、非活性白细胞和脆性白细胞,计算活性白细胞比率。

MAPSS 法还可鉴别白细胞亚群和异常细胞类型,如 CD3/4/8 免疫 T 淋巴细胞计数:应用 CD3/4 和 CD3/8 单克隆抗体荧光染色标记技术、光散射法检测。

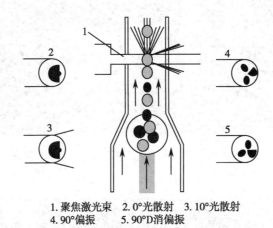

1. 聚焦激光束　2. 0°光散射　3. 10°光散射
4. 90°偏振　5. 90°D消偏振

图 3-26　MAPSS 法检测原理

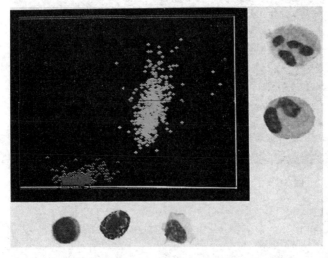

图 3-27　MAPSS 单个核/多个核细胞分类散点图

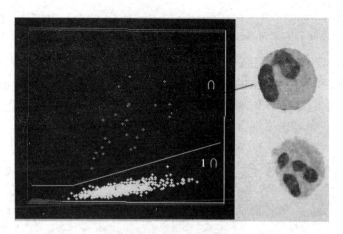

图 3-28　MAPSS 嗜酸/中性粒细胞分类散点图

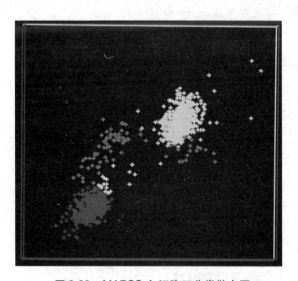

图 3-29　MAPSS 白细胞五分类散点图

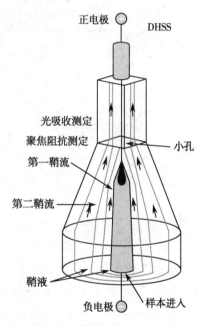

图 3-30　激光双鞘流（DHSS）检测模式图

五、双流体（双鞘流）激光技术和细胞化学染色法

结合了钨光源流式细胞光吸收、化学染色和电阻抗法。双流体（双鞘流）动力连续系统（double hydrodynamic sequential system，DHSS）采用 2 个鞘流装置，细胞经第 1 束鞘流后通过阻抗微孔测定细胞的真实体积并完成白细胞计数，然后经第 2 束鞘流后到达光窗，测定细胞的光吸收，分析细胞内部结构（图 3-30）。

1. 白细胞计数通道　用电阻抗法检测。

2. 嗜碱性粒细胞通道　专用染液染色，嗜碱性粒细胞具有抗酸性，而其他细胞胞质溢出，成为裸核，用电阻抗法检测，所得结果与白细胞/血红蛋白通道（采用鞘流阻抗法测定白细胞）的白细胞结果进行比较。

3. 其他白细胞分类通道 双鞘流系统中,用流式细胞光吸收、电阻抗和细胞化学染色技术,检测除嗜碱性粒细胞以外的各类白细胞。氯唑黑 E(chlorazol black E)活体染料使单核细胞初级颗粒、嗜酸性粒细胞和中性粒细胞特异颗粒染色,细胞膜、核膜、颗粒膜也被染色,得到中性粒细胞、单核细胞、嗜酸性粒细胞、淋巴细胞、异型淋巴细胞和巨大未成熟细胞(large immature cell,LIC)散点图。双矩阵 LIC 散点图可将幼稚细胞分为:未成熟粒细胞(IMG)、未成熟单核细胞(IMM),和未成熟淋巴细胞(IML)3 个亚群(图 3-31)。

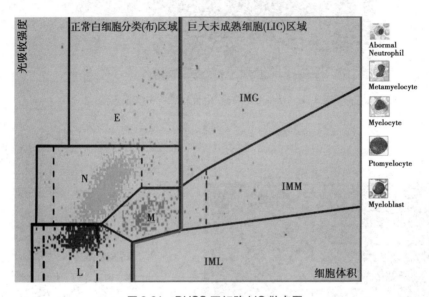

图 3-31 DHSS 双矩阵 LIC 散点图

问题与思考 ●●●

为何多种技术的五分类血液分析仪均使用单独的嗜碱性粒细胞分析通道?异常的白细胞散点图,特别是有幼稚细胞提示者,是否具有诊断意义?

六、五分类血液分析仪对其他血细胞的自动检测

上述五分类血液分析仪既能完成白细胞计数与分类,也能完成成熟红细胞/血小板系列及网织红细胞系列参数的检测。

（一）成熟红细胞/血小板自动分析

1. 电阻抗法/聚焦电阻抗法 依据红细胞、血小板大小和数量进行计数。有的仪器在血小板计数时,还采用 3 次计数、扫流和拟合曲线等技术提高计数准确性。也有某些仪器采用聚焦阻抗法(首次计数)和激光法(二次计数)分别测定红细胞和血小板数。用以校准电阻抗法红细胞计数。

2. 流式细胞术 在红细胞/血小板计数通道,当鞘流电阻抗法红细胞计数和血小板计数结果异常时,可提示转换至 RET/PLT-O 光学检测通道,用光学法测定红细胞与血小板。得到与

红细胞计数和血小板计数相关的众多参数及图形(直方图与散点图)。

部分仪器在检测通道中用稀释液十二烷基硫酸钠使红细胞/血小板成为球形并经戊二醛固定,被激光照射后,根据折射指数(refractive index,RI)和不同角度的光散射强度对红细胞/血小板加以区分并计数。准确测定 MCV、MCH、MCHC,还能检测单个红细胞的血红蛋白浓度,得到红细胞及血小板散点图;同时可测定单个红细胞体积及红细胞内血红蛋白含量,得到相应直方图及 RDW、HDW 等参数。

3. 流式细胞激光核酸荧光染色和电阻抗法 在核酸荧光染色网织红细胞/血小板检测通道,用光学法测定血小板(PLT-O),并根据核酸(DNA/RNA)荧光染色强度,得到未成熟网织血小板比率(immature platelet fraction,IPF)、光学法血小板计数(PLT-O)、电阻抗法血小板计数(PLT-I)、血小板比容(plateletcrit,PCT)、血小板分布宽度(platelet distribution width,PDW)、血小板平均体积(mean platelet volume,MPV)、大血小板比率(platelet larger cell ratio,P-LCR)。成熟红细胞无 DNA/RNA,不被染色,从而得以在体积大小和核酸染色上与血小板鉴别。

4. 固体激光散射法、电阻抗法和单克隆抗体荧光染色散射法 用激光法(初次计数)和聚焦阻抗法(二次计数)分别测定红细胞/血小板数;结合 CD61 单克隆抗体免疫标记荧光染色光散射法用于阻抗法血小板计数的核查,可进一步验证低浓度血小板计数的准确性,不受白细胞和红细胞碎片的影响。

(二)网织红细胞自动分析

显微镜目测法计数网织红细胞简便、经济,但操作费时,计数精确性差。流式细胞仪的应用,特别是流式细胞仪术应用于血液分析仪,也实现了网织红细胞自动分析,提高了检测的精密度。

1. 原理 在完成红细胞计数后,溶血素完全溶解成熟红细胞,或使其血红蛋白溢出而变成影红细胞,采用特定染料(非荧光染料或荧光染料)结合网织红细胞内的 RNA,经激光照射发生光散射,染色的 RNA 产生光吸收或发出散射荧光,仪器根据光散射信号情况完成网织红细胞计数(图3-32),并打印网织红细胞散点图。

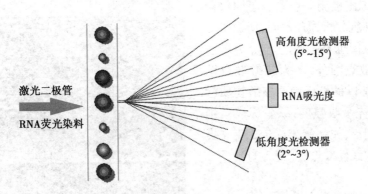

图 3-32 流式细胞术网织红细胞分析原理

常用的 RNA 染料有:①荧光染料:吖啶橙、哌若宁-Y、噻唑橙、碱性槐黄 O(金胺 O)、氧氮杂芑 750、聚次甲基蓝等;②非荧光染料:如新亚甲基蓝。

2. 网织红细胞检测参数 不同型号仪器提供的网织红细胞检测参数的数量及表达方式也

是不同的,临床常用的有:

(1)网织红细胞计数百分比(Ret%)和绝对值(Ret#):网织红细胞绝对值既可由仪器直接测定,也可由网织红细胞百分率乘以红细胞计数值计算而来。临床意义同显微镜计数法。

(2)反映网织红细胞RNA含量的指标:

1)荧光染料染色法:根据网织红细胞RNA含量不同,结合荧光染料的能力也不同,可将网织红细胞分为低荧光强度网织红细胞(low fluorescent reticulocyte,LFR)、中荧光强度网织红细胞(middle fluorescent reticulocyte,MFR)和高荧光强度网织红细胞(high fluorescent reticulocyte,HFR)。根据LFR、MFR、HFR可计算网织红细胞成熟指数(reticulocyte maturation index,RMI)和未成熟网织红细胞比率(immature reticulocyte fraction,IRF)。

$$RMI = \frac{HFR+MFR}{LFR} \times 100\% \; ; IRF = \frac{MFR+HFR}{MFR+HFR+LFR}$$

某些仪器还以低荧光网织红细胞百分率(RET L%)、中荧光网织红细胞百分率(RETM%)和高荧光网织红细胞百分率(RETH%)表示。

2)非荧光染料染色法:分别用低吸光网织红细胞百分率(LRET)、中吸光网织红细胞百分率(M RET)和高吸光网织红细胞百分率(H RET)表示。

(3)反映网织红细胞体积及血红蛋白含量的指标:如:RET-He、MCVr、MRV、MSCV、MCHCr、MCHr、RDWr、HDWr等参数。对缺铁性贫血的早期诊断意义更大。网织红细胞常用参数的参考区间,见表3-6。

表3-6 网织红细胞常用参数的参考区间

人群	相对值（%）	绝对值（×10⁹/L）	LFR	MFR	HFR	RMI（%）
成年人	0.7±0.5	43.6±19.0	78.8±6.6	18.7±5.1	2.3±1.9	10.3~34.0

3.网织红细胞检测散点图 不同仪器采用的网织红细胞分析原理不同,所提供的网织红细胞散点图也是不同的。除VCS法提供的是三维散点图外,多为二维散点图(图3-33)。通常以横坐标表示核酸物质含量或荧光强度/光吸收强度;纵坐标表示细胞体积。或者相反,如氧氮杂芑750荧光染色法网织红细胞线性散点图(图3-34)。

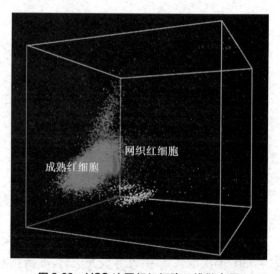

图3-33 VCS法网织红细胞三维散点图

七、血细胞分析工作站的自动化系统

血细胞分析工作站的自动化系统是将血液分析仪、血涂片制作和染色系统全部

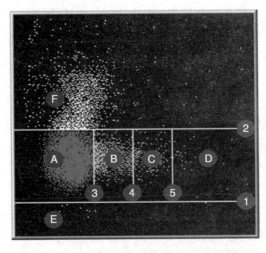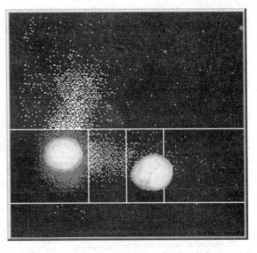

图 3-34　氧氮杂芑 750 荧光染色法网织红细胞线性散点图

通过"无轨化"连接,通过机械臂取样,根据管理员的设定自动确认哪些样本需要制作血涂片。血涂片制作用血 75μl,有三种推片模式:①根据用户设定的参数来自动选择是否需要对异常标本进行制片,如结合年龄/性别、白细胞数量或医生要求;②根据患者的 HCT 结果来调节推片的厚度;③对所有测试样本均进行制片。染色模式有瑞特、瑞特和吉姆萨染色、亚甲蓝染色等。用户可自定义染色方式和时间,可防止交叉污染,实现了血细胞分析的全面自动化。

八、五分类自动血液分析仪参数的临床意义

(一)红细胞系列参数

1. 红细胞平均血红蛋白浓度(CHCM)　CHCM 是 RBC/HC 直方图的平均值,其参考区间在 280 ~ 410g/L。CHCM 低于 280g/L,提示低色素红细胞,而高于 410g/L 时则为高色素红细胞。对低色素/高色素贫血的诊断意义较大。

2. 血红蛋白分布宽度(HDW)　HDW 是反映红细胞内 HGB 含量异质性的参数。在血液分析仪中用 RBC/HC 直方图的平均值的标准差表示。HDW 和 RDW 明显增高,伴有 MCV 降低时,提示患者为小细胞不均一性高色素性贫血,见于遗传性球形红细胞增多症。HDW 对镰形细胞贫血、β-轻型珠蛋白生成障碍性贫血也有一定诊断意义。

3. 平均球形化红细胞体积(MSCV)　正常人的 MSCV 比 MCV 大,但有些患者则相反。当 MSCV<MCV 时,诊断为遗传性球形细胞增多症的可能性更大。

(二)白细胞系列参数

1. 白细胞计数与白细胞分类计数(同手工法)。

2. 未成熟粒细胞(immature granulocyte,IG)　主要包括杆状核粒细胞、早幼粒细胞、中幼粒细胞和晚幼粒细胞,但不包括原始粒细胞。IG 信息有助于类白血病反应、炎症、肿瘤、骨髓异常增生性疾病、组织坏死等疾病的筛检、监测。

(三)血小板系列参数

1. PLT、MPV 和 PDW　同电阻抗法。

2. 未成熟血小板比率(IPF)　未成熟血小板是骨髓新近释放入外周血、胞质中残留 RNA 的血小板,因此又称网织血小板。骨髓造血功能良好时,外周血液血小板破坏增多,IPF 会增高;骨髓造血功能抑制、血小板增生不良时,IPF 则减低。因此,IPF 有助于血小板减少症的鉴别诊断和治疗监测,在紫癜活动期 IPF 增高,而治疗有效时 IPF 则减低。

(四)网织红细胞系列参数

1. Ret% 和 Ret#　临床意义同手工显微镜法。

2. IRF 和 RMI　IRF 和 RMI 是光散射法血液分析仪根据网织红细胞内 RNA 含量不同,引起荧光染色强度的差异,而得出的参数。在评价骨髓功能、监测治疗过程、贫血鉴别等方面比网织红细胞计数更加灵敏。

3. 网织红细胞内血红蛋白含量(RET-He)　RET-He 反映网织红细胞的质量变化,RET-He 低于 30.5pg 为补充铁的最佳临界值,其灵敏度和特异性高,与 CHr 有很好的相关性。RET-He 在缺铁性贫血治疗过程中具有更重要意义。

4. 网织红细胞平均血红蛋白量(CHr)　可实时评价骨髓红系造血的功能及铁蛋白代谢的状态,是缺铁性贫血的灵敏指标(CHr<26pg)。与骨髓铁染色、血清铁检测和转铁蛋白检测相比,CHr 无创伤性、不受炎症反应或其他疾病干扰。缺铁性贫血治疗后,CHr 最先增高。当儿童、妊娠妇女、肾透析患者处于缺铁状态时,CHr 与 RET-He 同时降低。

5. 网织红细胞平均体积(MRV 或 MCVr)　可用于观察红细胞生成素的疗效。

(五)造血祖细胞

造血祖细胞(HPC)是反映以 CD34 阳性为主的造血祖细胞参数,由造血干细胞分化而来。定量检测外周血液 HPC 的变化,特别适合于监测造血干细胞移植过程中,供体在接受药物动员后,外周血液造血干细胞的变化,以便于选择采集时机。与流式细胞仪检测结果具有较好的相关性。

第三节　血液分析仪检验的质量保证

血液分析仪检测的质量保证包括检测前、检测中、检测后三个重要环节。其中室内质量控制为质控的重点,必须结合商品质控物的质控方法、患者数据方法和显微镜检验结果,实行全面质量控制。

一、检测前质量控制

1. 检验人员　上岗前应接受规范的操作培训,认真阅读仪器手册,熟悉仪器原理、操作程序,检测结果的数据、图形、报警等信息所代表的含义,检测干扰因素、仪器基本调试、保养和维护。掌握采用参考方法校正仪器检测参数的原则,具备良好的医德医风和责任心,定期参加能力测试。

2. 检测环境　应按照仪器手册的说明安装仪器,保证空间、温度、湿度、电源、抗电磁、抗热源、光线、通风等特定条件符合要求。

3. 血液分析仪与试剂　仪器新安装或每次维修后,必须按照 ICSH 及 CLSI 关于血液分析仪的性能评价方案,进行技术性能测试、评价或校准,并做好相应的数据记录和管理。使用与仪器配套、有效期内和批号一致的稀释液、溶血剂、洗涤液、染液、质控品、校准品,避免使用没有经过科学鉴定和认可批准的替代试剂。

4. 血标本　具体要求见第一章第一节。

5. 注意受检者生理状态对实验结果的影响　不同生理状态(年龄、性别、地域、职业和采血时间)时,实验结果可具有很大差异。因此,非急诊患者最好在固定时间检查,对于患者某些指标的动态观察非常重要。

二、检测中质量控制

(一)仪器启动

按照血液分析仪的标准操作程序(standard operation procedure,SOP)的规定,在各种设备连接完好的基础上,才能开启仪器。

(二)室内质控

在检测临床标本前,必须先做室内质控,确定各项检测参数在允许范围内,才可检测患者标本。间隔 2 个小时后,再做一次漂移质控,观察长时间开机是否对结果有影响。当仪器完全停机后再重新启动时,应再次确认精密度和定点值,确保仪器具有满意的分析能力。如果上述指标超过允许范围,应查找失控原因。纠正后才能继续检测,并填写失控报告,由组长签字后交主任审查。注意日间、批间检测质控的精密度,决定当天检测结果是否准确。质控品在使用前要充分颠倒混匀,保证有形成分分布均匀。另外,还可采用商品质控物或临床标本用于室内质控。

1. 商品质控物

(1)要求:商品质控物除赋值不同外,应与校准品相似。质控品浓度应至少具有"正常"和"高值"2 个水平,应反映正常分析物水平和可报告范围。

(2)使用:至少在仪器每次开始运转时使用商品质控物做 1 次正常和异常水平的质控,在仪器每次运转检测结束时做 1 次正常水平的质控,以确保检测结果令人满意。新批号质控品应与当前使用的质控品平行检测 3 日,以确立二者定值之间的比值。检测结果的回收范围用 ±2S 表达,而用平均值的 95% 可信限表达更可取。

(3)结果解释:就质控界限 ±2S 而言,20 次测定中有 1 个质控值超过界值属随机事件。进一步测定相同质控品正常和高值 2 种浓度,如果测定结果仍超过 ±2S 界限,则属非随机事件,提示仪器可能失去了精密度;当发现精密度变差时,应认真检查仪器失控前的患者标本检测结果,以决定可否报告。如果使用相同正常和高值质控品重复测定结果在 ±1S 的一侧,仪器很可能已经失去了准确性,应重新进行校准。

2. 用患者全血检测结果质控　除了采用稳定血制品进行质控外,日常检测患者全血标本过程中产生的数据也可以转为质控的信息源。

(1)采用配对比较:是监测精密度的一种方法,可分析稳定血质控值的变化究竟是起因于仪器的不精密度还是发生了偏差。

（2）采用加权浮动均值法（X_B）：在引起红细胞平均参数（MCV、MCH 和 MCHC）重复测定结果变化的诸多原因中，检测因素的偏差较生物性因素变化的可能性更大。因此，使用加权浮动均值法，可以最大程度减少新输入的检测结果对一批患者（常 20 个）红细胞平均参数检测均值的影响。目前，临床广泛使用的的血液分析仪可自动获取数据，并进行加权浮动均值法计算。此方法很实用，红细胞平均参数变化的合理范围通常界定为：测定值与靶值之间的偏离小于 3%。

（3）监测检查指标的参考区间及白细胞分类计数：应定期复查和确认所有分析物的参考区间。手工白细胞分类计数为血液分析仪整体质控的一部分。

（三）标本检测

应保证标本中无肉眼可见的血凝块及溶血；仪器吸样前，要将标本充分混匀。目前使用的全自动化仪器，均由机内自动加入溶血剂并定时检测，但半自动仪器无内置混匀器，采用预稀释模式，必须人工多次轻轻颠倒混匀。溶血剂的用量及溶血时间非常重要，溶血剂剂量不足或加溶血剂后放置时间过短，可使溶血不完全；放置时间太久，白细胞明显变形，也会发生计数误差，甚至仪器不能进行分类计数。

（四）注意仪器的半堵孔现象

1. 判断检测器是否堵孔　仪器堵孔分为完全堵孔和不完全堵孔两种。完全堵孔时标本不能通过微孔，也不显示结果，屏幕上显示"Clog"，容易判断；不完全堵孔的判断方法：①观察计数时间：如计数时间较平时延长，表示仪器检测器发生不完全堵孔；部分仪器还可给予信号提示；②观察示波器波形；③听仪器声音：不完全堵孔时，会发出不规则的间断声音；④看计数指示灯闪动：测定参数显示窗旁的红色计数指示灯无规律闪动提示不完全堵孔。

2. 堵孔的处理　半自动仪器根据堵塞物的性质和堵孔方式，通常按下列步骤排除堵孔：①用特制的专用小软毛刷轻刷微孔，再用稀释液清洗；②启动仪器的反冲装置，同时洗刷微孔。但对向检测器内吸入空气的计数仪不能用此法。有的全自动仪器还配有高电压"烁烧"或气泵"捶打"等方式排除堵孔。

（五）仪器清洁

检测中，应随时清洁仪器被血液污染的部位。检测结束后，除了仪器自动洗涤外，必须按仪器操作后的清洗要求进行保洁，并处理检测废液。

（六）注意某些病理因素对血液分析仪检测结果的影响

1. 血浆基质异常　多发性骨髓瘤、巨球蛋白血症、淋巴系统增殖性疾病、转移瘤、自身免疫性疾病、感染等，患者血中含有 M 蛋白或冷球蛋白；白血病、妊娠、糖尿病、血栓性疾病患者血中存在冷纤维蛋白，均可导致白细胞、血小板计数值假性增高。将标本于 37℃ 水浴，30 分钟后立即上机检测可排除此影响。高脂血症可使 Hb 假性升高，进而导致 MCH 和 MCHC 的测定偏差。

2. 血细胞数量及种类异常　白细胞显著增高影响红细胞计数；有核红细胞影响白细胞计数；大量巨大小血板或小红细胞的存在，影响血小板和红细胞的检查。

3. 血细胞功能异常　低色素贫血、HbS 或 HbCO 血症、某些新生儿及肝病患者，红细胞膜具有抵抗溶血剂的作用，导致白细胞计数结果假性增高。各种病因引起的血栓前状态使血小板易于聚集,而影响红细胞、白细胞及血小板计数。

三、检测后质量控制

1. 实验室内结果分析

(1)认真分析有密切关联的检测参数之间的关系:如 RBC、HCT、HGB 与 MCHC、MCV、MCH 之间的因果关系,简单有效的分析方法是运用 RBC、HCT、HGB 之间的"3 规则"判断结果可靠性。彼此关系为:Hb = 3×RBC;HCT = 3×Hb,临床允许误差为±3%。同时还须注意 WBC 与白细胞分类计数、RDW 与血涂片上红细胞形态一致性的关系等。以判断仪器运转是否正常。

(2)确定需要显微镜复查的标本:进行血涂片显微镜复查的重点,一是检查血细胞的形态,并注意可能存在的异常细胞或血液寄生虫等;二是在进行白细胞分类计数的同时,估算油镜下细胞分布良好的区域白细胞和血小板的数量,从而帮助仪器法白细胞和血小板计数结果的比对。血液分析仪的显微镜复检规则见本章第四节。

2. 结合临床情况进行相关分析 当检测结果出现异常时,如确已排除检测中因素的可能性,则可结合患者临床资料,对检验结果进行合理解释。记录和比较患者(特别是血液病及化疗患者)治疗前后的检测结果,有助于发现引起检测结果异常的原因。

3. 定期征求临床对检验结果的评价 定期向临床医生征求意见,用临床最终的诊断结果来验证检验结果,及时纠正检测中发生的偏倚。

4. 记录和报告难以解释的检测结果 记录并及时向临床报告难于解释的检验结果,有助于检验人员和临床医护人员积累实践经验。

5. 严格执行"危急值"报告制度。

第四节 血液分析仪的校准和性能评价

一、血液分析仪的校准

当安装新购仪器或仪器调整、维修后,可显著影响分析仪的性能,需要及时进行校准。

1. 选择用于检测不精密度的标本 可选用高、中、低 3 种检测物水平的新鲜血液或商品质控物。

(1)新鲜血液:高、中、低值标本可直接选用日常检测剩余的患者标本,对于某些具有病理意义的标本,还需结合显微镜计数及形态学分析进行结果确证。其中"正常"的标本每天至少选用 10 份以上;低值、高值标本除取自日常检测的患者外,还可分别用自身血浆稀释"正常"标本和离心浓缩"正常"标本的方法获得。对 MCV、MCH、MCHC、RDW、MPV 和 PDW 的校准,需准备特殊的血液标本。

(2)商品质控物:按照血液分析仪参考手册中的建议确定校准频率,通常在仪器更换主要元器件后,或基线准确性发生明显变化(漂移)后,使用商品质控物进行校准。完全使用商品质控物用于仪器的校准效果不够理想。

2. 检测不精密度　连续测定同一份充分混匀的新鲜血液或稳定的血制品标本 n 次(重复测定的次数最好是 31 次)。计算标准差(standard derivation, S)

$$S = \left[\sum (xi - xa)^2 / (n - 1) \right]^{1/2}$$

x_i:一次测定的结果, xa: n 次测定的结果, n:测定次数, S:全部测定数据的标准差。

变异系数(coefficient of variation, CV)可由下列公式计算得到:

$$CV = (S/xa) \times 100\%$$

如果重复的次数较少($n=10$),则应将标准差(S)转成可信限(confidence limit, CL),通常使用95%可信区间($CL_{95\%}$)。如比较不同来源的 S ,重复测定的次数应尽量相同。实验室 CL 不应大于厂商的 CL 。

3. 校准品特征　我国食品药品监督管理局于 2008 年发布、2010 年实施的 YYT0701-2008 号文件,规定的"血液分析仪用校准物(品)"的主要指标有 5 个(表3-7):①外观应接近真实标本、均匀无凝块,包装须完整、标识清楚;②分装均匀;③溯源性:用参考方法测量结果的相对不稳定度及允许偏差(赋值准确性)符合表3-7 要求;④生物安全:HbsAg、HIV1/HIV2 抗体及 HCV 抗体检测阴性;⑤有效期至少 30 天,开瓶后允许偏倚在阴性范围内。

表3-7　血液分析仪用校准物(品)的主要特征

	RBC	Hb	WBC	PLT	HCT	MCV
分装精密度(CV%)	≤1	≤1	≤2.5	≤4	≤1	≤1
参考方法测量结果的相对不稳定度±%	≤2	≤2	≤4	≤9		≤2
允许偏差范围±%	≤2	≤2	≤5	≤9	≤2	≤2
开瓶后偏倚±%	≤2	≤2	≤5	≤9	≤2	≤2

4. 仪器的校准　用仪器检测校准物时,用校准品每项分析参数结果的均值(C)除以校准品的定值(R),即可得到校准因子(C/R)。如 C/R>1.0,则当前校准因子必须成比例向下调节;而当 C/R<1.0 时,则需将当前校准因子成比例向上调节。

5. 特殊检测项目的验证　①以手工法白细胞分类计数(比例)验证血液分析仪白细胞分类;②以流式细胞术验证血细胞计数仪法、和活体染色法网织红细胞计数。

二、血液分析仪的性能评价

仪器安装或每次维修后,必须对仪器的性能进行测试、评价。包括①仪器基本情况、仪器手册、方法学评价;②试剂、校准品和质控品;③标本及处理(如真空管须至少彻底颠倒混匀8次;非标准的试管,如特别狭窄的试管,则需颠倒的次数更多);④常规血细胞计数研究参考区间;⑤原始结果记录、预评价;⑥性能评价。其中性能评价是血液分析仪评价的主要内容。血液分析仪的性能评价包括厂商确认、用户验证和 1988 年临床实验室修正法规(Clinical Laboratory Improvement Amendments of 1988,CLIA'88)的要求。2010 年 CLSI 对相关指标做了补充与修订,共计 11 项评价内容:

1. 本底或空白检测限(limit of blank,LoB) 是指由于空白试剂和电子噪音的作用,被仪器检测出的假性标本成分值。严格校准的血液分析仪 LoB 最好为"0"。

2. 携带污染(carryover) 是指经仪器检测的前一个标本对下一个标本检测结果的影响。通常用携带污染率(%)表示。在检测大量标本前,应确信高值标本不会对低值的临床标本检验结果造成较大影响。用于评价携带污染的高值、低值标本通常取自临床,有具体的测定值(表3-8),且分析量值处于测量区间内。低值标本既不能用低值的商品质控物替代,也不能采用不含细胞的稀释液,甚至用吸入空气的方法替代。可以用不含细胞的血浆稀释的正常人标本替代,主要目的是提供合适的基质效应。

评价方法:取 1 份高值的临床标本连续测定 3 次,结果记录为 h_1、h_2、h_3,然后立即测定 1 份低值的临床标本 3 次,结果记录为 l_1、l_2、l_3。

$$携带污染率(\%) = \frac{l_1 - l_3}{h_3 - l_3} \times 100\%$$

表 3-8 用于评价携带污染的低值、高值值标本相关成分的浓度值

指标	低值	高值	指标	低值	高值
RBC($\times 10^{12}$/L)	>0 且<1.5	6.20	WBC($\times 10^9$/L)	>0 且<3	>90
Hb(g/L)	>0 且<50	220	PLT($\times 10^9$/L)	>0 且<30	900

3. 检测下限与定量下限

(1) 检测下限(lower limit of detection,LloD):是指在一定概率下,标本可被检出的最低浓度。在血液分析仪检验中,是指可与本底区分开的最低血细胞浓度值。LloD = LoB 的均值+LoB标准差(SD)的 1 个常数倍数。

$$正态资料常数 = 1.64$$

$$非正态资料常数 = 1.64/(1-1/[4(N-K)])$$

公式中,N 为总的重复检测次数,K 为标本个数。

(2) 定量检测下限(lower limit of quantitation,LloQ):是指标本中能被准确定量的最低浓度值,且定量结果在可接受的精密度和准确度范围内。LloD 和 LloQ 通常用满足检测目标的最低 WBC 和 PLT 浓度进行评价,而不包括红细胞、血红蛋白和 HCT。

4. 精密度(precision)或重复性 包括批内、批间精密度和总精密度,用不精密度表示。理论上,批内或批间精密度研究范围应覆盖整个生理、病理区间,不同批次的标本应包括高、中、低值。不同浓度的样本至少测定 60 次,可选用 6 个不同浓度的标本,每个测定 10 次。在同一批内,所有标本应有相似结果。最后对结果进行统计学分析,以发现标本之间的变异。

不精密度的统计学运算符号举例:如对 v 批次、u 份标本的每份标本重复测定 n 次,总测定结果之和为总和,每次测定的平均值为均值,每份标本共 3 次测定值的和为小计,每批标本全部测定值的和为纵向和,MSQ 表示均数平方,那么平方和(SSQ)为:

$$批间重复 SSQ = [\sum(单个测定值)^2] - [\sum(小计)^2/n]$$
$$批间 SSQ = [\sum(纵向和)^2/u×n] - [(总和)^2/u×v×n]$$
$$批间重复 MSQ = 批间重复 SSQ/[u×v(n-1)]$$

则,变异系数(CV)为:

$$同一批内单个读数的批间重复 CV = \frac{\sqrt{批间重复 MSQ}}{均数} × 100\%$$

不同批内单个读数的批间重复

$$CV = \frac{\sqrt{\dfrac{批间 MSQ + (u × n - 1) × 批间重复 MSQ}{u × n}}}{均数} × 100\%$$

关于总重复性的评价,通常使用单因素方差分析。如 u 份标本,进行 n 次随机重复测定,计算组内和(每份标本重复测定值之和)、总和(全部标本全部测定值之和)和均值(全部标本全部测定值和的平均值)。则:

$$批间重复 CV = \frac{\sqrt{批间重复 SSQ/u(n-1)}}{均数} × 100\%$$

5. 可比性(comparability)及准确度　是反映血液分析仪的检测结果与使用常规程序所得检测结果达到一致性的能力。所用仪器有:待测(新系统)的自动血液分析仪(testing automated hemotology analyzer,TAA)和比对(原系统)用自动血液分析仪(comparaing automated hemotology analyzer,CAA)。先用可溯源的校准物校准 CAA,再用 CAA 和正常新鲜全血校准 TAA。将取自患者的新鲜全血在两类仪器上检测,对结果进行比较。确保新鲜血液标本交互核查(cross check)结果的可比性。上述方法也可用于评价仪器的准确度(accuracy),准确度是反映估计值与真值之间一致性的指标。真值必须由决定性方法(definitive method)或参考方法(reference method)获得。能评价准确性的相关参数及参考方法见表 3-9。

表 3-9　解决血液分析仪法与常规方法检测结果之间差异的参考方法

检测指标	量值范围		参考方法
	<	>	
Hb(g/L)			HiCN 法
HCT(V/V)	0.3	0.6	微量离心法或替代参考方法;ICSH(2001):血细胞比容测定参考方法
RBC、WBC			红细胞、白细胞计数参考方法

检测指标	量值范围		参考方法
	<	>	
MCV(fl)	75	115	微量离心法测 PCV/TAA 测 RBC;结合显微镜检查
PLT(×10⁹/L)	25	正常或异常	免疫单抗法血小板标记流式细胞分析
Ret(%)	0.001	5.0	血液分析仪法、流式细胞术法和活体染色法
白细胞分类计数			CLSI H20-A2(2010):白细胞分类计数(比例)参考方法和仪器计数方法

应尽可能研究大量的、未经选择的临床标本,并且用图形表达结果,数据分析采用配对 t 检验。通常是 TAA 与 CAA 比对、TAA 与参考(最佳)方法比对,检测结果的差值应控制在以下范围(表 3-10)。实验室更换新仪器时,也应将其与原来使用的仪器进行对比研究。

表 3-10　用于交叉比对的全血测定最大允许偏差

比对指标	最大偏差限度(±)	比对指标	最大偏差限度(±)
WBC(×10⁹/L)	0.3	HCT	0.013
RBC(×10¹²L)	0.15	PLT(×10⁹/L)	15
Hb(g/L)	2		

当白细胞分类计数结果出现表 3-11 的变化时,则需显微镜法替代 CAA,用于对 TAA 检测结果的比对。

表 3-11　需要使用显微镜法进行白细胞分类结果比对的标准

仪器类型	细胞类型	增加的标准
五分类血液分析仪	嗜碱性粒细胞	>5%
	嗜酸性粒细胞	>12%
	单核细胞	>35%
	有核红细胞	任何阶段
	幼稚细胞	任何类型
三分类血液分析仪	淋巴细胞	>80%
	单核+嗜酸及嗜碱性粒细胞	>12%
	粒细胞	粒细胞百分比<10% 或>85%

6. 血液分析仪不同稀释模式的比较研究　应对血液分析仪的两种标本稀释模式(全血模式和稀释血模式)进行评估。原则上,应使用静脉血检测,采血量>1ml/管,8 小时内完成检测。如临时采用了其他模式,应将检验结果与静脉全血模式进行比对,以评估其可靠性。主要指标有:LoB、携带污染(特别是 WBC、PLT)、精密度(特别是贫血、白血病、血小板减少症的医学决定水平)、LloD 和 LloQ、AMI 和可比性。

7. 仪器对异常标本和干扰物测定的灵敏度　尽可能多检测非选择性标本,能代表所有临床实践的预期范围。可对异常标本或已知干扰物质的标本用仪器进行特殊的研究(表3-7)。

8. 分析测量区间(Analytical measuring interval, AMI)　是厂商遵照 FDA 要求严格测试、并载入仪器手册的一项技术指标。检测方法是:采用同源的乏血小板血浆稀释离心制备的压积细胞,得到覆盖生理和常见病理范围的稀释度。将每个稀释度作为一个"临床"标本,上机检测 RBC、WBC、HGB 和 PLT,经过统计学运算,观察仪器在覆盖浓度范围内对上述标本检测结果的一致性,以得到仪器的最佳测试范围,范围越宽越好。终端用户无须对 AMI 进行调整,但由此得到临床可报告区间(CRI)。

9. 临床可报告区间(clinically reportable interval, CRI)　是临床实验室为直接获取某种方法的分析测量区间(AMI),通过采用稀释、浓缩等方法处理标本后,检测到的、可作为最终结果向临床报告的量值范围。如检测结果>AMI 上限,则需稀释标本,使其量值在 AMI 范围内,测得"可靠"结果,最后按稀释倍数计算后向临床报告;CRI 的下限不能低于 AMI 的下限,一旦检测结果<AMI 下限,则报告 AMI 下限值;但 AMI 下限值不能<LoB。如果≠0,则 PLT 和 WBC 的 AMI 下限≠0。

10. 参考区间(reference interval, RI)　不同于其他化学/免疫学等具有方法依赖性的指标,通常由制造商提供。但用户必须对 RI 在受检者人群中的适用性进行评价,包括年龄(特别是新生儿)、性别、种族等因素对血液分析仪检测结果的影响,并考虑个体内及个体间的差异。

11. 标本老化(sample ageing)　是指静脉标本采集后,观察随时间增加测定结果的变化量。应采集 10 份标本,其中 5 份为正常个体,5 份为影响各种检测参数的异常个体。标本分别贮存在室温和4℃,并在 0 分钟、30 分钟、1 小时、2 小时、3 小时、4 小时、5 小时、6 小时、12 小时、24 小时、48 小时和 72 小时内检测。以百分率或以绝对值-时间作图,观察参数的变化。

三、白细胞分类计数性能评价

用已知不精密度和偏倚的白细胞分类计数参考方法,评价血液分析仪的白细胞分类计数性能(灵敏度和特异性)。评价内容见表3-12。

表3-12　白细胞分类计数评价内容

项目	内容
细胞种类	外周血液有核细胞:中性粒细胞(分叶核、杆状)、淋巴细胞(正常、异型形态)、单核细胞、嗜酸性粒细胞、嗜碱性粒细胞、少见的其他有核细胞(破碎细胞、篮细胞和不能明确定义的形态)
计数方法	每张血涂片应计数 200 个白细胞,如白细胞减少,应同时增加血涂片数量
血片检查限定量	检验人员每天按每张血涂片分类计数 200 个细胞计,不超过 15~25 张
考核用血涂片标本	①标本 1:含分叶核中性粒细胞、杆状核中性粒细胞、正常淋巴细胞、异型淋巴细胞、单核细胞、嗜酸性粒细胞、嗜碱性粒细胞 ②标本 2:含少量有核红细胞 ③标本 3:含少量未成熟白细胞
评价方案	标本制备、比较分类计数不准确度和不精密度、临床灵敏度、统计学方法

第五节 血液分析仪报警及显微镜涂片复查规则

一、血液分析仪的报警

血液分析仪除提供检测结果外,还可针对某些异常情况提供报警信号。内容涉及检测对象的年龄、性别、参考区间、危急值、红细胞计数值、血小板计数值、白细胞计数和分类值、细胞形态或可疑的各种异常信息。可用符号(H 代表升高,L 代表降低)、箭头(↑代表升高,↓代表降低)、颜色(红色代表升高,蓝色代表降低)或图形(直方图、散点图等)表示。报警来源主要包括检测结果超出实验室设定的检测项目参考区间、处于要求复查的状态、临床病理标本、标本异常干扰和人群变异。尤其应重视人为因素和病理性因素的标本异常,以及 WBC、DLC、RBC、PLT、NRBC、RET 及其相关参数的数量和形态异常的报警。报警意味着检验结果直接向临床报告的可靠性已经明显降低,在没有复查确认或有效解释之前,不能直接向临床签发报告。应进行标本、显微镜涂片和(或)参考方法复查。

二、血液分析仪检验结果的显微镜涂片复查规则

2002 年,国际血液检验专家发起研究关于血液分析仪全血细胞计数和白细胞分类的显微镜复查规则。2005 年,美国的血液检验专家 Berend Houwen 提出了显微镜复查的 41 条建议性标准(表 3-13、表 3-14、表 3-15、表 3-16)。近年来,尽管又有一些血液学检验专家针对不同类型的血液分析仪,制定了各自的显微镜复查规则,但由于涉及了多种仪器,其原理及检测性能及对异常报警的定义各不相同,其标准难以统一,临床实用性尚需进一步的实践检验,各实验室应结合自身情况修订并执行。

表 3-13　血液分析仪检测结果以手工涂片复查真阳性标准

涂片镜检阳性:发现异常形态细胞	涂片镜检阳性:发现异常类型细胞
红细胞形态异常:2+/中等量或更多;或发现疟原虫	原始细胞:≥1 个
血小板形态异常(巨大血小板):2+/中等量或更多	晚幼粒细胞:>2 个
血小板凝块:偶见或时而可见	中幼粒/早幼粒细胞:≥1 个
Döhle 小体:2+/中等量或更多	非典型淋巴细胞:>5 个
中毒颗粒:2+/中等量或更多	有核红细胞:≥1 个
空泡:2+/中等量或更多	浆细胞:≥1 个

表 3-14　血液分析仪检测结果的显微镜复查规则（全血细胞计数）

编号	参数	复查条件次序：①→②→③	采取措施次序：①→②→③
1	新生儿	①首次标本	①涂片复查
2	WBC、RBC、HGB、PLT、RET	①超出仪器线性范围	①稀释标本上机再测
3	WBC、PLT	①低于实验室确认的仪器线性范围	①按标准操作程序进行复查
4	WBC、RBC、HGB、PLT	①仪器无法检测结果	①检查标本有无凝块；②再上机检测；③仍异常，换替代计数方法
5	WBC($\times 10^9$/L)	①<4.0 或>30.0 和②首次检测	①涂片复查
6	WBC($\times 10^9$/L)	①<4.0 或>30.0 和②测定差值超出预设值和③3d 内	①涂片复查
7	PLT($\times 10^9$/L)	①<100 或>1000 和②首次检测	①涂片复查
8	PLT($\times 10^9$/L)	①任何测定值和②与前次比，PLT 数差值超出限值	①涂片复查
9	HGB(g/L)	①<70g/L 或>（年龄性别）参考区间上限 20g/L 和②首次检测	①涂片复查；②如有提示，确认标本完整性
10	MCV(fl)	①<75fl 或>105fl 和②首次检测和③<24 小时标本	①涂片复查
11	MCV(fl)	①>105fl 和②成人和③>24 小时标本	①涂片复查大红细胞相关变化；②如未见变化，取新鲜血再检查；③如无新鲜标本，则在报告中注明
12	MCV(fl)	①任何测值和②与前次比，差值超出限值和③<24 小时标本	①验证标本完整性/标本身份
13	MCHC(g/L)	①≥参考区间上限 20g/L	①检查有无脂血、溶血、红细胞凝集、球形红细胞
14	MCHC(g/L)	①<300 和②MCV 正常或增高	①检查可能静脉输液污染或其他特殊原因
15	RDW-CV(%)	①>22 和②首次检测	①涂片复查

表 3-15　血液分析仪检测结果的显微镜复查规则（白细胞分类和网织红细胞）

编号	参数	第 1 个复查条件	和(或)	第 2 个复查条件	采取措施
16	无分类结果或分类不完全				涂片分类、检查
17	中性粒细胞计数($\times 10^9$/L)	<1.0 或>20.0	和	首次检测	涂片复查
18	淋巴细胞计数($\times 10^9$/L)	>5.0（成人）>7.0（<12 岁）	和	首次检测	涂片复查
19	单核细胞计数($\times 10^9$/L)	>1.5（成人）>3.0（<12 岁）	和	首次检测	涂片复查
20	嗜酸性粒细胞计数($\times 10^9$/L)	>2.0	和	首次检测	涂片复查

续表

编号	参数	第 1 个复查条件	和(或)	第 2 个复查条件	采取措施
21	嗜碱性粒细胞计数 ($\times 10^9$/L)	>0.5	和	首次检测	涂片复查
22	有核红细胞计数 ($\times 10^9$/L)	任何值	和	首次检测	涂片复查
23	网织红细胞绝对值 ($\times 10^9$/L)	>0.100	和	首次检测	涂片复查

表 3-16 血液分析仪检测结果的显微镜复查规则(可疑报警)

编号	参数	复查条件次序:①→②→③→④	采取措施次序:①→②→③
24	可疑报警(除 IG/杆状核细胞外)	①阳性报警和②首次检测和③成人	①涂片复查
25	可疑报警	①阳性报警和②首次检查和③儿童	①涂片复查
26	WBC 不可信报警	①阳性报警(任何报警)	①验证标本完整性再上机检测;②如仍出现同样报警,检查仪器输出;③如有提示手工分类涂片复查
27	RBC 碎片	①阳性报警(任何报警)	①涂片复查
28	双形型红细胞	①阳性报警和②首次检测	①涂片复查
29	不溶性红细胞	①阳性报警(任何报警)	①复查 WBC 直方图和散点图;②按标准操作程序验证(RET 是否有);③涂片复查有无异常红细胞形态
30	PLT 凝集报警	①任何计数值	①检查标本有无凝块;②涂片复查估计血小板数;③如见血小板凝集,则按标准操作程序复查
31	PLT 报警	①PLT 和 MPV 报警(除 PLT 凝块外)	①涂片复查
32	未成熟粒细胞报警	①报警阳性和②首次检测	①涂片复查
33	未成熟粒细胞报警	①阳性报警和②既往结果明确和③与前次比,白细胞数增高差值高于限值	①涂片复查
34	左移报警	①阳性报警	①按标准操作程序复查
35	非典型/变异淋巴细胞	①阳性报警和②首次检测	①涂片复查
36	非典型/异型淋巴细胞	①阳性报警和②既往明确结果和③与前次比,白细胞数增高之差高于限值	①涂片复查
37	原始细胞报警	①阳性报警和②首次检测	①涂片复查
38	原始细胞报警	①阳性报警和②既往结果明确和③与前次比,白细胞数减低之差未超出差值或低于上次和④3~7 天之内	①按标准操作程序复查

续表

编号	参数	复查条件次序:①→②→③→④	采取措施次序:①→②→③
39	原始细胞报警	①报警阳性;②既往结果明确;③与前次比,白细胞数增高之差高于限值	①涂片复查
40	NRBC 报警	①报警阳性	①涂片复查;②如有 NRBC,需计数 NRBC,校准 WBC
41	网织红细胞	①仪器检测结果出现异常类型	①检查仪器输出;②如为吸样问题,则重复测定;③如结果继续异常,则涂片复查

📖 **学习小结**

现代血液分析仪主要应用电学和光学两大原理。电学原理有电阻抗法和射频电导法;光学原理包括光散射法和分光光度法。

电阻抗法可反映细胞的数量和体积,但不能准确区分体积相似的细胞。能进行红细胞、血小板、白细胞计数及相关参数检测、白细胞三分群。射频电导法可鉴别体积相同、而内部结构性质不同的细胞。流式(激)光散射法采用鞘流技术,多角度检测细胞的数量、体积、内部结构等,如结合对细胞核、颗粒等成分的细胞化学和(或)荧光染色,可进行红细胞、血小板、白细胞计数及更多相关参数的检测、白细胞五分类、有核红细胞、网织红细胞、未成熟血小板、未成熟粒细胞、幼稚粒细胞、淋巴细胞亚型、造血祖细胞等参数分析。所有血分析仪均采用分光光度法进行血红蛋白测定。结果报告通常采用数据、图形(直方图和散点图)和报警(图形、符号或文字)3 种形式。三分群血液分析仪报告白细胞、红细胞和血小板直方图,五分类血液分析仪报告白细胞、红细胞和血小板的直方图及散点图:①红细胞系列的散点图有红细胞体积血红蛋白浓度(V/HC)九分区散点图、网织红细胞散点图、有核红细胞散点图;②血小板系列有血小板光学法和单克隆荧光抗体检测散点图、血小板体积折射率散点图;③白细胞系列为采用各自组合技术的散点图。血液分析仪报警时,在没有复查确认或有效解释之前,不能直接向临床发出检测报告。2005 年,ISLH 提出了血液分析仪显微镜复查41 条规则,具有重要指导意义。

血液分析仪质量保证、仪器校准和性能评价有一系列国际公认的标准文件,体现于分析前、中、后各环节。仪器性能评价主要包括空白检测限、精密度、携带污染率、检测下限及定量检测下限、标本老化、可比性、准确度、分析测量区间、临床可报告范围、参考区间等11 项内容。评价血液分析仪白细胞分类计数性能采用标准化的手工白细胞分类计数方法,所有检测参数的临床应用应遵循循证医学原则。目前,已经显示有独特临床应用价值的血液分析仪新参数有 RDW、RET、IRF、CHr、RET-He、MRV、SCV、HDW、MPV、IPF、IG、HPC 等。

(郑文芝)

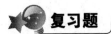

复习题

1. 为何将电阻抗型血液分析仪称为三分群型,而将结合多种技术的血液分析仪称为五分类型?

2. 总结导致血液分析仪产生报警信号的原因和意义。

3. 血液分析仪显微镜复检的内容及意义。

4. 总结血液分析仪检验结果的报告形式,简述其临床意义。

5. 如何搞好血液分析仪检验的质量控制?血液分析仪性能评价指标有哪些?

6. 某标本经电阻抗型血液分析仪检验的结果为 WBC 36×10^9/L,RBC 1.56×10^{12}/L,Hb 46g/L,PLT 58×10^9/L。HCT 0.14,MCV 90fl、MCH 30pg、MCHC325g g/L、RDW15%。红细胞、血小板直方图大致正常,白细胞直方图报警符号为 R3、R4。白细胞不分类。请问该报告如何签发?试分析产生该结果的原因。

7. 具有临床意义的血细胞分布直方图包括哪些?

参 考 文 献

1. 刘成玉. 临床检验基础. 第 2 版. 北京:中国医药科技出版社,2010.

2.《中华检验医学网》(www. labweb. cn).

3. CLSI. Validation,Verification and quality assurance of automated haematoloy analyzers:Approved standerd-seconed edition. CLSI document H26-A2. Wayne,PA:clinical and laboratory standerds institude,2010.

4. 刘成玉. 临床检验基础. 第 5 版. 北京:人民卫生出版社,2012.

5. 郑文芝. 临床检验基础. 第 2 版. 北京:人民军医出版社,2013.

第 四 章

血栓与止血的基本检验

学习目标 ▐▶

掌握：血栓与止血常用筛检试验的原理和方法。

熟悉：血栓与止血检查的质量控制和临床应用。

了解：自动血液凝固分析仪。

生理性止血机制（包括血管壁、血小板和凝血系统）与抗凝血、纤维蛋白溶解系统（纤溶系统）处于相互制约动态平衡状态，血液在血管中流动，既不会自发溢出血管壁出血，也不会在血管内发生凝固形成血栓。生理性止血分为一期止血（主要涉及血管壁和血小板）、二期止血（主要涉及凝血因子和抗凝蛋白）和纤维蛋白溶解三个时相。病理情况下，止血、抗凝血或纤溶任一个或多个系统出现异常，则平衡失调，导致出血或血栓形成。

第一节 常用筛检试验

血栓与止血检验是筛查和诊断出血与血栓性疾病的重要手段。临床上一般选择简便、快速、成本低、灵敏度较高的方法作为筛检试验。在筛检结果的基础上，结合患者的病史和临床表现等进一步选择较特异的诊断实验对疾病作出诊断。

一、出 血 时 间

皮肤毛细血管在特定条件下被刺破后，血液自然流出到自然停止的时间称为出血时间（bleeding time，BT）。BT与血小板数量和功能、血管壁以及某些凝血因子的活性有关。

【检测原理】 出血时间测定器法（template bleeding time，TBT）：将血压计袖带缚于上臂，加压维持成人40mmHg、儿童为20mmHg水平，在肘窝凹下两横指处常规消毒，轻轻绷紧皮肤，放置出血时间测定器，使之贴于皮肤表面，揿压按钮，使刀片由测定器内刺入皮肤，同时启动秒表，每隔半分钟用消毒滤纸吸取流出血液，直到出血自然停止，按停秒表并计时（图4-1）。

【方法学评价】 BT的检测方法有TBT法、Ivy法和Duke法，其方法学评价见表4-1。不论

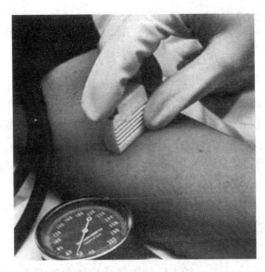

图4-1 出血器出血时间测定

哪一种方法,其标准化操作均难以真正实现,因而限制了 BT 的临床应用。目前,BT 仍不作为常规筛检试验,只在疑为血管性血友病(von Willebrand disease,vWD)的患者,用做筛检。

表4-1 BT 测定的方法学评价

方法	评价
TBT 法	在上臂加恒定压力维持,并用标准出血时间测定器,使皮肤切口的深度和宽度基本一致,其检测的灵敏度和重复性相对较好,为目前推荐的方法
Ivy 法	传统方法,在上臂加恒定压力维持,提高了检测灵敏度,但皮肤切口的深度和宽度未能标准化,重复性较差,已逐渐被 TBT 取代
Duke 法	传统方法,操作简便,但穿刺的深度和宽度难以标准化,检测的灵敏度和重复性都差,已淘汰

 相关链接

据报道,一组随机志愿者1300例,用 Duke 法测定出血时间延长(>4分钟)者为4例,延长率为0.3%,用出血时间测定器法测定延长(>9分钟)者为65例,延长率为4.8%。Harker 等检测血小板减少患者发现,血小板数越低,Ivy 法出血时间越长,血小板为 $75×10^9/L$,Ivy 法出血时间为8分钟,$50×10^9/L$ 时为10分钟,$10×10^9/L$ 时则大于15分钟。瑞金医院检测126例特发性血小板减少性紫癜(ITP)和20例血管性血友病(vWD)患者的出血时间,结果也发现两种方法检测有非常显著差异。由此可见,Duke 法出血时间应弃用,以出血时间测定器法替代。

【质量保证】

1. 检测前两周内不使用抗血小板药物,以免影响结果。
2. 不同年龄上臂维持的压力和使用的出血时间测定器不同 儿童:压力为 20mmHg,切口为 1.0mm×3.5mm；成人：压力为 40mmHg，切口为 1.0mm×5.0mm。

3. 穿刺部位　穿刺时要避开血管、瘢痕、水肿、溃疡等处皮肤。

4. 用滤纸吸取流出的血液时应避免与伤口接触，更不能挤压。

【参考区间】　TBT：(6.9±2.1)分钟。

【临床意义】　出血时间主要反映血小板和血管壁的一期止血功能。

1. BT 延长　①血小板数量异常，如血小板减少症；②血小板质量缺陷，如先天性和获得性血小板病和血小板无力症等；③某些凝血因子缺乏，如血管性血友病、低(无)纤维蛋白原血症和弥散性血管内凝血(DIC)等；④血管疾病，如遗传性出血性毛细血管扩张症。

2. BT 缩短　见于某些严重的高凝状态和血栓形成。

二、凝血酶原时间

凝血酶原时间(prothrombin time,PT)是在体外模拟体内外源性凝血的全部条件,测定血浆凝固所需时间,与外源性凝血、共同途径的因子活性有关。PT 测定是外源性凝血系统较为敏感、简便和常用的筛选试验。

【检测原理】　手工法和血液凝固仪法均采用 Quick 一步凝固法。37℃下在待检血浆中加入足量的组织凝血活酶(含组织因子和磷脂)和适量的钙离子,通过激活 FⅦ启动外源性凝血途径,使乏血小板血浆凝固,记录加入试剂到血浆开始凝固所需时间即为 PT。凝固时间的长短主要反映外源性凝血因子 FⅦ水平,也可反映Ⅱ、Ⅴ、Ⅹ和纤维蛋白原在血浆中的水平(图 4-2)。

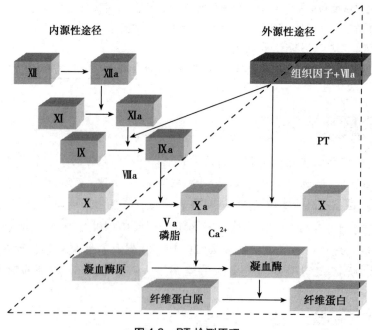

图 4-2　PT 检测原理

【方法学评价】　PT 的检测方法有手工法和仪器法,仪器检测主要有光学法和黏度法(磁珠法)两种检测原理,其方法学评价见表 4-2。

表4-2　PT 测定的方法学评价

方法	评价
手工法	耗时,重复性差,但操作简单,无须特殊仪器,准确性好,是仪器校准的参考方法
光学仪器法	测定纤维蛋白原变成纤维蛋白时,被光照射后产生的散射光(散射比浊法)或透射光(透射比浊法)发生变化,易受黄疸、脂血、溶血等光学法影响因素的干扰
磁珠仪器法	利用血浆凝固时其黏度增高,使磁场中运动的小铁珠摆弧减弱,从而判断血浆凝固的终点,该方法不受光学法影响因素的干扰,结果更准确,但耗材较贵

【质量保证】

1. 分析前　包括患者准备、血液标本采集、转运、前处理、储存等,其具体要求见本章第三节。

2. 分析中

(1) 操作:手工法的试剂、标本温浴时间应控制在 3~10 分钟内,测定温度应控制在(37±1)℃,准确判断血浆凝固的终点(纤维蛋白形成)是检测结果准确性的关键。仪器法测定必须按规范操作进行,不能随意改变测定条件。

(2) 试剂质量:PT 检测凝血因子,其灵敏度主要与组织凝血活酶试剂的质量有关。不同组织凝血活酶的来源和制备方法不同,其测定的 PT 结果差异较大,可比性较差,对口服抗凝剂治疗效果的监测影响较大。因此,必须使用标有国际敏感指数(international sensitivity index, ISI)的 PT 试剂。

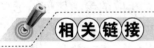 **相关链接**

ISI 和国际标准化比值(international normalization ratio, INR)

1967 年,WHO 将人脑凝血活酶标准品(批号 67/40)作为标定不同来源组织凝血活酶 ISI 的参考品,其 ISI 确定为 1.0。ISI 值越接近 1.0,表示其灵敏度越高。现在使用的凝血活酶国际参考品是组织提取物生理盐水制剂 BCT/253(人脑或胎盘制剂)和 RBT/79(兔和兔-猴组织混合制剂),复合凝血活酶国际参考品是组织提取物生理盐水制剂加入 FV、氯化钙、纤维蛋白原,如 OBT/79(牛组织制剂)。其他各种组织凝血活酶 ISI 需按新的参考品 ISI 进行标定,标定方法依照 ICSH 公布的参考方法进行。ISI 为组织凝血活酶参考品与每批组织凝血活酶 PT 校正曲线的斜率,即在双对数坐标纸上,纵坐标为参考品测定的 PT 对数值,横坐标为待标定的组织凝血活酶测定的同一标本的 PT 对数值。1985 年,ICSH 等推荐口服抗凝剂治疗监测中使用 INR 报告 PT 结果,以尽可能消除不同来源组织凝血活酶灵敏度差异对 PT 测定结果的影响。INR 计算公式为:$INR = ($患者 PT 值/正常人平均 PT 值$)^{ISI}$。

(3) 正常对照:WHO 等机构要求,每次(每批)PT 测定的正常对照,必须使用至少 20 名以上且男女各半的健康人混合血浆所测定的结果。目前,已有商品化参考血浆(使用 100 名健康人男女各半的混合血浆作为正常对照用的标准血浆）。

（4）严格的质量管理：①室内质量控制（internal quality control，IQC）：在操作规范、仪器运行稳定和使用标准试剂的条件下，对两个水平（正常与异常）的质控物进行 20 次以上测定，计算测定结果的均值与标准差，绘制 Levey-Jennings 质控图，采用"Westgard 多规则质控方法"判断质控是否在控；每次质控物按常规标本处理方法进行检测，以反映日常标本检测的准确性。两水平质控均在控，才能进行常规标本的检测；②参加室间质量评价（external quality control，EQC）：以确保不同实验室之间或方法学之间的可比性，并以此作为实验室检测质量的评价标准。

3. 分析后

（1）PT 报告方式：包括 PT（秒）、INR、凝血酶原比率（prothrombin ratio，PTR）、凝血酶原活动度（prothrombin activity，PTA），其评价见表 4-3。

表 4-3　PT 报告方式及评价

报告方式	评价
PT（秒）	必须使用的报告方式，同时报告正常对照的值
INR	当进行口服抗凝药物治疗监测时，必须使用的报告方式
PTR	PTR = 被检血浆 PT/正常对照血浆 PT，现已少用
PTA	为被检血浆相当于正常对照血浆凝固活性的百分率，可用于评估肝脏受损程度

（2）PT 结果审核与复查：应结合标本质量与临床诊断等信息对检测结果进行综合判断后进行结果审核。重视异常结果的复查，加强与临床的沟通，必要时重新采集标本进行复查。

【参考区间】　各实验室应根据所用仪器、试剂和检测方法建立相应的参考区间。通常①PT：成人 11～13 秒；新生儿延长 2～3 秒；早产儿延长 3～5 秒（3～4 天后达成人水平）。超过正常对照值 3 秒为异常；②INR：因 ISI 不同而不同；③PTR：成人 0.85～1.15；④PTA：70%～130%。

【临床意义】　PT 是检测外源性和共同途径凝血因子有无缺陷的敏感的筛查试验，也是监测口服抗凝药物剂量的常规检测指标。

1. PT 延长　①先天性因子Ⅱ、Ⅴ、Ⅶ、Ⅹ缺乏症和低（无）纤维蛋白原血症；②获得性凝血因子缺乏，如 DIC 出血期、原发性纤溶症、维生素 K 缺乏症、严重肝脏疾病；③抗凝物质增多等。

2. PT 缩短　①先天性因子Ⅴ增多症；②血栓性疾病和高凝状态；③药物影响，如长期使用口服避孕药等。

3. 口服抗凝药物治疗监测　见本章第四节。

三、活化部分凝血活酶时间

活化部分凝血活酶时间（activated partial thromboplastin time，APTT）是在体外模拟体内内源性凝血的全部条件，测定血浆凝固所需时间，与内源性凝血、共同途径的因子活性有关，APTT 测定是内源性凝血系统较为敏感、简便和常用的筛选试验。

【检测原理】　在 37℃下以激活剂激活因子Ⅻ和Ⅺ，以脑磷脂（含部分凝血活酶）代替血小板提供凝血的催化表面，加入适量的钙离子，通过激活 FⅫ启动内源性凝血途径，使乏血小板血浆凝固,记录加入钙离子到血浆开始凝固所需时间即为 APTT。凝固时间的长短主要反映内源性凝血因子水平如因子Ⅷ、Ⅸ、Ⅺ,也可反映Ⅱ、Ⅴ、Ⅹ和纤维蛋白原在血浆中的水平(图4-3)。

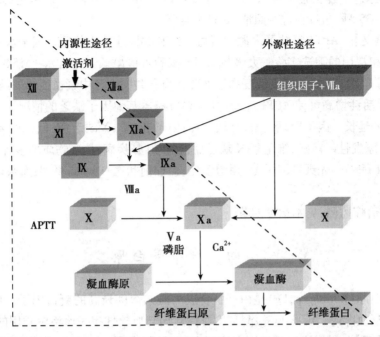

图4-3 APTT 检测原理

【方法学评价】 手工法和仪器法测定 APTT 的方法分别类似 PT 检测,同时 APTT 已取代普通试管法凝血时间。

【质量保证】

1. 分析前 同 PT 测定。应注意冷冻血浆可降低 APTT 对狼疮抗凝物(lupus anticoagulant,LAC)与 FⅫ、FⅪ等缺乏的灵敏度。高脂血症可使 APTT 延长。监测普通肝素抗凝的标本,应在标本采集后 1 小时内离心。

2. 分析中 其室内质量控制与 PT 试验相同。APTT 试剂是激活剂和部分凝血活酶的混合物,其来源和制备方法不同,可影响 APTT 测定的结果。

(1) 激活剂:不同的激活剂对 APTT 的敏感性不同,其差异见表4-4。高质量激活剂的激活作用更迅速,在一定程度上消除了接触激活造成的误差。

表4-4 不同的激活剂对 APTT 的敏感性比较

激活剂	对因子敏感性	对肝素敏感性	对狼疮抗凝物敏感性
白陶土	++++	++	+
硅藻土	+++	+++	++
鞣花酸	++	+	+++

(2) 部分凝血活酶(磷脂):可来源于人、动物或植物,主要来源于兔脑组织(脑磷脂)。一般选用 FⅧ、FⅨ、FⅪ的血浆浓度为 200~250U/L 时敏感的试剂,若测定正常对照血浆结果明

显延长,则提示其质量不佳。

3. 分析后 与 PT 试验相同

【参考区间】 各实验室应根据所用仪器、试剂和检测方法建立相应的参考区间。通常 APTT 为 25～35 秒,超过正常对照值 10 秒为异常。

【临床意义】 APTT 反映了内源性凝血系统和共同途径中的凝血因子水平,是内源性凝血系统较敏感和常用的筛选实验。大多数 APTT 试验可检出低于正常水平 15%～30% 凝血因子的异常,其对 FⅧ、FⅨ缺乏的灵敏度高于 FⅪ、FⅫ和共同途径中凝血因子的缺乏。值得注意的是,单一因子活性增高可使 APTT 缩短,其结果可掩盖其他因子缺乏的情况。

1. APTT 延长 因子Ⅷ、Ⅸ、Ⅺ、Ⅻ缺乏症;因子Ⅱ、Ⅴ、Ⅹ缺乏症;低(无)纤维蛋白原血症;DIC 出血期;原发性纤溶症;维生素 K 缺乏症;严重肝脏疾病;抗凝物质增多等。

2. APTT 缩短 先天性因子Ⅴ、Ⅷ增多症;血栓前状态;DIC 高凝期;血浆内混有血小板;口服避孕药等。

3. 肝素治疗监测:见本章第四节。

四、纤维蛋白原

纤维蛋白原(fibrinogen,Fg)是由肝脏合成的血浆浓度最高的凝血因子。Fg 浓度或功能异常均可导致凝血障碍。因此 Fg 检测是出血性疾病与血栓性疾病诊治中常用的筛检指标之一。

【检测原理】 纤维蛋白原检测方法有多种,目前常用的有 Clauss 法和 PT 衍生法,双缩脲法、免疫法和热沉淀比浊法由于结果准确性较差,且操作烦琐,已趋于淘汰。各方法检测原理见表 4-5。

【方法学评价】 Fg 检测方法学评价见表 4-6。

表 4-5 纤维蛋白原检测方法及检测原理

方法	检测原理
Clauss 法	即凝血酶法,在被检血浆中加入足量凝血酶,血浆即凝固,其凝固时间与纤维蛋白浓度呈负相关。被检血浆 Fg 浓度可从国际标准品 Fg 参比血浆测定的标准曲线中获得
PT 衍生法	基于 PT 反应曲线差值来确定 Fg 浓度的方法。仪器法完成测定 PT 时,Fg 全部变成纤维蛋白,其浊度与 Fg 浓度呈正比,可采用终点法或速率法换算出 Fg 浓度
酶联免疫法	用辣根过氧化物酶标记的抗 Fg 单克隆抗体,应用 ELISA 法检测 Fg 浓度
热沉淀比浊法	血浆经磷酸二氢钾-氢氧化钾缓冲液稀释后,加热至 56℃,使 Fg 凝集,比浊测定其浓度
双缩脲法	用亚硫酸钠溶液将血浆中的 Fg 沉淀分离,然后以双缩脲试剂显色测定

表 4-6 纤维蛋白原检测方法学评价

方法	评价
Clauss 法	为 Fg 功能检测方法,操作简便,结果可靠,是 WHO 推荐的参考方法
PT 衍生法	操作简便,成本低,但其灵敏度高,在 Fg 浓度异常时,测定结果较实际浓度高,主要适用于健康人群和 Fg 浓度正常的人群
其他方法	操作繁琐,结果准确性较差,非 Fg 功能检测方法,已趋于淘汰

【质量保证】

1. 保证检测结果的准确可靠性　①参比血浆必须与被检血浆平行测定,以确保结果的可靠性;②当 Clauss 法检测结果超出其检测线性时,必须改变稀释度重新测定。

2. 重视异常结果的复核　①当标本中存在肝素、类肝素抗凝物质、纤维蛋白(原)降解产物和异常 Fg 时,Clauss 法测定的 Fg 浓度较真实浓度降低或测不出,此时,需使用其他方法(如 PT 衍生法)复查;②PT 衍生法结果可疑时(过高或过低),采用 Clauss 法复查。

【参考区间】　成人:2.0~4.0g/L;新生儿:1.25~3.00g/L。

【临床意义】　Fg 浓度测定主要用于出血性疾病(包括肝脏疾病)或血栓形成性疾病的诊断以及溶栓治疗的监测。

1. Fg 增高　Fg 是急性时相反应蛋白,其增高可能是一种非特异性反应,见于高凝状态、感染和恶性肿瘤等。Fg 增高还是冠状动脉粥样硬化心脏病和脑血管疾病发病独立危险因素之一。

2. Fg 降低　见于 DIC 消耗性低凝血期及纤溶期、原发性纤维蛋白溶解症、重症肝炎、肝硬化、低(无)纤维蛋白原血症等。

3. 溶栓治疗的监测　见本章第四节。

五、凝血酶时间

凝血酶时间(thrombin time,TT)是体外加入凝血酶,测定血浆凝固所需时间,主要与被检血浆 Fg 的浓度和功能有关。TT 测定可反映 Fg 浓度和功能以及被检血浆中是否存在影响纤维蛋白原变成纤维蛋白的抗凝物质(如肝素、类肝素等)。

【检测原理】　凝血酶裂解血浆中的纤维蛋白原形成纤维蛋白,血浆凝固。37℃条件下在被检血浆中加入"标准化"的凝血酶溶液后,血液凝固的时间即为凝血酶时间。

【方法学评价】　与 PT 试验相同。

【质量保证】　与 PT 试验相同。

【参考区间】　各实验室应根据所用仪器、试剂建立相应的参考区间。通常 TT 为 16~18 秒,超过正常对照值 3 秒为异常。

【临床意义】　TT 测定主要用于检测 Fg 有无异常,是否存在抗凝物质以及纤溶发生的情况。

1. TT 延长　①肝素和肝素类抗凝物质增多的疾病,如系统性红斑狼疮症(SLE)、肝病等;②纤维蛋白原减少的疾病,如低(无)纤维蛋白原血症;③血中纤维蛋白原降解产物过多和 DIC 出血期等。

2. TT 缩短　常见于血液样本有微小凝块或少量钙离子存在时。

六、D-二聚体

D-二聚体(D-dimer,D-D)是交联纤维蛋白的降解产物之一。继发纤溶时纤溶酶主要作用于纤维蛋白,生成特异性纤维蛋白降解产物即为 D-D。因此,D-D 检测对继发纤溶有特异性诊断价值。

【检测原理】　制备抗 D-D 的单克隆抗体,通过免疫学方法检测血浆 D-D 浓度。

1. 胶乳凝集法　包被在胶乳颗粒上的抗 D-D 抗体与受检血浆中的 D-D 发生抗原抗体反应,当 D-D≥250ug/L 时,出现肉眼可见的凝集反应。

2. ELISA 法　包被在固相载体上的抗 D-D 抗体与受检血浆中的 D-D 结合,再加入酶标记的抗 D-D 的第二种抗体,形成抗体-抗原-抗体复合物,最后通过酶作用于基质显色,颜色的深浅与 D-D 的浓度呈正比。

3. 仪器法(免疫比浊法)　聚苯乙烯颗粒包被有抗 D-D 的单克隆抗体,当标本中含有 D-D 时,该抗体与 D-D 的交联区域结合产生凝集,浊度发生改变,通过仪器检测其浊度的变化可反映待检样本中 D-D 的含量。

【方法学评价】　不同方法检测 D-D 评价见表4-7。

表4-7　不同方法检测 D-D 评价

方法	评价
胶乳凝集法	操作简便、快速,为定性或半定量检测方法
ELISA 法	可定量,但操作烦琐耗时,不能及时向临床报告结果,且影响因素较多
仪器法(免疫比浊法)	定量方法,操作简便、快速,结果准确,易于质控,可及时向临床报告结果,但成本较高

【质量保证】

1. 质控品的检测　同时检测配套质控品,定性方法应同时检测阴性和阳性对照,定量方法应同时检测两个水平的质控物。

2. 样本的检测　检测结果超出其检测线性时,必须改变稀释度重新测定。

【参考区间】

1. 定性试验　阴性(<250μg/L)。

2. 定量试验　各实验室应根据所用仪器、试剂建立相应的参考区间。

【临床意义】　健康人血液 D-D 浓度很低,但在血栓形成和继发纤溶时 D-D 浓度显著增高。因此,D-D 是 DIC 实验诊断中较特异的指标,并在血栓形成的排除诊断中有重要价值。

1. 高凝状态、继发性纤溶等血栓性疾病、重症肝炎、肺栓塞等疾病及溶栓药物治疗时,D-D 浓度增高。

2. D-D 检测是鉴别原发纤溶和继发纤溶的良好指标,原发纤溶 D-D 正常,而继发纤溶(如 DIC)D-D 浓度增高,是 DIC 诊断的特异性指标。

3. D-D 对深静脉血栓和肺栓塞的阴性预测值可达95%以上,即当 D-D 阴性时,基本可排除深静脉血栓和肺栓塞。

第二节　自动血液凝固分析仪

随着血栓止血基础理论及其应用研究的日益深入和现代生物医学技术的发展,血栓止血的检测技术与手段日趋先进和自动化。自动血液凝固分析仪通过自动化的仪器对血栓与止血系统进行检测分析并应用于出血、血栓性疾病的诊断、治疗及预后判断。

<h1 style="text-align:center">一、分析方法与原理</h1>

自动血液凝固分析仪根据检测方法和原理大致可分为以下几类：

（一）生物学方法

生物学方法亦称凝固法，即将凝血因子激活剂加入待检血浆中，使血浆发生体外凝固，仪器连续记录血浆凝固过程中一系列理化特性的变化，并将这些变化信号转变成数据，经计算机收集、处理后得到检测结果。目前自动血凝仪使用的凝固法主要有三种：光学法、黏度法（亦称磁珠法）和电流法（亦称钩方法），其中光学法使用最为广泛。

1. 光学法　光学法分两类，一类是血液凝固导致散射或透射光强度变化，由此判断凝固终点的方法，另一类是将光学法与凝块检测结合的方法，即光学机械凝块检测法。

（1）散射比浊法原理是待检样本在凝固过程中血浆纤维蛋白凝块形成，使来自发光二极管的光被其散射，散射光强度随凝块的形成增强，被仪器接收放大处理，并设定凝固终点如50%凝固的散射光强度所对应的时间（图4-4a，图4-4b）。

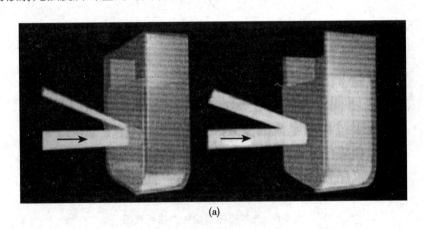

(a)

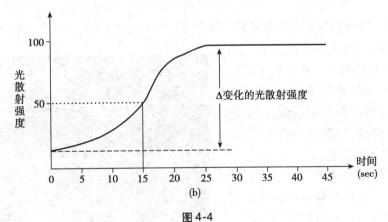

(b)

图 4-4

a. 散射比浊法示意图；b. 散射比浊法散射光的变化曲线示意图

（2）透射光比浊法原理与散射光比浊法相似，但待检样本在凝固过程中透射光强度随凝块的形成逐渐减弱（图4-5）。

2. 光学机械凝块检测法 其原理是钨灯发射光给光电二极管产生一恒定电压,血浆凝固时电压发生改变,当电压的变化超过设定的阈值,就作为凝固时间(图4-6)。

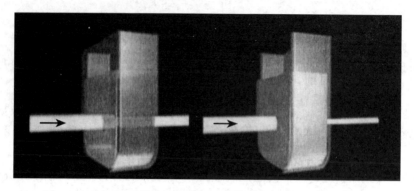

图4-5 透射比浊法示意图

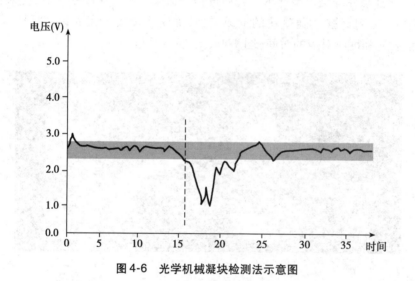

图4-6 光学机械凝块检测法示意图

3. 钩方法 将待检样品作为电路的一部分,因待检样品为导电的液体,两个电极均在血浆中时,电路连通;当其中一个电极向上运动离开血浆时,电路断开。在血浆中加入激活剂,血浆中纤维蛋白形成,此时若电极向上移动,可钩起纤维蛋白丝,由于纤维蛋白具有导电性,电路不会断开,仍处于连通状态,即可判定凝固终点,因此,该方法也称为电流法(图4-7)。

4. 磁珠法 在待检样本中加入小磁珠,利用变化的磁场使磁珠产生运动,随着血浆的凝固,血浆黏稠度增加,磁珠运动强度逐渐减弱,根据磁珠运动强度的变化(运动强度减弱至50%)确定凝固终点

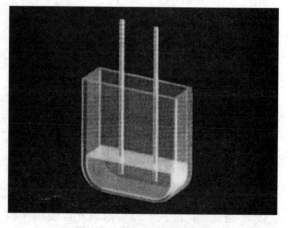

图4-7 钩方法原理示意图

（图4-8）。

（二）生物化学法

人工合成某种酶裂解位点的化合物,且化合物与产色物质如对硝基苯胺(PNA)连接,待检样本中含有活性酶(原),往样本中加入过量酶激活剂,在检测过程中产色物质被解离下来,使被检样本出现颜色变化,且与被检物含量呈一定的数量关系。生物化学方法以酶学方法为基础,可直接定量,所需样本量小,测定结果准确、重复性好、便于自动化和标准化。现可对血栓与止血过程中起作用的多种酶(原)的活性进行检测,如凝血酶(原)、纤溶酶(原)蛋白 C/S 及抗凝血酶等。

（三）免疫学方法

该方法以被检物作为抗原,制备相应的单克隆抗体,利用抗原抗体特异性结合时透射或散射光强度的变化来检测被检物的含量(图4-9)。

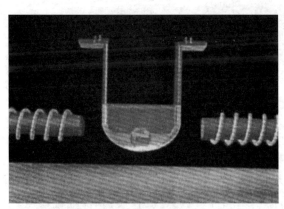

图4-8　磁珠法原理示意图

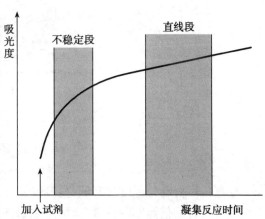

图4-9　免疫透射分析示意图

（四）干化学技术

这类分析方法主要用于床旁血凝分析仪。其分析原理如图4-10所示,用惰性顺磁铁氧化颗粒(PIOP)均匀分布并结合于可产生凝固或纤溶反应的干试剂中。PIOP 可在固定垂直磁场作用下移动。当待检样本通过毛细管作用进入反应层后,可溶解干试剂,并发生相应的凝固或纤溶反应,同时与试剂结合的 PIOP 在反应过程中通过其移动或摆动幅度的大小而提供纤维蛋白形成或溶解的动力学特征,PIOP 摆动产生的光量变化可通过光电检测器记录,并放大、转换、计算后得到检测结果。

（五）超声分析

这是一类利用超声波测定血浆体外凝固过程中血浆发生变化的半定量方法。在血凝分析过程中,以频率 $2.0 \sim 2.7$ MHz 的石英晶体传感器作为信号的发射器和接受器,当血浆与相应试剂作用发生凝固,其过程可使石英传感器的发射波产生相应变化,通过接受、记录和分析这种变化得到检测结果。目前这类方法使用较少,主要用于测定 PT、APTT 和 Fg。

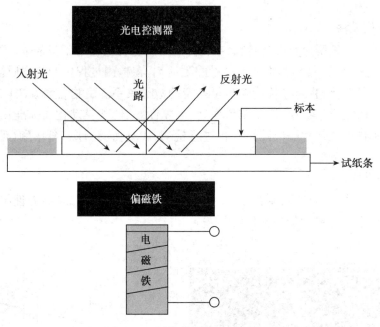

图 4-10 干化学技术原理示意图

二、自动血液凝固分析仪的分型

根据仪器自动化程度的高低,血凝仪又分为半自动仪器、全自动仪器和全自动止凝血分析工作站。半自动仪器原理较单一,检测项目少,需手工加样,检测速度较慢,软件配置较差;全自动仪器采用多种检测原理,检测项目多,可随意组合,随时插入检测,检测速度较快,无需手工加样,设计智能化,数据分析处理和储存功能强大;全自动分析工作站将离心机、标本前处理装置、全自动仪器等联机在一起,实现了包括标本识别、分类、接收、离心、上机分析、复查、储存、分析结果自动传输等一系列过程,同时又保留了对急诊标本的随时插入分析。该工作站大大节省了人力,增加了检测系统的有效性,操作更加简便、快速、安全,是全实验室自动化(TLA)的有力支撑。

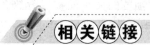

相关链接

Duke 于 1910 年首先用 BT 开创了血凝检测,随后 Quick、Proctor 和 Rapaport 分别于 1930 年和 1960 年报道了经典的外源性和内源性凝血系统筛检试验 PT 和 APTT。自动血液凝固分析仪在此基础上发展,1950 年 Schnitger 和 Cross 推出了第一台以凝固法为分析原理的自动血凝仪。第一代血凝仪的特点为单通道、半自动、采用单一测定原理;第二代血凝仪为多通道、半自动、采用多种测定原理,第三代血凝仪全自动、多种测定原理。现在,自动化血液凝固分析仪的主要进展包括:①精密度高、准确性好;②多种分析方法、多参数分析、多功能;③高效率、智能化;④全自动化检测工作站,安全、简便;⑤定量分析。

三、自动血液凝固仪的选择

根据血凝仪的检测原理、测试参数和检测速度在选购血凝仪时应注意：

1. **正确定位** 包括：①明确购买目的，是临床、科研或二者兼顾；②核实工作量，即所在单位规模大小、床位和标本量多少；③具有一定预见性，预见工作量的增加且血凝仪在3~5年内不落伍；④量体裁衣，需根据本单位的财力、检测项目成本、收费以及操作人员的外语水平等方面综合考虑。

2. **认真了解血凝仪** 包括：①仪器的各项性能、技术参数、检测指标；②仪器的检测能力，如分析测试速度、有无急诊检测位、检测项目和种类、试剂的稳定性；③标准品、质控物、试剂的来源、价格以及仪器所需的工作环境条件等。

3. **认真了解经销商** 目的是寻求正规的经销商以保证其服务、人员培训、售后及试剂耗材的供应。同时，应要求经销商对相关服务做出明确回答和安排。

4. **选型途径** 可通过咨询已购买不同血凝仪的多个实验室，获取最直接的信息，也可通过血凝仪经销商信息、广告及介绍等对血凝仪的型别进行了解；尤其重要的是索取权威机构（如FDA）对欲购血凝仪的评估报告，以保证所购血凝仪的质量。

5. **注意事项** 包括：①切忌盲目跟风，追求档次高、功能多、项目全的血凝仪。因功能过多，易出现故障，且有可能一些功能和项目用不上；②也不可贪图便宜购买过时落后的产品；③购买后需对照说明书确认血凝仪的各种性能、参数和指标，发现问题，及时与厂商联系。

第三节 血栓与止血检查的质量保证

一、分析前质量控制

（一）标本

1. **标本采集**

（1）压脉带不宜过紧或压的时间过长（不超过60秒），以免引起局部的纤溶亢进影响止凝血相关检测结果。多管采血时，要保证凝血标本为第二管血。采血后及时送检。

（2）采用的抗凝剂为3.2%（109mmol/l）的枸橼酸钠抗凝，抗凝剂与血量比例为1:9。不建议使用其他浓度的枸橼酸钠或其他抗凝剂。需抗凝的标本采血量不宜过多（抗凝效果不好）或过少（抗凝剂对标本稀释大）。一般规定不超过应采集血量的±10%。当标本的HCT>55%时，应按以下公式计算校正抽血量：抽血量（ml）=抗凝剂量（ml）/[（100-HCT）×0.00185]。

2. **标本接收** 合格标本进行接收处理，不合格标本拒收，拒收标准见第一章。

3. **标本的处理（离心条件）** 分离乏血小板血浆（血小板计数应小于$5×10^9/L$）。定期（一年至少两次）对实验室离心机进行转速验证，并证明所用离心条件下得到的血浆为乏血小板血浆。自标本采集后4小时内完成检测。

4. **标本保存** 未能及时检测的样本，应尽快分离血浆保存于EP管中，做好标识（标本编号、患者姓名、检测项目、保存日期等),于-70℃以下低温保存,保存时间可达检测项目所要求的最长时限。已完成凝血分析检测的标本,保存温度为 2 ~ 8℃,保存时间一周,但此类标本只能用于查找,不可进行复查。

(二)仪器

1. 仪器的性能评价 仪器新购置时必须进行性能评价,在主要配件维修更换或其他需要时进行验证。性能评价内容包括精密度、准确度、线性、携带污染率、干扰试验、参考区间的验证。

(1) 精密度:用 2 个水平的质控血浆分别进行批内和日间重复性试验,重复测定 20 次以及每天测定 1 次,连续测定 20 天。分别计算批内和日间的均值($\bar{x}$)、标准差(S)和变异系数(CV)。要求各项检测的批内精密度均小于 1/4TEa,日间精密度均小于 1/3TEa。

(2) 准确度:分别测定两个水平的定值质控品,测得结果符合试剂厂家提供的定值范围。

(3) 线性:对于定量指标,如 Fg、D-D 等,应进行线性评价。选取一份接近预期上限的高值样本(H),分别按 100%、80%、60%、40%、20% 的比例进行稀释。每个稀释度重复测定 3 次,计算均值(偏离应小于 10%),以高值标本分别乘以 100%、80%、60%、40%、或 20% 作为理论值。将测定均值与理论值作比较,计算 y=ax+b,验证线性范围。要求:a 值在 1.00±0.05 范围内,相关系数 $r \geqslant 0.99$。

(4) 携带污染率:①异常样本对正常样本的污染:将正常样本置样本架 1 和 3 位置,异常样本置于 2 位置,每个样本分别测定 3 次,记录结果:N1、N2、N3、A1、A2、A3、N4、N5、N6。计算:k1 = [N4−Mean(N1,N2,N3)]/Mean(N1,N2,N3)。要求:小于仪器标定的范围;②正常样本对异常样本的污染:将异常样本置样本架 1 和 3 位置,正常样本置于 2 位置,每个样本分别测定 3 次,记录结果:A1、A2、A3、N1、N2、N3、A4、A5、A6。计算:k2 = [A4−Mean(A1,A2,A3)]/Mean(A1,A2,A3)。要求:小于仪器标定的范围。

(5) 干扰试验:将干扰物质(血红蛋白、甘油三酯和直接胆红素)加入正常或异常血浆中作为实验样本,而将标本稀释液加入正常或异常血浆中作为对照样本。所有样本均重复测定两次,两次测定结果偏差在 10% 以内的数据可以用于计算影响度(%)=(实验样本检测值均值−对照样本检测值均值)/对照样本检测值均值×100。

(6) 参考区间验证:以厂家提供的参考区间为依据。收集 20 名健康人血标本,用于参考区间验证。只允许有 10% 的数据超出厂家给出的参考区间,否则需制定本室参考区间。

(7) 纠正措施:①如果评价失败,应检查仪器的维护状态,是否需要清洁、维护或检修;②检查试剂,如有必要更换试剂;③检查质控品,如有必要更换另一批号的质控品;④如果以上均不能解决,通知厂家或工程师;⑤仪器的性能评价如果不能接受,将不能在日常的实验室检测中使用,应不用或停用。直到性能评价通过后,才能继续使用。

2. 凝血仪的校准 应用仪器试剂厂商提供的用于校准分析系统的校准品,根据厂家推荐的模式在各仪器上建立各项目的定标曲线。根据该曲线的低限和高限,可获得分析测量范围(AMR)。直接定量的凝血检测项目,如 Fg、D-D 测定可进行校准,PT、APTT、TT 等时间测定无法进行校准。

(1) 校准时机的选择:①具有化学或物理活性的试剂(或关键试剂)的批号改变;②QC 无法达到建立的标准;③重要的仪器维修或保养后;④厂家建议时;⑤至少每 6 个月一次。

(2) 验证 AMR:方法为:对分析测量范围验证实验中的低、高限值患者混合血浆分别进行

4 次测定,以均值表示该两个样品的测定结果。取高值和低值混合血浆,按照不同体积比将二者混合,得到一系列不同浓度的混合血浆,计算混合血浆的理论浓度,并在仪器上检测 4 次,计算测定均值。对理论值和测定均值进行线性回归,得到相关系数 r 和直线回归方程 $Y = bX + a$。以 b 在 0.97 ~ 1.03 之间,$r \geqslant 0.975$,且 a 接近于 0,作为判断标准。若符合以上要求,则接受获得的 AMR。否则,应缩小分析测量范围再进行评价。

(3) 确定临床可报告范围(CRR):结合临床需求、最大稀释度、AMR 等确定 CRR。

3. 凝血仪的比对 每年两次对本室进行相同检测项目的两仪器进行比对,如有需要可增加比对次数。

(1) 比对方法:每一项目的检测各在至少 5 天共选用患者标本 40 份,其中包含正常、异常结果的标本,也应覆盖黄疸、脂血和溶血标本。在每台仪器上,每份标本均进行相应项目的检测两次。

(2) 可接受标准:最大可接受误差为 TEa/2(其中 PT、APTT、FIB、TT 和 D-D 的 TEa 分别为 15%、15%、20%、20%、30%),据此计算各医学决定水平的可接受误差水平。

实验仪器与比对仪器之间的相关系数大于 0.90;各医学决定水平的预期偏差的 95% 的置信区间两侧至少有一侧绝对值小于可接受误差水平。若两侧绝对值均小于可接受误差水平,判断为“优”,若仅有一侧绝对值小于可接受误差水平,则判断为“良”。在各医学决定水平上的判断均为“优”和“良”时,实验仪器与比对仪器间的一致性均可接受。若某一项目在某一医学决定水平上的预期偏差的 95% 的置信区间的两侧绝对值均大于可接受误差水平,则判断为“差”,表明实验仪器与比对仪器在进行该项目的检测时,在某一医学决定水平上的一致性不可接受。

(3) 比对结果评价:将所有检测结果录入,并绘制散点图,进行直观判断,同时剔除离群点,不纳入以下计算。计算实验仪器与比对仪器之间的相关系数(r)及标准误、预期偏差及其 95% 的置信区间。

(4) 评价后处理措施:若实验仪器与比对仪器的一致性可接受,则可使用各台实验仪器进行标本检测。

血凝仪比对不一致时的处理措施 ①分析比对失败原因,进行相关处理;②进行仪器校准,或在必要时通知工程师进行检修后再进行比对;③应用比对结果进行相应调节,得到相应系数;校正后应用质控进行校正验证;再应用 10 份标本进行校正后比对验证。

4. 仪器操作、维护和保养 严格按说明书规范操作,定期对仪器进行维护和保养。

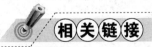
相关链接

Plebani 和 Carraro 等为调查血栓与止血试验结果错误来源,分析了美国 Padua 大学附属医院 ICU、内科和外科的住院患者三个月 40 490 份急诊标本,结果发现实验结果错误率为 0.47%(共 189 个错误结果)。其中 68% 的错误来自分析前,而分析中和分析后的错误率仅为 14% 和 18%。由此可见,分析前过程对血栓与止血试验检测结果的准确性影响非常明显,远远超过了分析中和分析后。

二、分析中质量控制

分析中也称分析过程，是指检验项目分析开始至完成这一时间段或过程。分析中的质量控制是保证患者合格标本结果准确性的关键，包括室内质控和室间质评两方面。

（一）实验室室内质量控制（IQC）

包括质控品要求、质控频率、靶值和标准差的确定、质控规则、失控的判断及处理。

1. 质控品要求　与血凝仪配套的质控物，至少应包括高、低两个水平；每天在开机进行标本检测前进行质控品的检测，检测中每隔 8 小时应进行质控品检测；所有质控应与常规标本等同对待，由当天工作人员进行检测。

2. 质控限的确定

（1）靶值（$\overline{X}$）和标准差（S）的确定：在开始室内质控时，首先要设定质控品的靶值。应对新批号质控品的各个测定项目自行确定靶值。靶值必须在实验室内使用自己现行的测定方法进行确定。定值质控品的标定值只能做为确定靶值的参考。

（2）暂定靶值和标准差的设定和应用：在应用新批号质控物前，检测新批号的质控 10 天，每天测 2 次，计算 20 次质控测定结果的均值 $\overline{X}$，作为暂定靶值；根据旧批号质控品在所有仪器上的累积 CV 的均值和上述的暂定靶值计算出暂定标准差。应用新批号质控品第一个月，以上述的暂定靶值和标准差作为室内质控图的靶值和标准差；一个月结束后，将该月在控结果与前 20 个质控测定结果汇集在一起，计算出第一月的累积均值，该累积均值作为第二个月质控图的靶值。

（3）常用靶值和标准差的设立和应用：重复上述操作过程。三个月后，以最初 20 个数据和三个月在控数据汇集的所有数据计算的累积均值作为质控品有效期内的常用靶值，以累积标准差作为标准差，进行室内质控图的绘制。

3. 质控规则　Westgard 推荐六个控制规则，包括：①12S 控制规则；②13S 控制规则；③22S 控制规则；④R4S 控制规则；⑤41S 控制规则；⑥10$\overline{X}$ 控制规则。

各实验室应根据具体情况采用多规则控制，如 13S 控制规则、22S 控制规则、R4S 控制规则。

4. 质控图的绘制　宜使用 Levey-Jennings 质控图，Levey-Jennings 质控图或类似的质量控制记录宜包含以下信息：①检测质控品的时间范围；②质控图的中心线和控制界线；③仪器/方法名称；④质控品的名称、浓度水平、批号和有效期；⑤试剂名称和批号；⑥每个数据点的日期；⑦操作人员的记录。

5. 分析和处理

（1）判断：根据所选用的质控规则对质控结果进行分析判断，并记录；结果在控后才能进行临床标本的检测。

（2）室内质控失控的处理见图 4-11。

（3）质控失控时临床标本的处理：要求质控结果在控后才能进行临床标本的检测和审核。如质控失控原因为偶然误差和原质控品失效，则可对已检测的临床标本结果进行审核。其他原因均不能进行标本审核，需找到失控原因，复查质控结果在控后，重新检测临床标本先前的失控项目后，再进行报告审核。

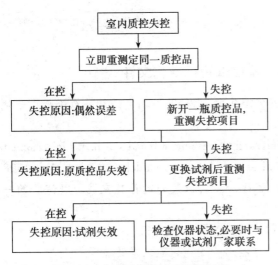

图4-11　室内质控失控处理流程图

6. 室内质控数据的统计和保存

（1）质控数据的统计：统计每个测定项目原始质控数据的平均数、标准差和变异系数；计算累积平均数、标准差和变异系数；对当月的所有质控数据进行分析和汇总。

（2）质控数据的保存：至少保存两年。

（二）实验室室间质量控制评价（EQA）

室间质量评价（EQA）分析的目的是通过实验室间的比对，了解本实验室检测结果的准确度、一致性，以便纠正和改进实验室的质量。包括国家卫生和计划生育委员会临检中心（CNCCL）的EQA、美国临床病理学家协会（CAP）的能力比对（PT）、仪器厂家的全球实验室室间质控评价以及实验室替代能力评估系统（APAS）。收到EQA回报后，组织相关人员进行总结，对问题进行讨论分析制定解决方法，并记录留档。

三、分析后质量控制

分析后是指检验项目分析完成到申请检验的临床医生得到检验结果这一时间段或过程。

1. 标本的复检及报告的审核

（1）审核的要求：①患者标本的审核需在质控结果在控后进行；②报告审核前的检查和复核。

（2）检查和复核的条件：①当患者结果与历史数据不符时；②当患者结果与患者病情不符时；③无历史数据和患者资料的患者，结果异常时；④所有的危急值结果。

（3）检查内容：①检查LIS系统的患者信息是否与标本上的信息一致，如不一致，查找原因并纠正错误后复查；②检查抗凝试管使用是否正确，如抗凝剂错误，纳入不合格标本的处理；③检查是否采血较多或较少，如采血过多或过少时，纳入不合格标本的处理；④检查是否患者的HCT是否大于0.55，如HCT大于0.55，则通知临床采血人员，根据公式调整抗凝剂或采血量后再送检；⑤检查是否有无凝块存在。可采用肉眼观察和玻棒挑动标本的方法检查。另外，可观察标本的Fg检测结果是否偏低。如存在凝块，纳入不合格标本的处理。

（4）审核：若以上检查均未见异常，需对标本进行复查。两次结果一致，进行报告审核，紧急值结果纳入紧急值结果的处理程序。如两次结果不一致，需进行再次复查，如能判断初次结果由偶然误差导致，则可根据后两次结果进行标本审核。如无法判断，则通知临床再次送检。

2. 危急值的处理　如出现检验结果处于危急值状态，应立即验证并及时与临床沟通，妥善保存相关资料。

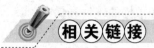

NCCLS 制定的止凝血试验标准化文件

NCCLS 是一个专门致力于临床实验室标准化的组织,其所制定的相关血栓与止血试验标准化文件包括:

1. NCCLS AH21-A3 Collection, transport, and processing of blood specimens for coagulation testing and general performance of coagulation assays; Approved guideline-third edition (1998). 这一指南包含血凝试验标本的采集、运输、贮存、处理,血浆的贮存及完成血凝试验的一般性推荐。

2. NCCLS AH45-A Performance of the bleeding time test; Approved guideline (1998). 这一指南包括出血时间测定(TBT),并描述了可能影响这一试验结果的原因。

3. NCCLS AH47-A One-stage prothrombin time (PT) test and activated partial thromboplastin (APTT) test; Approved guideline (1996). 这一指南为临床实验室检测 PT、APTT 的指导,同时包含检测结果报告及误差来源鉴定。

4. NCCLS AH30-H2 Procedure for the determination of fibrinogen in plasma; Approved guideline second edition (2001). 这一指南介绍了临床实验室完成纤维蛋白原测定的一般性指南,也包括纤维蛋白原结果的报告及体内外可能影响纤维蛋白原结果的状况。

第四节 血栓与止血检查的临床应用

出血性疾病是由于遗传性或获得性原因导致机体止血、凝血活性减弱或纤溶活性增强,引起自发性或轻微外伤后出血难止的一类疾病。

(一)一期止血缺陷筛检试验的应用

一期止血缺陷是指血管壁和血小板异常所引起的止血功能的缺陷,主要是由于毛细血管壁通透性、脆性增加或血小板数量、质量异常所致的出血。临床上称为毛细血管-血小板型出血。常用筛检试验为 BT 和 PLT,其临床应用见图 4-12。

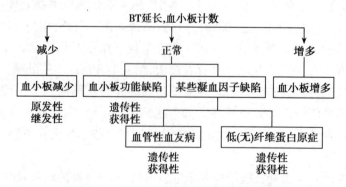

图 4-12 一期止血缺陷筛检试验的临床应用

（二）二期止血缺陷筛检试验的应用

二期止血缺陷是指凝血障碍和抗凝物质所引起的止血功能缺陷,主要是由于凝血因子缺乏或体内产生病理性抗凝物质所致出血,临床上常称为凝血障碍-抗凝物质型出血。常用筛选试验为 PT 和 APTT,其临床应用见图 4-13。

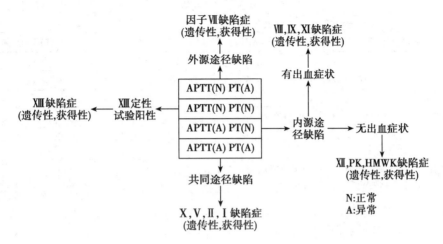

图 4-13　二期止血缺陷筛检试验的临床应用

常见出血性疾病的筛选试验结果分析及实验室检查路径(表 4-8,图 4-14)。

表 4-8　常见出血性疾病的筛选试验结果分析

主要疾病	PLT	TBT	PT	APTT
血管性紫癜	正常	正常或延长	正常	正常
血小板减少症(遗传性、获得性)	减少	延长	正常	正常
血小板功能异常性疾病	正常	延长	正常	正常
血管性血友病	正常	延长	正常	延长
内源性途径凝血异常	正常	正常	正常	延长
外源性途径凝血异常	正常	正常	延长	正常
多源或共同途径凝血异常	正常	正常	延长	延长
DIC	减少	延长	延长	延长

（三）手术前止凝血功能筛检

手术前止凝血功能主要根据患者的病史(家庭史和出血史)、体格检查和实验室检查等资料进行综合分析判断。其中,实验室检查一般要联合应用 PT、APTT 和 PLT。

（四）弥散性血管内凝血（DIC）的实验室诊断

DIC 是在原发疾病基础上,凝血和纤溶系统被激活,导致全身微血栓形成,凝血因子被大量消耗并继发纤溶亢进,引起全身性出血及微循环衰竭的临床综合征。DIC 的实验室诊断既是 DIC 诊断的重要组成部分,又是 DIC 治疗的依据。PLT 减少、PT 延长、APTT 延长、Fg 降低、

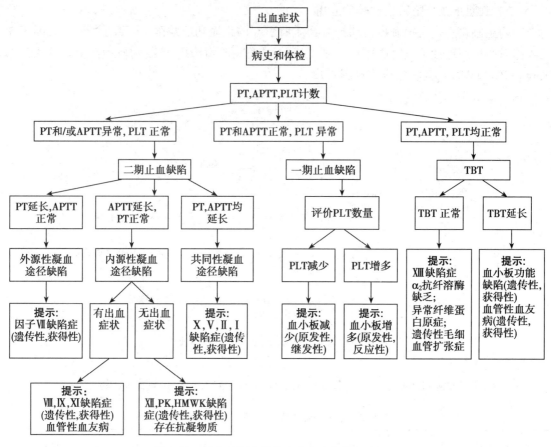

图 4-14　凝血功能障碍性疾病实验室检查路径图

D-D 明显增高是 DIC 最常用的实验诊断标准。对上述指标的动态检测,出现 PLT 和 Fg 进行性降低,D-D 进行性增高,对 DIC 的诊断价值更高(图 4-15)。

(五)抗凝与溶栓治疗的监测

抗凝和溶栓治疗过程必须进行监测以避免出血的发生。抗凝药物不同监测指标不同,不同疾病状况抗凝目标也不尽相同。口服抗凝剂时检测 PT,得到其 INR 值作为监测指标;普通肝素最常使用 APTT 检测作为其监测指标;凝血酶时间、纤维蛋白原检测用以监测溶栓效果和调整用药剂量。

1. PT　是监测维生素 K 拮抗剂类口服抗凝剂的首选指标。美国胸科医师学会推荐预防深静脉血栓形成(DVT),INR 应控制在 1.5 ~ 2.5 之间;治疗 DVT、肺梗死(PE)、一过性脑缺血发作(TIA),INR 应控制在 2.0 ~ 2.8 之间;心肌梗死(MI)、动脉血栓和人工心脏瓣膜置换术、反复 DVT 和 PE 的患者,INR 应控制在 2.5 ~ 3.0 之间。由于亚洲人体表面积较小,建议国人口服抗凝剂使用时,调整 INR 在 1.8 ~ 2.5 之间为宜。

2. APTT　是监测普通肝素(UFH)的首选指标。小剂量肝素(5000 ~ 10000)U/24h 使用时,可不作实验室监测,但使用中等剂量 UFH(>10 000U/24h)时,必须进行监测。监测目标为使 APTT 达到正常对照值的 1.5 ~ 2.3 倍,此范围内的 UFH 剂量,抗凝效果最好且出血风险最小。APTT 达到正常对照值的 1.5 倍时,定为肝素的起效阈值;APTT 超过正常对照值的 2.5 倍时,出血概率增加。

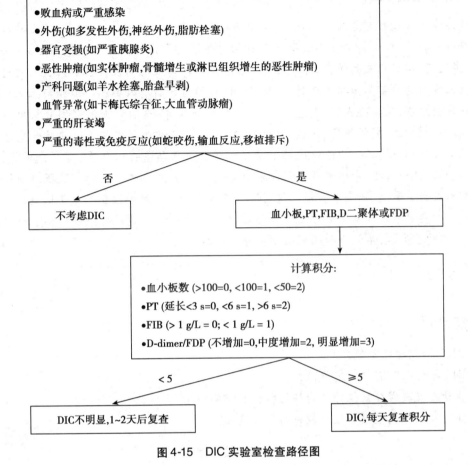

图 4-15 DIC 实验室检查路径图

3. Fg 和 TT　溶栓治疗过程中常用的监测指标是 Fg 和 TT。多数学者认为,Fg 维持在 1.2 ~ 1.5g/L,TT 维持在其基础的 1.5 ~ 2.5 倍可达到溶栓治疗安全有效的目的,若 Fg 低于 1.0g/L,则出血的风险增加。

【案例分析】　一般资料:老年男性,拔牙 8 小时后出现伤口渗血不止。无皮肤出血点,无血尿,既往无类似表现,亦无类似家族史。患者有风心病、房颤病史多年,用药品种及剂量均不详。

实验室检查:PLT 152×10⁹/L,PT 126 秒,APTT 84 秒,TT 23 秒,FIB 2.45g/L,肝功能正常

分析:以 PT,APTT 同时延长为出血原因的疾病状态通常有以下几种:特殊药物的使用(最常见是肝素或华法林的过量使用)、特殊物质的中毒、严重的肝脏功能损害、弥散性血管内凝血。该病员无肝病史,肝功能正常,排除肝病引起的凝血障碍,患者也无诱发 DIC 的基础疾病,DIC 得以排除。患者有心脏病病史,疑为长期服用抗凝药物过量所致。

措施:电话联系患者,证实患者有心脏病病史,且长期服用多种治疗风心病药物(抗凝药物华法林,抗血小板制剂阿司匹林、双嘧达莫等)。

结论:患者过量服用华法林引起凝血功能障碍。

学习小结

生理性止血过程可分为一期止血(主要涉及血管壁和血小板)、二期止血(主要涉及凝血因子和抗凝蛋白)和纤维蛋白溶解三个时相。通过对常用筛查试验检测原理、方法及评价、参考区间、临床意义的学习,可帮助我们合理选择应用此类简便、快速的试验,对患者止血与凝血方面的异常作出初步判断,对抗凝和溶栓治疗进行有效监测。血栓与止血检验涉及多种实验方法,包括凝固法、发色底物法、免疫比浊法等,全自动血液凝固分析仪多数可联合几种检测方法,提供简便、快速、准确的检测结果,自动血凝仪购置时应结合实际工作需要综合评价作出选择。检验结果的准确性依赖于全面质量保证体系,贯穿分析前、分析中、分析后的整个过程,由内部质量控制和外部质量控制来维持。分析前过程对血栓与止血检测结果影响最大,应高度重视。仪器性能评价、校准、比对和维护保养是检测结果准确性的保障。室内质控和室间质评是保证检测结果准确性的关键。失控应按相应程序进行处理,当日质控失控,不能进行临床检测报告的审核。

(周 静)

复习题

1. PT 的检测原理是什么?
2. INR 是什么? 有何临床价值?
3. 自动血液凝固分析仪的性能评价指标有哪些?
4. 简述凝血检测室内质控失控时的处理流程?

参 考 文 献

1. 叶应妩,王毓三,申子瑜. 全国临床检验操作规程. 第 3 版. 南京:东南大学出版社. 2006.
2. 刘成玉,罗春丽. 临床检验基础. 第 5 版. 北京:人民卫生出版社. 2012.
3. 彭黎明,邓承祺. 现代血栓与止血的实验室检测及其应用. 北京:人民卫生出版社. 2004.

第 五 章

血液流变学检验

第一节 基本理论

血液流变学是研究血液宏观流动性质。研究血液的流动性、血液的有形成分、血管和心脏的黏弹性在罹患疾病时的变化,了解这些变化的病理生理意义,以利于疾病的诊断、治疗和预防的血液流变学,又称为临床血液流变学或医学血液流变学。

血液具有一定的黏度,当血液在血管中流动的时候,黏度对血液的流动状态有着很大的影响。血液主要由红细胞、白细胞、血小板等有形成分和一些蛋白质等大分子物质所组成。其中红细胞的数量最多,因而对黏度影响最大。红细胞的弹性、聚集能力、变形能力等对血液的宏观性质有很大的影响。因此,除了需要研究血液的宏观性质外,还要研究血液组成成分的流动及变形规律,例如对红细胞的聚集性、变形性的研究。通常,将血液黏度、流动特性、变形规律等统称为血液的流动特性。

相关链接

1920 年,Binhan 首先提出流变的概念,即在应力的作用下,物体可产生流动与变形。1948 年 Copley 提出生物流变的概念,即血液和淋巴液等体液,玻璃体,血管、肌肉、晶体等软组织,甚至骨骼的细胞质等均可发生流变。1951 年,提出研究血液及其有形成分的流动性与形变规律的流变叫血液流变学(hemorheology)。形成了一门由生物、数学、化学及物理等学科交叉发展的边缘科学,其中研究全血在各切变率下的表现黏度称为宏观流变学,而研究血液有形成分的流变学特性,如红细胞的变形、聚集、表面电荷等,称为血细胞流变学

（cellular hemorheology）。近年从分子水平研究血液成分的流变特性，如红细胞膜中骨架蛋白、膜磷脂对红细胞流变性的影响，血浆分子成分对血浆黏度的影响等，属于分子血液流变学（molecular hemorheology）。

血液在血管中流动是一种表现为中央流速快，周边流速慢的"套管式"流动。所谓的"套管式"流动实际上是一种分层运动，又称层流。在快慢两层液体之间形成了流速差，快的一层给慢的一层以拉力；而慢的一层给快的一层以阻力，又称为内摩擦力。这决定了血液流变学具有以下特点：

一、血液在大血管中流动

血液在大血管中流动时，通常表现为中心快而外周慢的套管式流动。此时血液可看作是牛顿流体。在大血管的中心处，液体的流速最大，在管壁处的流速最小（紧贴管壁处速度为零）。这种套管式流动是一种圆筒形的分层流动：处于中心邻近的小圆筒层流动较快，而那些邻近管壁的大圆筒层流动较慢。快慢两层之间运动速度不一样，它们之间的速度差和距离差可以用一个参数表示，就是切变率，用 γ 表示。计算公式是：

$$切变率（\gamma）= 速度差（cm/s）/距离差（cm）$$

切变率的计量单位是 s^{-1}。

切变率是液体（血液）内部运动（流动）的重要因素。一般来讲，切变率高，液体流速快；反之，液体流速慢。

二、血液在毛细血管中流动

在微循环中，流动中的血液不再是均匀、连续的流体，微血管管径与红细胞直径量级相当，表现为非牛顿流体的特征。因此，研究微循环中血液的流变特性就显得更为重要。

1. 血浆层　血液在微血管中流动时，管壁附近有一明显的边界层存在，其内没有红细胞而全部为血浆所充满。由于血浆层的存在，血液在微血管中流动时所受的阻力大为降低，改善了微循环流动状态。

2. Fahraeus-Lindqvist 效应（F-L 效应）　在管径<1mm 的血管中，血液的表观黏度随血管管径的减小而降低。直接的原因是当血液从粗管向细管流动时，红细胞的浓度随管径的减小而减小，这就是 F-L 效应。但是当管径降至与红细胞直径相当或更小时，红细胞的变形增大，流动阻力增加，全血黏度随管径的减小而增加。这就是 F-L 逆效应。血液的表观黏度从随血管管径的减小而降低到随管径的减小而增加的转折点的血管直径，称为血管 F-L 效应的临界直径。F-L 效应及逆效应对微循环的血流动力学、物质交换等的研究都具有十分重要的意义。

3. 趋轴性　血液在血管中流动时，红细胞不是充满整个血管，而是表现出明显的趋轴性。愈接近血管轴心，红细胞愈密集；愈接近管壁，红细胞愈稀少。这是由于壁面的切应力远远大于轴心，红细胞靠近壁面运动时要消耗更多的能量，而靠近血管轴心运动时所受的阻力要小得多。根据物质运动的最小能耗原则，红细胞以消耗能量最小的方式运动。

血液是一种悬浮系统,有形成分中大部分是红细胞,此外还有少量的白细胞及血小板等,这些成分共同悬浮在血浆中。血浆是一种复杂的水样溶液,主要是水和高分子化合物,如清蛋白、球蛋白、纤维蛋白原等。影响血液流变特性的主要因素是红细胞的特性,它可看做是高度可变形的中间充满液体的弹性薄壳体。白细胞的变形性、血小板的聚集性、纤维蛋白原浓度等对血液的流变特性也有一定的影响。

第二节 常用检测项目

血液流变学的研究范围非常广泛,一般包括全血黏度、血浆黏度、血细胞比容、红细胞聚集性、红细胞变形性、红细胞电泳、红细胞膜的微黏度、血液的触变性、黏弹性、血小板聚集性、血小板粘附性、血栓弹力图、体外血栓的形成与测定、血浆纤维蛋白原及红细胞沉降率等;随着研究的深入和仪器的不断改进,白细胞的流变特性也开始受到人们的关注。此外,分子水平的研究也逐渐渗入到血液流变学的研究领域中,如红细胞膜的结构特性、膜上受体的表达和分布及其与流变学特性之间的关系等。

一、全 血 黏 度

全血黏度是衡量血液流动性的指标,黏度越大流动性越小,反之越大。全血黏度主要由血细胞比容(HCT)、红细胞聚集性、红细胞变形性、红细胞表面电荷、血浆黏度、纤维蛋白原含量以及白细胞、血小板流动性等血液内在因素决定;此外,测量条件如温度、pH、渗透压、标本存放时间、抗凝剂、检测方法和仪器等也可影响测定结果。

【检测原理】

1. 毛细管黏度计法测定 毛细管黏度计法是指一定量的液体,在一定压力驱动下,通过一定管径的毛细管所需时间来计算液体的黏度,其公式为:

$$\eta = \eta_0 t / t_0$$

η_0 为已知黏度,t_0 为已知流过时间;η 为待测液体黏度,t 为流过时间。

2. 旋转式黏度计法测定 在样品中有一个同轴的锥体,当样品槽旋转时,血样越黏,通过血样传入到锥体的扭矩越大,检测锥体受力的大小可得出样品的黏度。

【方法学评价】

1. 毛细管黏度计法 使用的仪器具有价格低廉、操作简便、快速、易于推广等优点,尤其适合基层医院临床检验工作的需要。但由于仪器测量原理所限,造成了它的致命弱点是切变率不易确定。在毛细管中的不同位置,切变率是不一样的,不同样品所受到的壁面切应力也不一样。使得确定切应力与黏度之间的关系变得十分困难;对进一步研究红细胞、白细胞的变形性,血液的黏弹性等流变特性也无能为力。因此,这类仪器较适用于测量牛顿流体,如血浆黏度等,而不适用于测量非牛顿流体,如全血黏度等。

2. 旋转式黏度计法 是研究血液流变学较理想的仪器,通过研究切变率和切变应力之间的关系,可以定量地了解血液、血浆的流变特性,红细胞与白细胞的聚集性、变形性、内黏度、黏弹性、时间相关性等很多流变特性。操作使用较简单,但要求精细且价格相对毛细管黏度计要贵一些。

【质量保证】

1. 试剂 抗凝剂:肝素 10~20U/ml 血;EDTA·2Na 1.5g/L 血。

2. 对比液体最好用蒸馏水或生理盐水。

3. 重视毛细管的清洗,上一个样品的残留物对下一个样品测量结果有影响。

4. 采血 使用 7 号以上的针头,避免过细的针头对红细胞产生剪切力,从而破坏红细胞。尽量缩短压脉带压迫时间,避免溶血。血液黏度在早 8 点左右最高,晚 8 点左右最低,故采血时间宜固定。

5. 标本处理 血液需经抗凝处理后才能用于测量,抗凝剂对血液流变特性的影响不可忽视。抗凝剂一般用肝素或 EDTA,使用肝素抗凝时,建议 37℃ 烘干后使用,肝素用量为 20~30U/ml 血液。EDTA 用量 3.4~4.8mmol/L 血液。血液放入后要摇匀。如使用液态抗凝剂柠檬酸钠、EDTA 等,则应考虑其对血液的稀释作用。同一批实验宜采用同一批号同种抗凝剂。抗凝血在 4℃ 可保存 12 小时,37℃ 宜在 1 小时内完成。若采血后立即测定,血黏度偏低,宜静置 20 分钟后再测定。

6. 温度控制 血液黏度随温度不同而改变,在 30~37℃ 内影响更大。理论上应与人体温度一致(37℃),但 37℃ 血液黏度低,需要仪器有较高的灵敏度,否则误差更大。故可选 25℃ 或 23℃ 测定。同一批实验应在同一温度下测量,不同温度时的测量结果之间不能比较。温度高时应考虑测量时间的增加、流体蒸发等因素对其流变特性的影响。

7. 测量前充分混匀。

8. 测量顺序 用剪切率可调的仪器测量时,应考虑测量顺序的影响。建议测量从低剪切率开始,逐渐增加。需要注意的是在低剪切率测量时,随着测量时间的增加,血样中有形成分的沉降对测量结果的影响。

【参考区间】

1. 毛细管黏度计法测定

全血黏度 男:(4.25±0.41)mPa·s;女:(3.65±0.32)mPa·s。

全血比黏度 男:(7.764±1.05)mPa·s;女:(4.568±1.60)mPa·s。

由于血液黏度受各种因素的影响,即使应用通用的仪器和标准化的操作方法也难以获得一致的参考范围,因此不同的实验室应具有自己的参考范围。比黏度指两种液体的黏度区别。如果使用一种已知黏度的液体,如以蒸馏水或生理盐水做参照液体,就可以间接测量血液的黏度。这种比黏度的概念一般是使用在血浆黏度的测定上,因为它被看做是牛顿液体,在测定其黏度时只选择一个切变率条件即可,不像测定全血黏度必须选择不同的切变率作为检测条件。

2. 旋转式黏度计法测定

全血黏度:低切(mPa·s)10(1/s):男:6.8~9.58;女:6.50~9.25;

全血黏度:中切(mPa·s)60(1/s):男:4.15~5.57;女:4.35~5.45;

全血黏度:高切(mPa·s)150(1/s):男:3.73~4.60;女:3.65~4.40。

【临床意义】

1. 血浆蛋白异常引起的血液黏度升高 全血黏度的高低与血浆蛋白浓度有很大关系,许多血浆蛋白异常的疾病都可以表现出明显的高黏滞性,如多发性骨髓瘤、巨球蛋白血症、先天性高纤维蛋白原血症、某些结缔组织病等。由于血浆中蛋白含量的异常升高,使血浆黏度明显升高,进而使血液黏度升高。另外,血浆蛋白的增加也可导致红细胞的聚集,特别在低切变率时更为明显,从而进一步导致全血黏度的升高。

2. 红细胞数量增多引起的血液黏度升高　一些可导致红细胞数量增多的疾病也可以引起血液黏度升高,原发性或继发性红细胞增多症、肺心病、烧伤、严重脱水、高原环境、长期缺氧等都可造成红细胞数量的明显增多,从而导致血液黏度升高。红细胞增多常伴有红细胞内黏度和红细胞聚集性的改变,根据不同变化情况可分为4类:①内黏度和聚集性均正常;②内黏度正常,聚集性增高;③内黏度升高,聚集性正常;④内黏度和聚集性均升高。

低切变率时的血液黏度主要由红细胞聚集产生,这是由于低切变率时红细胞主要以群体方式存在,红细胞彼此之间的聚集能力直接影响低切变率的黏度。高切变率时的血液黏度主要由红细胞的变形性产生,这是由于高切变率时红细胞主要以个体方式存在,单个红细胞的流变特性就显得非常重要,它会直接影响高切变率的黏度。

3. 血液病引起的血液黏度升高　如镰状细胞性贫血、异常血红蛋白病、球形细胞增多症等,常可导致红细胞流变特性的恶化;如红细胞内黏度升高、聚集性增加、膜的稳定性和流动性下降,使得血液在流动时阻力加大,红细胞更易受到破坏。某些血液病如贫血,红细胞数量减少,虽然也伴有红细胞流变行为的异常,但全血黏度可能是正常的,甚至是降低的。

4. 复合因素引起血液黏度升高　事实上很多疾病的血液黏度改变都是由多种原因造成的,如心、脑血管疾病的红细胞浓度、全血黏度、血浆黏度、红细胞聚集性、血小板聚集性升高和红细胞变形性下降。心肌梗死后,红细胞、血小板聚集物明显增多。另外,糖尿病、外周动脉性疾病、高血脂、肿瘤等也都可观察到血液流变指标恶化的趋势。

二、血浆黏度

【检测原理】　血浆中含有各种蛋白质、脂类和电解质,其中蛋白质对血浆黏度影响最大,这主要取决于蛋白质分子的大小、形状和浓度。纤维蛋白原对血浆黏度的影响最大,球蛋白次之,白蛋白影响最小。此外,蛋白质还通过与红细胞相互作用,引起红细胞聚集性增加和变形性降低,进而引起血液黏度升高。用于血浆黏度测量的毛细管黏度计的结构和测量原理同全血黏度测定。

【参考区间】　血浆黏度　男:(1.76 ± 0.04)mPa·s;女:(1.78 ± 0.06)mPa·s。

【临床意义】　增高常见于巨球蛋白血症、多发性骨髓瘤、高脂血症、球蛋白增多症、高血压等。

三、红细胞变形性

红细胞变形性(red cell deformability,RCD)或称红细胞的柔顺性(flexibility)或流动性(fluidity),可定义为正常红细胞具有能通过比自身直径小的毛细血管的能力。当血液在微循环系统流动时,血管管径与红细胞直径相当或更小,红细胞要承受很大的剪切力,发生很大的变形才能通过微血管。而在大血管中,红细胞的尺度比血管管径小得多,血液被认为是均匀的连续介质,不再考虑单个红细胞的流变行为。红细胞是机体内重要的物质交换单位,血液将氧和营养成分运输到全身各器官和组织,同时收集废物。微循环正是进行这一物质交换的场所,可见红细胞的变形能力是影响机体新陈代谢的重要因素。

红细胞变形能力的正常与否主要由红细胞膜的力学性质、红细胞内液的黏度和红细胞的几何形状等因素决定。一些外在因素,如血管管径、红细胞数量、血浆黏度、pH 值、渗透压等对变形能力都有影响。

【检测原理】

1. 黏性测量法　血液的表观黏度随切变率升高而降低,高切变率下血液的表观黏度主要由红细胞的变形性决定。在相同血细胞比容、介质黏度和切变率时,表观黏度降低者红细胞的平均变形性越好。因此,通过测定血液在高切变率下的表观黏度及相应的血浆黏度和血细胞比容值可间接估计红细胞的平均变形性。

2. 微孔滤过法

在正常状态下,红细胞很容易通过比自身直径小的孔道;在病理状态下,由于红细胞变形能力下降,其通过微细孔道的阻力增加。微孔滤过法采用红细胞通过滤膜上微孔($3 \sim 5 \mu m$)的能力来反映红细胞变形性。红细胞滤过仪,主要由滤膜、负压发生系统和控温三大部分组成。测量一定体积的悬浮液和介质流过滤膜所需时间 t_s 与 t_0。用滤过指数(IF)表示红细胞的变形性,按下列公式计算。IF 越高,红细胞变形性越差。

$$IF = \frac{t_s - t_0}{t_0(Hct)}$$

【方法学评价】

1. 黏度测量法的优点是能直接得到红细胞群体的变形性情况、定量的红细胞变形指数和内黏度值,为不同疾病间的相互比较和资料处理提供了数学基础。缺点是不能得到单个红细胞的流变特性,无法定量了解变形量与测量值之间的确切关系。

2. 微孔滤过法是目前国内外广泛采用的方法。这种方法可以了解单个红细胞的流变特性,与黏度测量法结合使用,可以全面了解红细胞的流变行为,提供更多的有用信息。

【质量保证】

1. 黏度测量法

(1)器材:最好使用有较宽切变率范围的旋转式黏度计,切变率选择在100/s 以上。采血方法和抗凝方法同血液黏度测量。

(2)红细胞膜的黏弹性发生改变,可导致红细胞膜变硬,变形性减低。

(3)红细胞形状改变,其表面积与体积之比发生改变,影响红细胞的变形性。

(4)红细胞内血红蛋白发生聚集和沉淀时,红细胞内黏度升高,变形性降低。

(5)红细胞的变形性随切变率的增快而增加。

(6)红细胞浓度增大时,红细胞间的间隙变窄,切变率增加,变形性增大。

(7)血浆中介质的含量影响红细胞的变形性。

2. 微孔滤过法

(1)抗凝:由于肝素容易引起血小板聚集不宜采用,宜用 EDTA·2Na 抗凝。

(2)悬浮介质采用等渗的 PBS(pH 7.4)。使用前应用 G_2 过滤器过滤除去其中的颗粒。

（3）微孔筛的孔径、厚度要有均一性,微孔边缘要光滑,不能有毛刺等。

（4）细胞比容应控制在 10% 左右。

【参考区间】

1. 黏度测量法

$180s^{-1}$ 为小于 1.00。

2. 微孔滤过法

全血滤过法:0.29±0.10。

红细胞悬浮液滤过法:0.98±0.08。

【临床意义】 红细胞变形能力的降低在一些溶血性疾病的发生、发展过程中占有重要地位,也是造成红细胞寿命缩短的重要原因:

1. 红细胞内黏度异常 正常红细胞内黏度约为 $6\sim7mPa \cdot s$,当红细胞的血红蛋白浓度显著升高时,内黏度亦呈指数上升。另外,pH、渗透压及红细胞的钠钾泵等也可影响内黏度。一些未成熟红细胞的变形能力也显著低于正常红细胞。常见于镰状细胞性贫血、海洋性贫血等疾病。

2. 红细胞膜结构形态异常 如球形、椭圆形红细胞增多症,免疫性溶血性贫血等疾病,红细胞形状明显不同于正常红细胞,表面积与容积比、携氧能力和代谢能力显著降低,红细胞膜的稳定性下降,在流动中容易受到破坏,造成红细胞破碎、溶血。

四、红细胞聚集性

红细胞在正常情况下呈分散状态。实验证明人体内的红细胞表面带有负电荷,当负电荷多时,由于静电排斥红细胞不易聚集,当负电荷减少时,红细胞容易形成缗钱状聚集。当切变率高于 $50s^{-1}$ 时,聚集容易被破坏,红细胞呈单个分散状态,若由于疾病时血浆中纤维蛋白原和球蛋白等浓度增加,红细胞聚集体增多,红细胞聚集性增强,血液流动性减弱,使循环血液灌注量不足,导致组织或器官缺血、缺氧。

引起红细胞聚集的原因,除红细胞带电减少外,大部分是由于球蛋白的增高,特别是与纤维蛋白原的增高有关。红细胞聚集指标主要有:血沉、血沉方程 K 值、红细胞电泳。一般来说血沉快可反映红细胞聚集性增加,但由于血沉受许多因素影响,特别是红细胞多少的影响,故有人提出用血沉方程 K 值来排除这些影响因素的干扰。

【检测原理】 当红细胞聚集时,随着红细胞聚集体的形成及其比重的增加,红细胞沉降率在一定程度上反映红细胞的聚集性,但受血细胞比容、血浆黏度、红细胞表面电荷、温度以及血浆与细胞之间密度差等因素的影响。因此可利用血沉方程求出 K 值,由 K 值估计红细胞的聚集性。

$$血沉\ K\ 值=血沉测定值（血浆比容+en\ 血细胞比容）$$

en 是自然对数。这样,血沉 K 值越大,表明红细胞聚集性越强。

【参考区间】 K 值的均值为 53±20。

【临床意义】 K 值增高反映红细胞聚集性增加。K 值正常而血沉增快反映血细胞比容减低;血沉增快伴 K 值增大,可肯定血沉增快;血沉正常,而 K 值正常,可肯定血沉正常;血沉正常,而 K 值增大,则可肯定血沉加快。

在以下疾病状态,如异常蛋白血症、感染性胶原病、炎症、恶性肿瘤、合并微血管障碍糖尿病,以及心肌梗死、外伤、手术、烧伤等所致组织溃疡都会发生血管内红细胞聚集,在小静脉和小动脉中也可发现血管内红细胞聚集,然而对于健康人的小动脉,则不会发生血管内红细胞聚集,小动脉血管内红细胞聚集会引起血流障碍、组织供氧障碍、血管内皮细胞的降氧障碍等。

五、红细胞电泳时间

红细胞电泳时间是反映红细胞聚集性的又一参数。红细胞电泳技术通过测量细胞在电场中的泳动来反映细胞表面电荷,进而研究细胞的表面结构和功能。红细胞表面带负电荷,电泳时在电场作用下总是向正极移动,移动速度与其表面所带的负电荷密度呈正比。当表面负电荷减少时,红细胞间静电排斥力减小,红细胞电泳时间增长,红细胞聚集性增强,反之则降低。

【检测原理】　红细胞表面带负电荷,在电场中向正极移动,这就是红细胞电泳。其电泳泳动度(EPM)可按下列公式计算。

$$EPM = \upsilon / E$$

式中,υ 为细胞泳动速度;E 为电场强度。

测出细胞的 EPM,自动化仪器经过换算可测出红细胞表面的电荷速度。

【质量保证】

1. 肝素 10~20U/ml 抗凝血或 EDTA·2Na1.5g/L 抗凝血,以 3000r/min 离心 10 分钟,取血浆备用。

2. 介质中的离子强度越大,电泳速度越慢。

3. 电场强度越高,电泳速度越快。

4. 温度升高可导致介质黏度降低,细胞的泳动阻力降低、电泳速度增快。

5. 为避免漂移现象,在方玻管两端的琼脂管一定要装好,阻止电泳小室泄漏。漂移现象是指在无电场作用时,电泳池内细胞仍向某一方向移动。

【参考区间】　14.6~18.2 秒。

【临床意义】　红细胞表面的电荷减少或丧失,导致红细胞间静电斥力减少,使红细胞聚集增加,形成串联、堆积现象,血流变缓。见于冠心病、脑血栓、脉管炎、糖尿病、骨髓增殖性疾病等。

第三节　临 床 应 用

血液在全身流动,全身各组织、器官的病变都会反映到血液中,在血液流变学指标上或多或少会有所体现。从异常的血液流变学指标中不能确定所患疾病,但血液黏度的增高、红细胞变形性的异常,都提示在体内肯定存在着诱发病灶,应结合其他检查方法进一步确定疾病的诱因。与此同时,要重视血液流变学检测有局限性,以目前的检测手段、理论水平和掌握的材料,尚不能找到某种血液流变学指标的改变与临床某种疾病的特定关系。

从目前的临床实践看,某些疾病与血液流变学指标的改变有较为密切的关系,这些疾病大多与血液循环系统疾病有关,如心血管病、脑血管病、糖尿病、血液病等,相对其他疾病而言,对这些疾病检测血液流变学指标,临床意义要大得多。下面介绍一些常见疾病的血液流变学变化,需要引起高度重视的是这些改变都是共性的改变,即许多疾病都可以引起某一种血液流变学指标的变化;但是血液流变学指标的变化缺乏疾病诊断的特异性,往往一种血液流变学指标的变化不可能只对应着一种疾病,要杜绝看到某一种指标的恶化就断定是某种或某几种疾病的倾向。

一、血液流变学指标异常与恶性肿瘤

恶性肿瘤是目前严重威胁人类生命的疾病之一。常可观察到恶性肿瘤患者血液黏度、血浆黏度及红细胞聚集程度的增高。改善影响血液流变特性的各种因素,虽然不能完全改变症状,但可使病情缓解,并能帮助人们预防肿瘤细胞的转移。血液流变指标的检查,可能有助于癌症的早期诊治。

红细胞聚集程度的增高使血流中的聚集体明显增多。血液在流动时,比聚集体小得多的肿瘤细胞从血管轴心处向管壁移动,即趋边效应。这种效应的后果使肿瘤细胞有更多的机会接触管壁,在血管内皮不规则的地方,肿瘤细胞可能停滞或陷入其中,不利于实现破坏肿瘤细胞的治疗措施。而留宿的肿瘤细胞可能被逐渐增长的血栓所包埋,或穿过血管壁进入到周围组织。因此认为,改善血液流变性即使不能完全抑制肿瘤细胞的转移,至少也可以作为一种阻止的手段。如临床抗凝剂的使用可以减弱红细胞的聚集,以达到改善血液流变特性、预防转移的目的。

相关链接

曾有报道,200 例有心肌梗死或脑动脉供血不足病史的患者,每日或隔日接受肝素治疗 2~22 年,结果无 1 例发生恶性肿瘤;对 540 例血栓病患者口服抗凝药治疗情况的统计表明,肿瘤转移的发生率减少到统计期望值的 1/8。抗凝药的这种作用可以解释为,它防止了在附着于血管内皮的肿瘤细胞周围形成血栓,从而使肿瘤细胞暴露,更易于直接受到机体免疫系统的攻击,以达到破坏肿瘤细胞、抑制其成功地留宿和转移的目的。肿瘤细胞的抗剪切能力远远小于正常红细胞,生理范围内的剪切力足以将肿瘤细胞杀死。但肿瘤细胞常常包埋于血栓之中或陷于血管内皮凹陷处的二次流中。因此,肿瘤细胞能否成功地转移和扩散,血液流变学和血液流体力学可以提供重要的判断依据。避免血液淤滞和二次流的出现,保证充足的血流,可能有利于防止肿瘤细胞的转移和留宿。

目前,有关肿瘤血液流变学的研究不多见,要对不同类型的恶性肿瘤描述其各自的流变学改变的特点是有困难的。但是把血液流变特性指标作为辅助诊断的手段来应用,是十分有意义的,并有望由此开辟一条新的诊断和治疗肿瘤疾病的途径。

二、血液流变学指标异常与脑血管疾病

脑血管疾病与血液流变学特性的关系极为密切,国内外许多学者都大量报道了脑血栓、脑梗死、脑缺血等疾病的发生、发展、治疗、预后与血液流变学指标的相应关系。有报道关于脑血管障碍综合征引起慢性脑缺血的病理生理学改变,认为在异常脑微循环范围内的营养血液湍流的恶劣循环可以被药物阻断,这些药物通过防止红细胞和血小板的聚集,可以改善微血管范围内的血液供应,改善红细胞的变形能力,降低血液黏度,使氧的供应得到加强,葡萄糖的利用更加充分。尽管脑缺血的病理生理机制和临床意义尚不明了,但高血液黏度确定是危险因素之一。

早在1966年就有关于血液黏度和纤维蛋白原浓度与脑缺血之间关系的报道。血细胞比容的增加(50%以上)与脑梗死面积的大小有直接关系。关于脑卒中患者的研究表明血细胞比容或血浆纤维蛋白原水平与脑血流量呈负相关。另有关于脑卒中患者的研究报告说明,红细胞变形能力及血小板聚集性没有明显变化。

三、慢性肾功能衰竭与血液流变学

慢性肾功能衰竭(CRF)是发生在各种慢性肾脏疾病后期的一种临床症状,以肾功能减退,代谢产物潴留,水、电解质及酸碱平衡失调为主要表现。CRF均有较严重的贫血,主要与肾脏严重损伤后产生于肾脏的促红细胞生成素减少有关,同时与红细胞破坏、寿命缩短也有重要关系。

肾衰患者的血细胞比容明显低于正常人,透析前的全血黏度明显低于正常人。但一次透析前后全血黏度的测量结果表明,血液透析后全血黏度有所改善,这可能与在血液透析中加入升红细胞药物可使血液黏度有所回升有关。此外,红细胞变形能力的异常可直接影响肾小球毛细管的微循环及滤过性,从而造成肾功能的进一步恶化。血液透析可以有效地改善体内的理化环境,排除有毒物质,达到保护肾功能、改善肾脏微循环障碍,红细胞的变形能力得以恢复。

四、糖尿病与血液流变学

糖尿病患者血液流变学异常与血管并发症有高度相关性。确定全血黏度升高时,是否伴发糖尿病慢性并发症或继发血管病变很重要。有研究证明,在一定范围的切变率之内,糖尿病患者的全血黏度较正常人高20%,而血浆黏度的升高与纤维蛋白原和血清球蛋白升高有关,特别是α_2巨球蛋白、结合珠蛋白、铜蓝蛋白。另外,血浆蛋白的平均分子大小和形状异常,也可导致血浆黏度增加。其中纤维蛋白原升高是糖尿病患者最常见的血浆成分改变,也是较早出现的异常血液流变学指标,是血浆黏度升高的主要原因。糖尿病患者的全血黏度在高切变率和低切变率时均升高,但以在低切变率时增加明显,这可能和血细胞比容升高有关。糖尿病酮症酸中毒时,全血黏度升高明显。主要原因是脱水和急性期蛋白的增加;研究表明全血黏度的增

高可能加快糖尿病视网膜病变的发生。

糖尿病患者红细胞变形性降低可能是多种因素所致。用荧光探针技术证实糖尿病红细胞膜微黏度增加。细胞膜糖基化的增加可引起膜的僵硬。糖尿病细胞膜黏度的增加与红细胞膜磷脂减少有关。细胞膜胆固醇和磷脂的比值失调也可增加细胞膜的微黏度。糖尿病时红细胞内糖基化,血红蛋白增加,使内黏度加大,易于与膜结合,从而增加膜的刚性;红细胞内山梨醇蓄积,使细胞内渗透压升高,水进入细胞使之呈球形化,表面积/体积之比降低,红细胞变形性亦降低。

血液黏度异常可通过减小末端血管和变窄大血管的血流量而加剧组织缺血损害,血液黏度升高可能是一个继发的血管损害现象,这一损害与慢性期反应有关。非糖尿病患者伴有血管病变时,其血黏度常升高。糖尿病患者血液流变学异常与血管并发症有高度相关性,糖尿病血液流变性异常,要及时预防和治疗。

五、心血管疾病与血液流变学

陈旧性心肌梗死、急性心肌梗死、不稳定心绞痛的全血黏度、血浆黏度都会增加,经溶栓治疗后会明显下降。而且急性心肌梗死的增高较不稳定心绞痛和陈旧性心肌梗死更明显。

高血压病的血流动力学异常主要是以外周阻力增高为其基本特征。高血压时,高、低切变率下的全血黏度、血细胞比容、血浆黏度和纤维蛋白原均增高。部分高血压患者伴交感活性增加呈高肾素型,其全血黏度包括血浆黏度、血细胞比容增高尤为明显。哌唑嗪、噻吗洛尔在治疗高血压病降压的同时,全血黏度、血细胞比容有明显降低,也支持高血压病高动力状态对血液黏度影响。高血压左室肥厚除与血压、外周阻力、大血管顺应性、神经体液因素有关外,尚与血液黏度的增加有关,其机制可能是血液黏度作为黏滞阻力参与总外周阻力,影响到心肌后负荷。同时,血液黏度增高致冠脉储备功能减退、心肌肥厚。进一步研究发现,红细胞变形指数与高血压患者的舒张压和平均动脉压呈负相关。

但从目前的研究情况来看,尚未找到疾病与某些指标之间的特异性联系,许多疾病的流变学指标的改变是相同或相近的,某项指标的异常并不能得出患某种疾病的确切结论。从客观上讲,血液参与全身的物质交换,全身各部位的器官和组织的病变都可反映到血液中。但是一个血液流变特性指标异常的检查结果,至少可以提示在患者的机体内存在着潜在的病灶。尤其在心、脑血管系统疾病、血液病的诊断中,血液流变指标有其独特的重要意义。很多心、脑血管病变出现临床症状以前,就可以观察到明显的血液流变指标异常,甚至有可能通过血液流变学的研究,辅以其他医学手段,达到预测、预防心脑血管疾病的目的。

第四节 质量保证

目前,血液流变学检验方法日趋自动化、标准化、统一化,但其测定仍受诸多因素的影响。血液流变学检测仪器生产厂家的仪器设计原理、检测过程、参数设定不同,缺乏全行业统一标准。而且多种因素影响血液流变学检测结果,这些因素导致血液流变学检测的质量控制较难。为保证血液流变学检查的质量,要坚持做室内质控和参加室间评价。

问题与思考 ●●●

怎样减少血液流变学检测的实验误差以提高实验的准确性和精密度?

一、分析前质量控制

1. 药物的影响　患者在采血前应该停用抗凝药、降血脂药、活血化瘀等药物。

2. 人为因素的影响　注意饮食的影响;避免紧张及大量输液后抽血;抗凝剂比例合适。

3. 采血方式的影响　采血时取坐位,回抽针栓用力均匀,速度适宜,避免气泡产生及溶血。采血方式不当可引起黏度测定误差。根据国际血液学标准化委员会(ICSH)的建议,压脉带压迫的时间尽可能缩短,针头插入血管后,应在压脉带松开 5 秒后开始抽血,抽血时不宜用力过猛。抗凝剂以肝素 10~20U/ml 抗凝血或 EDTA·2Na 1.5g/L 抗凝血为宜。为防止对血液的稀释作用,应采用固体抗凝剂,若采用液体抗凝剂,应提高抗凝剂浓度,减少加入液体的量。采血后及时与抗凝剂混匀,混匀时不要剧烈振荡以免造成红细胞破坏,并及时送检。

4. 生命节律的影响　人体在 1 天 24 小时内血液黏度呈现规律性变化。一般有两次高峰,分别在上午 11:00 和 20:00。进食会引起血细胞比容(HCT)和血浆成分的变化。因此,采血时间以清晨空腹为宜。

二、分析中质量控制

1. 血样存放时间的影响　采血后要尽快进行检测。采血后立即进行测试,在室温下存放时间过长,会引起结果偏高,最好于 4 小时内完成测定,若存放于 4℃冰箱可以延长至 12 小时。血样不宜在 0℃以下存放,因为在冷冻条件下红细胞会破裂。

2. 样品处理时,注意离心速度不能太快,否则易使红细胞破裂产生溶血。

3. 在测试前,检验人员须对仪器进行清洗,测试温度应在 37℃。

4. 做好质控及质控图,检测应在质控良好的状态下进行。若发现检测结果失控,应分析其产生原因,在排除原因并校正后才能再测试血样。

(1)血液流变学失控判定规则:测定结果不在给定的范围内,即可判为失控。如果连续三天或出现多次质控结果超限即可提示有系统误差。

(2)失控处理程序:①检查质控品的有效期及保存条件;②检查实验所用的器材是否干燥、清洁,质控品是否被污染;③检查质控品的编号是否正确,选择的质控品是否无误;④实验人员操作是否正规。结果判定是否正确;⑤如果出现多次质控结果超限等,则需要检查仪器是否存在系统误差,可以请工程师检查仪器的其他系统是否正常;⑥查明失控原因,排除影响因素并作记录后,重新操作。直到质控品的结果在允许范围之内后,方可向临床发放实验报告。

5. 在测试全血黏度时,批量试验一次不要放太多标本。因为检测全血黏度须混匀标本,如果标本量多,测试时间过长,红细胞沉淀,会影响检测结果。做完全血黏度测试后,应再对仪器进行维护和清洗,然后再做血浆黏度测试,以免切血池冲洗不干净影响血浆黏度的准确性。

6. HCT 的影响　血液是血细胞在血浆中的悬浮液,其黏度受血浆和血细胞质与量的影响。在低切变率下,血液黏度主要受红细胞聚集的影响;高切变率时,血液黏度主要受红细胞变形性的影响。因此,若低切变率情况下还原黏度升高,表明红细胞聚集性升高;若高切变率时还原黏度升高,表明红细胞变形性降低。

7. 残留液的影响　在测量每一血样之后,在毛细管内壁上会残留一薄层液体,它将会影响下一血样的黏度测定,需以第二血样冲洗,在实际测量中也可采用加入过量的第二血样,使其前沿先流入的液体冲洗毛细管,带走残留层。

8. 表面张力的影响　在毛细管黏度计中,无论在流体前端的凸液面,还是流体尾部的凹液面,都会由于液体表面张力而产生一种与驱动力方向相反的力(表面张力),从而影响黏度测量的结果。为减少表面张力的影响,采用大口径的毛细管较好。

三、分析后质量控制

检测结束后须正确填写报告单,核对受试者基本信息,因为男女参考值不同,若性别写不清楚,结果再准确对患者也没有参考意义。

所以,只有避免外界因素及受试者自身对血液流变实验的影响,严格控制采血过程、测试时间和温度,做好室内质控,认真参加室间质控,规范操作,才能确保血液流变检验结果的准确性和可靠性。

【病例分析】　患者男性,62 岁,患 2 型糖尿病 4 年。最近一次检查空腹血糖 8.15mmol/L,糖化血红蛋白 7.8%,血清 TC6.3mmol/L,TG3.15mmol/L。

实验室检查:见表 5-1。

表 5-1　血液流变学检测结果

检测项目	测定值	参考范围
全血表观黏度 $200s^{-1}$	4.43	3.51~4.67
$30s^{-1}$	6.38	4.67~6.03
$5s^{-1}$	12.37	8.36~9.27
$1s^{-1}$	31.24	18.25~21.81
血浆黏度 $100s^{-1}$	1.62	1.14~1.38
红细胞比积	0.44	0.40~0.49
全血高切还原黏度	7.80	5.12~9.18
全血低切还原黏度	68.73	35.20~52.03
红细胞刚性指数	3.94	3.14~7.75
红细胞聚集指数	7.05	3.91~6.21
全血高切相对指数	2.73	2.54~4.10
全血低切相对指数	19.28	13.22~19.13
红细胞变形指数(TK)	0.75	0.64~1.08

分析:该患者主要是红细胞的聚集性增高造成的低切变率下的全血黏度增高,此外,血浆黏度也偏高,这可能与血脂增高有关。

措施:检查全血黏度升高时是否伴发糖尿病慢性并发症或继发血管病变。

结论:糖尿病引起的全血黏度升高。

【**案例分析**】　采血方法对血液流变学指标的影响:98 名受试者,全部为肘前静脉采血方式,1 次进针,2 阶段采血。在扎紧压脉带的情况下采血 5ml 至试验管,然后完全放松压脉带,继续采血 5ml 至对照管。

实验室检查:见表 5-2。

表 5-2　试验组与对照组血液流变学指标比较

	试验组	对照组
全血高切黏度	4.55±1.08	4.11±0.98
全血低切黏度	10.88±1.58	8.95±1.32
还原高切黏度	7.11±1.69	7.68±1.12
还原低切黏度	20.85±2.23	19.89±2.48
红细胞聚集指数	4.51±0.88	3.55±1.28
HCT	48.96±3.25	45.98±3.58
血浆黏度	1.40±0.68	1.71±0.98
纤维蛋白原(Fib)	3.91±1.78	3.19±1.67

注:与对照组比较,各组 t 值,均为 $P<0.05$

分析:在实验中,扎紧压脉带全血低切黏度、HCT 和红细胞聚集指数 3 个指标明显高于放松压脉带采血,可能是压脉带挤压造成血液淤积,形成血栓的可能性较大,红细胞的聚集增多,导致全血低切黏度增加。

措施:根据国际血液学标准化委员会(ICSH)的建议,压脉带压迫的时间尽可能缩短,针头插入血管后,应在压脉带松开 5 秒后开始抽血。

结论:选择正确的采血方式,规范采血流程,对血液流变学指标检测具有重要意义。

学习小结

　　血液流变学一般包括全血黏度、血浆黏度、血细胞比容、红细胞聚集性、红细胞变形性、红细胞电泳、红细胞膜的微黏度、血液的触变性、黏弹性、血小板聚集性、血小板黏附性、血栓弹力图、体外血栓的形成与测定、血浆纤维蛋白原及红细胞沉降率等。目前临床经常参考的项目是全血黏度、血浆黏度、红细胞的变形性和红细胞的聚集性等。

　　全血黏度是衡量血液流动性的指标,黏度越大流动性越小,反之越大。血浆黏度受纤维蛋白原影响的最大,球蛋白次之,白蛋白影响最小。红细胞变形性是正常红细胞具有能通过比自身直径小的毛细血管的能力。红细胞变形能力的正常与否主要由红细胞膜的力学性质、红细胞内液的黏度和红细胞的几何形状等因素决定。红细胞聚集指标主要有:血沉、血沉方程 K 值、红细胞电泳。引起红细胞聚集的原因,除红细胞带电减少外,大部分是由于球蛋白的增高,特别是与纤维蛋白原的增高有关。

　　研究血液的流变学对各种疾病的诊疗有一定的参考意义,但由于存在着许多影响因素和有待解决的问题,使流变学的临床应用受到限制。

（常　东）

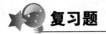 **复习题**

1. 血液流变学包括哪些检测项目？
2. 血液在大血管和毛细血管中流动分别具有哪些流变特性？
3. 血液流变学检验前质量控制因素有哪些？
4. 哪些血浆成分影响血浆黏度？
5. 反映红细胞聚集的指标有哪些？
6. 何为红细胞变形性？红细胞变形能力与哪些因素有关？

参 考 文 献

1. 叶应妩,王毓三,申子瑜. 全国临床检验操作规程. 第 3 版. 南京:东南大学出版社,2006.
2. 邓福贵. 临床检验基础. 北京:人民卫生出版社,2003.
3. 丛玉隆,王丁. 当代检验分析技术与临床. 北京:中国科学技术出版社,2002.
4. 蔡兰,罗昭玲. 血液采集方法对血液流变学指标影响. 中国输血杂志. 2012,25(4):389.

第 六 章

血型与输血检验

学习目标 ▌Ⅲ▶

掌握：ABO 血型和 Rh 血型鉴定、交叉配血、白细胞血型、血小板血型和新生儿溶血试验检测的原理和方法，及其影响因素；血液制品临床应用。

熟悉：ABO 和 Rh 血型系统的抗原和抗体特性及其在临床应用的意义；组织相容性的临床意义；输血反应及其疾病传染等。

了解：红细胞其他血型系统、白细胞血型系统和血小板血型系统抗原和抗体的特性及临床意义；以及其抗原、抗体检测技术方法和原理，临床意义。

第一节 概 述

血型（blood group）广义概念是指遗传物质控制的，表达在血细胞、血浆及其他组织细胞表面的遗传多态性标志。因此，血型是指各种血液成分的遗传多态性，它受独立的遗传基因所控制。其特点：①血型概念扩大到红细胞以外的其他成分，如白细胞、血小板、血清、酶、组织、器官等；②血型具有多态性，如 ABO、Rh 血型多态性；③人体抗原、抗体反应所显示的遗传标记。传统的血型概念指的就是红细胞血型，指能以抗体来分类的红细胞抗原型。实际工作中传统命名与数字化的统一命名同时在使用。目前，血型的研究成果广泛运用于人类学、遗传学、法医学和临床医学等多个学科。

一、红细胞血型

自 1900 年奥地利维也纳大学的 Karl Landsteiner 发现人类第一个血型（ABO 血型）后，对于血型研究中先后发现数百种红细胞血型抗原，1980 年国际输血协会（the international society of blood transfusion, ISBT）成立了红细胞表面抗原命名委员会，对红细胞表面血型抗原进行数字化的统一命名。2009 年 ISBT 将以证实的红细胞血型抗原分别归为 30 个血型系统（blood group systems）（共有 263 种抗原）、6 个血型集合（blood group collections）（共有 11 种抗原）及 2 个血型系列（blood group series）（低频抗原 700 系列有 18 种抗原，高频抗原 901 系列有 8 种抗原）。

血型系统(blood group systems)是指被一个单独基因座位,或两个以上紧密连锁的基因座位上的基因编码的抗原,见表6-1。每个血型系统之间都是独立。任何两个血型系统,都必须证实其基因是在不同染色体上,或同一染色体上的不同区域。同时,在减数分裂时,两个血型系统的基因需分别独立地遗传给子代。

表6-1　血型系统

ISBT 编号	中文名称	通用英文名称	简称	基因名称	基因位置	相关膜结构
001	ABO 血型系统	ABO blood group system	ABO	ABO	9q34.2	寡聚糖
002	MNS 血型系统	MNS antigen system	MNS	GYPA GYPB GYPE	4q31.21	GPA（CD235A）/GPB（CD235B）
003	P 血型系统	P antigen system	P1	P1	22q11.2-qter	糖脂
004	Rh 血型系统	Rhesus blood group system	RH	RHD RHCE	1p36.11	Rhd(CD240D),RhCcEe(CD240CE)
005	Lutheran 血型系统	Lutheran antigen system	LU	LU	19q13.32	CD239,IgSF
006	Kell 血型系统	Kell antigen system	KEL	KEL	7q34	CD238,肽链内切酶
007	Lewis 系统	Lewis antigen system	LE	FUT3	19p13.3	糖类(岩藻糖片段)
008	Duffy 血型系统	Duffy antigen system	FY	DARC	1q23.2	CD234,趋化因子受体
009	Kidd 血型系统	Kidd antigen system	JK	SLCUA1	18q12.3	尿素通道蛋白
010	Diego 血型系统	Diego antigen system	DI	SLCiAl	17q21.31	糖蛋白(CD233)
011	Yt 血型系统	Yt antigen system	YT	ACHE	7q22.1	乙酰胆碱酯酶(AChE)
012	XG 血型系统	XG antigen system	XG	XG MIC2	Xp22.33	糖蛋白
013	Scianna 血型系统	Scianna antigen system	SC	ERMAP	1p34.2	糖蛋白
014	Ebmbrock 血型系统	Dombrock antigen system	DO	ART4	12p12.3	糖蛋白
015	Colton 血型系统	Colton antigen system	CO	AQP1	7p14.3	Aquaporin-1
016	Landsteiner-Wiener 血型系统	Landsteiner-Wiener antigen system	LW	ICAM4:	19p13.2	ICAM-4,IgSF+,CD242
017	Chido/Rodgers 血型系统	Chido/Rodgers antigen system	CH/RG	C4A C4B	6p21.3	C4A,C4B
018	Hh/孟买血型系统	Hh/Bombay antigen system	H	FUT1	19q13.33	糖类(CD173)
019	Kx 蛋白	Kx protein	XK	XK	Xp21.1	糖蛋白
020	Gerbich 血型系统	Gerbich antigen system	GE	GYPC	2q14.3	GPC/GPD(CD236)
021	Cromer 血型系统	Cromer antigen system	CROM	CD55	1q32.2	CD55,ADF,C'调节器
022	Knops 血型系统	Knops antigen system	KN	CR1	1q32.2	CR1,CD35,C'调节器
023	Indian 血型系统	Indian antigen system	IN	CDU	11p13	CD44
024	Ok 血型系统	Ok antigen system	OK	BSG	19p13.3	CD147
025	Raph 血型系统	Raph antigen system	RAPH	CD151	11p15.5	跨膜糖蛋白

续表

ISBT 编号	中文名称	通用英文名称	简称	基因名称	基因位置	相关膜结构
026	JMH 血型系统	John Milton Hagen antigen system	JMH	SEMA7A	15q24.1	Cew108, semaphorin
027	Ii 血型系统	Ii antigen system	I	GCNT2	6p24.2	多糖
028	Globoside 血型系统	Globoside antigen system	GLOB	B3GALT3	3q26.1	糖脂
029	GIL 血型系统	GIL antigen system	GIL	AQP3	9p13.3	Aquaporin 3 (AQP3)
030	Rh-相关糖蛋白	Rh-associated glycoprotein	RHAG	RHAG	6p21-qter	

血型集合(blood group collections)在血清学、生物化学或遗传学上若干相关的血型抗原,但又未达到血型系统命名标准,与血型系统无关的血型抗原有 6 个集合 11 个抗原,见表 6-2。

表 6-2　血型集合

序号	名称	符号	抗原数
205	Cost	COST	2
207	Ii	I	2
208	Er	ER	2
209	Globoside	GLOB	3
210	(Le^{c}和Le^d)		2

血型系列(blood group series)是指目前尚不能归为血型系统及血型集合的血型抗原。根据在一般人群中出现的频率分为低频率抗原(low frequency antigen)700 系列和高频率抗原(high frequency antigen)901 系列,分别见表 6-3 和表 6-4。低频率抗原在一般人群中出现的频率小于 1%,而高频率抗原出现的频率大于 99%。

表 6-3　低频率抗原:700 系

编号	名称	符号	编号	名称	符号
700002	Batty	By	700040	Rasmussen	RASM
700003	Christiansen	Chr^a	700043	Oldeide	or
700005	Biles	Bi	700044		JFV
700006	Box	Bx^a	700045	Katagiri	Kg
700015	Radin	Rd	700047	Jones	JONES
700017	Torkildsen	To^a	700049		HJK
700018	Peters	Pt^a	700050		HOFM
700019	Reid	Re^a	700052		SARA
700021	Jensen	Je^a	700053		LOCR
700023	Hey	Hey	700054		REIT
700028	Livesay	Li^a			SHIN
700039	Miline				

表6-4　高频率抗原:901 系

编号	名称	符号	编号	名称	符号
901001		Vel	901012	Sid	Sd^a
901002	Langereis	Lan	901013	Duclos	
901003	August	At^a	901014		PEL
901005		Jr^a	901015		ABTI
901008		Emm	901016		MAM
901009	Anton	AnWj			

二、白细胞血型与血小板血型

白细胞血型抗原的发现较红细胞血型晚半个世纪,但进展非常迅速。1954 年,法国人 Dausset 在多次受血的患者血清中发现一种能凝集白细胞的抗体,1958 年他发现 7 份反复多次输血患者血清能与约 60% 的法国人白细胞反应,而不与提供这些血清的患者自身白细胞反应。以后 Payne、Dausse、van Logghem、van Rood 在对多产妇女血清的异常抗体的研究中发现抗人白细胞抗体,这主要是母亲被胎儿白细胞抗原致敏,从而提出了人类淋巴细胞的血型,发现了人类白细胞抗原(human leucocyte antigen,HLA)。HLA 是迄今为止人类染色体中多态性程度最高的区域。自 1965 年起,HLA 区域的多态性每年都在增加,现在至少已检出 A、B、C、D、DR、DQ、DP 等几个遗传位点,HLA 区域已发现的等位基因总数已达 4447 种。HLA 区域已被识别的相应血清学特异性有 A28 种、B61 种、C10 种、D26 种、DR24 种、DQ9 种和 DP6 种。这种遗传学上的特点,目前已广泛应用于器官移植、输血、亲子鉴定、疾病诊断等。

粒细胞也有其特异性抗原,如 NA1、NA2、NB、NC、ND、NE、HGA、9a 等;淋巴细胞上还有 Gr 系统抗原等。

血小板血型抗原是 1957 年后才陆续被发现的,如 Duzo、ZW、KO、PIE、PIA 等特异性抗原。在多次输血、输血小板及妊娠等导致体内产生血小板抗体,它可引起输血后血小板减少性紫癜,使输入的血小板存活时间缩短及造成新生儿血小板减少性紫癜等。

第二节　ABO 血型系统

一、ABO 血型系统分类和命名

1901 年,Landsteiner 发现了人类的第一个血型系统—ABO 血型系统,是迄今为止发现的最具临床价值的血型系统。1921 年世界卫生组织把 ABO 血型系统的血型正式命名为 A、B、O、AB 四种血型。1980 年成立 ISBT 后,对血型系统和血型系统中的抗原进行数字化命名。ABO 血型系统同时也采用了两种命名规则。ABO 血型系统确定的抗原为:A,B,AB 和 A$_1$,分别表示为 ABO1、001001，ABO2、001002，ABO3、001003，ABO4、001004。ABO 血型基因位于人类 9 号染色体,受 3 个等位基因控制,即 A 基因、B 基因和 O 基因。人 ABO 血型由红细胞抗原和血清抗体共同决定,A 型含 A 抗原和抗 B 抗体,B 型含 B 抗原和抗 A 抗体,AB 型含 A、B 抗原而血清中无 ABO 抗体,O 型只有 H 抗原而血清中含抗 A、抗 B 抗体。

ABO 血型系统具有其他血型系统所没有的独特性质,表现在:①血清中常存在反应强的抗体,而红细胞上缺乏相应的抗原;②许多组织上有规律地存在着 A、B、H 抗原,以及分泌液中存在 A、B、H 物质。这 2 种独有的性质,使 ABO 血型成为输血和器官移植中最重要的血型系统。

二、ABO 血型系统抗原

(一)ABO 血型抗原的合成和分子结构

ABO 血型抗原属于糖蛋白,ABH 血型抗原的决定簇是糖蛋白和糖脂上结构具有遗传多态性的多聚糖。这些多聚糖结构的多态性不是基因的直接产物,而是由功能和性质不同的糖基转移酶将特异性糖基转移到前体物质而生成的抗原,这些基因编码的糖基转移酶分别被称为 A、B 和 H 糖基转移酶,或简称为 A、B 和 H 酶。H 酶由一个 ABO 位点之外的基因 FUT1 编码,是岩藻糖转移酶,特异性的把岩藻糖 $\alpha(1,2)$ 连接到一个半乳糖的末端。A 基因产物是 N-乙酰半乳糖转移酶,功能是从尿苷二磷酸(UDP)-N-乙酰氨基半乳糖转移一个 N-乙酰氨基半乳糖 $\alpha(1,3)$ 连接到 H 抗原的岩藻糖化半乳糖残基上。B 基因的产物是半乳糖转移酶,其功能是从 UDP-半乳糖转移一个 D-半乳糖 $\alpha(1,3)$ 连接到 H 抗原的岩藻糖化半乳糖残基上。H 抗原是 A 和 B 酶的特异性底物,如果半乳糖缺乏 $\alpha(1,2)$ 连接的岩藻糖,这些酶就不能把相应的糖链转移到半乳糖上。如果个体的 H 基因没有功能,不能合成 H 抗原,那么 A 和 B 酶就会因为反应底物的缺少,不能把糖链连接到半乳糖上形成 A 和 B 抗原,这就是孟买型的形成机制。类似的,如果作为 H 酶底物的半乳糖被其他的糖取代,H 酶也不能发挥作用。ABO 血型抗原的生物合成途径和分子结构分别如图 6-1、图 6-2。

在生殖细胞减数分裂时,按照孟德尔的分离与自由组合遗传规律,子代可产生 AA、AO、BB、BO、AB 及 OO 等 6 种基因型,但用抗 A 和抗 B 血清,则只能检测出 A、B、AB 和 O 型 4 种表现型。

(二)ABO 血型抗原物质特性

ABH 血型物质的形成血型抗原由多肽和多糖两部分组成,前者决定血型抗原性,后者决定血型特异性。每个人专有的血型抗原物质称为血型物质。胎儿在 5~6 周时可测出 ABH 抗原,到出生时仍未发育完全,一般在出生后 18 个月才能完全表达。A、B 和 H 抗原的表达在人的一生中相对稳定,但老年人的抗原可减弱。ABO 抗原主要存在于红细胞表面,也广泛存在于其他组织细胞和体液中。ABO 血型物质有 2 种形式存在:一种是脂溶性的,存在于红细胞和除神经组织外其他组织细胞中;一种是水溶性的,存在于大多数体液和组织液中,如精液、血清、胃液、卵巢囊肿液、羊水、汗液、尿液、泪液、胆汁、乳汁和腹水中,但以唾液含量最丰富。

凡唾液中分泌 A、B、H 血型物质者称为分泌型,不分泌者为非分泌型。汉族中,分泌型占 80%,非分泌型占 20%。人的分泌型唾液里除有 A 和(或)B 型物质外,还分泌少量 H 物质,而 O 型分泌型人唾液中则有丰富的 H 物质。

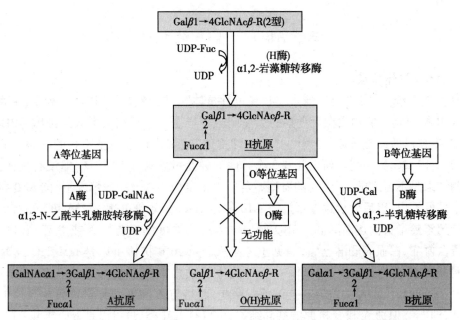

Fuc: L-岩藻糖；Gal: D-半乳糖；GalNAc: N-乙酰半乳糖胺；GlcNAc: N-乙酰葡糖胺

图6-1　ABO血型抗原的生物合成途径

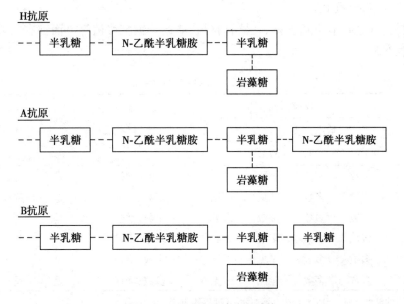

图6-2　ABH抗原的分子结构

ABO血型不同,红细胞上H物质含量也不同。由于A或B基因控制,能将红细胞上较多的H物质转变为A或B物质,而O基因是无效基因,因此O型红细胞上含有大量的未经转变的H物质。红细胞上H物质含量及其与抗H反应的强度排列顺序为 $O>A_2>A_2B>B>A_1>A_1B$。

血型物质的临床意义:①测定分泌型唾液中的血型物质,有助于鉴别ABO血型;②血型物质中和天然抗体,有助于鉴别抗体性质;③制备混合血浆;④利用红细胞凝集抑制试验,可检查脏器和组织血型;⑤利用某些动物或组织的A或B物质可制备高效价抗A或抗B抗体。

三、ABO 血型系统抗体

（一）ABO 抗体特点

ABO 血型系统抗体有"天然抗体"与"免疫性抗体"。"天然抗体"以 IgM 为主,主要由自然界中与 A、B 抗原类似的物质在无觉察的免疫刺激下产生。包括细菌类人红细胞 ABH 抗原性的刺激,产生自己所缺乏抗原的抗体。"免疫性抗体"主要由母婴血型不合的妊娠及血型不合的输血产生,以 IgG 类为主。新生儿及 3 个月内的婴儿可发现 ABO 抗体,但没有规律性,因此血清检测结果是不可靠的,新生儿的血型鉴定应以正定型为准。一般情况下,抗 A/B 抗体在出生后 3 个月可检出,以后效价逐渐增加,5~10 岁达到高峰,效价可达 1:256 甚至更高。但成人后期效价随年龄增长而逐渐降低。ABO 血型抗体的缺失可见于弱的 A 或 B 亚型、嵌合体、低丙种球蛋白血症、白血病和淋巴瘤,偶见于老年人。抗 A/B 抗体可以是 IgM、IgG 或 IgA,有些体液三种抗体都存在。IgM 类抗体占 ABO 抗体的大多数,IgG 类主要有 IgG_1、IgG_2、IgG_3 和 IgG_4。O 型的抗体不是抗 A 和抗 B 抗体独立存在,而是与 A 和 B 抗原都能发生反应的交叉反应性抗体,即能够识别 A 和 B 抗原的共同结构,可以是 IgM 类,也可以是 IgG 或 IgA 抗体。

（二）ABO 抗体临床意义

ABO 不相容的输血可以引起溶血性输血反应,而且是急性血管内溶血反应,严重者可发生DIC、急性肾衰竭、甚至死亡。

ABO 抗体还可引起新儿溶血病,在器官移植、造血干细胞移植等方面都有重要意义。ABO抗体特性见表 6-5。

表 6-5　ABO 抗体特性

| 抗体 | 反应活性 | | | | 酶试验（菠萝酶/木瓜酶）反应 | 结合补体 | HTR | HDFN |
| | 盐水介质 | | | IAT | | | | |
	4℃	22℃	37℃					
抗 A	多数	多数	多数	多数	多数、增强	是	是	是
抗 A_1	多数	多数	罕见	罕见	多数、增强	是	稀少	否
抗 B	多数	多数	多数	多数	多数、增强	是	是	是
抗 A,B	多数	多数	多数	多数	多数、增强	是	是	是
抗 H	多数	多数	罕见	罕见	多数、增强	是	稀少	否
抗 H(孟买)	多数	多数	罕见	罕见	多数、增强	是	是	是

注:HTR:溶血性输血反应。HDFN:新生儿溶血病。IAT:间接抗球蛋白试验

四、ABO 血型系统的亚型

亚型是指虽属同一血型抗原,但结构和性能上有一定差异的血型。ABO 抗原的血型和变异型很多,在 A 抗原中主要有 A_1 和 A_2,占全部 A 型血的 99.9%,其他 A 亚型还有 A_3、A_x、A_m、A_{end}、A_y 和 A_{el} 等不多见的亚型。而 B 亚型一般比 A 亚型少见,分别为 B_3、B_x、B_m 和 B_{el}。AB 型主要为 A_1B 和 A_2B。

可根据以下原则区分为 ABO 亚型:①红细胞与抗 A、抗 A_1、抗 B 及抗 A+B 的凝集程度;②红细胞上 H 物质活性的强弱;③血清中是否存在抗 A_1;④分泌型人的唾液中 A、B 和 H 物质。

ABO 亚型的血清学特性分别见表 6-6 A 表现型的血清学反应特性和表 6-7 B 表现型的血清学反应特性。

表 6-6 A 表现型的血清学反应特性

| 表现型 | 红细胞实验 | | | | 血清中的抗体 | 唾液中的血型物质 | 血清中的糖基转移酶 | 红细胞上的抗原数 $\times 10^3$/个 |
	抗 A	抗 B	抗 A+B	抗 H				
A_1	4+	0	4+	0	抗 B	A,H	阳性(pH=6.0)	810~1170
A_2	3+	0	3+	3+	抗 B,抗 A_1 (1%~8%)	A,H	阳性(pH=7.0)	229~240
A_3	2+~混合凝集视野	0	1+~混合凝集视野	3+	抗 B,有时有抗 A_1	A,H	弱阳性	约 30
A_x	弱凝集/0	0	2+	4+	抗 B,常见抗 A_1	H	非常弱	约 4
A_{end}	混合凝集视野/弱凝集	0	混合凝集视野/弱凝集	4+	抗 B,有时有抗 A_1	H	阴性	/
A_m	0	0	0	4+	抗 B	A,H	阳性(pH=6.0,7.0)	0.2~1.9
A_y*	0	0	0	4+	抗 B	A,H	弱阳性	/
A_{el}*	0	0	0	4+	抗 B,通常有抗 A_1	H	阴性	0.1~1.4

* 只能用吸收放散实验检测出

表 6-7 B 表现型的血清学反应特性

| 表现型 | 红细胞实验 | | | | 血清中的抗体 | 唾液中的血型物质 | 血清中的糖基转移酶 |
	抗 A	抗 B	抗 A+B	抗 H			
B	0	4+	4+	2+	抗 A	B,H	阳性
B_3	0	2+~混合凝集视野	2+~混合凝集视野	3+	抗 A	B,H	弱阳性
B_x	0	弱凝集/0	1+	3+	抗 A,弱抗 B	H	阴性
B_m*	0	0	0	3+	抗 A	B,H	弱阳性
B_{el}*	0	0	0	3+	抗 A,有时有弱抗 B	H	阴性

* 只能用吸收放散实验检出

五、特殊类型的 ABO 亚型

(一)孟买型

极少数人基因型为 hh,表型为 Oh,因 h 为无效基因,该类人群的红细胞及体液中无 H 物质,也不存在 A、B 抗原。于 1952 年在印度孟买市被首次发现,故称为孟买型。孟买型的红细胞不能被抗 H、抗 A、抗 B 或抗 A+B 所凝集,其血清中可存在抗 H、抗 A、抗 B 和抗 A+B。

(二)B(A)型和 A(B)表型

应用高效和敏感的单克隆抗 A 试剂,发现了 B(A)型。B(A)型红细胞上同时存在 B 抗原和很弱的 A 抗原,由于 B(A)型上的 A 抗原与抗 A 试剂的弱凝集反应,B(A)型容易被误判为 A×B 型。A(B)型红细胞也以相同的机制被识别和鉴定。

(三)获得性 B

在 20 世纪 50 年代发现数例患者红细胞有 B 抗原,血清中存在抗-B 抗体,该抗体不与自身细胞反应,分泌液中有 A 物质和 H 物质。70 年代发现该类患者无 B 糖基转移酶,90 年代应用分子生物学技术研究表明该类患者不含有 B 基因,从而阐明了获得性 B 的性质。

获得性 B 一般出现于肠梗阻患者,肠道细菌进入血液后,其脱乙酰基酶使 A 抗原的 N-乙酰基半乳糖胺变成半乳糖胺,与 B 抗原半乳糖相似,与抗 B 试剂反应表现为弱凝集。获得性 B 只表现在 A 型,细胞在正常 pH 介质中,与抗 B 出现凝集反应;当抗 B 血清 pH 低于或等于 6 时,无凝集反应。

获得性 B 如果在血型鉴定中应重视反定型,严格交叉配血,以免发生严重溶血性输血反应。

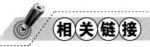
相关链接

　　红细胞抗原抗体反应特性:反应类型:凝集反应、溶血反应、沉淀反应。反应特点:高度特异性、可逆性、比例性、两个反应阶段。反应影响因素:温度、离子强度、pH、孵育时间。

六、ABO 血型鉴定

ABO 血型鉴定是根据红细胞表面具有的抗原来确定。具有 A 抗原是 A 型,具有 B 抗原是 B 型,两个抗原都有是 AB 型,两个抗原皆无是 O 型。

【检测原理】　用已知特异性的抗体检测红细胞的抗原,称为正向定型(forward typing),同时用已知血型抗原的红细胞检测血清中的抗体,称为反向定型(reverse typing),结合正反定型来判断红细胞的 ABO 血型。由于 ABO 血型系统抗体多数为 IgM 类,所以在室温条件下,盐水介质中就能够出现明显的凝集反应。血型鉴定多采用玻片法、试管法,一般不需要离心后查看结果。当 ABO 抗体较弱时,应采用试管法于离心后查看结果。常规试验操作是同时进行红细胞表面抗原和血清(血浆)中抗体测定。正常人群中通常有规律地出现 ABO 抗体。如果该个体红细胞上没有该抗原,那么血浆中会有该抗体。这两种试验可以作为互相验证,如果两个结果不符,应通过进一步试验确认血型。新生儿和出生 6 个月之内的婴儿由于血液中无 ABO 抗体或抗体很弱,该人群可只做正定型。新生儿血清中可能存在来自母体的抗体,应注意鉴别。ABO 血型鉴定结果判定见表 6-8。

表 6-8　ABO 血型鉴定

ABO 血型	红细胞抗原	血浆抗体	基因型
A	A	抗 B	A/A 或 A/0
B	B	抗 A	B/B 或 B/0
AB	A,B	无	A/B
0	无	抗-A,B	0/0

【质量控制】

1. 观察结果　若试管中出现溶血现象(应排除标本采样等其他因素引起的溶血),表明存在抗原-抗体反应并激活了补体,应视为阳性结果。

2. ABO 血型鉴定试验出现正、反定型不一致　应首先重复试验,如果前次试验时红细胞悬浮于血浆或血清中,则改为用洗涤红细胞并悬浮于生理盐水中重复试验。如果重复试验仍然是正反不符,则继续下列试验。

(1) 重新采集血液标本,避免标本采集错误或原标本受污染所导致的错误结果。

(2) 查询受血者既往病史及输血史和用药史等。

(3) 多次洗涤标本红细胞或试剂红细胞,应换用新开启的确定为无细菌污染的生理盐水洗涤红细胞。

(4) 应用抗 A+B、抗 A_1 或抗 H 检测红细胞。

(5) 分析 O 型筛选细胞检测结果,确定是否是同种异型或冷自身抗体干扰正反定型结果。

3. ABO 亚型的鉴定　ABO 亚型也称变异型,正反定型鉴定不符合 ABO 血型特点。

(1) 常见亚型:

1) A 亚型:A_2、A_3、A_x、A_m、A_{end}、A_y 和 A_{el} 等。

2) B 亚型:B_3、B_x、B_m 和 B_{el}。

3) AB 亚型:A_2B、A_3B、A_xB、AB_3、cisAB。

(2) 常用试剂:抗 A、抗 A_1、抗 B、抗 H、抗 A+B、A_1 红细胞、A_2 红细胞、B 型红细胞和 O 型红细胞。

(3) 常见亚型的主要特性及区别:①ABO 亚型大多数 H 抗原增强。H 抗原强弱的次序:$O>A_2>B>A_2B>A_1>A_1B$;②A_3、A_m 抗原与抗 A 及抗 A+B 的反应强度基本相似,A_x 与抗 A+B 的反应强度明显高于抗 A;③A_2、A_3、A_x 常会出现不规则抗 A(抗 A_1),A_m 则没有抗 A_1;④A_3、A_m 分泌型的唾液内可检出 A 及 H 物质,分泌型 A_x 只可检出 H 物质;⑤A_3 有混合视野。

4. ABO 鉴定试验中常见问题及其原因　常见技术和操作失误造成 ABO 血型鉴定产生问题,一般见于正、反定型不一致,多数情况是技术和操作问题,主要有下列情况:

(1) 试验器材不清洁,产生假阳性结果。

(2) 错加标本或试剂,产生假阳性或假阴性结果。

(3) 试剂污染或失效,产生假阳性或假阴性结果。

(4) 细胞与血清间比例不适当,产生假阳性或假阴性结果。

(5) 阳性反应产生溶血现象未能识别,判断失误导致假阴性结果。

(6) 漏加试剂,产生假阴性结果。

(7) 结果记录或判断错误,产生假阳性或假阴性结果。

(8) 离心过度或不足,产生假阳性或假阴性结果。

5. 受血者红细胞或血清本身的问题

（1）血清异常：脐带血中的华通胶或血清高 M 蛋白引起红细胞缗钱状形成，影响定型结果观察。

（2）红细胞致敏：受免疫球蛋白致敏的红细胞，在含高蛋白介质的试剂中，可发生凝集。

（3）异常基因型：在 ABO 亚型的检查中，A 和（或）B 抗原表达较弱，使用常规方法难以正常鉴定。

（4）嵌合体（chimerism）血型：这种血型者体内有两组红细胞群体，鉴定时可以出现"混合外观凝集"现象。可见于异卵双胎。

（5）近期输血：受血者于试验前输入过其他 ABO 型的血液，使血液标本有不同血型的红细胞混合物，显示出"混合外观凝集"现象。

（6）疾病因素导致抗原减弱：某些白血病或骨髓增生异常综合征等受血者，ABO 血型抗原在红细胞表面表达受到抑制，导致正、反定型不符。

（7）红细胞多凝集现象：红细胞膜因遗传或获得性异常，如细菌酶作用，几乎与所有人的血清发生凝集。

（8）获得性 B：由于革兰阴性菌的作用，红细胞可获得"类 B"的活性。常见于 A_1 血型患肠道疾病者。

（9）血型特异性物质过高：一些卵巢囊肿病例，血液中血型物质浓度很高，可中和抗 A 及抗 B 试剂。避免影响应多次洗涤被检红细胞。

（10）抗体减弱：低丙种球蛋白血症（丙种球蛋白量减低）病例，会因免疫球蛋白水平全面下降，而反定型鉴定时与 A 细胞、B 细胞不出现凝集。

（11）不规则抗体的存在：受检者血浆中，含有 ABO 血型抗体以外的不规则抗体，与试剂 A、B 细胞上的相应抗原起反应。

（12）异常的血浆蛋白：受检者血浆中异常的白蛋白、球蛋白比例、高浓度的纤维蛋白原等问题，能导致红细胞缗钱（串）状形成，造成假凝集现象。

（13）近期内进行大量血浆置换治疗：由于使用大量的非同型的血浆做置换治疗，标本血清中含有供血提供的抗 A 或抗 B，造成反定型错误。

（14）药物等因素：药物如右旋糖酐及静脉注射某些造影剂可引起红细胞聚集而类似凝集表现。

（15）年龄因素：在尚未产生抗体的婴儿，或由母亲被动获得抗体的婴儿，或抗体水平下降的老人，试验时可出现异常的结果。

（16）单克隆定型试剂与人源多克隆定型血清在判读和分析弱抗原，特别是 ABO 亚型抗原时会有差异。

（17）防腐剂因素：受血者可能含有对防腐剂中的成分或对混悬介质的抗体，导致 ABO 血型鉴定错误。

？ 问题与思考 ●●●

ABO 正反定型不符分析的基本程序？

ABO 血型鉴定结果错误的影响因素分析？

第三节 Rh 血型系统

Rh 血型系统在红细胞血型系统中序列号是 4,数字表示 004,符号表示 RH。Rh 血型系统在临床上重要性仅次于 ABO 血型系统。Rh 血型系统非常复杂,抗原数目最多,共 50 个,但临床最主要仅有 5 个抗原。其中最强的 D 抗原,超过 e 抗原至少 20 倍。在输血医学中,根据红细胞是否存在 D 抗原将 Rh 血型分为"Rh 阳性"和"Rh 阴性"两类。

一、Rh 血型系统的命名和遗传

（一）Rh 血型命名

1. Fisher-Race 命名法   1943 年提出该命名方法,又称为 CDE 命名法。该命名方法基于早期对 Rh 血型基因的认识。当时认为 Rh 血型有 3 个紧密相连的基因位点,每一个位点都有一个等位基因,即 D 和 d、C 和 c、E 和 e,3 个基因是以复合体形式遗传的。根据该理论 3 个连锁基因有 8 种组合（Cde、cDE、cDe、Cde、cdE、cde、CdE）,两条染色体的 8 种基因组合能够形成 36 种遗传型。CDE 体系在解释血清学结果与反应之间是最为清晰易懂的。目前在日常工作中还在使用 CDE 命名法,常用于书面交流,如做 Rh 分型时出具检验报告多记为:CCDee、ccDEE 等。

2. Wiener 命名法   Wiener 命名法又称为 Rh-Hr 命名法。Wiener 认为,Rh 基因产生的凝集原,包括一系列因子,每一个因子由一种抗体去识别。虽然该方法不够正确,但是我们可以用简单的名称表示或描述由一个单倍型产生的抗原,例如大写 R 表示有 D 抗原,小写 r 表示无 D 抗原;R_1 表示 DCe,R_2 表示 DcE,Rz 表示 DCE 等。

3. 现代命名法   现代命名 Rh 血型系统,应包括区分抗原、基因和蛋白质。抗原用字母表示,如 D、c、C、e、E 等。基因用大写字母 RHD 和 RHCE 表示,并根据其所编码的抗原进行命名,如 RHCE*ce、RHCE*CE 等。部分 D 或变异 D 表示为 RHD*DVI、RHD*DFR 等。蛋白质按照携带的抗原命名,如 RhD、RhcE、RhCe 等。

（二）Rh 血型遗传

在 20 世纪 90 年代初期,应用分子生物学技术发展,明确了 Rh 血型系统基因与遗传的分子基础,并确认 Rh 血型系统基因有两组,即 RHD 和 RHCE。没有相应的"d"基因,就没有"d"抗原和"d"抗体。

RH 基因位于 1 号染色体的 1p34-36.9,由 RHD 和 RHCE 两个紧密连锁的基因构成,分别编码 D 抗原以及 CE 抗原。CE 抗原可有不同组合,如 CE、ce、cE、Ce。由于基于基因突变、基因重排等新的 Rh 复合物（新的抗原）不断产生,所以该系统非常复杂。和基因方向相反,两个 3′端相邻,形成类发夹样结构,遗传物质较为容易进行交换,出现了新的杂交基因,现已发现近 40 种 RHD 和 RHCE 基因重组方式。RHD 和 RHCE 基因之间交换产生的杂合蛋白,会导致 RHD 基因中有部分 RHCE 结构,或者 RHCE 基因中有部分 RHD 结构,这些杂合蛋白的产物可能会表现为很独特的抗原决定簇。

RHD 和 HCE 基因结构相似,均有 10 个外显子和 10 个内含子,由 417 个氨基酸组成,只是二者编码的蛋白约有 35 个氨基酸不同。在欧洲人中,Rh 阴性通常只有 RHCE 基因,无 RHD 基因,而且多数人是 ce 抗原表型。而在亚洲人和非洲人中,部分 Rh 阴性者携带 RHD 基因,但该基因无功能(沉默),这些个体通常有 Ce 抗原。RHCE 基因产物 C 与 c 抗原在于第 103 位氨基酸不同,C 抗原是丝氨酸,c 抗原是脯氨酸。E 与 e 抗原差异在于 226 位氨基酸,E 抗原是脯氨酸,e 抗原是丙氨酸。

二、Rh 血型系统抗原及亚型

Rh 血型系统中,与临床关系最密切的抗原是 D、c、C、e、E。免疫原性最强的是 D 抗原,其次是 c 和 E 抗原。Rh 抗原在胎儿早期就充分发育并维持整个一生,脐带血或新生儿的红细胞 Rh 血型与成人一样强。不同单倍体的个体,D 抗原强度也不同,依次为: R_2R_2(DcE/DcE)> R_1R_2(DCE/DCe)> R_1R_1(DCe/DCe)> R_2r(DcE/ce)> R_1r(DCe/ce),即 D>E>c>C>e。

(一)D 抗原

D 抗原 ISBT 命名法记为 RH1 或者 004001。其抗原频率白种人约为 85%,黑人约 95%,黄种人更高,为 99% 以上,中国汉族 D 抗原阳性率约为 99.7%。D 抗原只存在于人类的红细胞膜,体液和分泌液中无 D 抗原。

D 抗原位于 RHD 基因编码的 D 多肽链上,该多肽链由 416 个氨基酸组成,并贯穿红细胞膜 12 次,形成 6 个环。N 端和 C 端均位于胞质内。D 抗原表位结构较为复杂,多个表位涉及细胞外环,细胞内的氨基酸改变,也能导致 D 表位的改变。针对不同表位的单克隆抗体已经发现 D 抗原有 30 余种表位,D 抗原决定簇用 $epD_1 \sim epD_9$ 表示。

D 抗原的表达有质的变化和量的变化。质的变化主要是指 D 抗原表位减少,这类人群红细胞也表现为 D 阳性,但是也有可能通过输血或者妊娠,产生针对本身红细胞缺失的抗原表位的抗体(抗 D)。

D 抗原量的变化表现为抗原数量的多寡,而抗原表位正常。D 的抗原量最多,Del 抗原量最少。D 抗原数量正常约为 1 万~3 万,弱 D 约为 200~1 万,增强 D 约为 7.5 万~20 万。

(二)弱 D(weak D)

红细胞膜上的 D 抗原数量减少为弱 D。一般情况下,弱 D 红细胞与 IgM 类抗-D 试剂反应呈阴性,抗球蛋白方法检测为阳性。弱 D 产生的原因是基因单个核苷酸的突变,产生的氨基酸改变位于细胞膜内或者是跨膜区,突变影响到 D 抗原多肽链插入细胞膜,使红细胞 D 抗原数量减少,但不会影响 Rh 蛋白的免疫反应性。许多突变会形成弱 D 表型,弱 D 分为弱 D1~弱 D53 型,其中最常见的是弱 D_1 型。如果 D 抗原阳性的个体,同时有 KHD 和 RHCe 基因,且两个基因不在同一条染色体上,由于位置效应也使得 D 抗原减少。

弱 D 献血者和受血者在临床上意义不同。弱 D 献血者由于红细胞上带有 D 抗原,可以刺激阴性者产生抗-D,所以该类血液应作为阳性血供给临床。而对于弱 D 受血者,因常用的血清学技术无法鉴别是 D 抗原数量减少(弱 D),还是 D 抗原表位部分缺失(部分 D),此种情况一般认作 D 抗原阴性。

(三)放散 D(Del)

D 抗原在 Del 红细胞上表达极弱,用常规的血清学方法常被漏检,易误判为 D 抗原阴性。但用吸收放散试验在放散液中可检测到抗-D 抗体,因此证明这些阴性细胞实际上带有微弱的

D 抗原。D_{el} 型由于基因突变所致,亚洲人与欧洲人突变位点不同。亚洲人 D 阴性者中 D_{el} 约占 $10\% \sim 30\%$,欧洲人约占 0.027%。

D_{el} 型血清学检测常为阴性,需要进行吸收放散试验和基因检测。

（四）部分 D（partial D）

一些 D 抗原表达弱,并且血清中含有抗 D 抗体的 Rh 阳性者,称为部分 D。因此部分 D 的产生是由于 D 抗原表位的部分缺失所致。完整的 D 抗原应包括 9 个抗原决定簇,应用单克隆抗体,可以发现缺乏不同抗原决定簇的部分 D。通过分子生物学技术发现部分 D 的产生多数是由于 RHD 基因部分被 RHCE 基因替代,产生了杂合基因。而杂合基因产生的杂合蛋白不仅丢失了部分 D 抗原决定簇,而且可能会产生新的抗原。有些部分 D 表型是由于单个氨基酸改变所致,与弱 D 不同的是这些氨基酸的改变位于细胞膜外。

（五）D 抗原阴性

使用血清学方法检测红细胞。如果红细胞没有 D 抗原,为 D 抗原阴性。D 抗原阴性在白种人中较为常见,在亚洲人中则少见。种族不同其 D 抗原阴性个体所携带的基因也有差异。白种人多数情况是完全缺乏 RDH 基因,而其他种族的 D 抗原阴性常因 RHD 基因失活突变所致。亚洲裔 D 抗原阴性的个体,多数由于一条染色体及基因突变,另一条染色体为 Ce 单倍型。亚洲 D 阴性者有 $10\% \sim 30\%$ 实际是 D_{el} 型。

（六）C/c 和 E/e 抗原

RHCE 基因编码 C 和(或)c 及 E 和(或)e 抗原。RHCE 有 50 多种等位基,易发生突变。突变会导致抗原表达改变或者减弱。

1. 复合抗原　包括 CE、Ce、cE、ce。ISBT 规范命名 CE 为 RH22,Ce 为 RH7 和 RH41 两种,cE 为 RH27,ce 为 RH6。复合抗原是在同一蛋白质分子上表达。

2. 变异体　RHCE 基因突变会导致 C/c 和 E/e 抗原数量及质量的改变,C 和 E 抗原改变较为常见。欧洲人中 C 抗原的改变与 RhCe 蛋白第一个细胞外环氨基酸突变有关,伴有 C^W 或者 C^x 抗原表达,也可能产生新的抗原。这些红细胞虽然表现为 C 抗原阳性,但是受到免疫刺激后,可能产生抗 C 或者抗 Ce 抗体。非洲人的 C 抗原表达的改变和杂合基因有关,该基因不编码 D 抗原,编码异常的 C 抗原,RHcd 基因多处突变可发生 e 抗原的变异也常见。

三、Rh 血型系统抗体

Rh 血型抗体绝大部分为 IgG,少数也会有 IgM 成分。如含 IgM 类抗 D 或 IgG 类抗 D 本身浓度很高,都可在盐水介质中凝集 D 阳性红细胞。但大多数情况下需要酶介质处理或加入高分子介质才能凝集 D 阳性红细胞,其最佳反应温度是 37℃。抗 D 中主要 IgG 是 IgG_1 和 IgG_3,IgG_1 含量多于 IgG_3,偶见 IgG_2 和 IgG_4。能通过胎盘,导致新生儿溶血病。

Rh 抗体中,除偶尔可见天然的抗 E、抗 C^W 抗体外,其余各种 Rh 抗原的抗体主要通过输血或妊娠免疫产生。D 抗原是 Rh 抗原中免疫性最强的抗原,引起抗 D 产生并导致严重的溶血反应。

抗 D 是最常见的 Rh 抗体,此外还有抗 E、抗 e、抗 C、抗 c 等。

抗 D 是新生儿溶血病最主要的病因,常发生于第二次妊娠。Rh 血型抗体引起的新生儿溶血病要比 ABO 溶血严重。

四、Rh 血型鉴定

Rh 血型系统主要有 5 种抗血清,即抗 C、抗 c、抗 D、抗 E 和抗 e。用 5 种抗血清来检查红细胞抗原,可能有 18 种表现型。在临床输血中,一般只做 D 抗原的鉴定,凡被检红细胞与抗 D 血清凝集者为 Rh 阳性,不凝集者为 Rh 阴性。其他 Rh 抗原鉴定和 D 抗原一样,只是加相应的抗血清即可。Rh 血型鉴定操作方法有玻片法、试管法、微量板法、微柱凝胶法等,其中以试管法最为经典。其鉴定方法,由抗血清的性质而定。如 IgM 抗体用盐水法,IgG 抗体用酶、抗球蛋白、聚凝胺等方法。目前大部分医院都使用微柱凝胶卡式血型鉴定。这种方法简便快捷,准确度也较高。

【检测原理】

1. 单克隆混合试剂检测法　用已知 Rh 各抗血清(IgM+IgG 型)试剂通过凝集反应对红细胞上 Rh 抗原进行鉴定。

2. 酶介质检测法　酶介质可破坏红细胞表面的唾液酸,降低红细胞表面负电荷,减少红细胞的静电排斥力,使红细胞间的距离缩小,促使 IgG 型小分子特异性 Rh 血型抗体与红细胞上的 Rh 抗原反应,形成可见的凝集。

3. RhD 阴性确认　在进行 Rh 血型鉴定时,IgM 抗 D 检测为阴性时需进一步使用三种以上 IgG 抗 D 试剂进行 RhD 阴性确认。如果抗球蛋白方法的结果均为阴性,即可判定该个体为 RhD 阴性;如果抗球蛋白方法有一种或一种以上的 IgG 抗 D 试剂结果为阳性,那么该个体为弱 D 表型。弱 D 人群作为献血者按照 RhD 阳性对待,其血液只能给 Rh 阳性受血者输注,作为受血者按照 RhD 阴性对待,只能接受 RhD 阴性血液。

【质量控制】

1. 导致 Rh 血型鉴定可能出现假阳性的原因

(1) 直接抗球蛋白试验阳性:标本采自因血型不合已造成的急性血管内溶血或自身免疫性溶血性贫血患者。

(2) 受检红细胞与抗血清孵育的时间过长,含高蛋白的定型试剂会引起缗钱(串)状形成。

(3) 血液标本抗凝不当,受检过程中出现血液凝块或出现小的纤维蛋白凝块,误判为阳性。

(4) 定型血清中含有事先未被检测的其他特异性抗体,造成假阳性定型结果。

(5) 多凝集红细胞,造成定型结果假阳性。如多发性骨髓瘤患者,可能发生缗钱状凝集。

(6) 检定用器材或抗血清被污染,造成假阳性。

2. 导致 Rh 血型鉴定可能出现假阴性的原因

(1) 直接抗人球蛋白试验(DAT)强阳性:婴儿患有新生儿溶血病,红细胞被 Rh 抗体(常为抗-D)附着。

(2) 受检红细胞悬液浓度太高,与定型血清比例失调。

(3) 定型试剂漏加、错加、失效。

(4) 离心后重悬细胞集块时,摇动用力过度,摇散微弱的凝集。

(5) 弱 D 抗原或 D 变异型与某些抗 D 不发生反应。

问题与思考

Rh 弱 D 表型鉴定的基本程序?

Rh 血型鉴定结果出现假阴或假阳的影响因素分析?

第四节 红细胞其他血型系统

一、MNS 血型系统

MNS 是继 ABO 血型之后第二个被发现的血型系统。基因位于 4 号染色体,是两个紧密连锁的基因,即 GYPA 基因和 GYPB 基因,编码血型糖蛋白 A(GPA)和血型糖蛋白 B(GPB)。ISBT 命名为 MNS,002,目前已经确认抗原有 46 个。

(一)M、N、S、s 及 U 抗原

MN 抗原决定簇位于 GPA 上,其区别在于 GPA 细胞膜外端的氨基酸组成不同,M 型 1 号位为丝氨酸,5 号位为甘氨酸;N 型的 1 号位为亮氨酸,5 号位为谷氨酸。S 和 s 抗原决定簇位于 GPB 的唾液酸糖蛋白上。S/s 的区别是由于 GPB39 位氨基酸不同引起:S 为蛋氨酸,s 为苏氨酸。另外还有许多和 MNS 血型系统相关的红细胞低频抗原,一些是由于 GPA 或 GPB 上氨基酸替换和(或)糖基化改变造成,其他大多数于异常杂交血型糖蛋白有关。MN 血型抗原频率在欧洲、非洲各民族中一般变化不大。M 在 50% ~60% 之间,N 在 40% ~50% 之间。中国汉族人中 M 在 45% ~50% 之间,N 在 50% ~55% 之间。中国人 S 频率要小于欧洲白人,s 频率远远大于欧洲人。U 抗原 ISBT 命名 MNS5,002005。U 抗原在黑人中频率是 90%,而其他所有人群中为高频率抗原,大于 99.9%。

(二)MNS 血型抗体

1. 同种异体抗体 大多数抗 M 和抗 N 由于在 37℃不反应,因而临床意义不大,在输血中通常可以不考虑它们。只有当输血相容性试验和抗体筛选试验在室温检测时,才能发现它们。因此我们需要注意的是,当遇上在 37℃有活性的 M 或 N 抗体时,就要选择提供交叉配血相合的血液。

2. 抗 S 和抗 s 抗 S 通常是免疫抗体,也有天然抗 S。虽有 IgM 抗 S 存在,但抗 S、抗 s 和抗 U 通常是 IgG 抗体,是非结合补体性质的 IgG 抗体。抗 S、抗 s、抗 U 抗体理想的反应条件是正常的离子强度、10 ~22℃之间,抗人球蛋白试验在 37℃也有反应。抗 S 会造成溶血性输血反应和严重的新生儿溶血性疾病(hemolytic disease of the newborn,HDN)。在自身免疫性溶血性贫血(autoimmune hemolytic anemia,AIHA)中,也能发现自身抗-S 存在。

抗 s 既有 IgG 也有 IgM,且存在只是 IgG₃ 的。它们都是免疫性抗体,未发现有天然抗 s 抗体。抗 s 能引起严重甚至致命的 HDN 和迟发型溶血性输血反应。它的最佳反应条件是 22℃。

3. 抗 U U-表型较为罕见。抗 U 都是免疫性抗体,未见"天然"抗 U 的有关报道。与抗 S 或抗 s 相比,抗 U 更容易引起输血相关问题,且更为严重。抗 U 一般是非补体结合性的 IgG 抗

体,有时只包含 IgG_1 成分。抗 U 抗体在<22℃时,抗体反应性较体温时强。

自身抗 U 的单独存在或是与其他自身抗体并存,都可以引起 AIHA。一些自身抗-U 只有在低 pH 和低温才有反应。那些产生同种抗 U 的都是黑人,而那些有自身抗-U 的患者又都是白人。

二、P 血型系统

(一) P 血型抗原

P 血型是第 3 个被发现的人类红细胞血型系统,基因位于 22 号染色体。国际输血协会(ISBT)红细胞膜抗原命名专业组将这些有一定关联的抗原定义为:P 血型系统(P1,003);globoside 血型系统(P,028)和血型集合(209)。P 血型系统只包括 1 个抗原 P1(003001);globoside 血型系统 P(028001)和血型集合(209)包括 P(GLOB1,209001)、P^K(GLOB2,209002)和 LKE(GLOB3,209003)。由于 P1、P 和 LKE 受不同基因位点控制,P^K 控制基因位点目前不清,所以 P、P^K 和 LKE 未被列入到 P 系统中。但由于 P、P^K 和 LKE 的血清学、生物化学等方面有密切关联,因此传统上统称为 P 血型,实际上并不是一个单一的血型系统。

(二) P 血型抗体

人血清抗 P1 一般是冷抗体,凝集反应很弱。因抗 P1 一般在 25℃以上不出现凝集反应,故很少有临床意义。所有的 P^K 人血清中都含有抗 P,抗 P 为 IgM,但绝大部分是 IgM 和 IgG 的混合,也可有 IgA。P 表型血清中有抗 P^K,但与抗 P 和抗 P1 同时存在。极少数自身免疫性溶血性贫血和胆汁性肝硬化患者血清中可发现自身抗 P^K。至今发现的抗 LKE 都显示是天然抗体。

三、Kidd 血型系统

(一) Kidd 血型系统抗原

Kidd 血型系统在 ISBT 命名符号中为 JK,数字为 009,该系统共有 3 个抗原;分别是 JK^a(JK1),JK^b(JK2),JK^3(JK3)。JK 基因位于 18 号染色体上。尚未发现可溶性 JK 抗原,红细胞、中性粒细胞和肾细胞上有 JK 抗原,而其他血细胞上未发现。

(二) Kidd 血型抗体

抗-JK^a 与抗-JK^b 同种抗体均在缺少相应抗原的个体产生,抗 JK^3 则是在 JK(a-b-)的个体产生。Kidd 抗原的免疫原性低。Kidd 抗体具有输血风险,通常很难检测。Kidd 抗体几乎没有纯 IgM,通常都是 IgG 或 IgG 和 IgM 的混合物。抗 Jk^a 多为 IgG_3 或 IgG_3 和 IgG_1 的混合型,偶尔也有单独的 IgG_1 型,有时 IgG_2 也会出现。40% ~ 50% 的 Kidd 抗体会结合补体。在检测 Kidd 抗体时,有些 Kidd 抗体只能用多特异性抗人球蛋白试验检测出来,有些又需要用抗补体试验才能检出。还有一点要注意的是,某些 Kidd 抗体与去钙的试剂混合后,会使结果检测呈阴性。只有含 IgM 成分的 Kidd 血清能结合补体,因为纯 IgG 型的 Kidd 抗体是不能结合补体的。

抗 Jk^a 不仅会引起严重和致命的即发型输血反应,还会引起迟发型输血反应。迟发型输血反应往往会引起诸如少尿、肾衰、甚至死亡等严重后果。抗 Jk^b 同样也能引起严重的迟发型输血反应。Kidd 抗体引起的迟发型输血反应比较多,主要原因是这种抗体在血浆中的滴度下降比较迅速,且下降的水平很低,甚至检测不出。通常,在配合型血液输注中,患者本身含有 Kidd 抗体,则相对应的不相容的红细胞会被很快清除。

抗 Jk3 是一种罕见抗体,由 Jk(a-b-)者产生,且只有少数 Jk(a-b-)表型的人被免疫而产生抗 Jk3,虽然罕见,但仍有许多由于这种抗体引起的病例报道。抗 Jk3 一般为 IgG 型。与其他 Kidd 抗体类似的是,抗 Jk3 在体内会迅速下降,可引起严重的即发型和迟发型溶血性输血反应,但引起新生儿溶血病临床表现较轻。

四、Duffy 血型系统

(一)Duffy 血型系统抗原

Duffy 血型系统 ISBT 命名为 FY,008。共有 6 个抗原,传统命名为 Fy^a、Fy^b、Fy^3、Fy^4、Fy5、Fy6,ISBT 将这 6 个抗原命名为 FY1~6。Duffy 血型基因位于 1 号染色体,有 1 个外显子,编码 FY 糖蛋白,是 338 个氨基酸的多肽链,贯穿红细胞膜 7 次或 9 次。N 端在细胞外,C 端在细胞质内。该糖蛋白在多种细胞表达,并且是红细胞趋化因子。红细胞膜具有多特异性细胞因子受体还不十分清楚,提示该受体具有清除体内前炎性多肽的功能。Fy^a 和 Fy^b 抗原为共显性等位基因产物,是人类第一个在常染色体定位的遗传标记。

(二)Duffy 抗体

"天然产生"的抗 Fy^a 非常罕见。如果体内产生了抗 Fy 抗体,多数是抗 Fy^a,少数是抗 Fy^b,其他抗体更为罕见。该血型系统抗体是通过输血或者妊娠免疫产生,是 IgG 类抗体。抗 Fy^a 抗体能引起中重度新生儿溶血病,也能导致中重度急性或迟发性溶血性输血反应。抗 Fy^b 抗体引发的免疫反应要弱于抗 Fy^a,急性溶血反应很少见。抗 Fy^3 抗体可引起急性或迟发性溶血性输血反应,该抗体存在于 Fy(a-b-)个体血清中。

抗体在间接抗球蛋白试验中,凝集反应最强。蛋白水解酶可破坏 Fy 抗原,因此用酶处理红细胞与 Fy 抗体反应,通常表现为阴性结果。

人类红细胞膜 FY 糖蛋白是间日疟原虫的受体,Fy(a-b-)个体对间日疟有着天然的免疫力。间日疟原虫的裂殖子能够通过 Fy 抗原结合到红细胞表面,进而侵入红细胞。但是裂殖子不能进入缺乏 Fy^a 和 Fy^b 抗原的红细胞,因此不感染间日疟。在非洲,尤其是非洲西部,大部分人的红细胞是 Fy(a-b-)的表型。

五、Kell 血型系统

(一)Kell 血型系统抗原

Kell 血型是在直接抗人球蛋白的第一次应用中检测出的血型抗原。Kell 血型系统在 ISBT 命名中符号为 KEL,数字为 006。目前 ISBT 已确认的 KEL 抗原有 22 个,还未发现有可溶性 KEL 抗原的报道。KEL 抗原在血液红细胞上表达,而在其他血细胞无表达。KEL 基因位于 7 号染色体。

(二)Kell 血型抗体

抗 K 及抗 k 主要是通过免疫产生,抗体是 IgG 类,多数是 IgG$_1$ 亚类。能够通过胎盘,Kell 抗体常可导致严重的新生儿溶血,产妇产生抗 Kell 频率约为 0.1%,往往产妇产生抗 Kell 的同时,还伴有抗 D、抗 c 等共同导致严重新生儿溶血病。抗 K 也能引起急性和迟发性溶血性输血反应,使用间接抗球蛋白试验能够检出该抗体,具有临床意义。

白种人献血者中 K 抗原阳性者约 10%,阴性者约 90%,所以血液中有抗 K 患者较容易找到相合血液。以前一直认为中国汉族人群几乎 100% K 抗原阴性,近年来国内多有报道在献血者和干细胞捐献者中发现 K 抗原阳性,但是到目前为止尚未有抗 K 的报道。因此,抗-K 在中国汉族人群中意义不大。抗 k 发生率极低,其临床意义和血清学特征与抗 K 相似。

抗 KP^a、抗 Kp^b、抗 Js^a 及抗 Js^b 抗体均较抗 K 少见,但临床意义相同,均可发生溶血性输血反应和新生儿溶血病。

如果患者有 Kell 系统抗体,应选择交叉配血相合且相应抗原阴性的血液。

Kell 系统抗体与某些自身免疫性溶血性贫血有关,少部分自身免疫溶血性贫血患者的自身抗体针对 Kell 抗原,不易区分自身抗体和同种抗体。

六、Lewis 血型系统

(一)Lewis 血型系统抗原

Lewis 血型抗原有 Le^a、Le^b、Le^{ab}、Le^{bH}、ALe^b、和 BLe^b,ISBT 将 Lewis 血型系统命名为:LE,007。Le^a 和 Le^b 抗原,直接凝集法不够敏感,要通过使用间接抗人球蛋白试验、高效价的抗体与酶处理的细胞这些更加敏感的技术,才能在脐带血细胞和胎儿细胞上检测到恒量的 Le^a 和 Le^b 抗原。

一个人在出生后不久,Lewis 抗原就已经在红细胞上表达了。Le^a 首先生成,当个体具有 Le 基因,那么在他刚出生的最初几个月里就将形成 Le(a+)的红细胞。在这一段时间里,Le(a+b+)表现型是常见的。当发育到 6 岁时,Le(b+)表达频率将与成人水平相当。

中国人脐带血标本当中有 50% 是 Le(a-b+),50% 是 Le(a-b-)。Le(a-b+)的细胞在转变表达成 Le(a-b+)之前先会变成 Le(a+b+),而 Le(a-b-)细胞可以转变成 Le(a+b+),也可能保持 Le(a-b-)的表现型。

(二)Lewis 血型抗体

大多是天然产生的 IgM 类抗体,表型为 Le(a-b-)的个体,可具有抗-Le^a 及抗-Le^b,但常常只含有抗-Le^a 抗体,而有些 Le(a-b+)个体,并不产生抗-Le^a,这是因为其血浆中可能含有少量 Lea 可溶性抗原所致。临床上极少见到因 Lewis 抗体所致溶血性输血反应,主要原因是多数 Lewis 抗体在 37℃ 时无活性,还因为供者血浆中 Lewis 抗原中和了受者的 Lewis 抗体。因为 Lewis 抗原只存在于胎儿分泌液中,一般不存在红细胞上,所以 Lewis 抗体不引起严重的新生儿溶血性疾病。

七、Lutheran 血型系统

(一)Lutheran 血型抗原

Lutheran 血型在 ISBT 命名中符号为 Lu,数字为 005,已确定有 18 个抗原,以 Lu1~Lu20 表示,缺少 Lu10 和 Lu15。在绝大部分人中,Lu^a(Lu1)和 Lu^b(Lu2)的平均表现频率为:Lu(a+b-) 0.2%,Lu(a-b+)92.4%,Lu(a+b+)7.4%,Lu(a-b-)极罕见。Lutheran 基因(LU)位于 19 号染色体上。

（二）Lutheran 血型抗体

抗-Lu^{a}是通过妊娠和输血产生,也有自然发生的抗体。抗 Lu^{b}罕见,常为单独存在。抗体以 IgM 类为主,也有 IgG 类免疫球蛋白。检测 Lu 抗体,可用盐水法,也可以用抗球蛋白方法。用 α-糜蛋白酶处理红细胞可破坏 Lutheran 抗原,木瓜酶处理红细胞对 Lutheran 抗原作用不明显。一般认为 LU 抗体不具有临床意义,只能引起轻微溶血(偶尔轻度黄疸)和新生儿溶血病。

八、Diego 血型系统

（一）Diego 血型抗原

Diego 血型系统,ISBT 命名符号为 DI,数字为 010,共有 7 个抗原,以 DI1 ~ DI7 表示。其中最主要的两个抗原 Di^{a}和 Di^{b}是显性遗传。Di^{b}抗原是高频率抗原。Di^{a}抗原分布有种族差异,主要存在于蒙古人种中。在中国汉族人群中 Di^{a}抗原频率约为2%,南美洲印第安人 Di^{a}抗原频率约为36%,在白种人和澳洲土著人群该抗原极为罕见。DI 抗原是重要的人类学标记。Diego 血型系统位于 17 号染色体,基因名称为 AE1。DI 抗原在出生时就已经发育成熟。该抗原能够耐受酶和还原试剂处理。

（二）Diego 血型抗体

抗-Di^{a}可以引起新生儿溶血病,也可破坏输入的 Di^{a}抗原红细胞。抗-Di^{b}比较少见,但也有临床意义,能引起新生儿溶血病和溶血性输血反应。

九、Xg 血型系统

（一）Xg 血型抗原

Xg 血型系统在 ISBT 命名符号为 XG,数字为 012,只有 1 个抗原 Xg^a(XG1,012001)。XG抗原最显著特点是位于性染色体 X 上。XG1 抗原发生率女性为89%,男性为66%。

（二）Xg 血型抗体

抗-XG^{a}抗体大多数是 IgG,少数是 IgM,不引起溶血性输血反应和新生儿溶血病。

十、Ii 血型抗原

（一）Ii 血型抗原

ISBT 命名 Ii 血型为血型集合 207,字母符号为 I,包括 2 个抗原:I 为 I1,207001,i 为 I2,207002。i 表型见于新生儿,随着年龄增长逐渐减少,I 抗原逐渐增加,到两岁左右,红细胞基本表达成人 I 抗原。成人 i 表型(I-i+)非常少见,多是常染色体隐性遗传,I 基因突变所致。遗传性有核红细胞增多症(HEMPAS),是获得性或先天性 N 糖基化缺陷,i 抗原明显增多,伴有慢性溶血。患有慢性溶血性疾病患者,其 i 抗原增多,是过度造血的表现。

（二）Ii 血型抗体

抗 I 可见于正常人,一般是 IgM 类冷抗体,最佳反应温度是 4℃,效价通常<64。抗 I 与成人细胞出现强凝集反应,与脐带血细胞不出现凝集反应,或只有微弱凝集反应。在 4℃ 孵育或者用酶介质处理红细胞,会增强抗 I 活性。A$_1$个体可产生抗 IH 抗体,该抗体与富含 H 抗原的

O 细胞及 A_2 细胞出现强凝集。

抗 I 多为自身抗体,可干扰血型鉴定等检测。虽然该抗体在低温出现反应,但是在间接抗球蛋白试验中也可能出现阳性反应,特别是使用多克隆抗球蛋白试剂。可采用冷自身吸收技术去除自身抗体。

冷凝集素综合征和混合型自身免疫性溶血性贫血患者,其血液中可含有病理性抗 I 及抗 i。某些感染性疾病,如支原体肺炎等,可出现自身高效价抗 I,甚至出现一过性溶血的临床表现。

第五节　交叉配血试验

交叉配血试验通常包括:①受血者血清对供血者红细胞,称"主侧"配血,是检测对供血者红细胞起反应的抗体;②受血者红细胞对供血者血清,称"次侧"配血,是检测对受血者红细胞起反应的抗体;③自身对照,受血者红细胞对受血者血清,目的是显示自身抗体、直接抗球蛋白试验阳性及红细胞缗钱状假阳性的检测。交叉配血试验反应体系均应在 37℃孵育,交叉配血除了盐水介质法外,至少还应有抗人球蛋白法,有条件的还可增加酶法、清蛋白介质、低离子介质凝聚胺法或其他合适的促凝剂以及微柱凝胶免疫技术等方法。

交叉配血试验的标本原则上必须是输血 3 天之内的,此时的标本方能代表患者即时的免疫学状态。配血后的受、供血者的标本必须密封在 1～6℃至少保存 7 天。

（一）交叉配血试验结果解释及处理方案

1. 抗体筛查阴性,交叉配血相容　绝大部分标本抗体筛查阴性,交叉配血也是相容的。但抗体筛查试验阴性也不能保证血清中就不含有临床意义的抗体。

2. 抗体筛查阴性,主侧交叉配合试验阳性

（1）复查血型:受血者或供血者的 ABO、Rh 定型试验不正确。

（2）主侧凝集类 B 抗原:通过复查血型以及唾液血型物质鉴定出其正确血型,再选择合适的血液再次进行交叉配合试验。

（3）血清中可能含有一种 ABO 抗体,必要时可以做 ABO 亚型鉴定。

（4）受血者血清中含有同种抗体,但筛查红细胞上无此抗原存在。可将受血者的血样标本与多个供血者的血样标本进行配合试验,直到找到无相应抗原的供者血液。

3. 抗体筛查试验阳性,主侧交叉配合试验阳性

（1）自身对照试验阴性:受血者体内有同种不规则抗体,可采取下列办法:①对受血者血清做抗体特异性鉴定,对供血者血液标本做抗原鉴定,选择抗原阴性的血液重新做交叉配合试验;②如果抗体特异性无法确定,应选择交叉配血试验阴性的血液发出。

（2）自身对照试验阳性:受血者血清内可能有自身抗体或同时存在不规则抗体。自身抗体导致的配血不合是比较复杂的,受血者血清中有非特异性的自身抗体,红细胞也常被抗体或补体成分致敏,导致主、次侧均不合。

（二）交叉配血试验的影响因素

（1）缗钱状形成:被检血清在室温和 37℃中,红细胞出现了缗钱状假凝集,造成配血结果误判。常见于巨球蛋白血症、多发性骨髓瘤、霍奇金病,以及其他表现为血沉加速的一些病例。

（2）在室温条件下,配血结果阳性,说明受血者血液中可能存在自身抗体或 IgM 类同种抗体。

（3）出现抗体筛查试验阴性和交叉配血结果阳性的现象,提示受血者血清中可能存在未明的抗体。

（4）直接抗球蛋白试验阳性,显示受血者或供血者有自身抗体。

（5）在交叉配血试验操作过程中,应用离心力不当,造成了假阴性和假阳性。

（6）在被检血清中如含有溶血性抗体,则具有相应抗原的红细胞被溶解而不是凝集,交叉配血结果应为阳性。此时应是血清中存在补体而导致溶血反应,血清应灭活后再做试验。

（7）红细胞不正确的洗涤和悬浮,使抗球蛋白试验出现假阴性。

一、盐水介质配血法

【检测原理】　盐水介质试验技术的本质是凝集反应,具有凝集反应的特点。在盐水介质中,红细胞表面抗原和抗体会出现肉眼可见的凝集,属于直接凝集试验。盐水介质试验技术用于检测红细胞抗原和(或)抗体。红细胞悬浮于盐水介质中,可直接与试剂血清或患者血清反应,主要用于 IgM 类抗体的检测,而不能检出 IgG 类抗体。

盐水介质试验技术常用于血型鉴定、血清中 IgM 类抗体的筛查和鉴定、盐水介质的交叉配血等。

【基本方法】　根据试验载体不同,主要有三种方法:平板法;试管法;微孔板法。

1. 平板法　根据实验所用耗材不同,分玻片、纸板、陶瓷板、搪瓷板法等,为定性试验。

应用范围:常规 ABO 血型和 RhD 抗原定型。

一般用已知抗体作为试剂血清,已知抗原作为试剂细胞,被检标本(红细胞悬液或血清)与试剂各加 1 滴在做好标记的玻片上,混匀并轻摇玻片,2 分钟内用肉眼或低倍显微镜观察结果。由于玻片法所加的液体量较少,如果室温较高时易发生干涸,观察结果时间可少于 2 分钟。若玻片法结果可疑时,应采用试管法重新做实验。

此方法容易掌握,操作简便、快速,但工作环境和工作人员易被污染。如果未采用一次性耗材,清洗不彻底时会出现假阳性或假阴性结果。

2. 试管法　为定性试验方法,也可用于半定量试验,如测定抗体效价。试管法是输血前检查最常用的试验方法。可以根据试验设计加入不同的试剂量或被检标本量;也可根据温度设置,将试管放在不同的温度环境中进行抗原抗体反应;也可将试验过程中的标本进行洗涤操作等。其特点是操作简便、快速,方法易于掌握,结果准确、可靠。

在标记好的试管中加入血清和红细胞悬液,应按照试剂要求观察结果,或离心 30 秒(3000g),或静置 30 分钟观察结果。

【结果判读】

（1）阳性结果红细胞出现凝集反应或溶血是阳性结果。

（2）阴性结果红细胞呈游离的混悬状态是阴性结果。

（3）溶血为阳性结果,与血液凝集具有同样重要的临床意义。有些血型抗体与红细胞表面相应抗原反应后,能够激活补体,引起红细胞溶解。具有这种性质的抗体称为溶血素。当补体不存在时,这些抗体往往凝集或致敏具有特异性抗原的红细胞。血型抗体中具有溶血作用的有抗 A,抗 B,抗 A+B,抗 I,抗 i 等。

凝集强度判定标准见表 6-9。

表 6-9 凝集反应判定标准

反应强度	现象
++++	一个大凝集块,背景清晰,无游离红细胞
+++	数个较大凝集块,背景清晰,几乎无游离红细胞
++	凝集块较小,背景稍浑浊,游离红细胞较少
+	细小凝集块,背景浑浊,游离红细胞较多
±(weak+)	肉眼观察呈"粗颗粒"样,镜下可见细小凝集团
-	肉眼及光镜下红细胞呈游离状态,无凝集

【质量控制】

（1）观察结果后应立即记录。

（2）如果做 ABO 血型鉴定,试验温度不要高于室温;如果做交叉配血试验时,应注意室温控制在(22±2)℃以上,防止冷抗体引起凝集反应。

（3）要在光线良好的背景下观察凝集反应。

（4）因溶血和血液凝集都是阳性结果,所以观察结果首先看有无溶血,再看红细胞是否凝集;进行配血试验时试管中发生溶血现象是配血不合,表明有抗原抗体反应,同时还有补体参与,应进一步进行抗体筛查实验。

二、聚凝胺介质配血法

聚凝胺试验技术是一种快速、简便检测红细胞不完全抗体的方法,可用来检测 IgG 抗体。多数 IgG 类抗体能够被检出,但 IgG 的抗 K 抗体除外。但对于中国汉族人群来说,到目前为止尚未发现 K 抗原阳性者,因此也未检出抗 K 抗体,所以采用此方法进行输血前检查相对安全。此法较之盐水法在灵敏度上有了很大的提高,但还是一种非特异性促凝实验,灵敏度仍未完全达到理想的临床应用水平。

【检测原理】 聚凝胺是一种由 4 个胺聚合而成的高阳离子聚合体,在溶液中有多个阳离子集团,能够中和红细胞表面的负电荷,从而缩短红细胞间的正常距离,使正常红细胞形成可逆的非特异性聚集,同时也使 IgG 类抗体直接凝集红细胞。然后加入枸橼酸重悬液(中和液)后,仅由聚凝胺引起的非特异性聚集会因电荷中和而消失,而由抗体介导的特异性凝集则不会消失,呈现出肉眼可见的凝集现象。

【适用范围】 适用于血型鉴定、抗体筛查及交叉配血试验。

【结果分析和判定】

1. 阳性对照管凝集不消失,阴性对照管凝集消失,被检管凝集不消失判定为阳性,凝集消失判定为阴性。

2. 阳性对照管凝集消失和(或)阴性对照管出现凝集不消失,则试验失败,应分析原因重新试验。

【试验技术特点】

1. 灵敏度高　比抗球蛋白方法高 1～20 倍。

2. 速度快　实验时间 5 分钟左右。

3. 准确　准确度高于酶试验。

4. 操作要求高。

【抗体筛查和交叉配血试验结果分析】

1. 抗体筛查试验与交叉配血试验结果均为阴性,表明受血者血清中无同种抗体,与供血者血液相配合。

2. 抗体筛查试验与交叉配血试验结果均为阳性,表明受血者血清中有同种抗体,且与此供血者血液不配合。如果血清中存在同种异体抗体,该抗体筛查和交叉配血就可能是阳性,只要血清中存在同种异体抗体,就应该选择抗原阴性红细胞输血。建议对受血者血清做抗体鉴定试验,再与相配合的供血者做交叉配血试验。

3. 抗体筛查试验阴性,交叉配血试验阳性。表明受血者血清中有稀有的同种抗体与此供血者血液不配合,建议对受血者血清做抗体鉴定试验,再与相配合的供血者做交叉配血试验;抗体筛查试验阳性,交叉配血试验阴性,表明受血者血清中有同种抗体。但与此供血者血液配合,建议对受血者血清做抗体鉴定试验。

【质量保证】

1. 不能使用含枸橼酸钠和肝素抗凝标本。

2. 按比例加样,观察非特异性凝集,60 秒内观察结果。

3. 对冷凝集有加强作用,有冷凝集配血最好不用。

4. 聚凝胺只能使正常红细胞发生凝集,对缺乏唾液酸的细胞(如 T 及 Tn 细胞)无作用。

5. 用聚凝胺试验技术交叉配血,出现不配合时,要用抗球蛋白试验重复。结果不一致时,以抗球蛋白试验结果为准。

6. 应使用非抗凝血清做试验,若使用血浆做试验,抗凝剂过量将中和部分聚凝胺。

三、凝胶微柱配血法

【检测原理】　微柱凝集试验(microcolumn gel assay)是凝集反应,在凝胶或小玻璃珠介质中,红细胞抗原与相应抗体结合,经低速离心,未与抗体结合的红细胞沉于凝胶或小玻璃珠柱底部,而与抗体结合或凝集的红细胞,位于微柱上部或悬浮于介质中。根据试验目的不同,微柱凝集试验技术分为三类:中性柱(不含抗体,相当于试管的作用)、特异性柱(含特异性抗体,如抗 A、抗 B,可进行 AB 抗原检测)、抗球蛋白柱(含抗球蛋白,可进行 IgG 类抗体的检测)。分别用于不同的血型血清学试验、血型鉴定、抗球蛋白试验等。微柱凝胶技术比传统试验方法具有缩短试验时间、结果观察客观、易于保存等优点。

【结果分析和判定】

1. 若红细胞沉淀在凝胶柱管底,判读为阴性。

2. 若红细胞沉淀在凝胶柱中部或凝胶之上,判读为阳性。

【试验技术应用】

1. 抗球蛋白试验　直接抗球蛋白试验和间接抗球蛋白试验。间接抗球蛋白试验可用于交叉配血和红细胞同种抗体筛选等。

2. ABO血型定型可单纯做正定型,也可同时做正、反定型。

3. 其他血型系统抗原检测如Rh其他抗原(CcEe)定型。

【质量保证】

1. 操作中应先向反应腔内加入红细胞,再加入被检血清或试剂血清。

2. 微柱凝集试验如果抗原抗体反应时间较短,有可能难于鉴别或漏检某些ABO亚型抗原。微柱凝集试验技术不适合于直接抗球蛋白试验阳性的红细胞样本,也不适合于酶处理的红细胞样本的检测工作。

【试验技术的特征】

1. 简便　试验简单、方便。不需洗涤,对阴性结果不需要确证试验,适用于大量标本检测,简化了实验程序。

2. 准确　结果清晰明确,可重复性强。将凝集结果从传统显微镜下的平面识别模式转换到卡式立体肉眼判断,避免经验不足对结果判断的影响。

3. 敏感　该方法对临床标本血型检测的敏感性恰到好处。

4. 结果保存时间长　在室温条件下,试验结果即标本原始反应格局一般可保存数天甚至数周。

5. 标本用量少　该方法的标本用量为试管法的1/10~1/5,尤其有利于新生儿及某些特殊血液病标本的检测。

6. 标准化　微柱凝胶卡、试剂、离心机、判读仪及工作程序和结果的判定等都易于规范化、标准化。

7. 安全　操作程序简便规范化,能够减少接触血液标本及病原微生物的机会,减少医源性感染。

【质量保证】

1. 假阳性反应

(1) 未完全去除纤维蛋白原的血清标本在凝胶中形成纤维蛋白,能够阻碍红细胞沉降而浮于胶中或胶表面而造成假阳性。

(2) 抗凝剂不足或不含抗凝剂的血浆标本常常易出现假阳性。

(3) 被检标本污染细菌使红细胞浮于胶中或胶表面。

(4) 实验室温度较低时,因凝胶颗粒活动减少,单个红细胞穿过时困难,易出现假阳性结果。

2. 假阴性反应

(1) 抗原或抗体过少、过弱。

(2) 抗原、抗体比例不当时也容易产生假阴性。

(3) 离心力过大时,容易使弱阳性成为阴性格局。

(4) 未加入抗体等人为实验操作错误。

3. 溶血反应

(1) 实验操作错误或标本本身存在问题:①反应液是低渗透压溶液;②温度过冷或过热;③红细胞或抗体被细菌等污染;④其他可使红细胞破坏的理化因素。

(2) 红细胞抗原抗体溶血性反应:①红细胞抗原与特异性抗体结合,激活补体,作用于细胞膜使之破裂溶血;②红细胞抗原与特异性抗体结合,未激活补体,但受到血清中其他因子作用溶血。

第六节 白细胞血型与血小板血型

一、白细胞血型系统

人类白细胞包括粒细胞(中性粒细胞、嗜酸性粒细胞和嗜碱性粒细胞)、淋巴细胞和单核细胞。它们所表达的抗原比较多,与输血医学有关的抗原即白细胞血型抗原。白细胞血型抗原分为三类:第一类红细胞血型抗原,如 ABH、Tj^a、Le^a、Le^b、I、i、U、Jk^a、Jk^b、K、k、Di^b 等;第二类白细胞所特有的血型抗原如中性粒细胞特异性抗原(human neutrophil alloantigen,HNA),如 NA、NB、NC、ND、NE、9^a 等;第三类白细胞与其他组织细胞共有的抗原系统即人类白细胞抗原(human leukocyte antigen,HLA)。

人类白细胞膜上表达的红细胞血型抗原包括 ABO、P、LE、XG、Sc、Do、CROM、KN、LN、OK、JMH 及 GLOB 等血型系统抗原,这些红细胞血型抗原在白细胞膜上表达的量比较少,意义也不大。

人类白细胞表达的 HLA 在移植医学、输血医学及法医学等领域都有极其重要的意义。HLA 抗原可识别"自我"与"非我"抗原刺激产生的免疫应答,具有协调细胞免疫和体液免疫的功能。人们把这种代表个体特异性的同种异体抗原称为移植抗原或组织相容性抗原(histocompatibility antigen)。组织相容性抗原是一个复杂的抗原系统,组织相容性抗原中能引起快速而强烈排斥反应的抗原系统称为主要组织相容性系统(major histocompatibility system),而引起慢而弱排斥反应的抗原系统称为次要组织相容性系统(minor histocompatibility system,mHC)。主要组织相容性抗原的基因群称为主要组织相容性复合体(major histocompatibility complex,MHC)。

MHC 编码的 MHC 分子具有重要的免疫学功能:①参与加工、处理和提呈抗原;②参与 T 细胞的限制性识别;③参与 T 细胞的分化、发育;④参与调节 NK 细胞活性;⑤参与免疫应答的遗传控制。

不同的脊椎动物都有各自的 MHC,人类的 MHC 即 HLA 复合体或 HLA 系统。

(一)人类白细胞抗原系统

1. HLA 系统抗原 人类主要组织相容性复合物位于 6 号染色体上,是目前最富多态性的遗传系统。分为 HLA-Ⅰ、HLA-Ⅱ、HLA-Ⅲ三类基因。

(1) HLA-1 类基因,主要有 HLA-A、B、C、E、F、G、H、J、K、L 基因,位于基因区域的最远端,其中 HLA-A,B,C 基因发现最早,基因产物表达量最高,称为经典 HLA-Ⅰ类基因。非经典 HLA-Ⅰ类基因有 HLA-E、F、G、H、J、K、L,其等位基因数量有限,产物分布较局限。HLA-E、G 基因可能在胎母免疫中起重要作用,另外 E 基因也参与调节 T 细胞功能。

(2) HLA-Ⅱ类基因,主要有 HLA-DR、DQ、DP、DOA、DOB、DM。前 3 个为经典 HLA-Ⅱ类基因,后 3 个为非经典 HLA 分子。非经典的 HLA 分子等位基因不多,表达量少,细胞分布不广泛,表达的分子不在膜上,而在细胞质内,它们与抗原加工和呈递有关,与移植和输血关系不大。

（3）HLA-Ⅲ类基因,主要编码补体系统蛋白,包括:C2、C4A、C4B、B、TNF、热休克蛋白基因等。传统上把编码补体的基因称为Ⅲ类基因。

2. HLA 分子的组织分布　HLA-1 类分子广泛分布于体内所有的有核细胞表面,包括网织红细胞和血小板,其中淋巴细胞 HLA-Ⅰ类分子的表达量最高;其次是巨噬细胞、树突状细胞及中性粒细胞;而心、肝、肺、肌细胞、成纤维细胞、神经细胞及角膜细胞表达 HLA-Ⅰ类分子水平较低。

HLA-Ⅱ类分子的表达范围极其狭窄。主要表达在巨噬细胞、树突状细胞及 B 细胞等抗原提呈细胞。此外,激活的 T 细胞及单核细胞也表达 HLA-Ⅱ类分子。而中性粒细胞、未致敏的 T 细胞、肝、肾、脑及胎儿滋养层细胞等均不表达 HLA-Ⅱ类分子。

此外,游离的可溶性的 HLA-Ⅰ类和Ⅱ类分子也可在血、尿、唾液、精液及乳汁中检出。

3. HLA 系统抗原的检测方法　HLA 检测技术已广泛应用于 HLA 多态性的研究、移植前供受者组织相容性配型、亲子鉴定、HLA 与某些疾病的关联以及遗传学等方面。HLA 的检测技术主要有血清学分型技术、细胞学分型技术、基因分型技术等。

（1）HLA 血清学技术:血清学检测方法是用已知的抗 HLA 抗原的标准分型血清来检测未知淋巴细胞表面的 HLA 抗原型别。由于 HLA 抗血清本身的弱反应、交叉反应及额外反应等特性,使得 HLA 血清学检测错误率高。此外高质量的单价 HLA 分型血清来源有限,使得 HLA 血清学检测将被逐步淘汰。

微量淋巴细胞毒试验即补体依赖的细胞毒试验是研究 HLA 系统的基本血清学鉴定方法。

【检测原理】　分型血清中含有的抗特定 HLA 抗原的细胞毒抗体与待检淋巴细胞膜表面的 HLA 抗原结合后,在补体的参与下损伤细胞膜,经伊红或台盼蓝染色后,观察细胞是否被染色,了解细胞损伤、死亡的情况,死亡细胞数与抗原-抗体反应强度呈正比。而待检淋巴细胞不带有相应的抗原,则无抗原-抗体反应,细胞不损伤,染料不能进入,为阴性结果。

【质量控制】　HLA 系统的交叉反应是造成 HLA 血清学错综复杂的主要原因,主要影响因素有以下几个方面:①HLA 抗血清中若存在纤维蛋白或其他杂质,则可影响反应和读数。抗血清多次冻融、冻存过程活力受到损失、冻存时间偏长、运输过程中温度过高等引起抗血清效价降低,使反应结果难以判断;②淋巴细胞活性下降易发生假阳性反应;淋巴细胞悬液污染(红细胞污染常见)严重时可造成判断和读数上困难,可用 8.3g/L 氯化铵溶液处理红细胞;淋巴细胞细胞数过少,易造成假阳性;细胞数过多,易造成假阴性;部分白血病患者 HLA 抗原可减弱或缺失,少数患者可能出现抗原增多现象,这将引起 HLA 分型错误;③孵育时间不足,将使某些抗体反应不显示,产生假阴性结果;孵育的时间过长,有可能使某些弱交叉反应,产生假阳性反应。孵育的温度以 20～25℃为宜,温度过低能出现细胞毒冷抗体的干扰;④补体活性偏低,易出现弱反应甚至假阴性结果。因为补体具有天然细胞毒性,因此补体量的不足或过多均会影响结果;⑤使用伊红的染色时间一般为 2～10 分钟,不能超过 15 分钟。长时间染色会使活细胞死亡而着色。

（2）HLA 的分子生物学检测:DNA 为基础的分型方法与血清学和细胞学分析方法相比有几个优点:具有高灵敏度和高特异性,所需样本量小,循环时间少,不需要细胞表面抗原的表达和活细胞作为实验检材。血清学方法只可以区分 21 个血清型别,高分辨的 DNA 方法可以检测到上千个等位基因。

HLA 检测方法及应用比较见表6-10。

表6-10 HLA 检测方法及应用比较表

方法	临床应用	分辨率
SSP(PCR)	实体器官、亲缘和非亲缘干细胞移植	血清学到等位基因水平,高分辨时需大量的引物
DNA 测序	非亲缘干细胞移植,用其他方法配型有疑问,新等位基因的确定	等位基因水平
正向 SSOP 杂交	实体器官、亲缘和非亲缘干细胞移植(高通量)	血清学到等位基因水平
反向 SSOP 杂交	实体器官、亲缘和非亲缘干细胞移植	血清学,高分辨时需大量的探针
微量淋巴细胞毒	实体器官移植、血小板输注无效时血小板患者和供者的 HLA-1 类分型	血清学特异性

4. HLA 系统临床应用 HLA 系统在移植医学、输血医学、法医学及一些疾病的诊断上均具有重要作用。

(1) HLA 系统在移植医学的应用:免疫排斥反应是器官移植成功的主要障碍。HLA 作为人体组织细胞的遗传学标志,在抗原识别、提呈、免疫应答、免疫调控及破坏外来抗原靶细胞等方面具有重要作用,是器官移植免疫排斥反应的主要抗原。HLA 系统在器官移植中的作用主要包括两个方面:一方面是通过 HLA 基因检测选择移植供者,另一方面是通过检测患者体内的供者 HLA 抗原了解移植物的存活情况,以此判断移植是否成功。在不同器官的移植中,HLA 系统的作用是不同的:①HLA 系统在造血干细胞移植中的应用,如造血干细胞移植在恶性血液病及免疫性疾病等的治疗中具有极其重要的地位;②HLA 系统在肾移植中的应用,临床上仍应选择尽可能多的 HLA 位点匹配的供肾进行肾移植;③HLA 系统在其他实质器官移植中的应用,如肝脏、心脏、肺等移植。

(2) HLA 系统在输血医学的应用:HLA 抗原具有高度的免疫原性,人类可以通过妊娠、输血及移植等途径产生 HLA 抗体。HLA 抗原与 HLA 抗体作用可以引起多种输血反应。如输血相关性急性肺损伤(transfusion-related acute lung injury,TRALI)、发热性非溶血性输血反应(febrile non-hemolytic transfusion reaction,FNHTR)、血小板输注无效(platelet transfusion refractoriness,PTR)等输血反应。

(3) HLA 系统在法医学上的应用:HLA 基因终生不变,具有高度多态性,使其成为最能代表人体特异性的遗传标志。无血缘关系的个体之间 HLA 型别完全相同的概率极低,通过 HLA 基因型或表型检测已经成为法医学上个体识别和亲子鉴定的重要手段之一。近年来,随着分子生物学技术的发展,采用短串联重复序列检测或采用线粒体 DNA 的序列分析用于个体识别或亲子鉴定更加简便准确。目前,以上两种技术已经取代 HLA 检测成为个体识别或亲子鉴定的重要手段。

(4) HLA 系统在一些疾病诊断中的应用:HLA 系统与多种疾病存在关联,所谓关联即疾病与表型的联系。阳性关联指个体携带某种抗原者易患某种疾病,而阴性关联指个体携带某种抗原者对某种疾病具有一定的抵抗力。HLA 与疾病关联程度用相对危险度(relative risk, RR)来表示,RR 值越大,相关程度越大。HLA 系统与疾病的关联见表 6-11。

表 6-11　HLA 系统与某些疾病的关联

疾病	HLA 位点	相对危险度(RR)
强直性脊柱炎	B27	>100
Reiter 综合征	B27	35.0
急性前葡萄膜炎	B27	14.6
先天性肾上腺皮质增生症	B47	15.4
银屑病	Cw6	13.3
肾小球肾炎咯血综合征	DR2	15.9
多发性硬化症	DR2,DQ6	12
疱疹样皮肤病	DR3	56.4
系统性红斑狼疮	DR3	5.8
干燥综合征	DR3	9.7
类风湿关节炎	DR4	4.8
淋巴瘤性甲状腺肿	DR5	3.2
乳糜泻	DQ2	30
1 型糖尿病	DQ8	14

(二)粒细胞抗原系统

粒细胞抗原分两大类,一类是粒细胞与其他细胞共有的抗原如 HLA 抗原和红细胞血型抗原等;另一类是粒细胞及其前体细胞的特异性抗原即 HNA。由于正常人血中嗜酸性粒细胞和嗜碱性粒细胞数量极少,要鉴定此两类粒细胞的抗原系统极其困难。

1. 粒细胞特异性抗原　目前已经发现的 HNA 有 7 种,归属于 5 个粒细胞抗原系统。分别是 HNA-1、HNA-2、HNA-3、HNA-4、HNA-5。HNA-1 抗原系统包括 HNA-1a、HNA-1b 及 HNA-1c3 个抗原。

2. 粒细胞抗体　粒细胞抗体包括 HNA-1a 抗体、HNA-1b 抗体、HNA-1c 抗体、HNA-2a 抗体、HNA-3a 抗体、HNA-4a 抗体及 HNA-5a 抗体 7 种,抗体产生后可通过免疫性反应引起粒细胞破坏或成为一些输血不良反应的原因之一,见表 6-12。

3. 粒细胞抗原系统的临床意义

(1)粒细胞抗体引起的各种免疫性粒细胞减少症:粒细胞抗体引起的各种免疫性粒细胞减少症包括新生儿同种免疫性粒细胞减少症(neonatal alloimmune neutropenia,NAN)、自身免疫性粒细胞减少症(autoimmune neutropenia,AIN)、药物诱导的免疫性粒细胞减少症(drug induced neutropenia,DIN)和骨髓移植后同种免疫性粒细胞减少症(immune neutropenia after bone-marrow transplantation)等。

(2)粒细胞抗体引起的几种输血不良反应:粒细胞抗体引起的输血反应主要包括输血相关性急性肺损伤(transfusion-related acute lung injury,TRALI)、发热性非溶血性输血反应和输血相关性同种免疫性粒细胞减少症(transfusion-reated alloimmune neutropenia,TRAIN)。

表6-12 粒细胞抗体引起的疾病及输血不良反应

粒细胞抗体名称	粒细胞抗体引起的疾病或输血不良反应
HNA-1 抗体	新生儿同种免疫性粒细胞减少症 自身免疫性粒细胞减少症 输血相关性急性肺损伤
HNA-2a 抗体	新生儿同种免疫性粒细胞减少症 自身免疫性粒细胞减少症 输血相关性急性肺损伤 药物诱导的免疫性粒细胞减少症 骨髓移植后同种免疫性粒细胞减少症
HNA-3a 抗体	输血相关性急性肺损伤
HNA-4a 抗体	新生儿同种免疫性粒细胞减少症 自身免疫性粒细胞减少症
HNA-5a 抗体	未知

二、血小板血型系统

(一)血小板血型抗原

血小板表面的血型抗原,在自身免疫、同种免疫和药物诱导的血小板免疫反应中起重要作用。血小板血型抗原主要有两大类,即血小板相关抗原和血小板特异性抗原。一类血小板表面存在的与其他细胞或组织共有的抗原,称为血小板相关抗原(platelet-associated antigen),又称血小板非特异性抗原或血小板共有抗原,包括 HLA-Ⅰ类和血型抗原 A、B、H、Le、I、P 等。另一类是血小板表面由血小板特有的抗原决定簇组成,表现出血小板独特的遗传多态性,并且不存在于其他细胞和组织上的抗原称为血小板特异性抗原,即人类血小板抗原(human platelet antigen,HPA)。血小板特异性抗原是构成血小板膜结构的一部分,是位于血小板膜糖蛋白(glycoprotein,GP)上的抗原表位。IBST确认有 17 个系统,24 个抗原,正式命名为 HPA1-16,Va^a,Mou^a。其中 HPA-1、HPA-2、HPA-3、HPA-4、HPA-5 和 HPA-15 具有双等位基因。血小板血型抗原分布见表6-13。

(二)血小板抗原及抗体检测

HPA 可引起同种免疫反应,介导同种抗体的产生,引发免疫性血小板减少,如输血后血小板减少性紫癜(PTP)、血小板输注无效(PTR)及新生儿同种免疫血小板减少性紫癜(NAITP),同时在器官移植中引起移植排斥等相关疾病。因此,准确检测和鉴定 HPA,对于临床医学和输血实践具有重要的临床意义。目前检测方法有血清学检测和分子生物学检测。血清学的检测方法有:血小板免疫荧光试验、简易致敏红细胞血小板血清学试验、单克隆抗体特异血小板抗原固定试验、改进抗原捕获酶联免疫吸附试验、流式细胞检测技术和微柱凝胶血小板定型试验等。

表 6-13　血小板血型抗原分布

系统	国际命名	曾用名	发现年代	糖蛋白（GP）	临 床 意 义
HPA-1	HPA-1a	Zw^a,PI^{A1}	1959	Ⅲa	NAIT,PTP,多次输血
	HPA-1b	Zw^b,PI^{A2}	1961		NAIT,PTP,多次输血
HPA-2	HPA-2a	Ko^b	1961	Ⅰbα	多次输血
	HPA-2b	Ko^a,Sib^a	1965		NAIT
HPA-3	HPA-3a	Bak^a,Lek^a	1980		NAIT,PTP
	HPA-3b	Bak^b	1988	Ⅱb	
HPA-4	HPA-4a	Pen^a,Yuk^b	1985	Ⅲa	NAIT,PTP
	HPA-4b	Pen^b,Yuk^a	1986		NAIT,PTP
HPA-5	HPA-5a	Br^b,Zav^b	1998	Ⅰa	NAIT,PTP
	HPA-5b	Br^a,He^a,Zav^a	1989		NAIT,PTP
	HPA-6bw	Ca^a,Tu^a	1993	Ⅲa	NAIT
	HPA-7bw	Mo^a	1993	Ⅲa	NAIT
	HPA-8bw	Sr^a	1990	Ⅲa	NAIT
	HPA-9bw	Max^a	1995	Ⅱb	NAIT
	HPA-10bw	La^a	1997	Ⅲa	NAIT
	HPA-11bw	Gro^a	1994	Ⅲa	NAIT
	HPA-12bw	Iy^a	1995	Ⅰb beta	NAIT
	HPA-13bw	Sit^a	1999	Ⅰa	NAIT
	HPA-14bw	Oe^a	2002	Ⅲa	NAIT
HPA-15	HPA-15a	Gov^b	1990	CD109	NAIT,PTR
	HPA-15b	Gov^a	1995	CD109	NAIT,FIP,PTR
	HPA-16bw	Duv^a	2002	Ⅲa	NAIT
	HPA-17bw	Va^a	1992	Ⅱb/Ⅲa	

　　NAIT:新生儿同种免疫性血小板减少症(neonatal alloimmune thrombocytopenia);PTP:输血后紫癜(posttransfusion purpura);PTR:血小板输注无效(platelet transfusion refractoriness);w 代表尚未成系统的,只发现 b 而未发现 a 抗原的 HPA

（三）血小板血型的临床意义

　　血小板表面存在众多复杂的血型抗原,主要有血小板特异性抗原(HPA)以及相关抗原(HLA-A、B 位点和 ABO 抗原)。通过输血、妊娠或骨髓移植等免疫刺激产生同种血小板抗体(HPA、HLA 抗体)。血小板抗体是造成同种免疫性血小板减少症的直接原因。最常见的是血小板输注无效,输血后紫癜,新生儿同种免疫血小板减少症(NAIT),被动性血小板减少症(PAIT),骨髓移植相关的血小板减少症(TAIT)等。

　　1. 血小板输注无效和输注后紫癜

　　(1)血小板输注无效(PTR):多次接受输注的血小板减少症患者有可能出现输注后血小板上升低于预期值,血液系统恶性肿瘤的患者比较容易出现这种情况。患者出现畏寒、发热等症状,输入的血小板被迅速破坏,血小板计数不仅不升高,有时会下降,甚至比输血前还要低,陷入血小板输注无效状态。判定血小板输注的效果可以通过校正的血小板上升数(corrected count increment,CCI)或血小板输注后的回收率来衡量。

$$CCI = \frac{(输血后血小板计数-输血前血小板计数)\times10^{11}\times体表面积(m^2)}{输入的血小板总数(\times10^{11})}$$

注:血小板计数单位为 μl,体表面积单位为 m^2。

结果判定:输后 1 小时 CCI<7500,24 小时 CCI<4500 说明血小板输注无效。

血小板回收率 PPR(percentage platelet recovery):

$$PPR = \frac{(输血后血小板计数-输血前血小板计数)\times血容量}{输入的血小板总数(\times10^{11})}\times100\%$$

血小板输注后 24 小时回收率<20% 为输注无效。

注:血小板计数单位为 L,血容量按照 75ml/kg 体重计算。

血小板输注无效通常由免疫和非免疫性因素所导致。

(1)免疫因素,即反复输注血小板或有妊娠史的妇女,患者血清中可产生血小板同种抗体(HLA 和 HPA 抗体),当再次输入具有相应抗原血小板后,会产生血小板抗原和抗体的免疫反应,然后导致输入的血小板被大量巨噬细胞所吞噬,使输入血小板的寿命进行性缩短,表现为极度血小板减少,临床疗效不佳。输血小板后产生抗体的频率主要取决于输注的次数,次数越多,抗体产生的频率亦越高。非免疫因素,如弥散性血管内凝血(disseminated intravascular co-agulation,DIC)、发热、感染、脓毒血症、严重出血、脾脏肿大、异基因移植、输注前血小板储存不佳、静脉使用两性霉素 B、血栓性血小板减少性紫癜等均可以导致血小板输注无效。

(2)输血后血小板减少性紫癜(post-transfusion purpura,PTP):多发生在女性,有输血和妊娠史。起病往往在输注红细胞、血浆或血小板后约 3 天~12 天,突然出现严重的血小板减少,主要表现为皮肤瘀点、瘀斑和黏膜出血,严重者有内脏甚至发生颅内出血而危及生命。

(3)预防和治疗:血小板输注无效的治疗,针对不同原因采用不同的方法。非免疫原因以治疗原发病为主,增加血小板的输入量来提高血小板输注效果。免疫因素引起的 PTR 必须采用配合型输注措施,否则盲目输注随机血小板将导致严重的输血反应。最后使血小板计数极度下降,发生颅内出血,或 DIC 等并发症死亡。目前为了避免 PTR 和 PTP 发生,应及时采取如下的预防措施:①建立 HLA、HPA 已知型供者资料库:实行配合型(同型)输血;②配合型血小板输注:对血小板输注无效患者应积极提倡作血小板抗体检查,特别对含有血小板(HLA 和 HPA)抗体的患者作血小板交叉配型试验是非常必要的。选择交叉配型阴性的血小板,确保 HLA 和 HPA 型的配合,给患者输注,可避免不良反应的发生,提高输血疗效;③HLA 同种异型免疫反应的预防:采用过滤去除白细胞、紫外线(UV)照射灭活抗原提呈细胞(antigen presenting cell,APC)功能等措施,可避免由于 HLA 抗原抗体引发的血小板免疫性输血反应的发生;④其他:有条件时也可通过血浆置换,静脉输注免疫球蛋白等措施避免血小板输血反应的发生。

2. 新生儿同种免疫性血小板减少性紫癜(neonatal alloimmune thrombocytopenia,NAITP)与新生儿溶血病(HDN)发病机制相似,妊娠期间由于母婴间血小板血型不同,胎儿的血小板抗原刺激母体产生血小板相关抗体,后者通过胎盘导致胎儿和新生儿血小板减少。NAITP 是最常见的胎儿或新生儿血小板减少的原因,最严重的并发症是颅内出血。对母体和胎儿进行 HPA DNA 分型可为 NAITP 的产前诊断提供依据,其实验诊断原理基本同 HDN(表 6-14):

①母亲血清血小板特异抗体测定以鉴别是否血小板减少是由血小板特异抗体的反应引起；②母亲和父亲血小板抗原的基因分型以证实前者体内的抗体产生机制。本症的治疗主要是静脉注射免疫球蛋白配合血小板输注。一旦 NAITP 的诊断确立，母亲再次妊娠时有同样的患病风险。此时给予静脉注射免疫球蛋白或类固醇激素的治疗可以达到比较好的效果。

表 6-14 HDN 和 NAITP 的实验诊断

指标	HDN	NAITP
母亲细胞表面缺乏常见抗原	红细胞抗原鉴定	血小板抗原鉴定
抗体特异性	红细胞抗体筛选	血小板抗体筛选
婴儿血细胞包被有 IgG	直接抗人球蛋白试验	血小板相关 Ig 检测
低频率抗原抗体	母亲血清+父亲红细胞	母亲血清+父亲血小板

3. 自身免疫性血小板减少症(autoimmune thrombocytopenia, AITP) 由于自身免疫系统失调，机体产生针对自身血小板相关抗原(包括 HPA、HLA 等)的抗体，从而引起免疫性血小板减少，慢性 ITP 临床上最为常见，往往在明确诊断前已经有数月至数年的隐匿性血小板减少，患者数量性别上没有差异。疾病罕有自发缓解，治疗上可以采用类固醇激素或静脉注射免疫球蛋白，有效的免疫抑制剂和脾脏切除术可以作为二线治疗措施。急性 ITP(表 6-15)主要是在儿童出现的病毒感染后的突发性血小板减少，患者在发病 2~6 个月后多数会自发缓解。静脉注射免疫球蛋白或抗-D 在提升血小板数量上往往有效。

表 6-15 急性 ITP 和慢性 ITP 鉴别表

比较项目	急性型	慢性型
主要发病年龄	2~6 岁	20~40 岁
发病前感染史	1~3 周前常有感染史	常无
起病	急	缓慢
口腔与舌黏膜出血	严重时有	一般无
血小板计数	常 $<20\times10^9$/L	$(30\sim80)\times10^9$/L
嗜酸性粒细胞计数增多	常见	少见
淋巴细胞增多	常见	少见
骨髓中巨核细胞	正常或增多，不成熟型	正常或明显增多，产血小板的巨核细胞减少或缺失
病程	2~6 周，最长 6 个月	长，常反复发作
自发性缓解	80%	少见

由于巨核细胞表面存在与血小板相同的抗原成分，所以血小板自身抗体不仅可与自身或同种血小板结合，还能与巨核细胞结合而可能引起血小板的生成障碍。体内的同种抗体是血小板减少的主要原因。因此，ITP 治疗时血小板的输注仅在血小板计数低至可能引起导致生命危险的出血时考虑应用。

第七节 新生儿溶血病的实验室诊断

新生儿溶血病(hemolytic disease of the newborn,HDN)是指母胎红细胞血型不合所致的胎儿或新生儿免疫性溶血性疾病。目前已知有 20 多个血型系统 400 多个血型抗原可发生 HDN,以 ABO 血型不合造成的 ABO-HDN 占大多数,其次为 Rh-HDN,其他如 Kell、Duffy、Kidd 等血型系统造成 HDN 极少见。

一、发病机制和临床表现

(一)发病原因

由于母亲的 ABO 血型或 RhD 血型与胎儿(或新生儿)的血型不合所致。RhD 血型不合所致溶血常较 ABO 血型不合严重。

1. ABO 血型不合　最常见,其中最多见的是母亲为 O 型,胎儿为 A 型或 B 型。第一胎即可发病,分娩次数越多,发病率越高,且一次比一次严重。也可见于母亲为 A 型,胎儿为 B 型或 AB 型,或母亲为 B 型,胎儿为 A 型或 AB 型,但少见。胎儿为 O 型者,可排除 HDN。

2. RhD 血型不合　在我国的发病率较低。通常是母亲为 RhD 抗原阴性,胎儿为 RhD 抗原阳性而血型不合,并引起溶血。一般第一胎不发病,而从第二胎起发病,但如果 RhD 抗原阴性的母亲在第一胎前曾接受过 RhD 抗原阳性血液制剂的输注,则第一胎也可发病。

(二)发病机制

胎儿由父亲方面遗传来的显性抗原为母亲所缺乏,胎儿血因某种原因进入母体,母体产生相应的 IgM 抗体,当胎儿血再次进入母体,母体发生次发免疫反应,产生大量 IgG 抗体,通过胎盘进入胎儿,使胎儿或新生儿发生溶血。理论上,凡是以 IgG 性质出现的抗体都可以引起新生儿溶血病。只要 0.1~0.2ml 的胎儿红细胞进入母体循环就足以使母亲致敏。

1. ABO 血型不合溶血病　由于 A 或 B 型母亲的天然抗 A 或抗 B 抗体主要为不能通过胎盘的 IgM 抗体,而存在于 O 型母亲中的同种抗体以 IgG 为主。因此,ABO 血型不合溶血病主要见于 O 型母亲、A 或 B 型胎儿。ABO 溶血病可发生在第一胎,主要是由于食物、革兰阴性细菌、肠道寄生虫、疫苗等也具有 A 或 B 血型物质,持续的免疫刺激可使机体产生 IgG 抗 A 或抗 B 抗体,怀孕后这类抗体通过胎盘进入胎儿体内可引起溶血。由于 A 和 B 抗原也存在于红细胞外的许多组织中,通过胎盘的抗 A 或抗 B 抗体仅少量与红细胞结合,其余都被其他组织和血浆中的可溶性 A 和 B 血型物质中和和吸收,故虽母婴 ABO 血型不合很常见,但发病者仅占少数。

2. Rh 血型不合溶血病　多数是母亲为 RhD 抗原阴性,但 RhD 抗原阳性母亲的婴儿同样也可以发病。第一胎发病率很低,因为初次免疫反应产生 IgM 抗体需要 2~6 个月,且较弱,不能通过胎盘进入胎儿体内,而胎儿红细胞进入母体多数发生在妊娠末期或临产时,故第一胎常处于初次免疫反应的潜伏阶段。当再次妊娠第 2 次发生免疫反应时,仅需数天就可出现,主要为 IgG 能通过胎盘的抗体,并能迅速增多,故往往第二胎才发病。Rh 系统的抗体只能由人类红细胞引起,若母亲有 RhD 抗原不合输血史,则第一胎也可发病。母亲的母亲(外祖母)为 RhD

抗原阳性,母亲出生前已被致敏,则第一胎也可发病,也称为外祖母学说。

（三）临床表现

新生儿溶血病的临床表现轻重与缓急取决于抗原性的强弱、个体的免疫反应、胎儿的代偿能力和产前的干预措施等因素。RhD血型不合溶血病临床表现较为严重,进展快,而ABO血型不合溶血病的临床表现多数较轻。前者一般不发生在第一胎,而后者可发生在第一胎。

1. 贫血　患儿可有不同程度的贫血,以RhD血型不合溶血病较为明显。倘若血型抗体持续存在可导致溶血继续存在,患儿在生后3~5周发生明显贫血(Hb<80g/L)称晚期贫血。多见于未换血者和已接受换血的早产儿中。

2. 黄疸　患儿黄疸出现早,一般在生后24小时内出现黄疸,发展迅速,血清胆红素以非结合胆红素增高为主。

3. 胎儿水肿　严重者表现为胎儿水肿,主要见于Rh血型不合溶血病,其原因与严重贫血所致的心力衰竭、肝功能障碍所致的低蛋白血症和继发于组织缺氧的毛细血管通透性增高等因素有关。由于胎儿期有大量红细胞破坏,患儿可有全身水肿、苍白、皮肤瘀斑、胸腔积液、腹水、心音低、心率快、呼吸困难、肝脾肿大等。胎盘也明显水肿,胎盘重量与新生儿体重之比可达1:(3~4),严重者可发生死胎。

4. 胆红素脑病　患儿可出现胆红素脑病(又称:核黄疸),足月儿胆红素超过306μmol/L(18mg/dl),早产儿胆红素超过204~255μmol/L(12~15mg/dl)应高度怀疑发生胆红素脑病的可能。可表现为神志萎靡、吸吮反射和拥抱反射减弱、肌张力低下,历时半天到1天,如病情进展,出现发热、两眼凝视、肌张力增高、抽搐、角弓反张等,最终可因呼吸衰竭或出血而死亡。

5. 肝脾肿大　贫血使肾脏合成红细胞生成素增加,刺激胎儿骨髓、肝、脾产生和释放更多红细胞,以减轻贫血,故出现肝、脾肿大。

二、实验室检查

（一）实验室检查

1. 常规检查

(1) 外周血常规检查:血红蛋白降低,一般<145g/L,红细胞计数降低,网织细胞增高,血涂片可见有核红细胞;白细胞计数可增高,血小板计数可正常。

(2) 胆红素测定:胆红素大于205.2μmol/L(12mg/dl),以非结合胆红素升高为主。

(3) 羊水胆红素含量测定:对估计病情和考虑母体终止妊娠时间具有重要的临床意义。正常羊水透明无色,严重溶血病时羊水呈黄色。

2. 血型血清学检查

(1) 血型:包括父母与胎儿(或新生儿)ABO血型、RhD血型。孕期取羊水测定胎儿ABO血型,若证实母胎同型者或新生儿O型者可排除ABO血型不合溶血病,而不能排除其他血型系统的溶血病。胎儿RhD血型应取胎儿血检测。

(2) 抗体效价:ABO血型不合溶血病可进行抗A和(或)抗B效价测定,RhD血型不合溶血病可进行抗D效价测定。值得注意的是在母体孕期可能诊断为ABO血型不合溶血病者,应在妊娠6个月内每月检验抗体效价1次,妊娠7~8个月每半月1次,妊娠8个月以后每周1次或根据需要决定。抗体效价由低到高,起伏颇大或突然由高效价转低效价均提示病情不稳定,有加重可能,效价维持不变提示病情稳定或母婴血型相合,该抗体仅属以前遗留所致。排除遗留因素后,一般发病轻重与抗体效价呈正比。由于 ABO 系统受自然界存在类似 A(B)物质影响较大,有的未婚女子效价已达 1024。因此,通常 ABO 血型不合溶血病患者抗体的效价 64 作为疑似病例,但也有效价为 8 时就发病的个案报道。

（3）抗人球蛋白试验:抗人球蛋白间接试验是用已知抗原的红细胞去检查受检者血清中有无不完全抗体,抗人球蛋白直接试验是检测受检者红细胞是否被不完全抗体致敏。一般产前进行间接法测定,生后进行直接法测定。

（4）游离试验:游离试验是在新生儿血清中检测是否存在能与红细胞结合的尚未致敏红细胞的不完全抗体,结果阳性可考虑新生儿溶血病。

（5）释放试验:这是诊断 HDN 的主要依据。释放试验结果阳性应诊断 HDN 病,因致敏红细胞通过加热将抗体释放出来,而释放液中抗体的特异性可用标准红细胞来确定。ABO 血型不合溶血病进行 56℃热放散法,RhD 血型不合溶血病进行乙醚放散法。

总之,凡有原因不明的死胎、流产、输血史、新生儿重症黄疸史的孕妇或生后早期出现进行性黄疸加深新生儿,均应进行特异性抗体检查。其影响因素有抗体浓度、胎儿抗原强度 IgG 亚类、胎盘屏障作用、血型物质含量等。

第八节　临床输血

输血医学在发展过程中,吸收兼容血液学、生理学、免疫学、遗传学、外科学等各个学科的发展成就,逐渐形成独立综合性临床医学学科。也从最初的异体全血输注到红细胞、白细胞、血小板等各种细胞成分的全面应用,从简单的血浆输注到新鲜血浆、冰冻血浆、白蛋白、免疫球蛋白、Ⅷ因子等各种血液制品输注。产品种类从单纯的血液分离到基因工程等现代化生物技术生产各种细胞因子和血液制品。输血治疗技术也从单纯的血液采集储存后输注,发展到根据临床需要的成分输血、自体贮存式输注、特定血液成分的去除性治疗、体外照射充氧自体回输、干细胞的动员扩增与定向诱导分化后移植、淋巴细胞刺激增殖免疫治疗、树突状细胞诱导分化后输注的肿瘤免疫治疗等各种个体化细胞治疗新技术。

输血治疗总原则:①能不输血就不输血,输血可以救人也可能害人。反复多次输血可使患者体内产生不规则抗体,容易出现严重的输血反应。另外也存在发生人为差错事故的可能;②能不输全血的尽量不输全血,因为全血不"全"。即血液在离开人体后,在采集、保存、运输过程中,可发生系列"保存性损害"及活性成分和功能的丧失;③能不输新鲜血的,尽量不输新鲜血;④开展成分输血,即缺什么、补什么,而不是出多少、补多少。特别是急性出血并不需要补全血。

一、血　液　制　品

1. 全血(whole blood,WB)　是指将人体一定量的血液采集入含有抗凝保存液的血袋中,不作任何加工的一种血液制品。我国规定 200 毫升(ml)全血为 1 个单位。全血的有效成分主要是红细胞、血浆蛋白和部分稳定的凝血因子，其主要功能是载氧和维持渗透压。常用的血液保存液有 3 种：ACD（枸橼酸-枸橼酸盐-葡萄糖）、CPD（枸橼酸盐-磷酸盐-葡萄糖）和 CPDA-1（枸橼酸-磷酸盐-葡萄糖-腺嘌呤），可以分别保存全血 21 天、28 天和 35 天。全血输注适应证：①急性大量出血，主要是同时需要补充红细胞和血容量的患者。如各种原因引起的急性失血量超过自身总血容量 30% 的患者：产后大出血、大手术或严重创伤时，患者丧失大量血液，红细胞和血容量明显减少，当失血量超过自体血容量的 30%，并伴有明显的休克症状时，在补充晶体液和胶体液的基础上，可输注全血；②全血置换，特别是新生儿溶血病，经过换血后可除去胆红素、抗体及抗体致敏的红细胞；③体外循环。禁忌证：①心功能不全或心力衰竭的贫血患者，以及婴幼儿、老年人、慢性病体质虚弱者；②需要长期或反复输血的患者，如再生障碍性贫血、海洋性贫血、阵发性睡眠性血红蛋白尿和白血病等；③对血浆蛋白已致敏，如缺 IgA 而已产生抗 IgA 的患者，对血浆内某种反应原敏感的患者；④由于以往输血或妊娠已产生白细胞或血小板抗体的患者；⑤血容量正常的慢性贫血患者；⑥可能施行造血干细胞移植及其他器官移植患者；⑦适用于各种成分输血的情况均应视为全血输注的相对禁忌证。

2. 悬浮红细胞（suspended red blood cells，SRBC）　又称添加剂红细胞，是目前国内应用最广泛的红细胞制品。它是从全血中尽量移除血浆后制成的高浓缩红细胞，并加入专门针对红细胞设计的添加剂，使红细胞在体外保存效果更好，静脉输注流畅，一般不需要在输注前另外加入生理盐水稀释。悬浮红细胞保存期随添加剂的配方不同而异，一般可保存 21 天 ~42 天。悬浮红细胞的适应证广，适用于临床大多数需要补充红细胞、提高携氧能力的患者：①外伤或手术引起的急性失血需要输血者；②心、肾、肝功能不全需要输血者；③血容量正常的慢性贫血需要输血者；④儿童的慢性贫血特别适合该制品。

3. 浓缩红细胞（concentrated red blood cells，CRBC）　与全血相比，主要是去除了其中的大部分血浆，但具有与全血相同的携氧能力，而容量只有全血的一半，其中的抗凝剂、乳酸、钾、氨也比全血少，用于心、肝、肾功能不全的患者较全血安全，减轻患者的代谢负担。由于浓缩红细胞临床输注困难、无红细胞保存液，现在采供血机构已较少提供。

4. 少白细胞红细胞（leukocyte-reduced red blood cells，CLRBC）　是在血液采集后应用白细胞过滤器过滤去除白细胞后制备的红细胞制剂，白细胞清除率和红细胞回收率都很高，输血不良反应少，在发达国家已逐渐替代悬浮红细胞。输注该制品不能预防输血相关性移植物抗宿主病（transfusion-associated graft versus host disease，TA-GVHD），因此有条件仍应对血液成分制品进行辐照处理。少白细胞红细胞主要用于：①需要反复输血如再生障碍性贫血、珠蛋白生成障碍性贫血、白血病等患者；②准备作器官移植的患者；③由于反复输血已产生白细胞或血小板抗体引起非溶血性发热反应的患者。

5. 洗涤红细胞（washed red blood cell，WRBC）　已去除 80% 以上白细胞和血浆，保留了至少 70% 红细胞。输注该制品可显著降低输血不良反应的发生率。该制品宜在 6 小时内输注，不宜保存，因故未能及时输用只能在 4℃ 保存 12 小时。洗涤红细胞主要用于：①输入全血或血浆后发生过敏反应的患者；②自身免疫性溶血性贫血患者；③高钾血症及肝、肾功能障碍需要输血的患者等。

6. 冰冻红细胞（frozen red blood cells，FRBC）　又称冰冻解冻去甘油红细胞（frozen thawed deglycerolized red blood cells，FTDRBC），是利用高浓度甘油作为红细胞冷冻保护剂，在 −80℃ 下

保存,需要使用时再进行解冻、洗涤去甘油处理后的特殊红细胞制剂,目前主要用于稀有血型患者输血。该制品解冻后应尽快输注。

7. 辐照红细胞(irradiated red blood cells,IRBC) 不是单独的红细胞制品,而是对各种红细胞制品进行辐照处理,杀灭有免疫活性的淋巴细胞,达到预防 TA-GVHD 的目的。辐照红细胞主要适用于有免疫缺陷或免疫抑制患者的输血、新生儿换血、宫内输血、选择近亲供者血液输血等。

8. 年轻红细胞(young red blood cells,YRBC) 大多为网织红细胞,其体积较大而密度较低,故可用血细胞分离机加以分离收集。它主要用于需要长期、反复输血的患者,使输血的间隔延长,减少输血次数,从而减少或延缓因输血过多所致继发性血色病的发生。

9. 血小板输注(platelet transfusion) 主要用于预防和治疗血小板数量或功能异常所致的出血,恢复和维持机体的正常止血和凝血功能。目前我国规定手工法由 200ml 全血制备的浓缩血小板(platelet concentrates,PC)为 1 个单位,所含血小板数量应$>2.0×10^{10}$;血细胞分离机采集的单个供者浓缩血小板(single-donor platelet concentrates,SDPC)规定为单采血小板(apheresis platelets)1 个单位(袋),即为 1 个治疗量,所含血小板数量应$>2.5×10^{11}$。手工分离的浓缩血小板、单采血小板于(22±2)℃振荡条件下分别可保存 24 小时和 5 天。手工制备的血小板混入的白细胞和红细胞则较多;而单采血小板产量高、纯度高、白细胞和红细胞污染率低,输注后可快速提高血小板计数,显著降低输注血小板无效发生概率。适应证根据患者的病情、血小板的数量和功能以及引起血小板减少的原因等因素综合考虑决定是否输注血小板。据美国血库协会(AABB)调查发现:超过 70% 的血小板输注是预防性的,只有不足 30% 为治疗性输注,用于止血目的。

10. 血浆制品 主要有新鲜冰冻血浆(fresh frozen plasma,FFP)和普通冰冻血浆(frozen plasma,FP)两种。其主要区别是 FFP 中保存了不稳定的凝血因子 V、Ⅶ活性。

11. 血浆蛋白制品 有数十种,目前常用的有白蛋白、免疫球蛋白、纤维蛋白原浓缩剂、因子Ⅷ浓缩剂、凝血酶原复合物浓缩剂、因子 K 浓缩剂、纤维蛋白胶和抗凝血酶浓缩剂等。

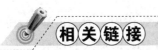
相关链接

临床输血应用均参照原卫生部相关文件,即原卫生部办公厅 2000 年 6 月 2 日印发《临床输血技术规范》和 2012 年 3 月 19 日经原卫生部部务会议审议通过,现予以公布的《医疗机构临床用血管理办法》,并自 2012 年 8 月 1 日起施行。规定:同一患者一天申请备血量少于 800ml 的,由具有中级以上专业技术职务任职资格的医师提出申请,上级医师核准签发后,方可备血。同一患者一天申请备血量在 800ml 至 1600ml 的,由具有中级以上专业技术职务任职资格的医师提出申请,经上级医师审核,科室主任核准签发后,方可备血。同一患者一天申请备血量达到或超过 1600ml 的,由具有中级以上专业技术职务任职资格的医师提出申请,科室主任核准签发后,报医务部门批准,方可备血。

二、血液制品的保存方法

各种血液制品由于成分不同及临床应用不同,存储条件也不同。不同血液制品的存储条件和保存期见表6-16。

表6-16 血液制品的存储条件和存放有效时间

血制品名称	存储温度	保存期
浓缩红细胞(CRC)	4±2℃	ACD:21天 CPD:28天 CPDA:35天
少白细胞红细胞(LPRC)	4±2℃	与受血者ABO血型相同
红细胞悬液(CRCs)	4±2℃	(同CRC)
洗涤红细胞(WRC)	4±2℃	24小时内输注
冰冻红细胞(FTRC)	4±2℃	解冻后24小时内输注
手工分离浓缩血小板(PC-1)	22±2℃(轻振荡)	24小时(普通袋)或5天(专用袋制备)
机器单采浓缩血小板(PC-2)	(同PC-1)	(同PC-1)
机器单采浓缩白细胞悬液(GRANs)	22±2℃	24小时内输注
新鲜液体血浆(FLP)	4±2℃	24小时内输注
新鲜冰冻血浆(FFP)	-20℃以下	一年
普通冰冻血浆(FP)	-20℃以下	四年
冷沉淀(Cryo)	-20℃以下	一年
全血	4±2℃	(同CRC)

三、输血前检测

输血前检查的目的是使输注的血液成分在受血者体内发挥其有效作用。因此正常输入的红细胞在受血者体内应不溶血,输入的血浆成分不破坏受血者的红细胞,即输入的血液与受血者血液在免疫血液学方面"相容",使受血者发挥最大受益。

输血前检查的主要程序包括:受血者血液标本的处理;ABO血型和RhD血型定型;红细胞同种抗体筛查和鉴定;交叉配血试验等。

四、输血反应和输血传播性疾病

(一)输血不良反应(adverse effects of blood transfusion)

是指输血过程中或输血后,因输注血液或血液制品而发生的输血前不能预期的不良反应,发生率约10%。因此,输血前必须根据患者情况权衡利弊,在利大于弊的情况下考虑输血。输血前还应告知患者输血的风险、对患者的治疗作用、有无其他可行性方法、拒绝输血可能造成的后果,征得患者的书面知情同意。

1. 输血不良反应的分类 按输血反应发生的时间,输血不良反应可分为急性反应和迟发性反应。发生于输血 24 小时之内的称为急性反应,发生于输血 24 小时之后的称为迟发性反应。按输血反应发生的机制,输血不良反应可分为免疫:免疫性反应和非免疫性反应。免疫性反应主要包括红细胞、白细胞、血小板、血浆蛋白的同种异型抗原-抗体反应。非免疫性输血反应主要指由血制品微生物污染或其他物理化学效应所致的输血不良反应。

2. 输血不良反应的临床表现 致命性输血反应多发生在输血的早期,从输血开始时就应仔细观察患者的反应。常见的输血反应临床表现如下:①发热指患者体温升高 1℃,伴或不伴寒战,是急性溶血反应最常见的症状。应注意排除其他原因引起的发热;②寒战伴或不伴发热;③输血部位疼痛或有胸部、腹部、腰部疼痛;④呼吸窘迫包括呼吸困难、呼吸加快、哮喘、低氧血症;⑤血压变化包括血压升高或血压降低;⑥恶心伴或不伴呕吐;⑦皮肤改变包括瘙痒、荨麻疹、局部水肿(血管性水肿)、充血;⑧尿色加深尿色改变可能是全麻患者急性溶血时最早的临床表现;⑨出血或消耗性凝血功能障碍的其他表现。

3. 常见输血不良反应 受血者接受不相容的红细胞或有同种抗体的供者血浆,使供者红细胞或受血者自身红细胞在体内发生破坏而引起的反应叫溶血反应。其严重程度取决于输入不相容的红细胞的量、血浆中抗体浓度和激活补体的能力、补体浓度、抗原-抗体特性、单核-巨噬细胞系统功能及输血速率等。溶血反应按发生的原因分为免疫性和非免疫性;按发生的缓急分为急性和迟发性;按溶血部位分为血管内与血管外溶血。

(1) 急性溶血性输血反应(acute hemolytic transfusion reaction, AHTR):多在输血后立即发生,常发生于输血后 24 小时内,多为血管内溶血。严重的 AHTR 一般是由于 ABO 血型不合导致供者红细胞破坏。非免疫性的 AHTR 少见,包括冰冻或过热破坏红细胞、低渗液体输注等。实验室检查包括:①核对血袋上的标签及交叉配血记录,并与之前的血型及抗体筛查记录进行比较;检查输血操作及血液储存条件是否正确,血袋及血液样本有无溶血;肉眼检查输血后标本,观察血清中有无游离血红蛋白,注意与输血前标本比较;②直接抗球蛋白(direct antiglobulin test, DAT)试验,阳性结果提示可能有溶血发生;③重复检测输血前和输血后的标本 ABO 及 Rh 血型,特别注意有无混合视野凝集现象;重复抗体筛查,找出患者在过去 24 小时内输过的供者血液标本,分别和患者输血前及输血后的血标本进行交叉配合试验;④若上述检查阳性或临床高度怀疑溶血,可用抗体鉴定谱红细胞分别和输血前及输血后患者标本进行反应;或用增强红细胞抗原-抗体反应的技术;⑤红细胞放散试验;⑥血清游离血红蛋白定量试验;⑦血清胆红素测定、尿血红蛋白及含铁血黄素、血清尿素氮、肌酐检测;⑧外周血涂片检查;⑨供者标本直接抗球蛋白试验(DAT),凝血试验等。

(2) 迟发性溶血性输血反应(delayed hemolytic transfusion reation, DHTR):以血管外溶血为主,DHTR 发生率急性溶血反应的 5~10 倍。DHTR 大多发生于输血后 2 周内,部分病例症状不明显,数周甚至数月后经血清学检查可明确诊断。DHTR 可分为原发性和继发性两种,前者少见,是输入不相容红细胞刺激受血者产生原发性同种免疫的结果。后者常见,是受血者经输血或妊娠被免疫的基础上,经此次输血刺激后,产生继发性或回忆性抗体,从而破坏输入红细胞。DHTR 的预防包括坚持每次输血前检查患者的 ABO 及 Rh 血型,对有输血史或妊娠史的患者做不规则抗体筛查。发生溶血反应后,应清楚鉴定患者血液中的抗体,避免以后输入相应抗原阳性的红细胞。

(3) 非溶血性发热性输血反应(febrile non-hemolytic transfusion reaction, FNHTR):指输血过程中或输血后 2 小时内体温升高>1℃,常伴畏寒或寒战,而无其他非输血原因引起的发热反应。其发生率约为0.5%～1.0%。发生 FNHTR 的原因包括可引起发热反应的物质(细菌性热原、药物中杂质、非蛋白质的有机或无机杂质、采血或输血器上残留的变性蛋白质)的输入;多次接受输血或妊娠的受血者再次接受输血,引起同种免疫反应。其中主要是 HLA 抗体引起。

(4) 变态反应:是常见的输血不良反应,约占全部输血反应的45%。近年来认为抗 IgA 抗体是变态反应的最主要原因。过敏性输血反应大体上可以分为三种:①无并发症的过敏反应;②类变态反应;③严重变态反应。输血前应询问过敏史,有血浆过敏史者,输血前可用抗组胺药物或糖皮质激素进行预防,必要时输洗涤红细胞,对缺乏 IgA 且血中有抗 IgA 抗体者,应输注不含 IgA 的血液成分。

(5) 输血相关性移植物抗宿主病(transfusion-associated graft versus host disease,TA-GVHD):是输血最严重的并发症之一,发病率为0.01%～0.1%,死亡率高达90%～100%。它是受者输入含有供者免疫活性的淋巴细胞(主要是 T 淋巴细胞)的血液或血液成分后,淋巴细胞在受者体内植活并扩增引起的一种与骨髓移植 GVHD 类似的临床综合征。TA-GVHD 治疗效果极差,应从下列几个方面加强预防:①严格掌握输血指征;②血液和血液成分辐照,采用25Gy 以上 γ射线辐照血液是预防 TA-GVHD 的唯一可靠方法。临床输注的血液成分,除新鲜冰冻血浆、冷沉淀和冰冻红细胞外,均需经辐照处理。

(6) 输血相关急性肺损伤(transfusion-related acute lung injury,TRALI):发病率约0.02%,是由于输入含有与受血者白细胞抗原相应的抗 HLA、抗粒细胞特异性抗体的全血或含血浆的血液成分,发生抗原-抗体反应,导致急性呼吸功能不全或非心源性肺水肿。

(二)输血传播性疾病

1. 病毒性肝炎　是目前经输血传播的病毒性疾病中最常见的一种,其中主要是丙型肝炎和乙型肝炎,丁型肝炎与乙型肝炎有密切关系,两者常同时发生。极少数为甲型肝炎。

(1) 甲型肝炎(HAV):属于 RNA 病毒,经粪-口途径传播。感染初期7～10天血液中存在病毒,此时献血者血液具有传染性。

(2) 乙型肝炎(HBV):可通过输血、母婴垂直、性接触等方式传播。经输血或血制品传播HBV 是乙型肝炎的重要传播途径之一。

(3) 丙型肝炎(HCV):是威胁我国输血安全的最主要病毒之一,主要通过输血、母婴垂直、性接触等方式传播。输血和血制品是其最主要的传播途径,70% 输血后肝炎是由 HCV引起。

感染发病后治疗效果差,转为慢性肝炎、肝硬化和肝癌的概率较高,危害大。

2. 获得性免疫缺陷综合征(艾滋病)(acquired immunodeficiency syndrome,AIDS)　是人类免疫缺陷病毒(human immunodeficiency virus,HIV)所引起的严重传染病,主要通过性接触、血液和母婴垂直三种途径传播。目前世界卫生组织(WHO)提供的资料表明:全世界5%～10%HIV 感染者是因为输入了污染 HIV 的血液和血液制品。

3. 巨细胞病毒(cytomegalovirus,CMV)感染　是人类疱疹病毒属中的一种双链 DNA 病毒,多数感染呈亚临床型或隐性发病及潜伏感染,可通过输血、器官移植、哺乳、胎盘、性接触等多种途径传播。

4. 梅毒(syphilis)感染　是由梅毒螺旋体(treponema pallidum)引起的慢性传染病。主要通过性接触传播,也可经血液和母婴垂直传播。梅毒螺旋体为厌氧微生物,在体外生存能力较差,煮沸、一般消毒剂和干燥很容易将其灭活,但对寒冷有较强抵抗力,0℃环境可存活48 小时,在4℃冷藏3~6天后失去活力。因此冷藏5天后输注较安全,输注梅毒阳性的血液而感染者早期常无症状。

5. 疟疾(malaria)　是由疟原虫经雌性按蚊叮咬传播的传染病。疟原虫经血流侵入肝细胞,在肝细胞和红细胞内寄生繁殖,并使红细胞周期性成批破坏而发病。患过疟疾的人,体内和血中可能仍带有疟原虫,输血或血液制品可传播疟原虫。在室温或4℃储存的血液制品中疟原虫可存活1周,所有含有红细胞的血液成分均可传播疟疾。输血相关疟疾是通过输注含有疟原虫滋养体、裂殖体或裂殖子的各种血液成分引起,传染源多为无症状又具有免疫力的疟原虫携带者所献的血液。

6. 弓形体病(toxoplasmosis)　是由刚地弓形虫(toxoplasma gondii)引起的一种人畜共患的寄生虫病。可经消化道、胎盘以及密切接触传播,输入含弓形虫的血液也可引起感染。弓形虫是细胞内寄生的原虫,可侵犯除红细胞以外的各种组织细胞。我国弓形虫感染率为8%。多数感染者无症状,呈隐性感染状态。

7. 细菌感染性疾病　细菌污染是输血传播性疾病发生和引发死亡的重要原因。无论血液在采集、制备以及储存过程中如何加以防护,也不可能完全避免细菌污染。细菌主要来源于供者的皮肤穿刺部位或供者有隐性菌血症。室温储存的血液制品,发生细菌污染的可能性较冷藏保存的血液制品高。红细胞污染的发生率大约为2.6/10万单位,污染微生物主要是耶尔森氏肠炎菌,其次是黏质沙雷菌。血小板的污染率为(0~230)/10万袋机采血小板、(8~80)/10万单位手工分离血小板,污染菌主要是葡萄球(27%),肠杆菌(克雷伯菌、大肠埃希菌、沙雷菌等占55%),链球菌(8%)、假单胞菌(6%)、杆菌(6%)等。相对于污染的红细胞而言,输注污染的血小板所致败血症通常发生于输血后数小时或更长的时间,因此临床上很难辨别是否是输血引起。

(三)输血传播疾病的预防和控制

血液和血液制品的安全性取决于许多因素,选择低危献血者最为重要,其次是对献血者进行严格的传染病病原学筛查以及临床合理输血。只有这样才能够确保临床输血的安全和有效。因此,世界卫生组织为安全输血提出三大战略:①无偿献血;②严格筛查血液;③临床合理用血。无偿献血是保证安全输血的前提和基础,无偿献血者血液安全性高于有偿献血者5~10倍。严格进行血液病毒标志物的筛选检测,是排除病毒阳性血液、避免带病毒血液用于临床而使受血者感染、提高输血安全性的有效手段。临床合理用血,则包括严格掌握输血适应证、积极推广成分输血、提倡自身输血等。进一步加强采血和血液制品制备的无菌操作技术,加强对血制品的病毒灭活。

学习小结

血型系统中红细胞抗原是完全抗原,可以刺激机体产生抗体。抗体是免疫球蛋白。如果血型不相容,可引起严重的溶血性输血反应和新生儿溶血病。在全部血型系统中,只有ABO血型鉴定必须做正反定型。红细胞凝集和溶血都是阳性结果。常见的亚型是A_2,亚型临床意义在于是否有抗A_1,因在37℃有活性。

Rh血型系统是最复杂的血型系统,最常见的是5个抗原。D抗原决定Rh血型阳性或者阴性。

盐水介质试验技术用于检测红细胞抗原和(或)抗体,主要用于 IgM 类抗体的检测。聚凝胺试验技术是一种快速、简便检测红细胞不完全抗体 IgG 的方法。微柱凝集试验,分为三类:中性胶、特异性胶、抗球蛋白胶,分别用于不同的血型血清学试验。血型系统 IgM 抗体通常在4℃条件下容易被完全吸收。IgG 类抗体通常在37℃的吸收效果最好,但难以完全吸收。

分子生物学检测血型技术的应用对红细胞抗原的基因型作鉴定,保证安全输血有着重要意义。

组织相容性是指器官或组织移植时供者与受者相互接受的程度。人类白细胞抗原(HLA),可诱发实体器官移植的超急性排斥反应、发热性非溶血性输血反应、血小板输注无效、输血相关性急性肺损伤等。血小板血型可检测血小板抗体,可以提高血小板输注的安全性和有效性。

临床输血治疗的目标是为患者提供安全、有效的血液成分。输血是临床的重要治疗手段,但任何血液成分的输注都可能对受血者有一定的危险性,主要有输血不良反应和输血传播疾病两大风险。输血前检查的目的是准确选择用于受血者的血液或血液制剂。输血前检查包括:受血者血液标本的处理;ABO 血型系统和 RhD 抗原定型;红细胞同种抗体筛查和鉴定;交叉配血试验等。

(张式鸿)

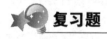 **复习题**

1. ABO 血型系统具有哪些特性?
2. ABO 血型系统为什么要求做正反定型?不符时如何处理?
3. RhD 抗原有哪几种表现及其临床意义?
4. 输血前检查主要包括哪些试验?
5. ABO 血型和 RhD 血型鉴定时应注意哪些事项?
6. 交叉配血试验有哪些影响因素?
7. HLA 系统在医学上的临床应用有哪些?
8. 血小板输注效果如何判断?如何进行配合型的血小板输注?
9. 目前临床上常用的红细胞制品有哪些?各自的适应证是什么?
10. 全血输注的适应证和禁忌证有哪些?

参 考 文 献

1. 胡丽华.临床输血学检验.第 3 版.北京:人民卫生出版社,2012.
2. 魏亚明,吕毅.基础输血学.北京:人民卫生出版社,2011.

第 七 章

尿液一般检验

学习目标 ▶▶

掌握:尿液标本的种类、采集方法和临床应用;尿液本周蛋白、清蛋白、α_1-微球蛋白及人绒毛膜促性腺激素测定的原理和方法;尿液有形成分检查的内容、检查方法;常见结晶尿的鉴别;生理性蛋白尿及病理性蛋白尿的分类及临床意义;尿液常用化学检测的原理、方法;能对异常检测结果进行综合分析。

熟悉:尿液标本采集的质量保证措施;尿液理学和化学检验的方法学评价;均一性和非均一性血尿红细胞的形态特点及其临床意义;尿液本周蛋白、清蛋白、α_1-微球蛋白及人绒毛膜促性腺激素测定的质量控制和临床意义。

了解:尿液标本采集的容器及离心机具体要求;不同药物及化学物质对尿液理学和化学检查的影响;尿液中各种蛋白质成分的检测方法。

第一节 概 述

尿液(urine)是血液经过肾小球滤过、肾小管和集合管重吸收和排泌所产生的终末代谢产物。尿液的组成和性状可反映机体的代谢状况,并受机体各系统功能状态的影响。通过尿液的排泄,可排出体内的代谢废物、异物、毒物等,同时调节水、电解质代谢及酸碱平衡,借以维持机体内环境的相对恒定。因此,尿液检验(Urine test)不仅对泌尿系统疾病的诊断、疗效观察有一定临床意义,而且对其他系统疾病的诊断、预后判断也有重要参考价值。

一、尿液的生成与排泄

(一)尿液的生成

尿液生成分肾小球的滤过、肾小管的重吸收和肾小管与集合管的分泌三个相互联系的环节。

1. **肾小球的滤过** 肾小球是由入球小动脉经过分支,形成无数毛细血管后,又汇集成出球小动脉的球形毛细血管网,位于肾皮质,故称肾小球(glomerule)。正常肾小球滤过膜对血浆成分的滤过具有选择性,当血液流经肾小球时,除血细胞、大分子量蛋白质不能滤出外,血浆中的水、电解质和小分子有机物都能由肾小球滤入肾小囊,形成超滤液,也称原尿。肾小球滤过的影响因素有:

(1) 屏障作用:肾小球滤过膜的屏障作用,主要指孔径屏障与电荷屏障。①孔径屏障:指滤过膜的孔径大小、结构与功能的完整性。肾小球滤过膜的毛细血管内皮细胞是滤过膜的内层,细胞间缝隙直径为 50~100nm 不等,形成了许多孔径大小不同的网孔,是阻止血细胞通过的屏障(可称为细胞屏障);基膜是滤过膜中间层,由非细胞性的水合凝胶构成,其结构呈微纤维网状,网孔为 4~8nm 大小的多角形,除水和部分小分子溶质可以通过外,它还决定着分子大小不同的其他溶质的滤过(可称为滤过屏障 filtra-tion barrier),是滤过膜的主要孔径屏障;外层是具有足突的肾小囊脏层上皮细胞,足突之间相互交错形成裂隙,裂隙上还有一层滤过裂隙膜(可称为裂隙屏障),在超滤过程中,起着重要作用,是肾小球滤过的最后一道孔径屏障。正常情况下,肾小球滤过膜只允许相对分子质量小于 1.5 万的小分子物质自由通过,1.5 万~7 万的中分子物质可部分通过,而相对分子质量大于 7 万的物质(如球蛋白、纤维蛋白原等)几乎不能通过;②电荷屏障:指肾小球滤过膜的内皮细胞层与上皮细胞层的涎酸蛋白、基膜表面硫酸肝素类等带负电荷的结构。这些带负电荷的结构多属糖蛋白,由于相同电荷相斥的作用而阻止那些带负电荷较多的大分子物质滤过,故任何引起肾小球滤过膜孔径屏障及电荷屏障改变的因素,都可引起原尿及终尿成分的改变。

(2) 滤过膜的通透性:是指不同物质通过肾小球滤过膜的能力,其主要取决于被滤过物质相对分子质量大小及其所带电荷性质。一般而言,电荷中性的物质的有效半径小于 2.0nm 者(如葡萄糖分子的有效半径为 0.36nm),常可自由滤出;有效半径大于 4.2nm 的大分子物质则不能或极难被滤过;有效半径在 2.0~4.2nm 之间的各种物质,其滤过能力则与有效半径呈反比。随着物质相对分子质量有效半径的增大,它们的滤过量则逐渐减低。

肾小球滤过膜有三层结构,即毛细血管壁的内皮层、基膜及覆盖于基膜外的肾小球囊脏层的上皮细胞(足突细胞),细胞间存在大小不同的间隙,构成机械性屏障。构成滤过膜的细胞表面覆盖有大量带负电荷的唾液酸,形成电荷屏障,使血浆中带负电荷的成分不易通过。

2. 肾小管与集合管重吸收 正常成年人每天形成原尿约180L,但每天仅排出终尿1~2L,这是由于肾小管和集合管具有选择性重吸收和强大的浓缩功能,可减少营养物质丢失、排出代谢终产物。肾小管不同部位对各种物质的重吸收各不相同,有主动吸收和被动吸收两种方式。近曲小管是重吸收的主要部位,其中葡萄糖、氨基酸、乳酸、肌酸等全部重吸收;HCO_3^-、K^+、Na^+和水大部分重吸收;硫酸盐、磷酸盐、尿素、尿酸部分吸收;肌酐不被重吸收。同时由于髓襻的降支对水的重吸收大于对溶质的重吸收,可使肾小管内液的渗透压逐渐升高,形成渗透梯度,可进一步促进集合管对水的重吸收,以达到尿液的稀释与浓缩。

3. 肾小管和集合管的分泌与排泄作用 肾小管上皮细胞可将其细胞内部的代谢产物分泌到管腔中,并将血液中的某些物质排泄到管腔内。

肾小管能分泌 H^+、K^+等,同时重吸收 Na^+,故称为 K^+-Na^+ 交换,起排 K^+保 Na^+作用。肾小管不断产生 NH_3,与其分泌的 H^+结合,生成 NH_4^+,分泌入管腔以换回 Na^+,这是肾排 H^+保 Na^+的另一种方式。

(二)尿液的排泄

原尿经肾小管和集合管的重吸收、分泌与浓缩稀释后即形成了终尿,流经肾盂、输尿管到达膀胱并贮存,通过尿道排出体外。在排尿时还可能混入泌尿、生殖系统各部位的少量分泌物或脱落细胞。

二、尿液检查的临床应用

尿液检验是临床上最常用的重要检测项目之一,根据临床需要,通过实验室手段对尿液中的某些成分进行检查,指导临床医师解决以下问题:

1. 协助泌尿系统疾病的诊断和疗效观察　泌尿系统炎症、肿瘤、结石、血管病变及肾移植手术后发生排斥反应时,可引起尿液成分的改变,因此尿液检测是泌尿系统疾病最常用的不可替代的首选项目。

2. 其他系统疾病的辅助诊断与观察　凡引起血液成分改变的疾病,均可引起尿液成分的变化。如糖尿病时进行尿糖检查,黄疸时进行尿胆红素、尿胆原和尿胆素检查,急性胰腺炎时进行尿淀粉酶检查,多发性骨髓瘤时进行尿液本周蛋白检查等,均有助于疾病的诊断与观察。

3. 安全用药的监护　临床上常用药物如庆大霉素、卡那霉素、多粘菌素 B、妥布霉素、磺胺药、抗肿瘤药及某些中药(如关木通、马兜铃)等,对肾脏都有一定的毒性作用,常可引起肾脏的损害,如在用药前及用药过程中随时进行尿液检验,及时发现尿液的改变、采取措施,确保用药安全。

4. 中毒与职业病的防护　某些重金属铅、镉、铋、汞等均可引起肾脏损害。对从事重金属作业的人员,以及作业场地附近的居民,应进行定期体检,以早期发现并预防肾脏损害。对劳动保护与职业病的诊断及预防有一定意义。

5. 健康体检　通过尿液分析,可筛查泌尿、肝胆系统疾病和代谢性疾病(如糖尿病)等,达到早发现、早治疗,特别是对亚健康群体进行定期监测以提高人们的生活质量。

(江新泉)

第二节　尿液标本采集与处理

尿液标本是尿液检验的物质基础,其采集和处理是否正确直接影响检验结果的准确性。根据尿液检查的目的,确定尿标本的种类、采集时间和方法,进行必要的处理并及时送检或保存,是确保尿液检查结果准确性的主要分析前因素。

一、标 本 采 集

(一)尿液标本采集一般要求

1. 患者准备　临床医师、护士和检验技师应该向患者介绍留取尿液的时间、方法,并提供收集样品的容器。对不能自主留取样品的患者,需要通过技术手段协助其留取尿液标本,例如婴幼儿、失去意识的患者和需要导尿的患者。有条件的医院可以给患者提供《临床标本留取指南》等文字性指导资料。尿液标本采集的一般要求见表7-1。

表7-1 尿液标本采集的一般要求

项目	一般要求
患者要求	患者处于安静状态,按常规生活、饮食。注意运动、性生活、月经、过度空腹或饮食、饮酒、吸烟及姿势和体位等都对检查结果有影响
避免污染	①患者先洗手并清洁外生殖器、尿道口及周围皮肤 ②女性患者特别要避免阴道分泌物或月经血污染尿液,男性患者要避免精液混入 ③要避免化学物质(如表面活性剂、消毒剂)、粪便等其他污染物混入
采集时机	用于细菌培养的尿液标本,必须在使用抗生素治疗前使用无菌容器采集,以利于细菌生长
特殊要求	①采用导尿标本或耻骨上穿刺尿标本时,医护人员应先告知患者及家属有关注意事项,然后由医护人员进行采集 ②采集婴幼儿尿标本时,由儿科医护人员指导,并使用小儿专用尿袋采集标本

2. 明确标记 在尿液采集容器和检验申请单上,准确标记患者姓名、门诊号或病历号、性别、年龄、检验项目、采集尿液标本的日期和时间、标本量和类型等信息,或以条形码作为唯一标识。

 相关链接

美国 NCCLS 文件 GP16-A《尿液分析和尿液样本的收集、运输及储存;批准指南(1995)》中,关于向患者提供指导说明部分有这样描述的:

(1)向患者强调洗手和全面清洗的重要性。

(2)给患者贴好标签的容器,要求他们核对标签上的姓名。

(3)给予口头说明或书面说明单或卡片,或其他形式的说明,对非讲英语的患者使用他们本国的语言进行说明。

(4)教患者如何盖好标本容器盖子,防止渗漏。

（二）尿液标本采集容器及器材

1. 尿液标本采集容器准备见表7-2。

表7-2 尿液标本采集容器的准备

指标	要求
材料	①透明、不渗漏、不与尿液发生反应的玻璃或塑料容器(见图7-1) ②儿科患者使用专用的洁净柔软的聚乙烯塑料袋
规格	①容积50~100ml,圆形开口且直径至少4~5cm ②底座宽而能直立、安全且易于启闭的密闭装置 ③采集计时尿(如24小时尿)容器的容积应至少达2~3L,且能避光
清洁度	容器洁净、干燥、无污染(菌落计数$<10^4$CFU/L)
标识	容器要标有患者姓名、性别、ID号和标注留尿时间,并留有粘贴条形码位置
其他	①用于细菌培养的尿液标本容器采用特制的无菌容器(见图7-2) ②对于必须保存2小时以上的尿液标本,建议使用无菌容器

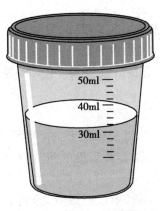

图7-1　普通尿标本收集杯

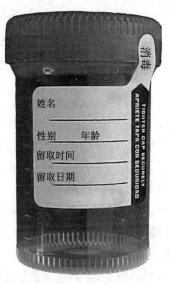

图7-2　带有消毒标签的尿杯

2. 信息标记　应用于尿液检查的容器、离心管(试管)、载玻片必须便于标记和识别,且保持洁净。信息标记应粘贴牢固、防潮,贴于容器外壁上,不允许贴在容器盖上。

(三)检测样本的类型

根据临床尿液检查的目的(通常包括化学检查、尿液有形成分显微镜检查和细菌学检查等)、患者状况和检验要求。常用的尿液标本分为晨尿、计时尿、随机尿和特殊尿标本。

1. 晨尿标本

(1)晨尿是指清晨起床后、未进早餐和做运动之前第一次排出的尿液。晨尿一般在膀胱中的存留时间达6~8小时,标本浓缩、偏酸,有形成分保持比较完整,尿液中的细胞、管型、细菌、结晶及肿瘤细胞等有形成分检出率会较高。还用于肾脏浓缩功能的评价、人绒毛膜促性腺激素(hCG)的测定。应该告知患者清晨起床后将中段尿排在干净清洁的玻璃或塑料容器内,加盖,在1.5小时内送到医院实验室。

(2)二次晨尿是指采集晨尿后2~4小时内的尿液。由于清晨第一次尿液在膀胱内潴留时间过长,并从留取到送检到检验的过程偏长,容易使部分有形成分发生形态改变和数量的减少,有学者推荐使用二次晨尿用于尿沉渣检查或尿常规检查。

2. 随机尿标本　随机尿(random urine)是指在任何需要的情况下,随时留取的尿液标本。适用于门诊或急诊患者。随机尿易受饮食、运动、药物的影响,可能导致低浓度或病理性临界值浓度的物质和有形成分的漏检。因而,随机尿不能准确反映患者的状况,但随机尿比较新鲜,对尿液中有形成分的形态干扰最少,特别适用于对尿液中红细胞形态的观察。

3. 计时尿标本

(1)餐后尿标本:通常收集午餐后2小时(14:00~16:00)的尿液。餐后尿有利于病理性尿胆原(为最大分泌时间)、尿糖和尿蛋白的检出。有助于对肝胆疾病、肾疾病、糖尿病、溶血性疾病等的诊断。

(2)3小时尿标本:收集上午6~9时的尿液称为3小时尿。适用于定时定量进行尿液中的有形成分分析。

（3）12 小时尿标本：即收集从晚上 8 时开始到次晨 8 时终止的 12 小时内全部尿液。12 小时尿标本过去曾用于尿液有形成分计数（如 Addis 计数），现认为这种标本中的有形成分易于破坏，结果变化较大，已趋于淘汰，但近来有学者提出该标本可用于微量白蛋白和球蛋白排泄率测定。

（4）24 小时尿标本：患者于上午 8 时排空膀胱，并弃去排出的尿液，此后收集每次排出的尿液，直至次日上午 8 时最后一次排出的尿液，全部收集于容器内并记录尿量。常用于肌酐、儿茶酚胺、17-羟皮质类固醇（17-羟）、17-酮类固醇（17-酮）、总蛋白质、尿素、电解质等化学物质定量的检查。还用于肾功能检查、尿结核分枝杆菌检查等。

4. 特殊尿标本

（1）中段尿标本：采集标本前先清洗外阴，再用 0.1% 清洁液（如新洁尔灭等）消毒尿道口。在不间断排尿过程中，弃去前、后时段排出的尿液，以无菌容器采集中间时段的尿液。一般用于细菌培养。

（2）三杯尿标本：患者一次连续排尿，分别采集前段、中段、末段的尿液，分装于 3 个尿杯中，及时送检。多用于泌尿系统出血部位的定位和尿道炎的诊断。

（3）导管尿和耻骨上穿刺尿：①导尿标本：用于已经实施导尿术的患者。严格消毒导尿管口，放出中段尿送检；②穿刺尿标本：用于患者不能自主排尿，如尿潴留或排尿困难患者。一般采取耻骨上穿刺技术采集尿样；③导尿和穿刺尿标本：主要用于尿潴留或排尿困难，临床确有需求，并由临床医生征得患者或家属同意后采取。2 岁以下小儿慎用，采取过程应该严格消毒、严格按照无菌技术采集标本。

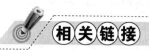 **相关链接**

美国 NCCLS 文件 GP16-A《尿液分析和尿液样本的收集、运输及储存；批准指南（1995）》中，关于尿显微镜检查标本的要求中是这样描述的：尿标本的类型和质量极大地影响尿显微镜检查结果。适用于显微镜检查的标本是第一次晨尿。此尿标本是最浓缩的，它能够最大的回收沉渣中的成分。关于尿标本类型、留取时间、需显微镜检查的尿液的理化结果等信息是非常重要的。未放冰箱而超过 2 小时的尿标本，不能作显微镜检查，因管型、红细胞、白细胞特别容易在比重小于 1.010 和酸碱度大于 7 的尿标本中溶解。

（四）尿液标本留取方法

1. 晨尿和随机尿标本收集　嘱咐患者清洗外阴部，留取中段尿，将前段尿自然排出，收集中间段约 15~50ml 的尿液于容器中，最后段的尿液同样弃去不要。

2. 二次晨尿标本的收集　一般患者在早晨 6~7 时起床后，可随机尿出夜间存储于膀胱内的尿液，然后正常饮水。饮水量约 1 杯（200~300ml）。在上午 8~9 时留取二次晨尿标本，留取中段尿标本，尽快送医院实验室检查，并告知实验室此标本为二次晨尿标本。

3. 婴幼儿标本的收集　是一种特殊的尿液收集程序，应该用儿科和新生儿专用的尿标本收集袋，此袋上有低过敏原的保护性黏膜，可保护儿童皮肤，并不会将尿标本渗漏到新生儿身体上。正确收集儿童随机尿标本，临床医生或者护士需按如下要求操作：

（1）分开儿童的腿。

（2）保证耻骨会阴部清洁、干燥、无黏液。

（3）移去防护纸，暴露出粘连于袋上的低过敏黏膜。对于女孩，拉紧会阴除去皮肤皱褶，将黏膜紧压于阴道四周，从皮肤连接处开始，黏膜在直肠与阴道之间一直向前；对于男孩，将袋连于阴茎，将片状物压紧于会阴。确保整个黏膜牢固地粘于皮肤，黏膜无皱褶。

（4）定时察看容器（如每隔15分钟）。

（5）从患者处收回收集标本，并标明记号。

（6）如无进一步污染，将标本倒入收集杯，杯子贴上标签，送去检查。

4. 导尿和穿刺尿标本的收集 此类标本必须在医生或护士严格无菌操作程序下采集，属于非实验室人员和患者可以自行留取和操作所能采集的标本，应该尽快送检。此类标本采集有一定难度，因此无论标本量的多与少，都应该尽量满足临床对该标本的检验需求，并在化验结果处注明标本类型、收到时间和标本量。

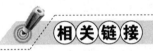

美国 NCCLS 文件 GP16-A《尿液分析和尿液样本的收集、运输及储存；批准指南（1995）》中，关于清洁尿标本的收集程序是这样描述的：

（1）男性患者：①采集尿样前应使用肥皂或小布巾洗手；②指导未行包皮切除术的患者退上包皮，露出尿道口；③用清洁消毒的小布巾或类似物清洁阴茎头，从尿道口开始向上清洁；④患者排尿时前面一部分排入便盆或厕所，收集中段尿到未被污染的适当容器中，多余的尿排入便盆或厕所；⑤如患者不能执行所推荐的方法，在提供帮助时应戴手套。

（2）女性患者：①采集尿样前应使用肥皂或小布巾洗手；②患者蹲踞于便盆或马桶之上；③用消毒小布巾或类似物清洁尿道口和周围处；④患者开始排尿时前面一部分排到便盆或厕所，收集中段尿到未被污染的适当容器中，多余尿排入便盆或厕所；⑤如患者不能执行所推荐的方法，在提供帮助时应戴手套。

二、标本运送与贮存

（一）尿液标本运送

尿液标本的运送，应保证标本在不影响检验结果质量的时间和环境条件下送至检测地点（实验室）。运送的过程包括送检签收、运送和实验室接收3个环节，3个环节的时间都应体现在检验报告中，以便进行质量监控。

1. 标本送检签收

（1）一般患者的尿液标本，运送人员定时到临床科室收取，并与临床人员共同核对标本的数量、患者姓名、检测项目、收取时间等信息，在登记本上记录，双方当事人签名确认，然后送往实验室。

（2）急症患者的标本必须有明显标识，在签收时应单独交给运送人员，运送人员在标本运送至实验室时也应单独呈给检验人员加以说明，以防止延误检测。

（3）门诊患者的尿液由患者采集标本后,可由患者或其家属直接送至实验室,由检验人员登记送检的时间、患者姓名、年龄、性别、检测项目等信息后,由送检者签名确认。

2. 尿液标本的运送

（1）及时送检:尿液标本应在收集后2小时内送至检验科并检测完毕。如不能立即送检或检测,应放置于2～8℃冷藏保存。2～8℃冷藏标本保存仅适合部分项目,不适合于胆红素和尿胆原,而且冷藏保存可令无定形尿酸盐和无定形磷酸盐沉淀,影响显微镜检查。如果尿液还要用于做细菌培养,运送过程也应冷藏,冷藏过程应保持到标本接种为止。

（2）避光保存:由于有些分析物（如胆红素）对光敏感,进行此类项目的检测标本应避光保存和运送。

（3）运送容器:盛放标本的容器要有盖以防止尿液漏出。在运送过程中,最好放置在第2个容器内以防止溅出液体。

3. 出现以下情况应拒收标本

（1）唯一性标志错误或不清楚的、脱落的、丢失的。

（2）容器破损的。

（3）标本量不足者。

（4）被污染的微生物培养标本。

（5）收集标本离送检间隔过长,对检测结果有明显影响者。

以上是标本拒收的常用标准,对特殊情况或具体标本各实验室还可自行规定。标本验收情况应有记录,标本不合格的情况应及时反馈给申请科室或临床医生。对某些特殊情况,拒收或退回标本可能有困难,应与申请医生直接联系,提出处理意见,如申请医生仍要求做检验,实验室应在检验报告单上对验收不合格的情况进行描述,说明对检验结果可能产生的影响。

标本验收工作实际上是临床实验室对送检标本外在质量的把关,对于很多大型医院这一工作量非常庞大,如用手工操作可能难以完成,这时候应利用信息系统和条形码技术,以提高效率和减少错误。

（二）尿液标本贮存

尿液检查一般需要新鲜尿标本,并且在采集后2小时内检查完毕,最好在30分钟内完成检验。尿液标本放置时间过久会使尿液中有形成分溶解、破坏、变形,影响检查的准确性。因此对不能及时检查的尿液标本,必须进行适当处理或保存,以降低因标本送检延时而引起的理化性状改变,进行多项分析时的尿液应分装,并根据不同的分析目的选择不同的保存方法。

1. 冷藏或冷冻 冷藏是保存尿液标本最简便的方法,一般可保存6小时,但要避光加盖。低温能防止一般细菌生长,保持尿液的弱酸性及某些成分的生物活性,但有些标本冷藏后,由于磷酸盐与尿酸盐的析出与沉淀,可妨碍有形成分的观察。因此,不推荐在2小时内可完成检测的尿液标本进行冷藏保存。冷藏保存主要用于电解质、肌酐、葡萄糖、总蛋白、白蛋白、重金属、药物、促卵泡激素、雌三醇等检查。冷冻可较好保存尿液中的酶类、激素等,但需先将标本离心弃去细胞成分后密封,保存上清液。

2. 防腐 尿液有形成分检查应该在接收到标本后尽快进行,因此一般不需要添加防腐剂（preservative）,然而对计时尿标本和在标本采集后2小时内无法进行尿液检查,或被检查的成分不稳定时,可加入特定的化学防腐剂,常见的化学防腐剂的种类、作用及意义见表7-3。

表7-3　常见的化学防腐剂的种类、作用及意义

防腐剂	用量	作用	意义	备注
甲醛	(5~10)ml/L	对细胞、管型有固定作用	有形成分检验	过量可干扰镜检、使尿糖测定呈假阳性
甲苯	(5~20)ml/L	阻止标本与空气接触，保护化学成分	化学成分检验	
麝香草酚	<1g/L	抑制细菌、保存有形成分	有形成分及结核分枝杆菌检验	过量可干扰加热醋酸法尿蛋白定性实验及尿胆素检测
浓盐酸	10ml/L	保护激素等成分	17-羟或17-酮类固醇、儿茶酚胺	不能用于常规筛查
硼酸	10g/L	抑制细菌、保护蛋白质和有形成分	蛋白质、尿酸测定	干扰常规筛查的pH
冰乙酸	25ml/24h	保护5-HT、VMA	5-HT、VMA	
碳酸钠	10ml/24h	碱化尿液	卟啉类测定	不能用于常规筛查

三、尿液标本采集生物安全和检测后处理

（一）尿液标本采集生物安全

尿液标本的采集应在临床护士或主管医生指导下完成。每一份尿液标本采集完后置于符合规定的密封容器里。运送过程中同时要注意生物安全，应该意识到尿液是有潜在生物危害的标本，并应采取全面的预防措施，如防止标本漏出或侧翻，污染环境、器材和衣物等。

（二）尿液标本检测后的处理

实验室检查后的尿液标本不能随意处理，因其中可能含有细菌、病毒等传染性物质。应按照《临床实验室废物处理原则》（WS/T/249-2005）的方法处理实验后的残余标本和所用器械，以免污染环境，传染他人。

1. 检测后尿液　检测后尿液标本一律视为感染性生物污染源，必须经过10g/L过氧乙酸或漂白粉消毒处理后，通过专门的管道排进医院污水池中统一处理。

2. 标本容器　如果所用的容器及试管不是一次性的，需经70%乙醇液浸泡，或经30~50g/L漂白粉液浸泡处理，也可用10g/L次氯酸钠浸泡2小时，或5g/L过氧乙酸浸泡30~60分钟，再用清水冲洗干净，干燥后备用。所用的容器及试管若是一次性试管、玻片、一次性定量计数板等应该统一存放在标有污染物的容器中，经高压灭菌处理后弃去或使用高温焚化处理。

（江新泉）

第三节　尿液理学检查

尿液理学检查主要包括尿量、颜色、透明度、比重、尿渗量及气味等。

一、尿　量

尿量（urine volume）是指 24 小时内排出体外的尿液总量。尿量主要取决肾脏生成尿液的能力和肾脏的浓缩与稀释功能。一般情况下，尿量与饮水量呈正相关，此外尿量还受到体内外多种因素的影响，如食物、气候、年龄、精神因素、活动量等。即使是健康人，24 小时尿量的变化也较大。

【检测原理】　使用量筒等刻度容器直接测定尿量。①直接法：将每次排出的全部尿液收集于一个容器内，然后测定尿液总量；②累计法：分别测定每次排出的尿液量，最后累计尿液总量；③计时法：测定每小时排出的尿量或特定时间段内排出的尿量，换算成每小时尿量。

【方法学评价】　直接法准确性较高，但需加防腐剂。累计法需要多次测定，易漏测，误差较大，可影响结果准确性。计时法常用于观察危重患者某一时间段的排尿量。

【质量保证】　量具上应有清晰的容积刻度（精确到 ml）；必须采集全部尿液；24 小时尿量读数误差不能超过 20ml。

【参考区间】　成年人：1000～2000ml/24h，昼夜尿量之比为（2～4）：1；儿童按体重计算尿量，大约为成年人的 3～4 倍。

【临床意义】

1. 多尿（polyuria）是指成人 24 小时尿量超过 2500ml，儿童 24 小时尿量超过 3000ml。

（1）生理性多尿：肾脏功能正常，由于外源性或生理性因素所致的多尿，可见于饮水过多、静脉输液、精神紧张等，也可见于服用咖啡因、脱水剂、利尿剂等药物。

（2）病理性多尿：常因肾小管重吸收功能和浓缩功能减退所致，病理性多尿的原因与发生机制见表 7-4。

表 7-4　病理性多尿的原因与发生机制

分类	原因	机制
代谢性疾病	糖尿病	溶质性利尿，尿量多，尿比重高
肾脏疾病	慢性肾炎、慢性肾盂肾炎、肾小管性酸中毒、高血压肾病、失钾性肾病、急性肾衰竭多尿期、慢性肾衰竭早期等	肾小管受损致肾浓缩功能减退。肾性多尿患者夜尿增多，昼夜尿量之比<2：1
内分泌疾病	尿崩症、原发性醛固酮增多症、甲状腺功能亢进等	ADH 分泌绝对或相对不足，肾小管及集合管重吸收水分的能力下降，尿量多，尿比重低

2. 少尿（oliguria）是指 24 小时尿量<400ml 或每小时尿量持续<17ml（儿童<0.8ml/kg）；12 小时无尿或 24 小时尿量<100ml 为无尿（anuria）。无尿发展至排不出尿液称为尿闭。生理性少尿见于机体缺水或出汗过多。病理性少尿常见的原因与发生机制见表 7-5。

表7-5 少尿常见的原因与发生机制

分类	原因	机制
肾前性	休克、过敏、失血过多、心力衰竭、肾动脉栓塞、肿瘤压迫、重症肝病、全身性水肿。严重腹泻、呕吐、大面积烧伤、高热、严重创伤、感染(如败血症)等	肾缺血、血容量减低、血液浓缩、肾脏血流量减少、ADH分泌增多
肾性	急性肾小球肾炎、急性肾盂肾炎、急性间质性肾炎、慢性肾炎急性发作、慢性疾病,如高血压性和糖尿病性肾血管硬化、慢性肾小球肾炎、多囊肾等导致的肾衰竭、肌肉损伤(肌红蛋白尿)、溶血(血红蛋白尿)和肾移植(急性排斥反应)等	肾实质病变致GFR减低
肾后性	输尿管结石、损伤、肿瘤、药物结晶(如磺胺类药物)、尿路先天性畸形、单侧性或双侧性上尿路梗阻;前列腺肥大症、膀胱功能障碍、前列腺癌等疾病	尿路梗阻

二、颜色和透明度

尿液外观包括颜色及透明度。正常的尿液颜色由淡黄色到深黄色,随尿量的多少、饮食、药物及病变而变化。颜色的深浅一般与尿比重平行;与单位时间的尿量呈反比,尿量少,颜色深,比重高。在正常情况下,尿液颜色主要来源于尿色素及尿胆原。

透明度一般以混浊度(turbidity)表示,可分清晰透明、轻微混浊(雾状)、混浊(云雾状)、明显混浊4个等级。正常尿液混浊的原因主要为结晶所致。病理性混浊尿的原因为尿液中含有白细胞、红细胞及细菌。尿液中如有黏蛋白、核蛋白也可因尿液pH变化而析出产生混浊。

【检测原理】 通过肉眼观察或尿液分析仪判断尿液颜色和透明度。

【方法学评价】 尿液颜色和透明度受检验人员主观因素或尿液分析仪检测标准影响,所以判断标准很难统一,临床应用中仅作参考。

【质量保证】

1. 标本新鲜 新鲜尿液标本有助于准确判断尿液颜色和透明度。尿液放置时间过长,盐类结晶析出、尿素分解产氨、细菌繁殖、尿胆原和尿胆红素的转化等多种因素,均可影响检验结果的准确判断。

2. 防止污染 采用无色、洁净且无化学物质污染的容器采集尿液标本,最好使用一次性尿杯,采集标本前3天需禁服溴化物、碘化物等影响尿液颜色的药物,以防出现假阳性。

3. 标准统一 统一尿液分析仪、干化学试带或检验人员判断尿液颜色和透明度的标准。

【参考值】 新鲜尿液淡黄色、清晰透明。

【临床意义】

1. 生理变化 尿液颜色受食物、药物及尿色素等影响,一般呈淡黄色至深黄色,不同药物对尿液颜色的影响见表7-6。

2. 病理变化 尿液常见的颜色变化有红色、深黄色、白色等。

(1)红色:最常见的尿液颜色变化,不同原因所致尿液红色的鉴别见表7-7。

表7-6　不同药物对尿液颜色的影响

药物	尿液颜色
乙醇	苍白色
大黄蒽醌	暗红色(碱性)、黄褐色(酸性)
苯酚红	粉红(碱性)
氯唑沙宗、去铁敏、酚酞	红色、紫色
核黄素、呋喃唑酮、痢特灵、黄连素、牛黄、阿的平、吖啶黄	黄色、深黄色
靛青红、亚甲蓝	蓝色
山梨醇铁、苯、酚、利福平	棕色
左旋多巴、激肽、灭滴灵、氯喹等	暗褐色、黑色
番泻叶、山道年、苯茚二酮等	橙色、橙黄色
酚磺酞、番泻叶、芦荟、氨基匹林、磺胺药等	红色、红褐色
氨基甲酸酯	绿棕色

表7-7　尿液红色的鉴别

项目	血尿	血红蛋白尿	肌红蛋白尿	假性血尿
原因	泌尿生殖系统出血	血管内溶血	肌肉组织损伤	卟啉、药物、食物
颜色	淡红色云雾状、洗肉水样或混有血凝块	暗红色、棕红色甚至酱油色	粉红色或暗红色	红葡萄酒色、红色
离心尿沉渣显微镜检查	大量红细胞	无红细胞	无红细胞	无红细胞
离心上清液颜色	清或微红色	红色	红色	红色
上清液隐血试验	弱阳性或阴性	阳性	阳性	阴性
尿蛋白定性试验	弱阳性或阴性	阳性	阳性	阴性

1）血尿:尿液内含有一定量的红细胞称为血尿(hematuria)。1L尿液内含有血液达到或者超过1ml,且尿液外观呈红色,称为肉眼血尿(macroscopic hematuria)。由于含血量不同,尿液可呈淡红色云雾状、洗肉水样或混有血凝块。在排除女性月经血的污染之外,常见于:①泌尿生殖系统疾病:如炎症、损伤、结石、出血或肿瘤等;②出血性疾病:如血小板减少性紫癜、血友病等;③其他:如感染性疾病、结缔组织疾病、心血管疾病、内分泌代谢疾病、某些健康人剧烈运动后的一过性血尿等。

2）血红蛋白尿:正常血浆中的血红蛋白低于50mg/L,而且与结合珠蛋白结合形成复合物,因后者相对分子质量较大,不能从肾脏排出,被肝细胞摄取后,经转化变成结合胆红素从胆管或肾脏排出体外。当发生血管内溶血时,血红蛋白超过结合珠蛋白结合能力并超过肾阈值(约为1.3g/L)时,这种游离的血红蛋白因分子量较小,可通过肾小球滤出形成血红蛋白尿(hemoglobinuria)。在酸性尿液中血红蛋白可氧化成为正铁血红蛋白而呈棕色,如含量较多则呈棕黑色酱油样外观。血红蛋白尿主要见于蚕豆病、阵发性睡眠性血红蛋白尿(paroxysmal nocturnal hemoglobinuria,PNH)及血型不合的输血反应、阵发性寒冷性血红蛋白尿(paroxysmal cold hemoglobinuria,PCH)、行军性血红蛋白尿、免疫性溶血性贫血等,尿液隐血试验呈阳性。

3）肌红蛋白尿（myoglobinuria）：尿液呈粉红色或暗红色，常见于肌肉组织广泛损伤、变性，如挤压综合征、急性心肌梗死、大面积烧伤、创伤等。

4）卟啉尿（porphyrinuria）：尿液呈红葡萄酒色，常见于先天性卟啉代谢异常等。

（2）深黄色：最常见于胆红素尿（bilirubinuria），尿液中含有大量的结合胆红素所致。外观呈深黄色，振荡后泡沫亦呈黄色，见于阻塞性黄疸和肝细胞性黄疸。若在空气中久置，胆红素可被氧化为胆绿素而使尿液外观呈棕绿色。服用一些药物如呋喃唑酮、核黄素等尿液可呈黄色或棕黄色外观，但胆红素定性试验为阴性。

（3）白色

1）乳糜尿（chyluria）：经肠道吸收的乳糜液不能经正常的淋巴循环引流入血，而逆流至泌尿系统的淋巴管中，引起该淋巴管内压力增高，淋巴管曲张、破裂，淋巴液进入尿液所致，乳糜尿可呈不同程度的乳白色。乳糜尿液中有时可含有多少不等的血液，称血性乳糜尿或乳糜血尿（hematochyluria）。乳糜尿主要见于丝虫病、肿瘤、腹部创伤或由手术等引起。妊娠或分娩可诱发间歇性乳糜尿。糖尿病脂血症、类脂性肾病综合征、长骨骨折骨髓脂肪栓塞也可引起乳糜尿。

2）脓尿（pyuria）：尿液中含有大量的脓细胞，外观可呈不同程度的黄白色混浊或含脓丝状悬浮物，放置后可有白色云絮状沉淀。见于泌尿系统感染及前列腺炎、精囊炎等。显微镜检查可见大量的脓细胞，蛋白定性常为阳性。

3）盐类结晶尿（crystalluria）：尿液中含有的盐类浓度较高，尿液刚排出体外时透明，当外界温度下降后，盐类溶解度降低，盐类结晶很快析出使尿液混浊。可通过加热、加乙酸来判断是否为结晶尿。若为尿酸盐结晶，加热后混浊消失；若为磷酸盐和碳酸盐结晶，加热后混浊增加，加乙酸后均变清，有气泡者为碳酸盐结晶，无气泡者为磷酸盐结晶。盐类结晶尿的蛋白与隐血定性试验通常为阴性。

（4）黑褐色：见于重症血尿、变性血红蛋白尿，也可见于酪氨酸病、酚中毒、黑尿酸症或黑色素瘤等。

（5）蓝色：主要见于尿布蓝染综合征（blue-diaper syndrome），尿液内含有过多的尿蓝母（indican）衍生物靛蓝（indigotin），也可见于尿蓝母、靛青生成过多的某些胃肠疾病。

（6）淡绿色：见于铜绿假单胞菌感染。

新鲜尿液发生混浊可由盐类结晶、红细胞、白细胞（脓细胞）、细菌、乳糜等引起。混浊尿产生的原因及特点见表7-8。

表7-8　混浊尿产生的原因及特点

混浊	原因	特点
灰白色云雾状	盐类结晶（磷酸盐、尿酸盐、碳酸盐结晶）	加热或加酸、加碱，混浊消失
红色云雾状	红细胞	加乙酸溶解
黄色云雾状	白细胞、脓细胞、细菌、黏液、前列腺液	加乙酸不溶解
膜状	蛋白质、红细胞、上皮细胞	有膜状物出现
白色絮状	脓液、坏死组织、黏液丝等	放置后有沉淀物
乳白色混浊或凝块	乳糜	外观具有光泽感，乳糜试验阳性

三、比 重

尿比重(specific gravity,SG)是指在4℃条件下尿液与同体积纯水的重量之比。在生理条件下,尿比重与排出的水分、盐类、有机物含量和尿量有关;在病理情况下还受尿蛋白、尿糖及细胞成分等影响。测定尿比重可粗略反映肾小管的浓缩稀释功能。

尿比重测定方法很多,如干化学试带法、折射计法、尿比重计法、超声波法、称量法等。

【检测原理】

1. 干化学试带法 干化学试带法(reagent strip method)又称干化学法,试带膜块中含有多聚电解质、酸碱指示剂(溴麝香草酚蓝)及缓冲物。尿液离子浓度与经过处理的多聚电解质的电离常数(pKa)改变相关,根据颜色变化换算成尿液电解质浓度,将电解质浓度再换算成比重。

2. 折射计法 折射计(refractometer)法利用溶液中总固体量与光线折射率的相关性进行测定。

3. 尿比重计法 采用特制的尿比重计(urinometer)测定4℃时尿液与同体积纯水的重量之比。

4. 超声波法 利用声波在不同特性物质中传播速度与密度相关的特点,通过测定声波的偏移来计算比重。

5. 称量法 在相同温度条件下,分别称取同体积尿液和纯水的重量,计算比值得出尿比重。

【方法学评价】

1. 干化学试带法 ①操作简单、快速;②不受高浓度的葡萄糖、尿素或放射造影剂的影响,但受强酸、强碱及尿液蛋白质的影响较大;③灵敏度低、精密度差,检测范围窄;④只能作为尿液比重的筛检试验,不能作为评价肾脏浓缩稀释功能的指标。

2. 折射计法 ①美国临床实验室标准化协会(Clinical and Laboratory Standards Institute,CLSI)和中国临床实验室标准化委员会(China Committee of Clinical Laboratory Standards,CCCLS)推荐的参考方法;②易于标准化、标本用量少(1滴尿液),可重复测定,尤其适合少尿患者和儿科患者;③测定结果通常比尿比重计法低0.002。

3. 尿比重计法 操作简单,标本用量大,易受温度及尿糖、尿蛋白、尿素或放射造影剂影响,准确性低。CLSI建议不使用比重计法,现已少用。

4. 超声波法 易于自动化、标准化,但需特殊仪器。适用于浑浊的尿液标本,且与折射计法有良好的相关性。

5. 称量法 准确性高,曾作为参考方法,但操作烦琐,易受温度变化的影响,不适用于日常检验。

【质量保证】

1. 干化学试带法

(1) 检测前:①使用与仪器匹配、合格、有效期内的试带;②每天用标准色带进行校准。

(2) 检测中:①试带法对过高或过低的尿比重不灵敏,应以折射计法为参考;②如尿液pH>7.0,测定值应增高0.005作为补偿。

2. 折射计法 检测前要根据室温进行温度补偿。可用10g/L、40g/L和100g/L蔗糖溶液校正折射计,其折射率分别为 1.3344、1.3388 和 1.3479。

3. 尿比重计法

(1) 检测前:新购比重计应用纯水在规定的温度下观察其准确性。在 15.5℃ 时,蒸馏水的比重为 1.000,8.5g/L NaCl 为 1.006,50g/L NaCl 为 1.035。

(2) 检测中:①尿量要充足,以保证比重计悬浮于液面中央而不贴壁;②检测时液面无泡沫;③读数应准确;④校正测定温度以及蛋白尿、糖尿。

【参考区间】 成人:随机尿 1.003~1.030;晨尿 >1.020。新生儿:1.002~1.004。

【临床意义】 尿比重可粗略反映肾脏的浓缩与稀释功能。由于影响尿比重的因素较多,因此,用于评估肾功能时,24 小时连续多次测定尿比重较一次测定更有价值。

1. 高比重尿 ①尿量少比重高:见于休克、高热、脱水或大量排汗、急性肾炎、心力衰竭等;②尿量多比重高:见于糖尿病、使用放射造影剂等。

2. 低比重尿 慢性肾小球肾炎、肾盂肾炎等由于肾小管浓缩功能减退而比重降低。尿液比重 <1.015 时,称为低渗尿(hyposthenuria)或低比重尿。因肾实质破坏而丧失浓缩功能时,尿液比重常固定在 1.010±0.003(与肾小球滤过液比重接近),称为等渗尿(isosthenuria),可见于急性肾衰竭多尿期、慢性肾衰竭、肾小管间质疾病、急性肾小管坏死等。尿崩症患者因下丘脑-垂体受损,抗利尿激素分泌减少,或由于肾小管的上皮细胞对抗利尿激素的灵敏度降低,大量水分从体内排出而使比重减低,常出现严重的低比重尿(<1.003,可低至 1.001)。

3. 药物影响 右旋糖酐、造影剂、蔗糖等可引起尿比重增高;氨基糖苷类、锂、甲氧氟烷可使尿比重减低。

四、尿 渗 量

尿渗量(Urine osmolality,Uosm)是指尿液中具有渗透活性的全部溶质微粒(包括分子和离子)的总数量,与颗粒种类及大小无关,反映了溶质和水的相对排出速度,蛋白质和葡萄糖等不能离子化的大分子物质对其影响较小,但溶质的离子数量对尿渗量影响较大,故测定尿渗量能真正反映肾脏浓缩和稀释功能,是评价肾脏浓缩功能较好的指标。尿渗量以质量毫摩尔浓度 $[mmol/kg\ H_2O(mOsm/kg\ H_2O)]$ 表示,目前检验尿液及血浆渗量一般采用冰点渗透压计(freezing point osmometer)的方法进行。

【检测原理】 任何物质溶于溶剂后与原来的纯溶剂相比,均有冰点下降、沸点上升、蒸汽压减低以及渗透压增高等改变,其改变的大小取决于溶质微粒的数量。由于冰点下降法具有操作简便、样本用量少、测量精度高等特点,因此,目前测定溶液中溶质颗粒浓度的仪器大多采用冰点下降原理而设计。根据拉乌尔冰点下降原理,任何溶液,如果其单位体积中所溶解的颗粒(分子和离子)的总数目相同,引起溶液冰点下降的数值也相同。1 渗量的溶质可使 1kg 水的冰点下降 1.858℃,冰点下降的程度与溶质渗量成比例。

$$渗量(Osm/kg\ H_2O) = \frac{测得溶液冰点下降度(℃)}{1.858}$$

【方法学评价】 冰点渗透压计测定的准确性高,样本用量少,不受温度的影响,主要与溶质的微粒数量有关,但尿渗量检测步骤烦琐,不如尿比重简单、快速和经济,目前临床应用不如尿比重广泛。

【质量保证】　包括仪器的校准、分析前标本的正确处理、分析中的质量控制。标本的正确处理包括①标本采集:标本应采集于洁净、干燥的有盖容器内,立即送检;②标本离心:去除标本中的不溶性颗粒,但不能丢失盐类结晶;③标本保存:若不能立即送检,应将标本保存于冰箱内,测定前置于温水浴中,使盐类结晶溶解。

【参考区间】　禁饮后①血浆渗量 $275 \sim 305 mOsm/kg\ H_2O$,平均为 $300 mOsm/kg\ H_2O$;②尿渗量: $600 \sim 1\ 000 mOsm/kg\ H_2O$(相当于 SG $1.015 \sim 1.025$),平均 $800 mOsm/kg\ H_2O$;③尿渗量/血浆渗量比值为 $(3.0 \sim 4.5):1.0$。

【临床意义】　尿渗量主要与溶质颗粒数量有关,在评价肾脏浓缩和稀释功能方面,较尿比重更理想,更能反映真实的情况。

1. 评价肾脏浓缩稀释功能　健康人禁饮 12 小时后,尿渗量与血浆渗量之比>3,尿渗量> $800 mOsm/kg\ H_2O$ 则为正常。若低于此值,说明肾脏浓缩功能不全。等渗尿或低渗尿可见于慢性肾小球肾炎、慢性肾盂肾炎、多囊肾、阻塞性肾病等慢性间质性病变等。

2. 鉴别肾性和肾前性少尿　肾小管坏死导致肾性少尿时,尿渗量降低(常< $350 mOsm/kg\ H_2O$)。肾前性少尿肾小管浓缩功能无明显降低,故尿渗量较高(常> $450 mOsm/kg\ H_2O$)。

五、气　　味

健康人新鲜尿液有来自尿液中酯类及挥发性酸的气味。

【参考区间】　微弱芳香气味。

【临床意义】　如果尿液标本久置,因尿素分解可出现氨臭味。尿液气味也可受到食物和某些药物的影响,如过多饮酒、进食葱、蒜、服用某些药物等,可使尿液中出现相应的特殊气味。新鲜尿液出现异常气味的原因见表7-9。

表7-9　新鲜尿液出现异常气味的原因

气味	原因
氨臭味	慢性膀胱炎和慢性尿潴留
腐臭味	泌尿系统感染或晚期膀胱癌
烂苹果气味	糖尿病酮症酸中毒
大蒜臭味	有机磷中毒
鼠尿味	苯丙酮尿症

(姜忠信)

第四节　尿液常用化学检查

一、酸　碱　度

正常新鲜尿液常为弱酸性。尿液酸碱度主要受肾小管泌 H^+、泌 NH_3 和碳酸氢根离子的重吸收等因素影响。正常人在普通膳食的条件下尿液 pH 为 4.5～8.0,它受饮食、运动、饥饿、服用药物及疾病的影响。

【检测原理】

1. 干化学试带法　采用酸碱指示剂法,膜块中含溴麝香草酚蓝(pH 6.0～7.6)和甲基红(pH 4.6～6.2),变色范围为橙红(pH 4.5)-黄绿色(pH 7.0)-蓝色(pH 9.0),检测结果多由仪器判读,也可肉眼目测与标准色板比较来判读。

2. pH 试纸法　pH 广泛试纸是浸渍有多种指示剂混合液的试纸条,色泽范围为棕红至深黑色,与标准色板比较,肉眼判读尿液 pH 近似值。

3. 指示剂法　采用酸碱指示剂(indicator)原理。常用 0.4g/L 溴麝香草酚蓝(bromothymol blue,BTB)溶液,当指示剂滴于尿液后,显示黄色为酸性尿,绿色为中性尿,蓝色为碱性尿。

4. 滴定法　滴定法(titration)利用酸碱中和反应原理。采用 0.1mol/L NaOH 溶液将定量尿液滴定至 pH 7.4 时,由 NaOH 消耗量求得尿液可滴定酸度。

5. pH 计法　又称电极法,银-氯化银指示电极通过盐桥与对 pH 灵敏的玻璃膜和参比电极(甘汞电极,$Hg-Hg_2Cl_2$)相连。当指示电极浸入尿液后,H^+ 通过玻璃膜时,指示电极与参比电极之间产生电位差,经电压计测得后转化为 pH 读数。

【方法学评价】　尿液酸碱度测定的方法学评价见表7-10。

表7-10　尿液酸碱度测定的方法学评价

方法	评价
试带法	配套应用于尿液分析仪,是应用最广泛的筛检方法,能满足临床对尿液 pH 检查的需要
pH 试纸法	操作简便,采用 pH 精密试纸可提高检测的灵敏度,但试纸易吸潮而失效
指示剂法	BTB 变色范围为 pH 6.0～7.6,当尿液 pH 偏离此范围时,检测结果不准确;黄疸尿、血尿可直接影响结果判读
滴定法	可测定尿液酸度总量。临床上用于尿液酸度动态监测,但操作复杂
pH 计	结果准确可靠,需特殊仪器,操作烦琐。可用于肾小管性酸中毒定位诊断、鉴别诊断、分型

【质量保证】

1. 检测前　确保标本新鲜、容器未被污染。陈旧标本可因尿液 CO_2 挥发或细菌生长使 pH 增高;细菌可使尿液葡萄糖降解为酸和乙醇,使 pH 减低。

2. 检测中

(1) 试带法或试纸法:要充分考虑试带能否满足临床对病理性尿液 pH 测定的需要;定期用弱酸和弱碱检查试带的灵敏度;确保试纸或试带未被酸碱污染、未吸潮变质,并在有效期内使用。

(2) 指示剂法:因一般指示剂不易溶于水,指示剂解离质点状态与未解离质点状态呈现的颜色不尽相同,故在配制指示剂溶液时,应先用少许碱溶液(如 NaOH 溶液)助溶,再加蒸馏水稀释到适当浓度,以满足指示剂颜色变化范围。

(3) pH 计法:经常校准 pH 计,确保其处于正常状态。本法对测定温度有严格要求,当温度升高时 pH 值下降。因此,在使用时首先调整测定时所需的标本温度。某些新型 pH 计可自动对温度进行补偿。

3. 检测后 生理情况下,尿液 pH<4.5 或>8.0 较少见。尿液 pH<4.5 可见于:①尿液中含有高浓度葡萄糖,并被细菌污染。②患者服用大量酸性制剂。尿液 pH>8.0 可见于:①标本防腐或保存不当,细菌大量繁殖分解尿素产生氨。②患者服用大量碱性制剂。

另外,建立完善的尿液检验报告审核制度,通过申请单或医院信息系统(hospital information system,HIS)获取临床信息,通过电话、实验室信息系统(laboratory information system,LIS)、走访病房等形式与临床沟通,探讨异常结果可能的影响因素。

【参考区间】 正常饮食条件下:①晨尿 pH 5.5~6.5,平均 pH 6.0;②随机尿 pH 4.5~8.0。尿液可滴定酸度:20~40mmol/24h 尿。

【临床意义】 尿液酸碱度是诊断呼吸性或代谢性酸中毒或碱中毒的重要指标,另外,可通过尿液 pH 的变化来调节结石病患者的饮食状态,或帮助机体解毒、促进药物排泄。

1. 生理性变化 尿液 pH 值受食物、生理活动和药物影响。进餐后,因胃酸分泌增多,通过神经体液调节,使肾小管的泌 H^+ 作用减低和重吸收 Cl^- 作用增强,尿液 pH 值呈一过性增高,即为碱潮(alkaline tide)。

2. 病理性变化 常见影响尿液 pH 的因素见表7-11。

表7-11 常见影响尿液 pH 的因素

因素	酸性	碱性
食物	肉类、高蛋白及混合食物(含硫、磷)	蔬菜、水果(含钾、钠)
生理活动	剧烈运动、应激、饥饿、出汗	用餐后碱潮
药物	氯化铵、氯化钾、氯化钙、稀盐酸等	碳酸氢钠、碳酸钾、碳酸镁、枸橼酸钠、酵母、利尿剂
肾功能	肾小球滤过增加而肾小管保碱能力正常	肾小球滤过功能正常而肾小管保碱能力丧失
疾病	①酸中毒、发热、慢性肾小球肾炎	①碱中毒:如呼吸性碱中毒,丢失 CO_2 过多
	②代谢性疾病:如糖尿病、痛风、低血钾性碱中毒(肾小管分泌 H^+ 增强,尿液酸度增高)	②肾小管性酸中毒:远曲小管形成氨和 H^+ 的交换功能受损,肾小管泌 H^+、排 H^+ 及 H^+-Na^+ 交换能力减低,机体明显酸中毒,尿液 pH 呈相对偏碱性
	③其他:尿酸盐或胱氨酸尿结石、白血病、呼吸性酸中毒(因 CO_2 潴留)	③尿路感染:如膀胱炎、肾盂肾炎、变形杆菌性尿路感染(细菌分解尿素产生氨)
		④其他:草酸盐、磷酸盐或碳酸盐尿结石、严重呕吐(胃酸丢失过多)
其他	尿液含酸性磷酸盐	尿液内混入脓液、血液、细菌

3. 药物影响 ①用氯化铵酸化尿液,可促进碱性药物从尿液排泄,对使用四环素类、呋喃妥因治疗泌尿系统感染非常有利;②用碳酸氢钠碱化尿液,可促进酸性药物从尿液排泄,常用于氨基糖苷类、头孢菌素类、大环内酯类、氯霉素等抗生素治疗泌尿系统感染时;③发生溶血反应时,口服碳酸氢钠碱化尿液,可促进血红蛋白溶解及排泄。

二、蛋 白 质

蛋白质是尿液化学检查中最重要的项目之一。正常情况下,由于肾小球滤过膜的屏障作用,血浆中的高和中相对分子质量的蛋白质如清蛋白、球蛋白不能通过滤过膜;小相对分子量的蛋白质,如 β_2 微球蛋白(β_2-microglobulin,β_2-M)、α_2 微球蛋白(α_2-microglobulin,α_2-M)、溶菌酶等,可以自由通过滤过膜,但其滤过量低,95% 又在近曲小管被重吸收。终尿液中的蛋白质含量极低,仅 30~130mg/24h 尿。随机尿液中蛋白质为 0~80mg/L,尿蛋白定性试验阴性。当尿液蛋白质含量增多,超过 100mg/L,定性试验阳性,或定量试验超过 150mg/24h 尿时,称为蛋白尿(proteinuria)。

尿蛋白主要来源于两条途径,一是来自血浆蛋白,主要是清蛋白,约占尿蛋白总量的 60%;另一个来自泌尿系统所产生的组织蛋白,如糖蛋白、黏蛋白、分泌型免疫球蛋白 A 和溶菌酶等,约占尿蛋白总量的 40%。

【检测原理】

1. 干化学试带法　试带法采用了 pH 指示剂蛋白质误差原理。在 pH 3.2 的条件下,酸碱指示剂(溴酚蓝)产生的阴离子与带阳离子的蛋白质结合形成复合物,引起指示剂进一步电离,当超越缓冲范围时,指示剂发生颜色改变。颜色的深浅与蛋白质含量呈正比。同时,酸碱指示剂也是灵敏的蛋白显色剂,试带法可用于尿蛋白定性或半定量检测。

2. 磺基水杨酸法(sulfosalicylic acid method,SSA)　又称磺柳酸法。在略低于蛋白质等电点的酸性环境下,磺基水杨酸根离子与蛋白质氨基酸阳离子结合,形成不溶性蛋白盐而沉淀。沉淀量或溶液反应后的浑浊程度,可反映蛋白质的含量,为尿蛋白定性或半定量检查方法。

3. 加热乙酸法是尿蛋白定性的经典方法,蛋白质遇热变性凝固,加稀酸使尿液 pH 降低并接近蛋白质等电点(pH 4.7),使变性凝固的蛋白质进一步沉淀,同时可以消除某些磷酸盐和碳酸盐析出所造成的浑浊干扰。

【方法学评价】

1. 干化学试带法　操作简便、快速、易于标准化,适用于健康普查或临床筛检,目前已广泛应用于临床。

(1) 灵敏度和特异性:①不同类型试带的灵敏度可有一定差异,一般为 70~100mg/L,与所用的酸碱指示剂有关;②试带法对清蛋白灵敏,对球蛋白的灵敏度仅为清蛋白 1/100~1/50,容易漏检本周蛋白;③试带法不适用于肾脏疾病的疗效观察及预后判断;④采用单克隆抗体技术的试带检测清蛋白,可排除其他蛋白质的干扰;⑤基于考马斯亮蓝等染料结合蛋白质的原理,国外已研发出一种新型蛋白试带,对清蛋白、球蛋白、本周蛋白具有同样的灵敏度。

(2) 干扰因素:试带法检测尿蛋白的干扰因素及评价见表 7-12。

表 7-12　试带法检测尿蛋白的干扰因素及评价

干扰因素	评价
标本因素	尿液 pH>9,可致假阳性;尿液 pH<3,可致假阴性。最适宜尿液 pH 5~6,故必要时可先调节尿液 pH
食物因素	尿液酸碱度与摄入食物有关,检查前 1 天应均衡饮食,避免摄入过多肉类或蔬菜、水果
药物因素	假阳性:奎宁、奎尼丁、嘧啶等或尿液中含有聚乙烯、吡咯酮、洗必泰、磷酸盐、季铵盐消毒剂等,尿液呈强碱性(pH≥9.0)
	假阴性:滴注大剂量青霉素或应用庆大霉素、磺胺、含碘造影剂
操作过程	假阳性:试带浸渍时间过长,反应颜色变深
	假阴性:试带浸渍时间过短、反应不完全,或浸渍时间过长使膜块中的试剂流失

2. 磺基水杨酸法　①操作简便、反应灵敏,与清蛋白、球蛋白和本周蛋白均能发生反应;②灵敏度达 50mg/L,但有一定的假阳性。③CLSI 将其推荐为尿蛋白的确证试验(conclusive test)。

（1）假阴性:见于尿液偏碱(pH>9)或偏酸(pH<3),因此,检测前先调节尿液 pH 至 5～6。

（2）假阳性:①尿液中含高浓度尿酸、尿酸盐、草酸盐;②与碘造影剂、大剂量青霉素钾盐有关;③尿液中混入生殖系统分泌物。

3. 加热乙酸法　①经典方法,但操作复杂;②特异性强、干扰因素少,与清蛋白和球蛋白均能反应,灵敏度为 150mg/L。

（1）假阴性:①尿液偏碱(pH>9)或偏酸(pH<3),因此,检测前先调节尿液 pH 至 5～6;②对于无盐或低盐饮食患者,检测前应在尿液中加入 1～2 滴饱和氯化钠溶液。

（2）假阳性:尿液混有生殖系统分泌物。

【质量保证】　应根据具体情况选择尿蛋白定性检查方法。初次就诊患者、现场快速检测、健康体检、疾病筛检等,可采用干化学试带法或磺基水杨酸法。当进行疗效观察或预后判断时,不宜仅采用试带法或磺基水杨酸法,而需要配合加热乙酸法,必要时还需进行尿蛋白定量和特定蛋白质的分析。

尿蛋白检测结果的准确性是临床比较关注的问题,应注重检测方法间的比较和比对,必要时阳性结果要用第 2 种方法核实。标本量多的实验室可按比例抽取阳性标本进行核对和定期进行方法比对。

1. 检测前　嘱患者正常饮食,无其他特殊要求。

2. 检测中　①坚持室内质量控制,可采用阳性和阴性两种浓度水平;②采用试带法,应严格遵循规范操作程序,保证浸渍时间恰到好处,时间过短或过长均可造成结果偏差。试带应妥善保存于阴凉干燥处,并注意有效期;③加热乙酸法可因盐类析出产生浑浊而引起假阳性。故务必遵守加热-加酸-再加热的操作程序。还应控制乙酸加入量,否则可影响结果;④加热乙酸法和磺基水杨酸法,均需要调节最适宜尿液酸碱度。

3. 检测后　建立完善的检验报告审核制度,检验结果与临床如有不符,应分析检测前、检测中可能存在的因素,以提高尿蛋白定性检验的诊断价值。

【参考区间】　阴性。

【临床意义】

1. 生理性蛋白尿　泌尿系统无器质性病变,尿内暂时出现蛋白尿,程度较轻,持续时间短,诱因解除后消失,称为生理性蛋白尿(physiologic proteinuria)。

（1）功能性蛋白尿:泌尿系统无器质性病变,暂时出现的轻度蛋白尿称为功能性蛋白尿(functional proteinuria)。可由剧烈运动、发热、低温刺激、精神紧张等因素所致,其形成机制可能与上述原因造成肾血管痉挛或充血,而使肾小球毛细血管壁的通透性增加所致。当诱因解除后,尿蛋白也迅速消失。生理性蛋白尿定性一般不超过 1+,定量<0.5g/24h,常为一过性蛋白尿。

（2）体位性蛋白尿(postural proteinuria):又称直立性蛋白尿(orthostatic proteinuria)。在直立体位时出现尿蛋白而卧位时消失,且无血尿、高血压、水肿等肾病表现。直立体位时,可能由于前突的脊柱压迫肾静脉或因直立过久肾脏下移,使肾静脉扭曲造成肾静脉瘀血,淋巴、血流循环受阻所致。其特点是卧位时尿蛋白阴性,起床活动或久立后,尿蛋白呈阳性;平卧后又为阴性。多见于青少年。

（3）偶然性蛋白尿：尿液中混入血液、脓液、黏液、生殖系统分泌物（如白带、精液、前列腺液）或月经血等，导致尿蛋白定性试验阳性的蛋白尿，称为偶然性蛋白尿（accidental proteinuria）。因肾脏本身无损害，故又称假性蛋白尿。

2. 病理性蛋白尿是指泌尿系统器质性病变所致的蛋白尿，可分为以下几种：

（1）肾小球性蛋白尿（glomerular proteinuria）：是指肾小球受到炎症或毒素等损害时，引起肾小球毛细血管壁通透性增加，滤出较多的血浆蛋白，超过了肾小管重吸收能力所形成的蛋白尿。形成机制除因肾小球滤过膜的"孔径"增大外，还与肾小球滤过膜的各层特别是足突细胞层的静电屏障作用减弱有关。肾小球性蛋白尿液中蛋白含量常>2g/24h尿，通常以清蛋白为主，占70%~80%，另外，β_2微球蛋白也可轻度增多。根据滤过膜损伤程度及尿蛋白的组分，可将其分为选择性蛋白尿（selective proteinuria）和非选择性蛋白尿（non-selective proteinuria），其鉴别见表7-13。

表7-13　选择性蛋白尿与非选择性蛋白尿的鉴别

鉴别点	选择性	非选择性
原因	肾小球损伤较轻，如肾病综合征	肾小球毛细血管壁有严重破裂和损伤，如原发性和继发性肾小球疾病
相对分子质量	4万~9万	大相对分子质量、中相对分子质量
蛋白质种类	清蛋白，抗凝血酶、转铁蛋白、糖蛋白、Fc片段等	IgG、IgA、IgM和补体C_3等
尿蛋白定性	3+~4+	1+~4+
尿蛋白定量（g/24h）	>3.5	0.5~3.0
Ig/Alb清除率	<0.1	>0.5

（2）肾小管性蛋白尿（tubular proteinuria）：是指肾小管受到感染、中毒损伤或继发于肾小球疾病时，重吸收能力降低或抑制，而出现的以小相对分子质量蛋白为主的蛋白尿。尿液β_2-M、溶菌酶增高，尿液清蛋白正常或轻度增多；尿蛋白定性1+~2+，定量1~2g/24h。常见于肾小管损伤性疾病。

（3）混合性蛋白尿：病变同时或相继累及肾小球和肾小管而产生的蛋白尿，称为混合性蛋白尿（mixed proteinuria），具有以上两种蛋白尿的特点，但各组分所占比例因病变损害部位不同而不一致，也可因肾小球或肾小管受损害程度的不同而有所差异。

（4）溢出性蛋白尿：肾小球滤过功能和肾小管重吸收功能均正常，因血浆中相对分子质量较小或阳性电荷蛋白异常增多，经肾小球滤过，超过肾小管重吸收能力所形成的蛋白尿，称为溢出性蛋白尿（overflow proteinuria）。异常增多的蛋白有游离血红蛋白、肌红蛋白、溶菌酶、本周蛋白（Bence Jones protein，BJP）等，溢出性蛋白尿多为1+~2+，常见于多发性骨髓瘤等。

（5）组织性蛋白尿（histic proteinuria）：是指来源于肾小管代谢产生的、组织破坏分解的、炎症或药物刺激泌尿系统分泌的蛋白质，进入尿液而形成的蛋白尿。以T-H糖蛋白为主，生理性约为20mg/24h尿，组织性蛋白尿多为±~+，定量0.5~1.0g/24h尿。

根据发生部位的不同又可将病理性蛋白尿分为肾前性、肾性和肾后性蛋白尿。①肾前性蛋白尿的临床意义及特征见表7-14；②肾性蛋白尿主要是指肾小球性、肾小管性和混合性蛋白尿;③肾后性蛋白尿主要见于膀胱以下尿道的炎症、结石、结核、肿瘤,泌尿系统邻近器官疾病(如急性阑尾炎、慢性盆腔炎、宫颈炎、盆腔肿瘤等),生殖系统炎症等。

表 7-14 肾前性蛋白尿的临床意义及特征

类别	临床意义	特征
血管内溶血性疾病	蚕豆病、阵发性睡眠性血红蛋白尿、血型不合的输血反应	尿液出现大量游离血红蛋白
急性肌肉损伤	心肌梗死、挤压综合征,横纹肌溶解综合征等	尿液出现大量肌红蛋白,严重者可致急性肾衰竭
浆细胞病	多发性骨髓瘤、巨球蛋白血症、重链病、单克隆免疫球蛋白血症、浆细胞白血病	血清或尿液出现大量单克隆、多克隆免疫球蛋白或轻链、重链片段
酶类增高性疾病	急性单核细胞白血病、胰腺炎	尿液溶菌酶或淀粉酶活性增高

三、葡萄糖

健康人尿液中可有微量葡萄糖(<2.8mmol/24h),普通方法检测为阴性。当血糖浓度超过 8.88mmol/L(1.6g/L)时,尿液中开始出现葡萄糖。尿糖定性试验呈阳性的尿液称为糖尿(glucosuria)。尿糖主要指葡萄糖,也有微量乳糖、半乳糖、果糖、核糖、戊糖、蔗糖等。尿液中是否出现葡萄糖取决于血糖浓度、肾血流量和肾糖阈(renal glucose threshold)。

【检测原理】

1. 干化学试带法 采用葡萄糖氧化酶法(glucose oxidase method),试带膜块中含有葡萄糖氧化酶(glucose oxidase,GOD)、过氧化物酶、色素原等。尿液葡萄糖经试带中葡萄糖氧化酶催化,生成葡萄糖酸内酯和 H_2O_2,在存在过氧化物酶的情况下,以 H_2O_2 为电子受体氧化色素原而呈现颜色变化,颜色深浅与葡萄糖含量呈正比。

常用的色素原有邻联甲苯胺、碘化钾、4-氯-1-萘酚、4-氨基安替比林等。不同色素原反应后的呈色不同,有蓝色、红褐色或红色等。

2. 班氏法(Benedict 法) 在高热和强碱溶液中,葡萄糖或其他还原性糖,能将溶液中蓝色的硫酸铜还原为黄色的氢氧化亚铜沉淀,进而形成红色的氧化亚铜沉淀。根据沉淀的有无和颜色变化判断尿糖含量。

3. 薄层层析法(thin layer chromatography,TLC) 采用涂布吸附剂作固定相,醇类或其他有机溶剂作流动相,两相间可作相对移动。各组分随流动相通过固定相时,发生反复的吸附、解析或亲和作用,因其不同的展开速度而得以分离。显色后观察斑点移动距离和溶剂移动距离,计算比移值(rate of flow,Rf)。据 Rf 值可定性鉴定尿液成分,据斑点面积或颜色深浅可作定量测定。

【方法学评价】

1. 干化学试带法

(1) 灵敏度和特异性:试带法灵敏度高 $1.67 \sim 2.78$mmol/L,特异性强,大多不与非葡萄糖还原物质发生反应,简便快速,易于标准化,适用于健康普查或临床筛检,目前已广泛应用于临床。

（2）干扰因素

1）标本因素：假阳性见于尿液标本容器有残留（如漂白粉、次氯酸等强氧化性物质）或尿液比重过低。假阴性见于标本久置后葡萄糖被细菌分解，或尿液酮体浓度过高（>0.4g/L）。

2）药物因素：①当尿液葡萄糖浓度低，维生素 C（>500mg/L）可与试带中的试剂发生竞争性抑制反应，产生假阴性；②尿液含有左旋多巴、大量水杨酸盐等可导致假阴性，而氟化钠可致假阳性。

2. 班氏法　本法稳定，试验要求和成本较低，为非特异性方法，可测定尿液中所有还原性物质，包括：①还原性糖类，如半乳糖、果糖、乳糖；②非糖还原性药物，如水合氯醛、氨基比林、阿司匹林、青霉素、链霉素、维生素 C、异烟肼等。

班氏法的灵敏度低于试带法，当葡萄糖浓度达 8.33mmol/L 时才呈现弱阳性。多种抗生素对班氏法也有不同程度的影响，可能与班氏试剂中铜离子发生反应有关。

目前，利用班氏法原理已生产出药片型试剂，广泛应用于检测还原性物质，其检测便捷，有助于筛检遗传性疾病（如半乳糖血症），如对 2 岁以下婴幼儿作尿糖检验时，应该包括铜还原试验。

3. 薄层层析法　可作为确证试验，但操作复杂、费时、成本高，多用于研究。薄层层析法是检测和鉴定非葡萄糖的还原性糖的首选方法。

不同化学物质对尿糖检测的影响见表 7-15。

表 7-15　不同化学物质对尿糖检测的影响

成分	葡萄糖氧化酶试带法	铜还原片剂法（班氏法）
葡萄糖	阳性	阳性
非葡萄糖成分		
果糖	无反应	阳性
半乳糖	无反应	阳性
乳糖	无反应	阳性
麦芽糖	无反应	阳性
戊糖	无反应	阳性
蔗糖	无反应	阳性
酮体（大量）	可抑制颜色反应	无反应
肌酐	无反应	可能导致假阳性
尿酸	无反应	阳性
尿黑酸	无反应	阳性
药物		
维生素 C（大量）	可延迟颜色反应	弱阳性
头孢菌素等	无反应	阳性、棕褐色
左旋多巴（大量）	假阴性	无反应
萘啶酮酸	无反应	阳性
葡萄糖苷酸	无反应	阳性
对苯甲酸	无反应	阳性

续表

成分	葡萄糖氧化酶试带法	铜还原片剂法(班氏法)
盐酸苯氮吡啶	橙色影响结果	不确定
水杨酸盐	可减弱显色	无反应
X射线造影剂	无反应	黑色
污染物		
过氧化氢	假阳性	可掩盖阳性结果
次氯酸(漂白剂)	假阳性	不确定
氟化钠	假阳性	无反应

【质量保证】

1. 检测前　尿液标本新鲜,无污染,标本采集容器最好为一次性尿杯,静脉滴注大剂量维生素C后应慎做尿糖定性检查。

2. 检测中　强调室内质量控制,可采用阳性和阴性两种浓度水平。①试带法:采用酶促反应,其测定的结果与尿液和试剂膜块的反应时间、温度有关。试带应妥善保存于阴凉、干燥处,注意有效期;②班氏片剂法:严格遵循标准化操作规程,并在规定的温度下按规定时间进行比色。

3. 检测后　建立完善的检验报告审核制度,如结果与临床不符,应分析检测前、检测中可能存在的因素,并积极与临床联系,以提高尿糖检测的诊断价值。

【参考区间】　阴性。

【临床意义】　尿糖检测主要用于内分泌疾病,如糖尿病及其他相关疾病的诊断、治疗监测、疗效观察等,尿糖检测时应同时检测血糖,以提高诊断的准确性。体内许多激素都对血糖有调控作用,胰岛素能使血糖浓度下降,而生长激素、甲状腺素、肾上腺素、皮质醇、胰高血糖素等使血糖浓度升高。

1. 血糖增高性糖尿(hyperglycemic glycosuria)是由于血糖浓度增高所导致的糖尿。

(1) 代谢性糖尿:由于内分泌激素分泌失常,糖代谢发生紊乱引起的高血糖所致。典型的代谢性疾病是糖尿病。

(2) 内分泌性糖尿:内分泌性糖尿常见的原因及检查结果见表7-16。

表7-16　内分泌性糖尿常见原因及检查结果

疾病	原因	检查结果
甲状腺功能亢进	甲状腺素分泌过多,食欲亢进、肠壁血流加速,葡萄糖吸收率增高	餐后血糖增高,餐后尿糖阳性,空腹血糖、餐后2小时血糖正常
垂体前叶功能亢进	生长激素分泌过多	血糖增高,尿糖阳性
嗜铬细胞瘤	肾上腺素、去甲肾上腺素大量分泌,肝糖原降解为葡萄糖加速	血糖增高,尿糖阳性
Cushing综合征	皮质醇增高,抑制葡萄糖的酵解与利用,且加强了糖原异生作用;糖耐量降低	血糖增高,尿糖阳性

2. 血糖正常性糖尿又称肾性糖尿(renal glucosuria)，因肾小管重吸收葡萄糖的能力及肾糖阈降低所致。血糖正常性糖尿(normoglycemic glycosuria)常见的原因及检查结果见表7-17。

表7-17　血糖正常性糖尿常见原因及检查结果

疾病	原因	检查结果
家族性糖尿	先天性近曲小管糖重吸收功能缺损	空腹血糖、糖耐量试验正常,空腹尿糖阳性
新生儿糖尿	肾小管对葡萄糖重吸收功能不完善	尿糖阳性
妊娠或哺乳期	细胞外液容量增高,肾小球滤过率增高而近曲小管重吸收能力受抑制,肾糖阈降低	尿糖阳性

3. 暂时性糖尿　①进食大量碳水化合物:如进食含糖食品、饮料或静脉注射大量高渗葡萄糖溶液后,血糖可短暂、一过性增高,超过肾糖阈而导致糖尿;②应激性糖尿:情绪激动、脑血管意外、颅脑外伤、脑出血、急性心肌梗死时,延脑血糖中枢受刺激或肾上腺素、胰高血糖素分泌过多,呈暂时性高血糖和一过性糖尿。

4. 其他糖尿　原尿液中乳糖、半乳糖、果糖、戊糖、蔗糖的重吸收率虽低于葡萄糖,但尿液中总含量并不高。当进食过多或受遗传因素影响时,糖代谢紊乱,这些糖的血液浓度增高而出现相应的糖尿。

四、酮　　体

酮体是脂肪氧化代谢过程中的中间代谢产物,包括乙酰乙酸、β-羟丁酸及丙酮。酮体是肝脏输出能源的一种形式,因酮体相对分子质量小,能溶于水,可通过血脑屏障和毛细血管壁,是肌肉和脑组织的能量来源,尤其是脑组织的重要能量来源。尿液中酮体(以丙酮计)约为50mg/24h,定性试验为阴性。在饥饿、高脂低糖膳食、剧烈运动、应激状态和糖尿病时,脂肪动员加速,酮体生成增多,尤其是未控制饮食的糖尿病患者,因产生酮体速度>组织利用速度,可出现酮血症,继而产生酮尿(ketonuria)。

【检测原理】

1. 亚硝基铁氰化钠法　乙酰乙酸或丙酮与亚硝基铁氰化钠反应生成紫色化合物,但亚硝基铁氰化钠不与β-羟丁酸发生反应。基于亚硝基铁氰化钠法的尿酮体检测方法见表7-18。

表7-18　基于亚硝基铁氰化钠法的尿酮体检测方法

方法	检测过程
试带法	含甘氨酸、碱缓冲剂、亚硝基铁氰化钠,在碱性条件下,后者与乙酰乙酸、丙酮起紫色反应
Lange 法	尿液中先加固体亚硝基铁氰化钠,后加少量冰乙酸,反复振荡使其溶解、混匀,再沿试管壁缓慢加入氢氧化铵溶液,丙酮或乙酰乙酸与亚硝基铁氰化钠反应,在与氨接触面上形成紫色环
Rothera 法	尿液中加50%乙酸溶液,再加200g/L亚硝基铁氰化钠溶液,混匀,沿试管壁缓慢加入浓氢氧化铵溶液,丙酮或乙酰乙酸与亚硝基铁氰化钠反应,尿液表面出现紫色环

续表

方法	检测过程
改良 Rothera 法	又称酮体粉法,将亚硝基铁氰化钠、硫酸铵、无水碳酸钠混合研磨成粉。在碱性条件下,丙酮或乙酰乙酸与亚硝基铁氰化钠和硫酸铵作用,生成紫色化合物
片剂法	含甘氨酸(与丙酮反应)和其他物质,可检测尿液、血清、血浆或全血酮体。于片剂上加尿液 1 滴,片剂呈色,在规定时间内与标准色板进行比色

2. Gerhardt 法　高铁离子($FeCl_3$,Fe^{3+})与乙酰乙酸的烯醇式基团发生螯合,形成酒红色的乙酰乙酸铁复合物。Gerhardt 法只检测乙酰乙酸。

【方法学评价】

1. 灵敏度　因试剂和操作的差异,不同检测方法的灵敏度和特异性不同,使用的方便性和普及程度也不尽相同。

2. 干扰因素　①假阳性:尿液中含大量肌酐、肌酸,高色素尿,尿液中含酞、苯丙酮、左旋多巴代谢物等;②假阴性:最主要是标本采集和保存不当,或亚硝基铁氰化钠对湿度、温度或光线很灵敏,或试带受潮失活。

【质量保证】

1. 检测前　乙酰乙酸在菌尿液中会被细菌降解,丙酮在室温下可以快速挥发。因此,应使用新鲜尿液标本并尽快检测。如保存尿液时应密闭冷藏或冷冻,检测时先将标本恢复至室温后再检测。

2. 检测中　阴性和阳性对照是获得可靠结果的保证。为了防止过多的肌酐、肌酸引起假阳性,可在标本中加入少许冰乙酸。试带应存放于阴凉、干燥处,并注意有效期。

3. 检测后　酮体成分的多样性、检测方法的灵敏度、不同病程酮体成分的变化性,均要求检验人员仔细审核结果,及时与临床沟通,做出合理正确的解释。

【参考区间】　①定性:阴性;②定量:酮体(以丙酮计)170 ~ 420mg/L;乙酰乙酸≤20mg/L。

【临床意义】　在正常情况下,血酮体和尿酮体存在一定的关系。当血酮体(乙酰乙酸+β-羟丁酸)达到 80mg/L 时,尿酮体可达 1+;当血酮体达到 130mg/L 时,尿酮体可达 3+;相对于血酮体,检查尿酮体更加简便、快速。因此,尿酮体检查常被用于糖代谢障碍和脂肪不完全氧化性疾病或状态的辅助诊断。强阳性结果具有医学决定价值,只有约 10% 的患者体内仅有 β-羟丁酸而呈阴性反应。

1. 糖尿病酮症酸中毒

(1) 早期诊断:由于糖尿病未控制或治疗不当,血酮体增高而引起酮症,尿酮体检查有助于糖尿病酮症酸中毒早期诊断(尿酮体阳性),并能与低血糖、心脑血管疾病、乳酸中毒或高血糖高渗透性糖尿病昏迷相鉴别。但是,当肾功能严重损伤而肾阈值增高时,尿酮体排出量减低,甚至完全消失。当临床高度怀疑为糖尿病酮症酸中毒时,即使尿酮体阴性也不能排除诊断,应进一步检查血酮体。

(2) 治疗监测:糖尿病酮症酸中毒早期的主要酮体成分是 β-羟丁酸(一般试带法无法测定),而乙酰乙酸很少或缺如,此时测得结果可导致对总酮体量估计不足。当糖尿病酮症酸中毒症状缓解之后,β-羟丁酸转变为乙酰乙酸,反而使乙酰乙酸含量比急性期的早期高,此时易造成对病情估计过重。

2. 非糖尿病性酮症　严重呕吐、腹泻、饥饿、长期禁食、感染、发热、全身麻醉后等均可出现酮尿。妊娠妇女因严重的妊娠反应、妊娠剧吐、子痫、不能进食、消化吸收障碍等因素也可出现酮尿。

3. 其他　中毒时可出现酮尿,如氯仿、乙醚麻醉后,有机磷中毒等。另外,服用双胍类降糖药(如苯乙双胍)时可出现血糖降低、尿酮体阳性的现象。新生儿出现尿酮体强阳性,应高度怀疑遗传性疾病。

五、亚硝酸盐

尿液亚硝酸盐(nitrite,NIT)主要来自病原菌对硝酸盐的还原反应,其次来源于体内的一氧化氮(NO)。体液中内皮细胞、巨噬细胞、粒细胞等使精氨酸在酶的作用下生成NO,而NO极易在体内有氧条件下,氧化成亚硝酸盐和硝酸盐。

【检测原理】　Griess法。尿液中含有来源于食物或蛋白质代谢产生的硝酸盐,如果感染了大肠埃希菌或其他具有硝酸盐还原酶的细菌时,可将硝酸盐还原为NIT。尿液NIT先与对氨基苯磺胺(或对氨基苯砷酸)形成重氮盐,再与3-羟基-1,2,3,4-四氢苯并喹啉(或N-1-萘基乙二胺)结合形成红色偶氮化合物,其颜色深浅与NIT含量呈正比。

【方法学评价】　尿液NIT阳性检出率取决于三个条件:①尿液中是否存在适量硝酸盐;②尿液中的致病菌是否存在硝酸盐还原酶;③尿液在膀胱内是否停留足够长的时间(4小时)。Griess法的灵敏度为0.3~0.6mg/L。亚硝酸盐检测的干扰因素及评价见表7-19。

表7-19　亚硝酸盐检测的干扰因素及评价

因素	评价
食物	尿液中硝酸盐主要来源于正常饮食、体内蛋白质代谢、或由氨内源性合成。不能正常饮食的患者,体内缺乏硝酸盐,即使有细菌感染,也可出现阴性
药物	假阴性:利尿剂、大量维生素C。假阳性:非那吡啶
标本	高比重尿使其灵敏度降低;假阳性见于陈旧尿、偶氮剂污染的尿液
致病菌	常见致病菌:大肠埃希菌属(致病率最高)、克雷伯杆菌属、变形杆菌属、葡萄球菌属、假单胞菌属等。阳性诊断与大肠埃希菌感染符合率约为80%。粪链球菌属感染时则呈阴性
尿液停留时间	晨尿标本较好,尿液在膀胱内停留时间长,细菌有充分作用时间,否则易呈假阴性

【质量保证】

1. 检测前　宜使用晨尿标本,及时送检,尽快检测。

2. 检测中　做好两种水平的室内质控,定期用阳性标本验证试带的质量。试带应干燥、避光贮存,并注意有效期。

3. 检测后　仔细审核检验报告,综合分析NIT、试带法白细胞酯酶结果,必要时进行显微镜检查,以提高诊断尿路感染的可靠性。

【参考区间】　阴性。

【临床意义】　目前,亚硝酸盐作为尿液化学检查组合项目之一,主要用于尿路感染的快速筛检。与大肠埃希菌感染的相关性高,阳性结果常表示有细菌存在,但阳性程度不与细菌数量呈正比。单一检测 NIT 的影响因素较多,阴性结果不能排除菌尿的可能,阳性结果也不能完全肯定为泌尿系统感染。因此,解释结果时可与白细胞酯酶、尿沉渣显微镜检查结果相结合,综合分析。尿液细菌培养为确证试验。

六、血红蛋白

健康人血浆中大约有 50mg/L 游离血红蛋白(Hb),但尿液中无游离 Hb。当发生血管内溶血时,大量 Hb 释放入血液形成血红蛋白血症(hemoglobinemia)。若 Hb 量超过结合珠蛋白结合能力时,血浆游离 Hb 可经肾小球滤出,超过 $1.00 \sim 1.35$ g/L 时,Hb 可随尿液排出,即为血红蛋白尿(hemoglobinuria)。因此,溶血时是否出现血红蛋白尿取决于三个因素:血浆内游离 Hb 的含量、结合珠蛋白的含量和肾小管重吸收能力。

【检测原理】

1. 干化学试带法　过氧化物酶法。血红蛋白含有血红素基团,具有过氧化物酶样活性,能催化 H_2O_2 作为电子受体氧化色素原呈色,借以识别微量血红蛋白的存在,其呈色深浅与血红蛋白含量呈正比。常用的色素原有邻联甲苯胺、氨基比林和四甲基联苯胺(3,3',5,5-tetram-ethylbenzidine,TMB)等。

2. 化学法　与干化学试带法反应原理一致。常用方法有邻联甲苯胺法、氨基比林(匹拉米洞)法等。

3. 免疫法　采用免疫胶体金法测定原理。

【方法学评价】

1. 干化学试带法　操作简单、快速,可作为尿液 Hb 的筛检试验,目前广泛应用于临床。

不同试带检测灵敏度有所差异,一般为 $0.15 \sim 0.30$ mg/L,除与游离 Hb 反应外,也与完整的红细胞反应。但在高蛋白、高比重尿液中,红细胞不溶解,此时结果只反映 Hb 的量。①假阳性:尿液中含有不耐热性触酶、尿液被强氧化剂污染或尿路感染时某些细菌产生过氧化物酶;②假阴性:尿液中含大量维生素 C 或其他还原物质、过量甲醛、大量亚硝酸盐(反应延迟)。

2. 化学法　邻联甲苯胺法灵敏度为 $0.3 \sim 0.6$ mg/L。操作简单,但试剂稳定性差,特异性较低。

假阳性:尿液中有铁盐、硝酸、铜、锌、碘化物等,或过氧化物酶、其他不耐热性触酶。

3. 免疫法　操作简便,灵敏度高(Hb 0.2 mg/L),特异性强,不受鸡、牛、猪、羊、兔 Hb(500mg/L)、辣根过氧化物酶(200mg/L)干扰,可作为确证试验。

【质量保证】

1. 检测前　尿液标本要新鲜,检测前将尿液煮沸约 2 分钟,以破坏白细胞过氧化物酶或其他不耐热性触酶。

2. 检测中　做好 2 种水平的室内质控或设置阳性对照,验证 3% 过氧化氢或试带,以确保其有效性和可靠性。

3. 检测后　正确分析审核检测结果,及时与临床沟通,对异常结果或不能作出合理解释的结果,要选用其他方法进行验证。

【参考区间】　阴性。

【临床意义】　尿液出现 Hb 是血管内溶血的证据之一。因此,尿液 Hb 测定有助于血管内溶血性疾病的诊断。常见血管内溶血的因素与疾病见表7-20。

表7-20　常见血管内溶血的因素与疾病

因素	疾病
免疫因素	阵发性寒冷性血红蛋白尿症、血型不合的输血
红细胞破坏	心脏瓣膜修复术、大面积烧伤、剧烈运动、急行军、严重肌肉外伤和血管组织损伤
生物因素	疟疾、梭状芽胞杆菌中毒
动植物所致溶血	蛇毒、蜂毒、毒蕈
微血管病溶血性贫血	DIC
药物作用	伯氨喹、乙酰水杨酸、磺胺、非那西汀

七、白细胞酯酶

【检测原理】　中性粒细胞酯酶法:中性粒细胞胞质中含有特异性酯酶,能使试带中吲哚酚酯产生吲哚酚,吲哚酚与重氮盐形成紫红色缩合物,其呈色深浅与中性粒细胞的多少呈正比。

【方法学评价】

1. 灵敏度与特异性　灵敏度为$(5 \sim 15)/\mu l$;特异性较强。只对粒细胞灵敏,与淋巴细胞和单核细胞不反应。

2. 干扰因素

(1) 假阳性:假阳性率较高,主要是由于尿液标本被阴道分泌物或甲醛污染所致,或受到在酸性尿液中呈红色或深色的药物或食物影响,如高浓度胆红素、非那吡啶等。

(2) 假阴性:见于尿液白细胞少于$10 \sim 25$个$/\mu l$,尿蛋白≥5g/L、尿葡萄糖≥30g/L、高比重尿液,尿液中含维生素C、庆大霉素、头孢菌素等。健康人尿液pH≥4.5,草酸多以草酸盐的形式存在,如尿液标本中加酸化剂使尿液pH≤4.4,草酸盐被还原为草酸,则白细胞酯酶反应偏低或出现阴性。

【质量保证】

1. 检测前　尿液标本要新鲜,若标本久置后白细胞被破坏,可导致试带法与显微镜检查结果差异较大。

2. 检测中　规范操作和质控。

3. 检测后　仔细审核检验报告,结合临床综合分析白细胞酯酶、亚硝酸盐结果,必要时进行显微镜检查,以提高尿路感染筛检诊断的可靠性。

【参考区间】　阴性。

【临床意义】　用于诊断泌尿系统感染。肾移植后发生排斥反应时,尿液中以淋巴细胞为主,白细胞酯酶呈阴性。此时,应以显微镜检查为准。

八、胆　红　素

胆红素(bilirubin)包括非结合胆红素(unconjugated bilirubin, UCB)、结合胆红素

(conjugated bilirubin,CB)和 δ-胆红素 3 种,血浆中以前两者为主。

健康人血液中结合胆红素含量很低(<4μmol/L),尿液中不能检出。当血液结合胆红素增高,超过肾阈值时,结合胆红素即可从尿液排出。

【检测原理】

1. 偶氮法　试带法多采用此原理。在强酸性介质中,结合胆红素与重氮盐发生偶联反应呈红色。其颜色深浅与胆红素含量呈正比。

2. 氧化法　①Harrison 法:结合胆红素被硫酸钡吸附而浓缩,与 $FeCl_3$ 反应,被氧化为胆青素、胆绿素和胆黄素复合物,呈蓝绿色、绿色或黄绿色。呈色快慢和深浅与胆红素含量呈正比;②Smith 碘环法:胆红素被碘氧化成胆绿素,在尿液与试剂接触面呈现绿色环。

【方法学评价】　胆红素检测的方法学评价见表 7-21。

表 7-21　胆红素检测的方法学评价

方法	内容	评价
偶氮法	灵敏度	2,4-二氯苯胺试带的灵敏度为 5 ~ 10mg/L;二氯重氮氟化硼酸盐试带的灵敏度为 2 ~ 5mg/L
	干扰因素	尿蓝母产生的橘红色或红色可干扰结果
		假阳性:接受大剂量氯丙嗪治疗或尿液含有盐酸苯偶氮吡啶代谢产物
		假阴性:①尿液维生素 C 浓度达 1.42mmol/L 和存在亚硝酸盐时,可抑制偶氮反应;②尿液标本保存不当,胆红素遇光氧化
氧化法	灵敏度	Smith 碘环法最简便,但灵敏度低(胆红素 17.1μmol/L),目前已少用
		Harrison 法灵敏度较高(胆红素 0.9μmol/L 或 0.5mg/L),但操作稍繁琐
	干扰因素	假阳性:水杨酸盐、阿司匹林、牛黄等可使尿液呈紫红色,可干扰 Harrison 法
		假阴性:标本未避光保存

【质量保证】

1. 检测前　胆红素在强光下易氧化为胆绿素,1 小时后下降约 30% 。应使用棕色容器和新鲜尿液标本检测尿胆红素。

2. 检测中　应规范化操作,做好两种水平室内质控,并定期用阳性标本检测试带,确保试带质量。试带应放于阴凉、干燥处,密封避光保存,并注意有效期。

Harrison 法检测尿液胆红素,尿液中要有充足的硫酸根离子,故当加入 $FeCl_3$ 后未见足够的 $BaCl_2$ 沉淀时,可再加适量硫酸铵,促使沉淀产生。

3. 检测后　干化学试带法操作简便,目前多作为定性筛检试验,如反应颜色不典型或结果可疑时,可采用氧化法(Harrison 法)验证。

【参考区间】　阴性。

【临床意义】　尿液胆红素检查主要用于黄疸的诊断和鉴别诊断。尿液胆红素阳性见于阻塞性黄疸、肝细胞性黄疸,而溶血性黄疸为阴性。

九、尿胆原和尿胆素

结合胆红素随胆汁排泄进入肠道,在肠道细菌的作用下,先脱去葡萄糖醛酸基,再逐步还原为中胆素原(mesobilirubinogen)、尿胆原(urobilinogen,UBG 或 URO)、粪胆素原等,从粪便中排出为粪胆原(stercobilinogen)。从肠道重吸收的尿胆原,大部分经肝脏(肠肝循环)转化为结合胆红素再排入肠腔,小部分尿胆原则从肾小球滤过或肾小管排出为尿胆原。无色尿胆原经空气氧化及光照后成黄色的尿胆素(urobilin)。

【检测原理】

1. 干化学试带法　①醛反应法:基于改良的 Ehrlich 醛反应原理;②偶氮法:在强酸性条件下,尿胆原与对-四氧基苯重氮四氟化硼发生偶联反应,生成胭脂红色化合物,其呈色深浅与尿胆原含量呈正比。

2. 改良 Ehrlich 法　在酸性溶液中,尿胆原与对二甲氨基苯甲醛发生醛化反应,生成樱红色缩合物,其呈色深浅与尿胆原含量呈正比。

3. Schleisinger 法　在无胆红素尿液标本中,加入碘液,氧化尿胆原成尿胆素,后者与试剂中锌离子作用,形成带绿色荧光的尿胆素-锌复合物。

【方法学评价】

1. 灵敏度和特异性　①醛反应法:可用于尿胆原定性和定量检查,但不同试带的灵敏度不同;②偶氮法:灵敏度为 4mg/L,不受胆红素干扰,对尿胆原较为特异;③Schleisinger 法:灵敏度为 0.05mg/L,当尿胆原阴性时,测定尿胆素有意义。

2. 干扰因素

(1) 醛反应法:醛反应法的干扰因素见表 7-22。

表 7-22　醛反应法的干扰因素

分类	干扰因素
标本因素	标本久置,尿胆原氧化成尿胆素;标本中大量胆红素可引起颜色干扰
药物因素	假阳性:酚噻嗪类、磺胺类、普鲁卡因、氯丙嗪类药物可使尿液颜色变化
	假阴性:与尿液中大量维生素 C 或长期服用广谱抗生素抑制肠道菌群等有关
内源性物质	卟胆原、吲哚类化合物等可与 Ehrlich 醛试剂作用显红色,引起假阳性,可用氯仿抽提法鉴别和确证

(2) 偶氮法:当尿液标本中甲醛浓度为 2000mg/L 或亚硝酸盐 50mg/L 以上时,其灵敏度下降。

【质量保证】

1. 检测前　采集新鲜尿液标本;为提高尿胆原检测阳性率,检测前嘱患者口服少量 $NaHCO_3$ 以碱化尿液;采集餐后 2 小时尿标本更有价值。

2. 检测中　服用 $NaHCO_3$ 后采集的尿液标本,检测前要先以乙酸调节尿液 pH 至弱酸性。采用试带法应规范化操作,做好两种水平的室内质控,并定期用阳性标本检测试带,确保试带质量。试带应存放于阴凉、干燥处,密闭、避光保存,并注意有效期。

3. 检测后　结合尿胆红素的变化正确评价尿胆原和尿胆素。当尿胆原阴性且怀疑为标本久置所致时,应做尿胆素定性试验进行验证。

【参考区间】　①尿胆原定性:阴性或弱阳性(1:20 稀释后阴性);②尿胆素定性:阴性。

【临床意义】　尿胆原已成为尿液分析仪试带法组合检验项目之一。血液和尿液胆红素、尿胆原等检查有助于不同类型黄疸的诊断与鉴别诊断见表7-23。

表7-23 不同类型黄疸的鉴别诊断

标本	指标	健康人	溶血性黄疸	肝细胞性黄疸	阻塞性黄疸
血清	总胆红素	正常	增高	增高	增高
	非结合胆红素	正常	增高	增高	正常/增高
	结合胆红素	正常	增高/正常	增高	增高
尿液	颜色	浅黄	深黄	深黄	深黄
	尿胆原	阴性或弱阳性	强阳性	阳性	阴性
	尿胆素	阴性	阳性	阳性	阴性
	胆红素	阴性	阴性	阳性	阳性
粪便	颜色	黄褐	深色	黄褐或变浅	变浅或白陶土色
	粪胆素	正常	增高	减低/正常	减低/消失

十、维生素 C

【检测原理】 还原法:试带膜块中含有 2,6-二氯酚靛酚、中性红、亚甲基绿、磷酸二氢钠和磷酸氢二钠。在酸性条件下,维生素 C(具有 1,2-烯二醇还原性基团)能将试带膜块中氧化态粉红色的 2,6-二氯酚靛酚还原为无色的 2,6-二氯二对酚胺。呈色反应由绿色或深蓝色至粉红色变化,其呈色深浅与维生素 C 含量呈正比。

【方法学评价】

1. 灵敏度和特异性 维生素 C 有左旋抗坏血酸(还原型)和左旋脱氢抗坏血酸(氧化型)两种天然形式。试带法只能检测左旋抗坏血酸,灵敏度(一般为 50 ~ 100mg/L)因试带不同而异。

2. 干扰因素 假阳性:龙胆酸、左旋多巴或尿液 pH>4.0 时的内源性酚及巯基化合物、半胱氨酸和硫代硫酸钠等。假阴性:碱性尿液(因维生素 C 易分解)。

【质量保证】

1. 检测前 尿液标本必须新鲜、无污染。

2. 检测中 做好试带的质控。

3. 检测后 注意高浓度的维生素 C 是否对隐血、胆红素、葡萄糖、亚硝酸盐检测结果产生干扰。尤其当试带法检测结果与临床不符时,要注意是否为尿液维生素 C 浓度过高所致的负干扰。

【参考区间】 阴性。

【临床意义】 22.8% 的常规尿液标本可以检测出维生素 C,浓度为 71 ~ 3395mg/L(平均 372mg/L)。维生素 C 水平与机体摄入量有极大相关性。维生素 C 浓度增高可对隐血、胆红素、葡萄糖、亚硝酸盐试带反应产生严重的干扰(表7-24)。检测维生素 C 的意义并非用于维生素 C 的定量,而是用于判断试带法其他检测项目是否准确可靠,是否受到维生素 C 的影响,以便对阴性结果给予正确的分析和评价。

表 7-24 维生素 C 对干化学检测项目的干扰

检测项目	干扰检测所需维生素 C 浓度（mg/L）	反应物
隐血/血红蛋白	≥90	试剂膜块浸渍的 H_2O_2
胆红素	≥250	试剂膜块浸渍的重氮盐
亚硝酸盐	≥250	反应过程中产生的重氮盐
葡萄糖	≥500	反应过程中产生的 H_2O_2

（姜忠信）

第五节 尿液其他化学检查

尿液中蛋白质的成分复杂，简单的化学定性试验起初步过筛作用，为了明确蛋白质的性质和来源，需要对特定蛋白质组分进行定性或定量分析，用以指导临床进行疾病诊断及病情观察。

一、尿液本周蛋白定性检查

骨髓瘤细胞合成的异常免疫球蛋白，其轻链（light chain，LC）与重链（heavy chain，HC）合成不平衡，因 LC 产生过多，使游离 LC 过剩。LC 能自由通过肾小球滤过膜，当浓度超过近曲小管的重吸收能力时，可自尿液排出，即本周蛋白尿或轻链尿。本周蛋白（Bence Jones protein，BJP），又称凝溶蛋白，有 κ 型和 λ 型两种，是一种免疫球蛋白的轻链或其聚合体。此种蛋白在 pH 4.9±0.1 条件下，加热至 40～60℃时可发生凝固，温度升高至 90～100℃时，沉淀消失，而温度降至 56℃ 左右时，重新凝固。

【检测原理】

1. 热沉淀-溶解法 根据 BJP 在 40～60℃凝固，90～100℃溶解的特性而设计。

2. 对甲苯磺酸（TSA）法 基于对甲苯磺酸能沉淀分子量较小的本周蛋白，而与其他大分子蛋白质不反应的原理。

3. 电泳法 基于蛋白电泳分离的原理，尿液蛋白在载体上经电泳，BJP 可在 β 至 γ 球蛋白区带间出现"M"带。

4. 免疫电泳 基于区带电泳和免疫学特异性抗原抗体反应的原理。

5. 免疫固定电泳 许多生物分子都带有电荷，其电荷的多少取决于分子结构及所在介质的 pH 值和组成。由于混合物中各种组分所带电荷性质、电荷数量以及相对分子质量的不同，在同一电场的作用下，各组分泳动的方向和速率也各异。因此，在一定时间内各组分移动的距离也不同，从而达到分离鉴定各组分的目的。

6. 免疫速率散射浊度法 尿样本中的蛋白与特异性抗体形成免疫复合物，这些免疫复合物会使穿过样本的光束发生散射，散射的强度与尿样中相关蛋白浓度呈正比，与已知的标准浓度对比就可得出结果。

【方法学评价】 见表 7-25。

表 7-25 尿液本周蛋白测定的方法学评价

方法	评价
热沉淀-溶解法	本法特异性较高,无须特殊仪器及试剂,但操作费时,敏感度低,一般需尿液中 BJP 大于 0.3g/L,甚至高达 2g/L 时才能检出,致使假阴性率高,所需标本量大,目前已不常用
对甲苯磺酸(TSA)法	本法操作简便,灵敏度较热沉淀法高,本周蛋白在 3mg/L 以上即可被检出,但特异性差,易受球蛋白干扰,尿球蛋白大于 5g/L 时出现假阳性,因此仅作为本周蛋白的过筛试验
电泳法	本法灵敏度高,对本周蛋白的检出率可达 97%,但肌红蛋白、溶菌酶、转铁蛋白或多量细菌的沉淀物也可于电泳时出现类似于"M"带,仍需进行免疫电泳加以鉴别
免疫电泳	本法简便易行、样本用量少,在抗原抗体最适比例时,分辨率高、特异性强
免疫固定电泳	自动化尿蛋白电泳能很好地协助临床判断肾脏的主要损害。通过光电扫描定量分析,还能做尿蛋白的选择程度估计。其电泳图谱及扫描图形容易保存,利于分析比较。该技术尚备有完整的定性标准,半定量效果,易于量化
免疫速率散射浊度法	可以定量检测尿液中结合的和游离的 κ 或 λ 型免疫球蛋白轻链

【参考区间】

1. 热沉淀-溶解法和对-甲苯磺酸(TSA)法 阴性。

2. 免疫固定电泳 正常人尿液中无白蛋白或只有微量白蛋白。

3. 免疫速率散射浊度法 采用不同仪器和试剂,参考区间也不同,以下仅供参考:

尿免疫球蛋白 κ 型轻链 1.7~3.7g/L;κ/λ 比值 0.75~4.5;

尿免疫球蛋白 λ 型轻链 0.9~2.1g/L;κ/λ 比值 0.75~4.5。

【质量保证】

1. 标本采集的要求 收集新鲜尿液,否则其他蛋白分解变性导致假阳性,最好晨尿,尿量不少于 15ml,及时送检。热沉淀法要求标本量大。浑浊尿标本不能用于热沉淀法,应离心取上清液。若为蛋白尿,应先用加热醋酸法沉淀普通蛋白质,趁热过滤。过滤要迅速,不要震荡,防止本周蛋白夹杂于其他沉淀的蛋白中被过滤掉造成假阴性。高浓度的本周蛋白在 90℃ 不易完全溶解,需做阴性对照或将标本稀释。

2. 严格控制 pH 热沉淀法最适 pH 为 4.5~5.5,低于 pH 4.0 时,分子聚合受到抑制而致假阴性。

3. 对甲苯磺酸沉淀法 如尿液中出现其他球蛋白(大于 5.0g/L)可出现假阳性,需进行确证试验。

4. 电泳法 如尿液中本周蛋白含量低,则需预先浓缩尿液 10~50 倍,为便于分析常需做患者及正常人血清蛋白电泳及浓缩尿电泳。

5. 免疫电泳法 是电泳技术与双向免疫扩散技术的组合,方法简单易行、样品用量少、分辨率高。但不同的抗原物质在溶液中含量差异较大时,不能全部显现出来,需预测抗原与抗体的最适比。电泳条件可直接影响沉淀线的分辨率,结果判断需积累一定的经验。要注意抗血清的有效期和加入的量。

6. 药物影响 在使用某些药物如利福平类抗结核药时,有的患者可出现本周蛋白尿。

7. 肌红蛋白、溶菌酶、游离重链、运铁蛋白、脂蛋白或多量细菌沉淀物等也可出现类似于 M 的区带。因此,当乙酸纤维素膜上出现波峰或怀疑有相关的疾病时,应进行免疫电泳。

8. 用热沉淀-溶解法检测时,若同时存在其他蛋白质,可使热沉淀-溶解法的敏感性降低或出现假阴性。

9. 免疫速率散射浊度法,标本中有浑浊现象和颗粒可能干扰测定结果。因此,含有颗粒标本必须在检测前离心沉淀。切勿使用通过离心处理不能澄清的脂血样本。

【临床意义】

1. 当浆细胞恶性增殖时,可能有过多的轻链产生或重链的合成被抑制,致使过多的轻链通过尿液排出。

2. 约50%的多发性骨髓瘤患者和15%的巨球蛋白血症患者,其尿液中出现 BJP。

3. 原发性肾淀粉样变性、恶性淋巴瘤、慢性淋巴细胞白血病、转移癌、慢性肾炎、肾癌等患者尿液中也偶见 BJP。

二、尿液 Tamm-Horsfall 蛋白

Tamm-Horsfall 蛋白(Tamm-Horsfall protein,THP)为尿液中黏蛋白的一种,是一种肾特异性蛋白质,可作为这一段肾小管的抗体标志。THP 为管型的主要基质成分。当机体炎症、自身免疫性疾病、尿路梗阻性疾病等引起肾脏实质损伤时,THP 可沉着于肾间质并刺激机体产生相应的抗体。目前采用酶联免疫吸附法或放射免疫法测定。

【检测原理】

1. 酶联免疫吸附法 采用抗原与抗体的特异反应将 T-H 蛋白与酶连接,然后通过酶与底物产生颜色反应,用于定量测定。

2. 放射免疫法 利用放射性核素标记抗体,然后与被测的 T-H 蛋白结合,形成抗原抗体复合物的原理来进行分析。

【方法学评价】 放射免疫法是一种十分经典的方法,具有较高的灵敏性和特异性,但是存在放射污染等不足。酶联免疫吸附试验是应用较成熟的一种方法,可得到较可靠的结果,但检测较费时。

【参考区间】

24 小时尿 29.78 ~ 43.94mg/(24h·mgCr)(ELISA 法);

随机尿 7.42 ~ 8.74mg/mgCr。

【质量保证】

1. 收集 24 小时尿或随机尿标本,随机尿应同时检测尿肌酐,用以部分矫正肾小球滤过率(glomerular filtration rate,GFR)的影响。

2. 如果样本收集后不及时检测,请按一次用量分装,冻存于−20℃,避免反复冻融,在室温下解冻并确保样品均匀地充分解冻。

【临床意义】

1. 尿 THP 减少 见于肾实质病变如慢性肾衰竭及急性肾小球肾炎等导致肾单位大量减少,THP 生成显著降低。单纯下尿路炎症时尿 THP 水平无变化。

2. 尿液 THP 含量增加 见于各种原因如间质性肾炎、尿路长期梗阻、自身免疫性疾病、药物中毒、铜和铬中毒等引起的肾小管损伤,并与病情相一致。尿 THP 一过性增高,可见于重铬酸钾中毒和肾移植后急性排斥反应期。THP 持续维持较高水平提示易形成尿结石。

3. 用于尿道结石患者体外震波碎石治疗效果的判断 碎石成功则尿 THP 含量逐渐升高,至第二天达高峰值,之后逐渐下降;若失败则尿 THP 含量无变化。

4. 其他 用于泌尿系统结石形成机制的研究,结石患者尿液中类黏蛋白增多,上尿路结石

的 THP 含量高于下尿路结石,而且结石患者的 24 小时的 THP 排出量高于正常人。

三、尿液清蛋白定量测定

清蛋白(albumin,Alb)是血浆蛋白的主要成分。在血浆中清蛋白带负电荷,少量通过肾小球,主要由近曲小管重吸收,尿液中含量极微(为 5 ~ 30mg/24h)。早期的肾小球病变,清蛋白排泄率即有所增加,但因未达到 100mg/L 或 150mg/24h,常规定性方法尚不能检出,只有通过更敏感的方法才可检测到尿液中清蛋白的含量的变化,因而曾于 1982 年被 Viberti 命名为微量清蛋白(microalbumin,MAlb),以区别于普通的尿蛋白,但实质上它仍是尿蛋白的一部分,只是该指标的早期变化能更加敏感的反映肾小球功能的损害。

【检测原理】

1. 溴甲酚绿法　血清清蛋白在 pH 4.2 的缓冲液中带正电荷,在有非离子型表面活性剂存在时,可与带负电荷的染料溴甲酚绿结合形成蓝绿色复合物,在波长 630nm 处有吸收峰,其颜色深浅与清蛋白浓度呈正比例,与同样处理的清蛋白标准比较,可求得血清中清蛋白含量。

2. 放射免疫法(RIA)　以放射性核素标记的抗原与反应体系中未标记的抗原竞争结合特异性抗体为基本原理来测定待检样品中抗原量的一种分析法。

3. 酶联免疫法(ELISA)　首先使抗原或抗体结合到某种固相载体表面,并保持其免疫活性,然后使抗原或抗体与某种酶连接成酶标记抗原或抗体。加入酶反应底物后,底物被酶催化变为有色产物,产物的量与标本中受检物质的量呈正比,故可根据颜色反应的深浅进行定性或定量分析。

4. 免疫比浊法　抗原抗体在特殊缓冲液中快速形成抗原抗体复合物,反应液出现浊度。当保持反应液抗体过量时,形成的复合物随抗原量增高而增高,反应液浊度也随着增高,其结果与一系列标准品对照,即可计算出受检物的含量。

【方法学评价】　见表 7-26。

表 7-26　尿液清蛋白测定的方法学评价

方法	评价
溴甲酚绿法	该法操作简单,试剂易得,但敏感度及特异性均较差,线性范围窄,不利于检出微量清蛋白,目前已少用
放射免疫法(RIA)	以放射性核素标记的免疫分析法,是标记抗原与非标记抗原对特异性抗体的竞争结合反应。有成品试剂盒,但受实验室条件限制,且有放射污染
酶联免疫法(ELISA)	此法灵敏度高、特异性强,无放射污染、标记试剂稳定,几乎可以检测所有可溶性抗原抗体系统
免疫比浊法	此法操作简便,灵敏度高、精密度高、稳定性好、测定时间快,有商品试剂盒,在紫外分光光度计、特种蛋白仪及普通光度计的紫外光区均可测定。敏感度及特异性较高,可以同放免法相媲美。但受尿液中其他混浊性杂质的干扰,而且当清蛋白浓度超过抗血清中的抗体浓度时不易得到可靠结果

【参考区间】

晨尿:5.1 ~ 6.5mg/L;

随机尿:(1.27±0.78)mg/mmolCr 或(11.21±6.93)mg/gCr。

【质量保证】

1. 检测前　①标本留取:由于方法不同可留取晨尿、随机尿或 24 小时尿,留取 24 小时尿时容器加盖,4℃存放,必要时加防腐剂;②注意非特异性浊度的控制:标本需经过离心后测定,以除去尿液中有形成分及不溶性杂质,容器及所用实验器材要清洁干燥,抗血清宜在4℃保存,防止被其他杂质污染,更不可反复冻融;③剧烈运动后尿液中清蛋白排出量可增高,宜收集清晨或安静状态下的尿液;④嘱患者正常饮食。

2. 检测中　①注意抗原抗体的比例:检查前最好先进行蛋白定性或半定量,或利用仪器的自检功能,对蛋白含量较高者给予适当稀释;②严格控制反应时间;③注意试剂在有效期内使用,每次更换试剂后应重新制作标准曲线。

3. 检测后　根据检测方法和所用尿标本类型不同,报告方式也不同。①晨尿法:报告每升尿排出量(mg/L);②定时留尿法:计算单位时间内的排泄率(mg/24h),推荐以 24 小时尿清蛋白总量,即尿清蛋白排泄率(urin albumin excretion rate, UAE)表示;③随机尿法:采用随机尿测定MAlb,同时测定尿肌酐,用肌酐比值报告排除率(mg/mmolCr 或 mg/gCr),基本上反映了患者在生理状态下肾脏排出尿蛋白的情况,剔除了晨尿所致的尿液浓缩因素,并可进行快速测定。

【临床意义】　肾小球发生病变可使清蛋白滤过增加,肾小管受损影响蛋白质重吸收也会出现清蛋白排泄率升高。

1. 早期肾损害的筛检　糖尿病、高血压、重金属及药物中毒性肾病,清蛋白排泄率的增加可出现于其他指标变化之前,定期监测有助于早期发现肾脏损害。

2. 过敏性紫癜的肾功能监测　过敏性紫癜患者中,有77%的患者会并发肾炎或肾病,而最早发生的变化是尿液中清蛋白增加。

3. 肾小球肾炎的病情观察　病变急性期清蛋白排泄率明显升高,在恢复期趋于正常,但疾病稍有活动该指标立即上升。

4. 其他　尿路感染时,尿清蛋白的排泄率轻度升高。某些特发性水肿的患者尿清蛋白排泄率也高于正常人。

 相关链接

　　Davis 和 Spahr 是尿液蛋白质组学研究的奠基者,混合尿样经酶切后采用 LC-MS/MS 方法分析,共鉴定出 124 个蛋白。Thongboonkerd 等完成了第一张人尿蛋白质组 2D 图,包含67 种蛋白及它们的异型体。这些研究鉴定出的蛋白大部分是尿液中的高浓度蛋白。Pieper、Wang 和 Castagna 分别采用免疫亲和去除高浓度蛋白、伴刀豆蛋白 A 富集 N 型糖蛋白,以及联有配体库的小珠富集低浓度蛋白的方法,对尿液中的低浓度蛋白进行了有效地鉴定。这是因为由病变组织分泌、漏出、裂解而释放出的大多为低浓度蛋白,而尿液中存在的高浓度蛋白会抑制低浓度蛋白的鉴定。

　　很多在患者尿液里鉴定出来的标志物是一些较大蛋白的酶解片段,这可能是因为患者尿液中存在特殊的蛋白酶能分解这些蛋白。尿蛋白质组在个体间存在差异,并且受锻炼、饮食、生理节奏等因素的影响,同一个体不同时间段的尿蛋白质组也会发生改变。

　　肾脏疾病最早的临床观察表明尿蛋白可以反映肾脏病变,蛋白质组技术的出现极大提高了人们对尿蛋白成分的分析能力,为理解肾脏疾病的发病机理、提高诊疗水平发挥着重要的作用。

四、α₁-微球蛋白

α₁-微球蛋白（α₁-microglobulin，α₁-MG）是由人体的肝脏和淋巴细胞合成，分子量约为33 000道尔顿的糖蛋白。血液中游离的 α₁-MG 可自由通过肾小球滤过膜，95%～99% 在肾近曲小管重吸收和代谢，只有微量从终尿排出，而结合型的 α₁-MG 则不能通过肾小球，其在尿液中的浓度为零。故正常情况下尿液中 α₁-MG 含量甚微。

【方法学评价】　酶免疫分析法或免疫比浊法，以后者较为常见。

【质量保证】

1. 运动后尿液中排出量可增加，尿液检测时应在安静状态下为宜。

2. 随机尿液标本测定时应同时测定尿肌酐，以尿 α₁-MG 与肌酐浓度的比值报告，避免尿液浓缩与稀释的影响。

【参考区间】　0～15mg/L。

【临床意义】　肾小管重吸收功能障碍时，尿液中 α₁-MG 含量增加，表示可能发生了肾小管损伤。这种损伤在肾炎和早期糖尿病性肾病中可能出现，在与重金属接触或者服用了肾毒性药物之后也会发生。并且肾小管对 α₁-MG 重吸收障碍先于 β₂-MG，因此尿 α₁-MG 比 β₂-MG更能反映肾小管早期损伤。同时尿 α₁-MG 不受恶性肿瘤等其他疾病影响，亦不受尿 pH 的影响，故更为可靠，有取代 β₂-MG 的趋势。基于 α₁-MG 全部经肾小球滤出，血清 α₁-MG 水平增高可作为肾小球滤过率降低的指标，比 Ccr 灵敏。随年龄增长，尿液中 α₁-MG 有上升趋势。此外，血清 α₁-MG 降低见于严重肝实质性病变，如重症肝炎、肝坏死等。

五、尿液酶的检查

正常人每日排出的蛋白质成分中有少量的酶。由于绝大多数酶的分子较大，很难由肾小球滤过，滤过的某些小分子酶类大部分又被肾小管重吸收，因此尿液中酶的来源主要是肾小管上皮细胞，其次是血浆、尿路及生殖系统。其中，来自肾小管上皮细胞的酶主要有 γ-谷氨酰氨基转移酶、丙氨酸氨基转肽酶、N-乙酰-β-D 氨基葡萄糖苷酶等，一旦肾组织损伤，这些酶可分泌到尿液中。另外，血液中的淀粉酶、溶菌酶和胰蛋白酶在大量升高或肾小球通透性增加时也可进入尿液。早在 1959 年 Rosolki 等就观察到肾脏疾病患者尿液酶活性升高，并用于临床诊断。由于尿酶的测定方法简单、敏感，而且大多数项目已有成品试剂盒，使这些检查逐步在临床开展，用于诊断早期的肾损害及疗效观察。

在尿酶测定时，通常是计算单位体积尿（L 或 ml）中的酶活性单位，因受尿量影响，波动过大而无实用价值。收集 24 小时尿标本测定其酶活性再进行换算虽实用价值很大，但需时间长，且需妥善保存标本。Dorfman 提出采用夜间 8 小时尿进行测定，方法标准、结果可靠。Wellwood 等建议同时测定尿肌酐来计算酶活性/肌酐，以免酶活性因尿流速率变化而异。本法方便，可以测定随机尿，标本用量少，对肾病诊断价值较大。因此，尿酶活性可以下列三种方法进行计算：

1. 肌酐换算法

$$尿酶活性(U/gCr 或 U/mmolCr) = \frac{酶活性单位/L}{肌酐浓度(g/L 或 mmol/L)}$$

2. 8 小时尿量计算法

$$尿酶活性(U/8h) = 酶单位/L×8h 尿量(L)$$

3. 酶清除率法

$$酶清除率 = \frac{尿酶活性×血清肌酐浓度}{血清酶活性×尿肌酐浓度}×100$$

（一）N-乙酰-β-D 氨基葡萄糖苷酶（N-acetyl-D-glucosaminidase，NAG）

测定 N-乙酰-β-D 氨基葡萄糖苷酶是一种位于细胞溶酶体的酸性磷酸酶,存在于所有组织中,以前列腺和肾近曲小管细胞内含量最高,分子量约为 130～140kD,因分子量较大,正常肾小球不能滤过。尿液中 NAG 主要来源于肾近曲小管上皮细胞,故尿 NAG 可作为肾小管损伤的标志物。肾组织中有多种 NAG 同工酶,以 A 型、B 型、I_1 型、I_2 型为主,肾损伤时 B 型明显升高。NAG 可水解底物对硝基酚-N-乙酰-β-D 氨基葡萄糖苷(PNP-NAG)或 2-氯-4 硝基苯基-N-乙酰-β-D 氨基葡萄糖苷(CNP-NAG),使之生成 NAG 及 PNP 或 CNP。该酶化学性质稳定,不受尿液中细菌及细胞成分的破坏,体外冷冻(或冷藏)数日活性不变。

【检测原理】

1. 对硝基酚比色法 NAG 催化对硝基酚-N-乙酰-β-D 氨基葡萄糖苷(PNP-NAG)水解,生成对硝基苯酚(PNP),经一定时间后终止反应,并使 PNP 显色,在规定波长下检测 PNP 引起的吸光度升高值,推算样品中 NAG 的活性。在尿 NAG 测定的同时,测尿肌酐浓度,计算 NAG/Cr 可排除由于尿液稀释或浓缩带来的影响。

2. 荧光光度法 NAG 可水解荧光底物 4-甲基伞形酮 N-乙酰-β-D 氨基葡萄糖苷,生成游离的 4-甲基伞形酮(4-MU),后者在碱性条件下变构,受激发后产生荧光可用于仪器检测。

3. 电泳法 基于蛋白电泳分离的原理,尿液蛋白在载体上经过电泳,可分离出 NAG 同工酶。

【方法学评价】 见表 7-27。

表 7-27 N-乙酰-β-D 氨基葡萄糖苷酶测定的方法学评价

方法	评价
对硝基酚比色法	本法以 PNP-NAG 为底物,与 CNP-NAG 比较,试剂更加稳定,呈色基团 PNP 的摩尔吸光度是 CNP 的三倍,具有较高灵敏度
荧光光度法	本法灵敏度高,不受尿色干扰,除服用产生荧光物质的药物外,无须设置空白反应管。该法要求条件仍较高
电泳法	用于 NAG 同工酶测定,可计算 B 型与 A 型同工酶的比值,提高了 NAG 酶的诊断特异性

【参考区间】

PNP-NAG 法:尿 NAG 活性<18.5U/L 尿;

肌酐校正后:<1.4U/mmolCr(<16.1U/gCr);

荧光光度法:3.19～6.39U/gCr。

【质量保证】

1. 标本采集　根据检查目的选择留尿方法:如直接测定并报告酶活性,最好采用晨尿;若计算酶/Cr可用随机尿。但无论哪种标本,在采集前均禁做一切泌尿、生殖系统的有创性检查,并避免生殖道分泌物污染。

2. 标本处理　应及时测定,否则需离心除去有形杂质,取上清液冷冻或冷藏。血尿、脓尿等病理性尿液应离心后取上清液检测。

3. 试剂处理　用对硝基酚比色时,配制底物溶液宜在室温下以少量试剂缓冲液(pH 4.6)将底物调成糊状,再逐渐加缓冲液到所需量。也可用磁力搅拌器助溶,切勿污染、加热。

4. 线性范围　如酶活性偏高,吸光度值超出线性范围(721型分光光度计>0.6;722以上型>1.0),应将标本以生理盐水稀释后重新测定。

5. 影响因素　尿液肌酐浓度增高可使结果偏低,必要时应稀释尿液。

【临床意义】

1. 肾脏病变　尿NAG酶活性增高是肾小管损害的敏感指标,各种原因所致肾小管损伤均可出现,肾小球病变时尿NAG酶活性也增高,并与病变程度相关。因此在肾小球肾炎、肾盂肾炎、慢性肾功能不全、肾病综合征以及高血压、糖尿病、过敏性紫癜、多发性骨髓瘤等导致肾损害时,NAG活性都明显升高,以NAG-B最明显。

2. 肾移植排斥反应　肾移植存活者,尿NAG不增加。2/3的肾移植患者在发生排斥反应的前1~3天,NAG酶活性即可明显升高。该指标有利于早期发现排斥反应。

3. 上、下尿路感染的鉴别　上尿路感染如肾盂肾炎时NAG酶活性升高;下尿路感染如膀胱炎、尿道炎时,酶活性无明显升高。上尿路感染时的测定结果高于下尿路感染,有助于感染的定位检查。

4. 糖尿病肾病、高血压肾病　近年来的研究发现糖尿病、高血压患者出现肾病的早期即可有肾小管损伤,尿NAG、α_1-MG等肾小管损伤标志物的变化甚至早于微量白蛋白尿的出现,三者的联合检查对早期发现糖尿病、原发性高血压、妊娠诱发高血压并发肾病有一定意义。

(二)尿液 γ-谷氨酰基转移酶 (γ-glutamyl transferanse, γ-GT 或 GGT)

测定肾、肠及胆道等组织均含有此酶,尿液中浓度为血清中浓度的26倍,活性稳定,冷冻或冷藏可保存数日。人体内共有4种同工酶,当肾小管上皮细胞受损时γ-GT释放入尿液中使测定值升高。

【检测原理】

1. 对硝基苯胺比色法　γ-GT可将γ-L-谷氨酰基对硝基苯胺的谷氨酰基转移到受体双甘肽分子上,生成谷氨酰基双甘肽,同时生成有色的对硝基苯胺,在410nm波长比色测定生成的对硝基苯胺量。

2. 速率法　以溶解度较大的L-γ-谷氨酰-3羧基-对硝基苯胺(3-carboxy-GGPNA)做底物,γ-GT将其谷氨酰基转移给双甘肽,同时生成黄色的2-硝基-5-氨基苯甲酸,引起405~410nm波长处吸光度的增高。吸光度增高的速率与酶活性呈正比。

3. 重氮反应比色法　以L-谷氨酰-α-萘胺作底物,γ-GT将其谷氨酰基转移给双甘肽,同时释放出游离的萘胺,后者与重氮试剂反应,产生红色化合物。

【方法学评价】　见表7-28。

表 7-28　尿液 γ-谷氨酰基转移酶测定的方法学评价

方法	评价
对硝基苯胺比色法	本法的缺点是所用底物的溶解度低,配成溶液后在贮存过程中易析出结晶,影响测定结果
速率法	该法所用底物的溶解度大,能配成高浓度的溶液,又没有明显自然水解,较稳定,在临床检验中广泛应用
重氮反应比色法	本法主要用于血清 γ-GT 测定,可以用手工法测定。不受实验室条件限制,但尚未用于尿酶测定

【参考区间】

对硝基苯胺比色法:37℃ 4~42U/L 或 6~45U/gCr;

速率法:<30U/L 或 3~3.7U/mmolCr(或<18~37U/gCr)。

【质量保证】

1. 标本要求　新鲜晨尿,为避免由于尿流速率带来的结果偏差,对明显浓缩或稀释尿建议测 Cr。尿液与试剂 1:20 为最适范围。

2. 仪器校准　在波长 405~410nm 处,底物 γ-L-谷氨酰-3 羧基-对硝基苯胺的吸光度最低,而对硝基苯胺仍保持一定的吸光度,两者差值最大。因此分光光度计的波长应力求准确并固定使用,定期测定校准仪器的吸光系数。

3. 底物与试剂　务必保持底物的纯度,否则 γ-L-谷氨酰基对硝基苯胺可能含有 D-构型,将抑制 γ-GT 的活性。试剂中游离的对硝基苯胺和其他不纯物质对酶活性有抑制作用。如试剂空白过高,表示该试剂已不能使用。双甘肽在高温条件下保存会部分水解产生游离甘氨酸,后者也可抑制酶活性,因此各种试剂均应低温保存。

【临床意义】

1. 肾脏受损的早期诊断　尿 γ-GT 是肾小管炎症的敏感指标,当肾脏局部的炎症累及近曲小管时,尿 γ-GT 增高,以自身免疫所引起的炎症反应(如 SLE)最为显著,某些重金属所引起的中毒性肾损害,尿 γ-GT 也显著增高。相反,如果肾脏仅有组织结构上的异常或继发性损害,而无炎症反应(如多囊肾、糖尿病肾病等),尿 γ-GT 并不增高。此外,同其他尿酶一样,尿 γ-GT 也可作为氨基糖苷类抗生素肾毒性的监测指标。注射造影剂可使尿 γ-GT 的排出暂时性增高。

2. 肾小管肾炎的疗效观察　大多数肾小管肾炎患者尿 γ-GT 均增高,尿 γ-GT 增高的程度与肾炎的活动度直接相关。当肾炎患者用皮质激素或免疫抑制剂治疗得以缓解时,尿 γ-GT 大多可恢复正常。

3. 肾癌的标志物　肾癌患者肾组织 γ-GT 的含量显著低于正常组织,尿 γ-GT 也低于正常。

4. 肾移植排斥反应观察指标　肾移植后,随着肾功能的恢复,尿 γ-GT 的排出亦明显增高,1 周左右尿 γ-GT 恢复正常水平。如果出现排斥反应,尿 γ-GT 将再一次升高。

（三）尿液丙氨酸氨基肽酶测定

丙氨酸氨基肽酶(alamine aminopeptidase,AAP)依据其组织来源,AAP 同工酶分为血清、肝、肾、尿四种。因分子量大,血中 AAP 不能通过肾小球滤过膜。尿 AAP 主要来源于肾小球小管刷状缘,是肾脏损害较灵敏和特异的指标。

【检测原理】　尿液中 AAP 测定多用丙氨酸对硝基苯胺基质法(速率法),在 405nm 波长处测定对硝基苯胺的生成率。

【方法学评价】　本法试剂已商品化。

【参考区间】　<1.8U/mmolCr(或<16U/gCr)。

【临床意义】

1. 各种肾脏疾病诊断的辅助指标　肾病综合征、慢性肾小球肾炎及慢性肾功能不全时,尿AAP均有明显升高。

2. 肾移植后排斥反应的观察　肾移植后发生排斥反应者,89%的患者尿 NAG 活性升高,91%的尿 AAP 活性升高,升高时间早于临床表现。

3. 肾毒性损害的早期指标　在金属如汞所致急性肾中毒,庆大霉素、顺铂、环孢素 A 等所致药源性肾损害中发现,尿 AAP、NAG 升高早于临床表现,尿 AAP 特异性类似于尿 NAG,但敏感性高于 NAG。

(四)尿淀粉酶测定

淀粉酶(amylase,AMS)全称 1,4-α-D-葡萄糖-葡聚糖水解酶,能水解淀粉、糊精和糖原,对食物中多糖类化合物的消化起重要作用。当胰腺有炎症或胰液排出受阻时,胰腺的淀粉酶会从胰管管壁及胰泡逸出,吸收入血而随尿排出。

【检测原理】

1. 碘-淀粉比色法(Somoggi 法)　用已知浓度的可溶性淀粉为底物,经过标本中淀粉酶水解作用后,剩余的淀粉与碘作用产生蓝色,测定酶作用后剩余的淀粉量来推算出酶活性。

2. 染色法　将某些色素与淀粉结合作为基质,在淀粉酶作用下释放可溶性色素,再根据释放出的色素量来推算尿淀粉酶活性。

3. 对硝基苯酚麦芽七糖法(4NP-7G 法)　以对硝基酚麦芽七糖苷为底物,经 α-淀粉酶催化,生成一系列寡糖,最终生成对硝基苯酚和葡萄糖。

4. 电泳法　基于蛋白电泳分离的原理,尿液蛋白在载体上经电泳分离。

5. 酶法　利用 CNPG3,这种底物直接与 α 淀粉酶发生反应,从底物中释放出 CNP,每分钟吸光度增加与 α 淀粉酶的活性呈正比,吸光度增加在波长处 410nm 测定。

6. 干片(速率法)　将一滴患者样本滴在干片上,并通过扩散层均匀地分布到试剂层,扩散层含有反应所需的染色淀粉底物,样本中的淀粉酶催化该已染色淀粉的水解反应,生成更小的染色糖类。然后,这些染色糖类分散到试剂下层。分别在 2、3 分钟和 5 分钟时,通过反射光光度法测定试剂层中已染色糖类的反射强度。两次干片反射强度读数的差与样本中的淀粉酶活性呈正比。

【方法学评价】　见表 7-29。

表 7-29　尿淀粉酶测定的方法学评价

方法	评价
碘-淀粉比色法	此法线性<400U/L。缺点是底物难以标准化,反应不呈零级反应
染色法	该法简单、快速、可测范围较宽 常用的有 2-氯-4 硝基苯酚-α-麦芽糖三糖法(CNP-G3 法)
对硝基苯酚麦芽七糖法	本法线性(25℃时,2000U/L)及稳定性均较好,特异性强、灵敏度高。国内已有试剂盒供应,特别适用于自动分析
电泳法	用于同工酶测定
酶法	抗坏血酸、严重黄疸和溶血会干扰底物
干片(速率法)	某些药物和临床状况会改变体内的淀粉酶活性

【参考区间】

1. AMS 总活性

（1）Somoggi 法（100ml 血清中的 AMS,37℃15 分钟水解 5mg 淀粉为 1U），AMS 为 800 ~ 1800U/L;尿液 AMS 为 1000 ~ 12 000U/L。

（2）2-氯-4 硝基苯酚-α-麦芽糖三糖法（CNP-G3 法,37℃），血清 AMS<60U/L;尿液 AMS< 300U/L。

（3）4NP-7G 法（37℃ 和其他规定条件下 1 分钟水解 1μmol 对硝基苯酚麦芽七糖苷为 1U），血清 100 ~ 220U/L;尿液 120 ~ 1200U/L。

2. AMS 同工酶 免疫抑制法。

血清 P 型为 30% ~ 55% ;S 型为 45% ~ 70% ;

尿液 P 型为 50% ~ 80% ;S 型为 20% ~ 50%。

3. 酶法 42 ~ 321U/L。

4. 干片（速率法） 32 ~ 641U/L。

【质量保证】

1. 标本处理 及时检验同时测定尿肌酐,计算其比值能真实反映尿淀粉酶的含量。不能及时检测时,应将尿液 pH 调整在 7.0 左右,防止淀粉酶失活。

2. 碘-淀粉法 尽量使用同一批号的淀粉产品配制底物,以保证日间检查结果的稳定性与可比性。更换淀粉批号时应重新进行评价。本法的线性范围在酶活性 400U/L 以下,当测定管吸光度值小于空白管吸光度值的一半时,说明底物浓度不够,应将标本加大稀释倍数后测定。

3. CNP-G3 法 氯化物、草酸盐、柠檬酸盐及 EDTA 盐等抑制淀粉酶活性,因此进行血淀粉酶测定时应避免使用上述物质做抗凝剂,最好采用血清或肝素抗凝血浆。

4. 4NP-7G 法 ΔA/min 超过 0.15 时,应用生理盐水将标本稀释 10 倍后重新测定。

5. 酶法 未稀释试剂处理后用水冲洗废液管道,以防止叠氮化合物在管道内的积累。

6. 干片（速率法） 分析前,轻轻颠倒混匀样本,并使其平衡至 18 ~ 28℃。

【临床意义】

1. 急性胰腺炎 发病 3 ~ 6 小时,血清 AMS 活性开始增高,20 ~ 30 小时达峰值,持续 3 天 ~ 5 天恢复正常;发病 12 ~ 24 小时,尿 AMS 开始升高,3 ~ 10 天后恢复正常。血清 AMS 同工酶 P 型升高。血和尿液中 AMS 不一定成平行关系,血 AMS 上升为一过性,尿 AMS 出现较早,持续时间较长。AMS 活性增加不能反映疾病的严重程度,胰腺广泛破坏时的 AMS 浓度不一定显著增加。血清 AMS 主要用于急性胰腺炎的早期诊断,尿 AMS 主要用于病情观察。

2. 慢性胰腺炎 稳定期,血清和尿 AMS 一般不增高,急性发作时 AMS 及其 P 型同工酶均升高。连续监测 1 周尿 AMS,有 2 次以上升高者视为异常。

3. 胰腺其他疾病 任何原因导致胰腺管阻塞,如胰腺癌、胰腺囊肿、肠梗阻、胆石症等 AMS 活性均可增高。流行性腮腺炎时 AMS 也升高,但以 S 型为主。

4. 肝脏疾病 正常人血清 AMS 主要由肝脏产生,故血清中和尿液中 AMS 同时减低见于肝病。

（五）溶菌酶的测定

溶菌酶（lysozyme,LZM）因能溶解细菌的胞壁,故又名胞壁酶,是正常机体防御机制的组成部分。溶菌酶因分子量较低,可通过肾小球基底膜滤出,90% 以上在肾小管重吸收。尿液中溶菌酶超过 3mg/L 时,称为溶菌酶尿。

【检测原理】

1. 琼脂扩散平皿法　含菌(1mg/ml)琼脂(2mm)平板中打孔,加入被测尿标本。经4℃ 18 小时扩散后,尿标本中溶菌酶溶解孔周围的细菌使琼脂出现溶菌环,溶菌环直径与溶菌酶含量的对数呈直线关系。经与溶菌酶标准液比较,计算被测标本中溶菌酶含量。

2. 光电比浊法　将待测尿标本加入细菌悬液,经过一定时间后比浊,浊度与尿标本中溶菌酶含量呈反比,即尿标本中溶菌酶含量越多,被溶解细菌越多,被测液浊度下降越明显。

3. ELISA 双抗体夹心法　固相结合抗溶菌酶抗体,与被测尿标本中溶菌酶结合,加入酶标记抗溶菌酶,加底物显色,色泽深浅与溶菌酶的含量呈正相关。

【方法学评价】　见表 7-30。

表 7-30　尿液溶菌酶测定的方法学评价

方法	评价
琼脂扩散平皿法	此法结果直观,但操作繁琐、费时较长,溶菌酶标准液应在临用时配制,作为常规操作不易质量控制
光电比浊法	此法操作简单、快速,但线性范围较小,细菌悬液制备的标准化与保存有待规范
ELISA 双抗体夹心法	此法特异性及灵敏度均较高,操作简单,测定易于自动化、标准化

【参考区间】　$0 \sim 2mg/L$。

【临床意义】

1. 鉴别肾小管病变　炎症、中毒所致的肾小管损害,低分子量蛋白质重吸收减少,导致尿溶菌酶含量升高。

2. 判断肾小管病变预后　急性肾小管坏死时尿液溶菌酶含量及持续时间反映坏死的程度及预后。慢性肾功能不全时,尿液溶菌酶升高则预后差。

3. 判断白血病类型、疗效、预后　急性单核细胞白血病血清溶菌酶含量增高导致尿溶菌酶含量增高,急性淋巴细胞白血病血清溶菌酶及尿液溶菌酶均正常。白血病患者溶菌酶降低、升高与疾病缓解、复发有一定关系。

4. 检测和监控肾移植排斥反应　同种异体肾移植后,尿液中溶菌酶排出量升高是肾移植排斥反应的标志。

5. 其他疾病　如大面积烧伤病人,尿溶菌酶水平与大面积烧伤并发感染的严重程度密切相关,是观察病程发展和判断预后的及时客观可靠的指标。

> **❓ 问题与思考 ●●●**
>
> 早期诊断肾小球和肾小管损伤应分别选择哪些检测指标?

六、人绒毛膜促性腺激素检查

人绒毛膜促性腺激素(human chorionic gonadotropin,hCG)是由胎盘合体滋养层细胞产生的促进性腺发育的糖蛋白激素,对促性腺激素受体具有高度的亲和性。hCG 主要存在于孕妇的血液、尿液、羊水和胎儿体内。在受精后第 6 天受精卵滋养层形成时,开始分泌微量的 hCG;受精卵着床后,采用特异性 β-hCG 抗血清能在母体血液中检测出 hCG。在妊娠早期 hCG 分泌量增高极快,大约 1.7～2.0 天即可增高 1 倍,至妊娠 8～10 周时血清浓度达到高峰,持续 1～2 周后迅速减低,妊娠晚期血清 hCG 浓度仅为峰值的 10%,持续至分娩。分娩后若无胎盘残留,约于产后 2 周内消失。hCG 是唯一不随胎盘重量增加而分泌增多的胎盘激素,分泌后直接进入母血,几乎不进入胎血循环。hCG 可通过孕妇血液循环而排泄到尿液中,血清 hCG 浓度略高于尿液,且呈平行关系。

【检测原理】

1. 单克隆抗体胶体金试验 采用双抗体夹心法原理。将羊抗人 hCG 抗血清(多抗)、羊抗鼠 IgG 分别固定在特制的纤维素试带上并呈 2 条线上下排列,羊抗鼠 IgG 线在试带条上方为阴性对照,羊抗人 hCG 多抗在下方为测定线。试带条中含均匀分布的胶体金标记的鼠抗人 β-hCG 单克隆抗体和无关的金标鼠 IgG。检测时将试带浸入被检尿液中后迅速取出,尿液沿试带浸润,尿液中的 β-hCG 与胶体金标记单抗结合,待行到羊抗人 hCG 抗体线时,形成金标记的 β-hCG 单抗-尿 hCG-羊抗人 hCG 复合物而在试带上显紫红色区带,为 hCG 阳性反应,试带上无关的金标记鼠 IgG 随尿继续上行到羊抗鼠 IgG 处时与之形成紫红色的金标记抗原抗体复合物为阴性对照。判断结果时,如果试带上有 2 条紫红色线条,则为阳性,如果仅可见 1 条线,则为阴性。本法灵敏度好,可达 10～25U/L,操作简便易行。

2. 酶联免疫吸附试验(ELISA) 本试验的原理是利用二点酶免疫法,即将抗 β-hCG 单克隆抗体包被于固相表面,样品中的 hCG 与支持物表面的抗体相结合,加入酶标记的 hCG 二抗及显色剂后可出现呈色反应。该法可目测,灵敏度为 20～50U/L,特异性高,广泛应用,可作早期筛选检验。

3. 放射免疫试验(RIA) 本法是利用放射标记的 hCG 与被检测尿液中 hCG 竞争性地结合抗-hCG 抗体,当被检测尿液中 hCG 增加时,结合物的放射性减低,与不同含量标准品对比可测出尿液中 hCG 的含量。本法优点是灵敏度好,可达 2U/L。但设备要求高,并且还有放射性污染的问题。

4. 化学发光免疫法(electro-chemiuminescence immunoassay,ECLIA) 本法采用双抗夹心模式,即标本中的 hCG 抗原与微粒上的单克隆 hCG 抗体结合,再与液相中荧光剂标记的多克隆 hCG 抗体结合,因待测 hCG 抗原问题与仪器测得的发光单位量存在正比关系,由此求得 hCG 的含量。本法是利用微粒子作为载体,使得抗原抗体反应能在均相中进行,因反应表面积增大、捕捉抗原迅速、孵育反应时间大大缩短,所需样本量也极少。化学发光法是近几年发展起来的一种检测技术,具有特异性强、灵敏度高、无污染等优点。

5. 间接免疫凝集抑制试验 有胶乳凝集抑制试验(latex agglutination inhibition test,LAIT)和间接血凝抑制试验(hemoagglutination inhibition test,HAIT)。两者区别在于便于肉眼观察的颗粒采用的是胶乳还是红细胞,LAIT 中 hCG 致敏在胶乳颗粒上,HAIT 中 hCG 致敏在红细胞上。试剂 1 为抗 hCG,试剂 2 为致敏 hCG 的颗粒(胶乳或红细胞),如果将试剂 1 与试剂 2 作用,抗体与颗粒抗原结合发生肉眼可见的抗原抗体反应,即免疫凝聚反应。抑制试验是先将试剂 1(hCG 抗体)与 hCG 作用形成肉眼不可见的抗原抗体复合物,再加入试剂 2,因作为抗体的试剂 1 已消耗完,不再发生凝集反应,即反应被尿液中存在的 hCG 抑制,试剂仍显为均匀状,则为阳性。反之,尿液中不含 hCG,试剂 1 仍与后加入的 hCG 致敏颗粒结合出现凝集为阴性。

6. 检孕卡法 将交联有 hCG 的胶乳和抗 hCG 血清分别冷冻干固在卡片的 2 个试剂圈内,用被检尿液溶解抗血清(检孕卡右侧试剂圈的干点),生理盐水溶解 hCG 胶乳抗原(检孕卡左侧试剂圈的干点)30 秒后,将左右两侧液体混合,进行胶乳凝集抑制试验。2 分钟~3 分钟内,出现明显的、均匀一致的凝集颗粒者为阴性反应,呈现均匀乳状无凝集现象为阳性。此法操作简便、快速、灵敏度与 LAIT、HAIT 相似。

除以上检测方法外,hCG 检测方法还有斑点免疫层析法、免疫化学发光法。前者简便易行,后者灵敏度高,但尚未普及。另外,生物学试验是早期检查 hCG 的主要方法,如果操作规范,试验的准确率可达 98% 以上,假阳性和假阴性很少,但试验方法烦琐,不适合大批量标本检测,目前已淘汰。尿液 hCG 几种不同检验方法比较见表 7-31。

【方法学评价】 见表 7-31。

表 7-31　尿液 hCG 测定的方法学评价

方法	评价
单克隆胶体金试验	操作简便,灵敏度高,广泛应用,适合于家庭保健检测
ELISA	操作简便,灵敏度和特异性高,广泛应用,可作早期筛选检查
间接免疫凝集抑制试验	操作简便,可单个或批量操作,但灵敏度低,已少应用
电化学发光免疫法	操作简便快速,灵敏度和自动化程度高,可批量检测
放射免疫法	灵敏度高,可定量,但操作繁琐、有污染,已少应用
检孕卡法	操作简便、快速、灵敏度低,作为一般早孕诊断

【质量保证】

1. 标本要新鲜,留尿前不要大量饮水以免稀释,晨尿最好。若为蛋白尿、血红蛋白尿,应加热煮沸 3 分钟后,离心取上清液检查。不宜使用严重的血尿、菌尿标本检查 hCG。

2. 每批试验均应设定阳性对照和阴性对照。对照试验得到预期结果,才能签发报告。每份尿液均做双份检查,即以原浓度和倍量稀释后的尿液同时检查,一并报告结果。原浓度尿液和 2 倍稀释尿液均为 hCG 阳性反应,则为真正阳性反应;原浓度尿液阳性,而稀释尿液为阴性,可能为弱阳性反应或为 LH 增高等引起的假阳性反应。

3. 单克隆胶体金试带,操作时注意试带浸入尿液时,液面要低于两抗体检测线。每次测定应设置阴、阳性对照,同时做原浓度和 2 倍稀释浓度尿液,2 种浓度尿液均为 hCG 阳性反应,可视其为真正阳性反应。

4. 放射免疫法,工作人员应注意防护,同时尽量避免环境污染。

5. 酶联免疫吸附法,要注意洗净未结合的酶联抗体。

6. 电化学发光法,批号不同的试剂不能混用,每批试剂应分别制作标准曲线。

7. 为避免假阳性可采取以下措施:①尽量采用单克隆抗体二点酶免疫法,减少交叉反应;②由于排卵期 LH 增高只有 3 天,育龄期妇女应避开排卵期或排卵后 3 天留尿检查;③对双侧卵巢切除的患者,可每天肌注丙酸睾丸酮 50mg,连续 3 天,可使 LH 降至 4ng/L 以下,再留尿检查,可排除 LH 的影响。

【参考值】 妊娠不同时期以及不同妊娠个体之间血清 hCG 绝对值变化大,一般非孕妇女 hCG<100U/L(β-hCG<20U/L)。

【临床意义】 hCG 的检查对早期妊娠诊断有重要意义,对与妊娠相关疾病、滋养细胞肿瘤等疾病的诊断、鉴别和病程观察等有一定价值。

1. 早期妊娠诊断(early pregnant diagnosis) 在受孕 1 周后血清中的 hCG 大约在 50IU/L 左右,7～14 天尿液当中可测出,60～70 天达到高峰。

2. 流产诊断和监察 ①先兆流产:尿液 hCG 仍维持在高水平一般不会发生流产,如 hCG 在 200ng/L 以下,并逐渐减低,则有流产或死胎的可能;当 hCG 降至 8ng/L 以下则难免流产。在保胎治疗过程中,如 hCG 不断增高,说明保胎有效。如果 hCG 持续减低,说明保胎无效,不必再继续保胎治疗,应尽早处理,以免死胎滞留过久而发生宫内感染;②不全流产:不全流产时宫腔内尚有残留的胎盘组织,hCG 检查仍可呈阳性;完全流产或死胎时 hCG 由阳性转为阴性。因此,检查 hCG 可作为保胎治疗和判断流产的参考依据。

3. 异位妊娠的诊断 检查 hCG 是目前诊断异位妊娠的重要方法之一。异位妊娠时,只有 60%～80% 患者 hCG 呈阳性,但 hCG 阴性者仍不能完全排除异位妊娠。

4. 滋养细胞肿瘤诊断与疗效监测 ①由于葡萄胎、侵袭性葡萄胎、绒毛膜上皮癌等妊娠滋养细胞疾病的患者滋养细胞高度增生,产生大量的 hCG,血清及尿液中 hCG 明显增高,hCG 浓度往往明显大于正常妊娠月份值。利用这种差别,可作为妊娠滋养细胞疾病的辅助诊断。妊娠滋养细胞疾病患者,hCG 浓度是正常妊娠妇女的 100 多倍,当子宫达到或超过 12 周妊娠大小,hCG 值仍然维持在高峰水平而不减低时,提示滋养细胞疾病;②正常妊娠时,hCG 峰值在停经后 60～70 天,可能与葡萄胎发病时间同期,而造成诊断困难。若连续测定 hCG 或与 B 超检查同时进行,即可作出鉴别;③葡萄胎清除后 12～16 周,hCG 转为阴性;若 hCG 减低缓慢或减低后又上升,或 12～16 周后仍未转为阴性者,则提示有妊娠滋养细胞肿瘤的可能,应给予预防性化学疗法;④妊娠滋养细胞肿瘤患者术后 3 周,hCG 应小于 4ng/L,8～12 周呈阴性;如 hCG 不减低或不转阴性,提示可能有残留病灶,应定期检查,以预防复发。

5. 唐氏综合征产前筛选试验 唐氏综合征孕妇血清 AFP 和非结合型雌三醇(UE3)含量降低,而 hCG 血清含量升高,此为唐氏综合征三联试验的指标之一。

6. 其他 近年发现一些恶性肿瘤,如畸胎瘤、胃癌、肝癌、乳腺癌、肺癌、胰腺癌等,血中 hCG 水平可升高,因此可将 hCG 看做是一种非特异性癌标志物。另外,内分泌疾病如甲状腺功能亢进、脑垂体疾病,妇科疾病如卵巢囊肿、子宫癌等 hCG 也可增高。

【病例分析】 患者,男性,48 岁,眼睑及双下肢水肿伴尿泡沫增多 1 周,1 周前于"感冒"后出现晨起眼睑水肿,逐渐遍及全身,伴尿量减少及尿泡沫增多,在当地医院化验尿常规"蛋白+++",无明显腰痛及肉眼血尿,自觉乏力,食欲尚可。

既往史、个人史、家族史:无特殊记载。

体查:颜面水肿,双肾区无叩击痛,双下肢可凹性水肿阳性。

实验室检查:

1. 尿常规 蛋白(+++),红细胞 10～15/HP,白细胞 1～2/HP,尿比重 1.031,尿糖(-),24 小时尿蛋白定量 5.2g/d(尿量 950ml)。

2. 尿微量蛋白检测结果 微量白蛋白 986mg/L(参考值 0～30mg/L),α_1 微球蛋白 25.80mg/L(参考值 0～15mg/L)。

3. 血生化 血清清蛋白 23.6g/L,GLB 39.5g/L,TG 2.71mmol/L,TC 6.12mmol/L,其余项目正常。

分析:

具有"三高一低"特点的肾小球疾病为肾病综合征。具体表现为:①大量蛋白尿(>3.5g/L);②血清蛋白<30g/L;③水肿;④血脂升高。其中①②两项是诊断所必需。该患者眼睑及双下肢水肿伴尿泡沫增多,尿常规蛋白(+++),24 小时尿蛋白定量 5.2g/d,血清清蛋白 23.6g/L,TG 2.71mmol/L,TC 6.12mmol/L,无过敏性紫癜等其他疾病史。

措施:考虑原发性肾病综合征的可能性大,建议做肾活检确定病理类型。

结论:肾病综合征。

(常 东)

第六节 尿液有形成分显微镜检查

尿液有形成分检查是利用显微镜或尿液有形成分分析仪,对尿液中细胞、管型、病原体和结晶等有形成分进行识别及计数。结合尿液理学或化学检查的结果,了解泌尿系统的病变,对泌尿系统疾病的诊断、鉴别诊断及预后判断等有重要意义。尿液有形成分显微镜检查也可弥补理学、化学等检查难以发现的异常变化,对减少漏诊、误诊有重要价值。目前,尿液有形成分检查的方法有显微镜检查法和尿液沉渣分析仪法,前者又可分为未离心显微镜检查法、离心显微镜检查法,这两种方法中又有染色与不染色之分,但目前国内常规镜检方法中多不采用染色技术。各类尿液有形成分仪器分析法不在本章介绍,请参考第八章。

根据实验特点分为定性检查法、定量检查法两大类。

一、尿液有形成分不染色标本检测

尿液有形成分不染色标本检测可分为离心法和未离心法。

(一)未离心未染色显微镜检查法

该方法有:直接涂片法和改良牛鲍血细胞计数板定量检查法。

1. 直接涂片法 用一次性吸管取混合均匀的新鲜尿液,直接滴 1～2 滴于载玻片上,覆以盖玻片后,采用普通光学显微镜检查。先用低倍镜(LP)观察 20 个视野的管型(可用高倍镜鉴定),再用高倍镜(HP)观察 10 个视野的细胞,管型以最低数～最高数/LP、细胞以最低数～最高数/HP 报告,结晶以每高倍视野+～++++的半定量方式报告。

2. 血细胞计数板定量检查法 用一次性吸管取混合均匀的新鲜尿液后,取 1 滴充入牛鲍血细胞计数板内,在低倍镜下计数 10 个大方格的管型总数,高倍镜下计数 10 个大方格中的红细胞、白细胞总数,求出每微升尿液中有形成分的数量。

【方法学评价】 未离心未染色显微镜检查法的方法学评价见表 7-32。

表 7-32 未离心未染色显微镜检查法的方法学评价

方法	评价
直接涂片法	①简便、易行,速度快,标本用量少及成本低 ②不采用离心的方法,因此对有形成分形态特点影响最小 ③适用于浑浊、有形成分明显增多的尿液标本(明显浑浊的血尿、脓尿) ④阳性率低,仅能定性或半定量,且重复性差,易漏诊,不推荐使用此法作为常规镜检方法
计数板定量检查法	不需特殊器材,易推广,但工作量较大,计数板需清洗、消毒不方便,且盖玻片上的杂物可干扰计数

(二)离心未染色显微镜检查法

目前国内普遍采用的常规方法是离心未染色显微镜检查法,这也是《全国临床检验操作规程》第 3 版和中华医学会检验学分会《尿沉渣检查标准化建议》推荐的方法。

1. 离心尿液直接涂片法 取混匀尿液 10ml 于刻度离心管中,RCF 400g,离心 5 分钟,弃上清液留沉淀物 0.2ml,混匀后取约 20μl 沉淀物于载玻片上,用 18mm×18mm 盖玻片覆盖后显微镜检查。先用低倍镜(10×10)观察全片,再用高倍镜(10×40)仔细观察。细胞检查 10 个高倍视野,管型检查 20 个低倍视野。结果报告与未离心未染色直接涂片法相同,但应注明"离心尿液直接涂片显微镜检查法"。

2. 标准化沉渣定量计数板法 将混匀的新鲜尿液倒入离心管至 10ml 刻度处,RCF 400g,离心 5 分钟,离心后倾倒或吸去上清液,离心管底部残留尿液量在 0.2ml 处。将沉淀物混匀后,取 1 滴(约 15~20μl)沉淀物充入标准化尿沉渣定量计数板(如 FAST-READ10 尿液标准化沉渣定量计数板)。先用低倍镜观察,再用高倍镜计数,计数 1μl 尿液内的管型和细胞数(××个/μl),而结晶、细菌、寄生虫虫卵等以"−"、"+"、"++"、"+++"表示。

FAST-READ10 尿液标准化沉渣定量计数板是由经过高温、高压处理,清晰度极高的光学硬质塑料制成(图 7-3)。尿液标准化沉渣定量计数板分为 10 个彼此独立封闭的计数室,可检测 10 个标本。每个计数室一侧有 1 个竖条长方形计数区(大方格),内含 10 个中方格,每个中方格面积为 1mm²,深 0.1mm,容积为 0.1μl。为便于观察和计数,每个中方格内又分为 9 个小方格。因此,每个计数室(大方格)的容积为 1.0μl。

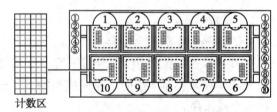

图 7-3 Fast Read 10 计数板

【方法学评价】 离心未染色显微镜检查法的方法学评价见表 7-33。

表 7-33 离心未染色显微镜检查法的方法学评价

方法	评价
标准化定量计数板法	①标准化沉渣定量计数板是定量计数规范化、标准化的器材,符合 CLSI 和 CCCLS 的要求; ②耗时,但阳性率高; ③目前推荐的尿液有形成分定量检查方法
直接涂片法	①阳性检出率高,重复性好,适用于外观清晰、有形成分较少的标本; ②繁琐、费时,可能破坏有形成分。难以标准化和准确定量,仅能半定量,已逐渐被标准化沉渣定量计数板检查法取代

【报告方式】

（1）定性或半定量法

细胞：最低~最高个数/高倍视野（HP）或平均值/HP。

管型：最低~最高个数/低倍视野（LP）或平均值/LP。

尿液结晶、细菌、真菌、原虫、寄生虫虫卵报告方式见表7-34。

表7-34　尿液结晶、细菌、真菌、原虫、寄生虫虫卵报告方式

成分	−	±	+	++	+++
结晶	0	散在于数个视野	1~4个/HP	5~9个/HP	10个/HP
细菌、真菌	0	散在于数个视野	各视野均可见	量多或呈团状聚集	无数
原虫、寄生虫卵	0	散在于数个视野	1个/全片~4个/HP	5~9个/HP	10个/HP

（2）定量计数板法：报告尿液中细胞和管型数/μl，尿液结晶、细菌、真菌、原虫、寄生虫虫卵等以半定量的形式报告。

【参考区间】　尿液主要有形成分检查的参考区间见表7-35。

表7-35　尿液主要有形成分检查的参考区间

方法	红细胞	白细胞	透明管型	上皮细胞	细菌/真菌
未离心直接涂片法	0~偶见/HP	0~3个/HP	0~偶见/LP	少见	−
离心直接涂片法	0~3个/HP	0~5个/HP	0~偶见/LP	少见	−
标准化定量计数板法（个/μl）	男：0~4 女：0~9	男：0~4 女：0~9	−	−	−

【质量保证】

1. 尿液标本采集与贮存

（1）推荐用晨尿：因晨尿经过浓缩、便于有形成分的检出，能最大程度地反映有形成分的情况。

（2）尿液标本2小时不能完成检测，可加入少量甲醛（每100ml尿液中加入0.5ml）或将标本冷藏保存。

2. 标本检查过程　①检测前充分混匀标本；②取新鲜尿液；③镜检光线避免因光线太强而漏掉红细胞及透明管型；④尿量不足10ml的标本，脓尿、肉眼血尿和盐类结晶较多的混浊尿标本都不适宜离心镜检。

二、尿液有形成分染色标本检测

为了提高尿液有形成分的检查质量，防止误认、漏检以及对某些特别成分的识别，判断异常形态的红细胞等，需要对尿液中的成分进行活体染色，以提高人们对这些成分的识别力。

检查尿液有形成分一般不需要染色，但为了鉴别病理性有形成分和提高白细胞、闪光细胞、上皮细胞、管型、结晶、细菌和真菌的对比度，可在染色后进行显微镜检查。尿液有形成分染色方法有结晶紫-沙黄（Sternheimer-Malbin，S-M）染色法、阿利新蓝-哌若宁（Stemheimer，S）染色法、瑞特-吉姆萨（Wright-Giemsa）染色法、巴氏（Papanicolaou）染色法、苏丹Ⅲ染色法和免疫化

学染色法等。

【检测原理】

1. S-M 染色法　S-M 染液的主要染料有结晶紫和沙黄。由于尿沉渣中的各类细胞、管型等成分的化学性质不同,导致其对染料的物理吸附与化学亲和程度不同,经染色后呈现特定的颜色,且形态清晰、易于识别。S-M 染色法对尿液有形成分染色结果判断见表 7-36。

表 7-36　S-M 染色法对尿液有形成分染色结果判断

分类	有形成分	染色结果
细胞	红细胞	淡紫色
	多形核白细胞	胞核呈橙红色,胞质内可见颗粒
	闪光细胞	胞核呈淡蓝色或蓝色,胞质内颗粒呈苍白色或淡蓝色
	上皮细胞	胞核呈紫色,胞质呈淡紫色-粉红色
管型	透明管型	粉红色或淡紫色
	颗粒管型	淡红色 ~ 蓝色
	细胞管型	深紫色
	脂肪管型	不着色

2. S 染色法　S 染色后,细胞核及管型基质可被阿利新蓝染成蓝色,胞质及核糖核酸(RNA)可被派洛宁染成红色,在红与蓝的明显反差下,易于对比观察,细胞成分更清楚,特别是病理成分更容易辨认。S 染色法对尿液有形成分的染色结果:

(1) 红细胞:粉红或红色,有时未受色。

(2) 白细胞:核呈蓝色,胞质呈红色。也能分辨出浓染细胞、淡染细胞和闪光细胞。

(3) 管型:透明管型染蓝色,颗粒管型呈红紫色。

【方法学评价】　尿液有形成分的染色方法以 S-M 染色法、S 染色法最常用。另外,还有其他特殊染色方法,不同染色方法学评价见表 7-37。常用尿液有形成分显微镜检查方法及评价见表 7-38。

表 7-37　尿液有形成分几种染色方法及评价

方法	评价
S-M 染色法	能辨别管型(尤其是透明管型)及红细胞、白细胞、上皮细胞等,是常用方法
S 染色法	能弥补 S-M 染色法染料容易沉淀而出现染色偏深的缺陷,是常用方法
瑞特-吉姆萨染色法	有利于鉴别中性粒细胞、淋巴细胞、单核细胞和嗜酸性粒细胞
巴氏染色法	可观察有形成分的细微结构,易于识别肾上皮细胞、异常上皮细胞等,对肿瘤细胞和肾移植排异反应诊断具有临床意义
苏丹Ⅲ染色法	对脂肪管型、卵圆形脂肪体染色效果好
过氧化物酶染色法	可鉴别不典型的红细胞与白细胞,并可区别中性粒细胞管型及肾上皮细胞管型
阿利新蓝、中性红等混合染色法	根据染色后红细胞形态,分辨新鲜红细胞、小红细胞、影形红细胞、皱缩红细胞等,区分上皮细胞和管型的种类
荧光抗体、酶免疫抗体染色法	用于肾活检和鉴定管型内沉积的免疫球蛋白,特异性好、准确性高

表 7-38　常用尿液有形成分显微镜检查方法及评价

方法	优点	缺点	应用
未离心直接涂片法	简便,不影响有形成分形态	易漏检	适合于有形成分较多的尿液标本
离心直接涂片法	阳性率高	操作烦琐不易规范,报告不统一,离心可破坏有形成分形态,使检查困难或漏检	适于有形成分较少的尿液标本,多用于试带法检查后结果的确证,但需要标准化
离心染色法	阳性率更高,便于识别有形成分	操作烦琐,一种染色难以有效识别所有有形成分	主要用于鉴别尿液有形成分,防止漏检
标准化定量计数板法	操作及报告标准化	成本较高,操作烦琐	推荐的标准化方法

【质量保证】

1. 标本要求　同尿液有形成分非染色镜检。

2. 尿液 pH 对染色效果的影响　①SM 染色:尿液 pH 6 时染色效果最佳,pH 6~8 亦可使用。但尿液 pH>8 时需用盐酸溶液(6mol/L)调节 pH 至5.5 左右,再行染色;②S 染色:尿液 pH>8 时可出现过度蓝染效果,此时可将沉渣标本用生理盐水洗涤 2~3 次后,再行染色。

3. 染液用量及观察时间　尿液有形成分和 S-M 染液比例以 4:1 或 5:1 为佳,染色后 10 分钟内观察。

三、参考区间与临床意义

【参考区间】　尿液主要有形成分检查的参考区间见表7-39。

表 7-39　尿液主要有形成分检查的参考区间

方法	红细胞	白细胞	透明管型	上皮细胞	细菌/真菌
未离心直接涂片法	0~偶见/HP	0~3 个/HP	0~偶见/LP	少见	—
离心直接涂片法	0~3 个/HP	0~5 个/HP	0~偶见/LP	少见	—
标准化定量计数板法(个/μl)	男:0~4 女:0~9	男:0~4 女:0~9	—	—	—

【临床意义】

（一）红细胞

尿液中未染色红细胞与血液中的红细胞形态类似,形态为双凹圆盘形,淡黄色,直径约 7~8μm,无核。但受红细胞来源、尿 pH、渗透压及在体外放置的时间等的影响,可发生以下变化:①环状红细胞:因血红蛋白大量溢出变成空心环状;②棘形红细胞:因细胞膜损伤,细胞质非对称性外溢所致;③红细胞大小不等:红细胞大小可相差 3~4 倍;④破碎红细胞:可见新月形、星形、三角形等;⑤其他:如细胞质从细胞膜向外凸出呈芽状小泡,细胞中央部分胞质丢失,而形似炸面包圈样等。

尿液中红细胞在不同渗透压和 pH 条件下也发生形态变化,尿液异常形态红细胞见表7-40。

表 7-40　尿液异常形态红细胞

尿液性质	红细胞形态变化特点
高渗尿液	红细胞皱缩,体积变小,似锯齿形、棘形或桑椹状
低渗尿液	红细胞胀大,血红蛋白溢出,仅留下细胞膜,成为大小不等的空环形或面包圈样,称为影形红细胞
酸性尿液	红细胞形态可保持正常
碱性尿液	红细胞膜脂质外层面积增加,细胞肿胀,边缘不规则,容易溶解破裂

应用相差显微镜、扫描电镜和普通光学显微镜,经细胞活体染色后观察尿液中红细胞,可将血尿分为三种:①均一性血尿(非肾小球性血尿):大部分红细胞(>70%)为正常红细胞,或多形性<50%,棘形红细胞<5%,畸形红细胞类型不超过两种以上(图7-4),见于非肾小球性损伤;②非均一性血尿(肾小球性血尿):尿液中畸形红细胞的类型在两种以上,其中红细胞形态多形性≥80%,棘形红细胞≥5%,表现为红细胞大小改变、形态异常和红细胞内血红蛋白分布及含量变化。红细胞体积可相差 3～4 倍,可见大红细胞、小红细胞、棘形红细胞、皱缩锯齿形红细胞、影形红细胞、半月形红细胞、颗粒形红细胞等(图7-5);③混合性血尿:为形态正常的红细胞与畸形红细胞混杂的血尿,依据某类红细胞超过50%,又可分为均一性和非均一性红细胞为主型血尿。

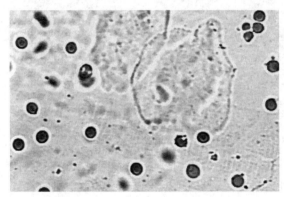

图 7-4　均一性血尿红细胞(未染色)

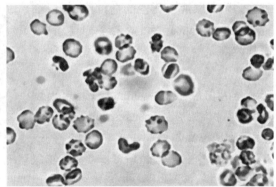

图 7-5　非均一性血尿红细胞(未染色)

注意尿液中红细胞与球形草酸钙、脂肪球和酵母菌的鉴别(表7-41)。必要时可做瑞氏染色或隐血试验协助鉴定。

表 7-41　尿液中红细胞与球形草酸钙、脂肪球和酵母菌的鉴别

	红细胞	酵母菌	球形草酸钙结晶	脂肪球
形态	淡黄色,圆盘形	无色,椭圆形	圆或椭圆形	正圆形
大小	新鲜时基本一致	不一	不一,较大	相差悬殊
折光	弱	强	强	强
排列	无规律	出芽	常有典型晶体并存	散在

续表

	红细胞	酵母菌	球形草酸钙结晶	脂肪球
水破坏实验	可破坏	不破坏	不破坏	不破坏
化学实验	隐血阳性	隐血阴性	10%盐酸溶解	苏丹Ⅲ染色阳性
特性	溶于醋酸或皂苷	不溶于醋酸或皂苷	不溶于醋酸	苏丹Ⅲ染红色

（二）白细胞

健康成人尿液中的白细胞主要为中性粒细胞,偶尔见到淋巴细胞、单核细胞及嗜酸性粒细胞。新鲜尿液中的白细胞外形与周围血中的白细胞形态结构相同,镜下呈圆球形,直径 10 ~ 14μm,较红细胞大,不染色时细胞核较模糊,胞质内颗粒清晰可见,无明显退变,常分散存在,外形完整(图 7-6)。加 2% 冰乙酸处理后可看到分为 2 ~ 4 个叶的细胞核,核染色质呈细粒状。Wright-Giemsa 染色后粒细胞的胞核呈紫红色,胞质中可见紫色颗粒。在高渗及酸性尿液中白细胞常皱缩。在低渗及碱性尿液中,白细胞常肿大,约半数在 2 小时内溶解。低渗尿液中,中性粒细胞胞质内颗粒呈布朗运动,在油镜下可见灰蓝色发光现象(由于光的折射),运动似星状闪光,故称为闪光细胞(glitter cell),多见于急性肾盂肾炎。

脓细胞(pus cells)是在炎症过程中被破坏、变性或坏死的中性粒细胞。其外形多变,不规则,胞质内充满粗大颗粒,胞核模糊不清,常聚集成团,边界不清。脓细胞多为陈旧尿液中死亡的白细胞,与白细胞并无本质上的区别,两者常相伴增多,而其数量多少更为重要。尿液白细胞>5个/HP,称镜下脓尿(microscopic pyuria)。尿液呈乳白色,含大量白细胞,甚至出现块状,称为肉眼脓尿(macroscopic pyuria)。

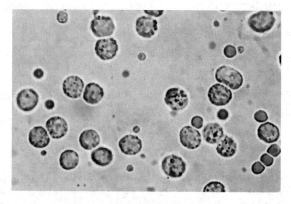

图 7-6 尿液中白细胞(未染色)

【临床意义】

1. 中性粒细胞大量增多　常见于泌尿系统炎症,如肾盂肾炎、膀胱炎、前列腺炎、精囊炎、尿道炎、阴道炎、宫颈炎、附件炎,肾结核等,也可见于肾肿瘤。闪光细胞常见于肾盂肾炎、膀胱炎。

2. 淋巴细胞和单核细胞增多　多见于泌尿道慢性炎症和肾移植术后发生排斥反应、应用抗生素及抗癌药物等引起的间质性肾炎和新月体性肾小球肾炎。急性肾小管坏死时单核细胞也可减少或消失。

3. 嗜酸性粒细胞增多　见于某些急性间质性肾炎、药物所致变态反应、过敏性炎症、变态反应性泌尿系统炎症等。

（三）吞噬细胞

尿液中的吞噬细胞(phagocyte)有两种:小吞噬细胞和大吞噬细胞。前者来自中性粒细胞,体积约为白细胞的 2 ~ 3 倍,多吞噬细菌等微小物体。后者来自单核细胞称为巨噬细胞(macrophage)。一般为圆形或椭圆形,边缘多不整齐,体积约为白细胞的 3 ~ 6 倍。胞核呈肾形或类圆形,结构细致,稍偏位;胞质丰富,常有空泡,胞质中吞噬的物体很多,如红细胞、白细胞碎片、脂肪滴、精子、颗粒状物体以及其他不易识别的多种成分(图 7-7,图 7-8)。

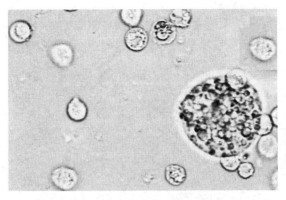

图 7-7 尿液中巨噬细胞(未染色)

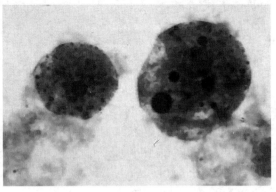

图 7-8 尿液中巨噬细胞(Stemheimer 染色)

【临床意义】 尿液中出现吞噬细胞可提示泌尿道急性炎症。见于急性肾盂肾炎、膀胱炎、尿道炎等,常伴有白细胞和脓细胞的增加,并伴有细菌。尿液吞噬细胞数量常与炎症程度有密切关系。

(四)上皮细胞

尿液中脱落的上皮细胞来源于肾小管、肾盂、肾盏、输尿管、膀胱和尿道等。阴道脱落的鳞状上皮细胞亦可混入尿液中。尿液中常见的上皮细胞类型有:鳞状上皮细胞、柱状上皮细胞、移行上皮细胞、肾小管上皮细胞。在尿液检查时应进行分类报告。

1. 鳞状上皮细胞 鳞状上皮细胞(squamous epithelial cell)又称复层扁平上皮细胞(stratified pavement epithelial cells),来自输尿管下部、膀胱、尿道和阴道的表层。鳞状上皮细胞为尿液中最大的上皮细胞,扁平似鱼鳞状、不规则,多边多角,边缘常卷曲,胞核很小,呈圆形或卵圆形,有时可有 2 个以上小核,完全角化者核更小,甚至看不见(图 7-9)。

2. 柱状上皮细胞 来自尿道中段、精囊、尿道腺等处。大多呈圆柱形,细胞长约 15 ~ 30μm,多呈圆柱形,上宽下窄;核偏于一侧,位于中下或接近底部;有些柱状上皮细胞在顶部有密集的纤毛。

3. 移行上皮细胞(transitional epithelium) 由肾盂、输尿管、膀胱和尿道近膀胱段等处的移行上皮组织脱落而来。因其来源不同,移行上皮细胞的形态随脱落时器官缩张状态的差异而变化,故形态多样,通常分如下 3 种:

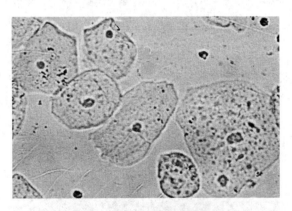

图 7-9 鳞状上皮细胞(未染色)

(1)表层移行上皮细胞:因胞体较大又称大圆上皮细胞,其体积、形态可随着器官的充盈和收缩状态而变化。器官充盈时,脱落细胞体积约为白细胞的 4 ~ 5 倍,多呈不规则圆形,胞核较小居中。器官收缩时,则胞体较小,约为白细胞的 2 ~ 3 倍,形态较圆(图 7-10)。正常尿液中偶见,膀胱炎时可大量成片脱落。

(2)中层移行上皮细胞:又称尾形上皮细胞(tailed epithelial cell)或纺锤状上皮细胞。体积大小不一,常呈梨形、纺锤形或带尾形,胞核较大,呈圆形或椭圆形(图 7-11),因多来自肾盂,故又称为肾盂上皮细胞。有时亦可来自输尿管及膀胱颈部。

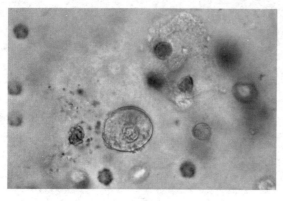

图 7-10　表层移行上皮细胞

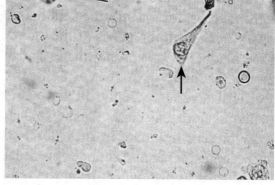

图 7-11　中层移行上皮细胞

（3）底层移行上皮细胞：形态较圆，与肾小管上皮细胞统称为小圆上皮细胞。但两者有差别，底层移行上皮细胞体积较大，而胞核较小。肾小管上皮细胞体积较小，而胞核较大。三种常见移行上皮细胞特征和鉴别特点见表 7-42。

表 7-42　三种常见移行上皮细胞特征和鉴别

鉴别要点	表层移行上皮细胞（器官充盈）	表层移行上皮细胞（器官收缩）	中层移行上皮细胞	底层移行上皮细胞
细胞形态	不规则圆形	圆形	多呈尾形、纺锤形和梨形	多呈圆形，椭圆形和不规则形
细胞大小	为白细胞的 4 ~ 6 倍	为白细胞的 2 ~ 3 倍	体积大小不一，长度约 20 ~ 40μm	体积较小，比肾小管上皮细胞略大。胞质中颗粒少
细胞核	核小且居中	稍大居中	核稍大，圆形或椭圆，常居一侧	稍大，但较肾小管上皮细胞的核略小

4. 肾小管上皮细胞（renal tubular epithelium）　来自肾小管，其形态不一，在尿液中容易变形，有小圆形或不规则形，也可呈多边形，又称多边形细胞或小圆上皮细胞。肾小管上皮细胞与白细胞相似，体积比中性粒细胞略大，一般不超过 15μm，单个核，较大且明显，多呈圆形，胞质中有小空泡、颗粒或脂肪小滴，颗粒分布不规则，多少不定，有时较多，甚至看不清细胞核（图7-12）。

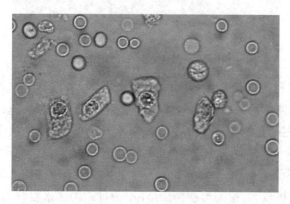

图 7-12　肾小管上皮细胞（未染色）

【临床意义】

1. 鳞状上皮细胞　正常男性尿液中少见，成年女性尿液中略多。当大量出现同时伴有白细胞数量增加时，表示泌尿道有炎症病变。女性常见阴道分泌物来源的阴道鳞状上皮细胞，一般无临床意义。

2. 柱状上皮细胞　正常人尿液中几乎不见柱状上皮细胞，如尿液中出现较多，提示慢性尿道炎或慢性前列腺炎、慢性膀胱炎（膀胱移行上皮在炎症作用下化生为腺上皮）。

3. 移行上皮细胞 移行上皮细胞增多提示相应部位的病变,如膀胱炎时可见大量大圆上皮细胞,并可伴有较多白细胞出现。肾盂肾炎时可见大量中层移行上皮细胞成片脱落,若底层移行上皮细胞较多脱落或成片脱落,表明从肾盂到尿道有炎症或坏死性病变。

4. 肾小管上皮细胞 正常人尿液中不会出现或偶然出现肾小管上皮细胞,当该类细胞明显增多时表示肾小管出现病变。急性肾小球肾炎时可在尿液中发现较多肾小管上皮细胞,当大量或成堆出现时,表示肾小管有坏死性病变。肾移植术后一周内,尿内可发现较多的肾小管上皮细胞,随后可逐渐减少至恢复正常。当发生排斥反应时尿液中可再度大量出现肾小管上皮细胞,并可见上皮细胞管型。在某些慢性肾病中,肾小管上皮细胞可发生脂肪变性,浆内充满脂肪颗粒,甚至将胞核覆盖,则称复粒细胞(图 7-13)或脂肪颗粒细胞。在肾慢性出血、梗死或血红蛋白尿时,肾小管上皮细胞内出现微褐色的含铁血黄素颗粒,经普鲁士蓝染色后显示蓝色颗粒。含铁血黄素颗粒若超过肾小管上皮细胞转运能力时,在上皮细胞内沉积,细胞脱落随尿排出,形成含铁血黄素尿,提示血管内溶血所致的血红蛋白尿、肾慢性出血、肾梗死等。

(五)尿液管型

1. 管型形成条件 管型(cast)是尿液中蛋白在肾小管、集合管内凝固而形成的圆柱状结构物。形成管型的必要条件是:①原尿液中有少量的清蛋白和由肾小管分泌的 Tamm-horsfall 糖蛋白(T-H 蛋白),这是构成管型的基质和首要条件,其中 T-H 蛋白最易形成管型的核心;②肾小管有使尿液浓缩、酸化的能力,浓缩既可提高蛋白质含量,又能提高盐类的浓度,尿液酸化后还能促进蛋白质的沉淀;③肾脏具有可供交替使用的肾单位:正常两肾脏共约有 200 万个肾单位,有利于管型的形成与排泄,尿液在发生病变处于"休息"状态下的肾单位内淤滞,有足够的时间形成管型,当该肾单位得到修复,恢复功能重新排尿时,已形成的管型可随尿液排出。

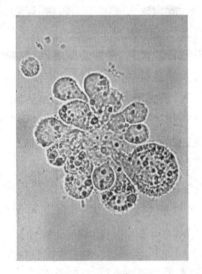

图 7-13 复粒细胞

2. 管型的种类和临床意义 尿液管型的主要类型有透明管型、颗粒管型、细胞管型、蜡样管型、脂肪管型、肾衰竭管型及其他管型和类管型物质。

(1)透明管型:透明管型(hyaline cast)又称玻璃管型,主要由 T-H 蛋白和少量清蛋白及氯化钠共同构成,是各种管型的基本结构。呈无色透明或半透明,质地菲薄,表面较光滑,折光性较弱,适合较暗视野观察(图 7-14)。为防止遗漏,可加 S-M 染色液染色提高检出率。透明管型在碱性或低渗尿内最易溶解消失,故应及时镜检。

【临床意义】 健康成人尿液中偶见透明管型(0 ~ 偶见/LP)。当肾脏有轻度或暂时性功能改变时,如剧烈运动、长期发热、心力衰竭、麻醉或服用利尿剂后,可见少量透明管型,儿童尿液中透明管型较成人略多,老年人尿液中也见增多。透明管型明显增多见于肾实质病变,如急性或慢性肾小球肾炎、肾病综合征、肾脏动脉硬化、肾淀粉样变性、急性肾盂肾炎、肾瘀血、充血性心力衰竭及恶性高血压等。

(2)颗粒管型:管型中的颗粒含量占管型面积 1/3 以上时称为颗粒管型(granular cast)。颗粒来自崩解变性的细胞残渣、血浆蛋白及其他物质。颗粒管型外形常较透明管型短而宽大,容易折裂,可有不规则的断端,呈无色、淡黄褐色或棕黑色,其颗粒轮廓清晰。目前主张不分粗颗粒管型和细颗粒管型,一律统称颗粒管型(图 7-15)。

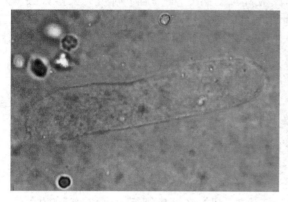

图 7-14　透明管型（未染色）

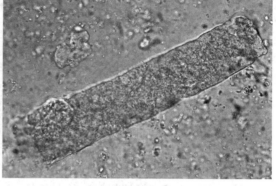

图 7-15　颗粒管型（未染色）

健康成人尿液中无颗粒管型，但在剧烈运动后、高热、脱水等情况下可偶见颗粒管型。颗粒管型的增多提示肾脏有实质性病变，如急性或慢性肾小球肾炎、肾病综合征、肾小管硬化症、慢性肾盂肾炎、慢性铅中毒及肾移植的急性排斥反应等。在急性肾衰竭的多尿早期，尿液中可有大量颗粒管型。慢性肾炎晚期出现颗粒管型时提示预后不良。颗粒管型与透明管型常同时出现，多见于急性或慢性肾小球肾炎、肾病综合征、肾小管硬化症、慢性肾盂肾炎、严重感染及肾动脉硬化。近年来用透射电镜观察尿液有形成分超薄切片，发现普通光镜下的某些颗粒管型，实际上是细菌管型、白色念珠菌管型（见于肾脓肿及白色念珠菌败血症患者）或是血小板管型（见于急性 DIC 患者）。

（3）细胞管型：管型基质中含有细胞且其含量占管型面积的 1/3 以上时称为细胞管型（cellular cast）。根据细胞种类不同，细胞管型可分为红细胞管型、白细胞管型和上皮细胞管型。

1）红细胞管型（erythrocyte cast）：管型中以红细胞为主体，外观略带黄褐色，可见到完整清晰、形态正常或异常的红细胞个体，易于识别。但有时红细胞常互相粘连而无明显的界限，有时甚至残缺不全，在管型边缘可见形态完整的红细胞，有时因溶血仅可见到红细胞淡影或破碎的红细胞（图 7-16）。当肾梗死时，红细胞管型可发生变性，在尿液中呈粗大棕色的颗粒管型。也可因红细胞溶解破坏而形成红褐色的血液管型（blood cast）或均质化的血红蛋白管型（hemoglobin cast）。

正常人尿液中无红细胞管型和血红蛋白管型。出现红细胞管型提示肾单位有出血性改变。可见于急性肾小球肾炎、慢性肾炎急性发作、肾出血、急性肾小管坏死、肾移植排斥反应、肾静脉血栓形成等，亦可见于狼疮性肾炎、亚急性心内膜炎、恶性高血压及 IgA 肾病等。

2）白细胞管型（leukocyte cast）：管型内容物以白细胞为主，有时含有退化变性坏死的白细胞，一般多为中性粒细胞。白细胞虽呈球形，但常重叠聚集成块状。在普通光镜下，非染色标本有时易与肾小管上皮细胞混淆，但白细胞管型过氧化物酶染色（POX）呈阳性（图 7-17），加酸后中性粒细胞的核分叶情况更清楚。用染色法能更加仔细观察细胞核及胞质形态和特点，较容易鉴别。

正常人尿液中不会出现白细胞管型。若尿液中检出白细胞管型常提示肾实质有感染性病变，见于急性肾盂肾炎、肾脓肿、间质性肾炎、急性肾小球肾炎、肾病综合征、红斑狼疮性肾炎。

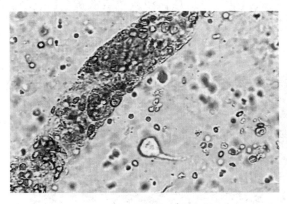

图 7-16　红细胞管型（未染色）

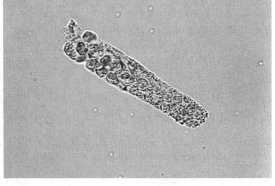

图 7-17　白细胞管型

3）肾小管上皮细胞管型（renal epithelial cast）：又称肾上皮细胞管型，管型内含肾小管上皮细胞，典型的细胞呈瓦片状排列，充满管型，细胞大小不等，核形模糊，有时呈浅黄色（图 7-18）。此管型常难与白细胞管型区别，但管型内具有肾小管上皮细胞，比白细胞略大，可呈多边形，细胞核较大，酯酶染色呈阳性，过氧化物酶染色呈阴性，借此可与白细胞管型鉴别。正常人尿液中无肾小管上皮细胞管型。尿液中检出肾小管上皮细胞管型提示肾小管病变、肾小管上皮细胞变性脱落。常见于急性肾小管坏死、急性肾炎、肾淀粉样变性、间

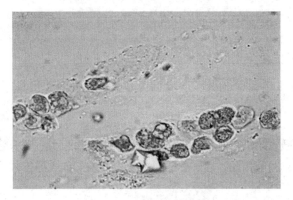

图 7-18　肾上皮细胞管型

质性肾炎及重金属或药物中毒等。肾移植后 3 天内尿液出现肾上皮细胞管型，为排异反应的指标之一。

4）混合细胞管型：是两种以上细胞同时存在的混合管型。见于活动性肾小球肾炎、缺血性肾小球坏死、肾梗死及肾病综合征等。

表 7-43　几种细胞管型的鉴别要点

鉴别要点	白细胞管型	红细胞管型	肾小管上皮细胞管型
管型颜色	无色~灰白色	淡黄~黄褐色	无色~灰白色
细胞大小（μm）	10~14	7~9	13~18
细胞核形	多核、分叶核为主	红细胞溶解	圆形或椭圆形单核
稀酸破坏实验	白细胞不溶，核形清晰显现	红细胞溶解	上皮细胞不溶，核形清晰可见
过氧化物酶染色	白细胞：阳性	红细胞：阴性	上皮细胞：阴性
背景细胞	出现散在白细胞为主	出现散在红细胞为主	见散在的肾上皮细胞

（4）蜡样管型：是一种均一的不含细胞及颗粒的管型，呈蜡烛样浅灰色或淡黄色，边缘清晰、常有切迹、折光性强、质地厚、易折断，多数较短而粗，一般略有弯曲，末端常不整齐（图 7-19）。在低渗溶液、水和不同的 pH 介质内均不溶解，免疫荧光染色检查无 T-H 蛋白。

正常人尿液中无蜡样管型。尿液中检出蜡样管型是预后不良的征象，提示病情严重，有少尿或无尿现象存在，肾小管有严重坏死或肾单位慢性损害。多见于慢性肾小球肾炎晚期、慢性肾衰竭、肾淀粉样变、肾功能不全、肾移植慢性排斥反应等。

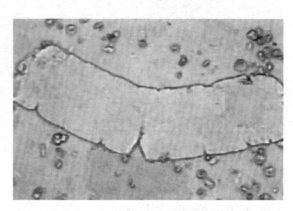

图 7-19　蜡样管型（未染色）

（5）脂肪管型：管型中脂肪滴含量占管型面积的 1/3 以上时称脂肪管型（fatty cast）。脂肪管型是由肾小管上皮细胞脂肪变性、崩解，大量脂肪滴进入管型内而形成。管型呈灰色或灰蓝色，脂肪滴大小不等，圆形，折光性强。（图 7-20），当脂肪滴较大时，用偏振荧光显微镜检查可见马耳他十字。

正常人尿液中无脂肪管型。脂肪管型提示肾小管损伤、肾小管上皮细胞发生脂肪变性，见于肾病综合征、亚急性肾小球肾炎、慢性肾小球肾炎、中毒性肾病等。

（6）肾衰竭管型（renal failure casts）：也称为宽大管型（broad cast），多数由颗粒管型和蜡样管型演变而来，其宽度可达 50μm 以上，是一般管型的 2~6 倍，既宽又长，不规则，易折断，有时呈扭曲形。宽大管型内可包容颗粒、细胞等各种成分，也可形成蜡样（图 7-21）。

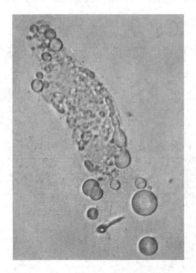

图 7-20　脂肪管型

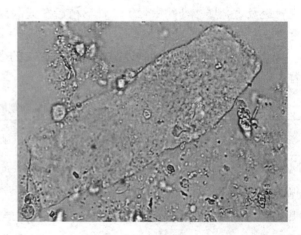

图 7-21　肾衰竭管型

正常人尿液中无肾衰竭管型。出现时提示肾脏局部有严重的尿液滞留，导致肾小管扩张形成粗大的管型。常见于肾功能不全患者的尿液中。在异型输血的溶血反应、急性肾衰竭时可见到。

（7）其他管型和类管型物质：在某些病理情况下，尿液中还可出现一些少见管型和一些类管型物质：①细菌管型（bacterial cast）或真菌管型（fungus cast）管型含大量细菌或真菌，常见于肾脏细菌或真菌感染；②血红蛋白管型（hemoglobin cast）管型内充满血红蛋白。可见于输血血型不符合造成的溶血反应、急性肾小管坏死、肾出血、肾脏移植术后排斥反应等；③胆红素管型（bilirubinic cast）管型中充满金黄色的非晶体形胆红素颗粒，见于重症黄疸；④黏液丝（mucous strands）多为长线条状，不规则，粗细不等，边缘不清晰，末端尖细卷曲、分支，可见于健康人尿液中，尤其女性多见，大量出现表示尿道受刺激或有炎症反应；⑤类圆柱体：类似透明管型，一端或两端尖细呈螺旋形卷曲，可能是集合管产生的黏液丝，也可能是尚未完全形成的透明管型，常与透明管型同时存在，多见于肾脏血循环障碍。

（六）尿液结晶

尿液中的结晶析出，与尿液中该物质浓度、饱和度、尿液pH、温度和保护性胶体物质（主要是黏蛋白）的浓度有关。结晶多来源于食物或盐类代谢物。尿液中的结晶一般分为生理性结晶、病理性结晶和药物性结晶。

1. 生理性结晶　生理性结晶多来自食物及机体的正常代谢，一般无临床意义。但有些结晶如草酸钙结晶，虽为正常人进食后尿液中出现的结晶，但当其大量持续出现于患者新鲜尿液内时，又是尿路结石诊断依据之一。

（1）草酸钙结晶（calcium oxalate crystal）：为无色、方形、折光性强的八面体或信封样，有两条对角线互相交叉，有时呈菱形，偶见哑铃形或饼状（图7-22）。是正常代谢成分，比较常见。若新鲜尿液有大量草酸钙结晶，并伴有红细胞增多时，提示为肾或膀胱结石的征兆。尿路结石约90%为草酸钙结晶。

（2）尿酸结晶（uric acid crystal）：呈钻石形、立方形或堆积成玫瑰花形，薄的结晶常无色，厚的结晶呈黄色至红褐色（图7-23）。大量尿酸结晶见于高尿酸肾病及尿酸结石，亦可见于急性痛风症、儿童急性发热、慢性间质性肾炎等。

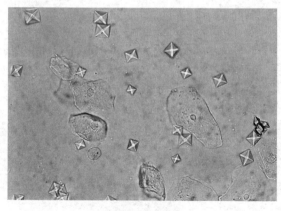

图7-22　草酸钙结晶

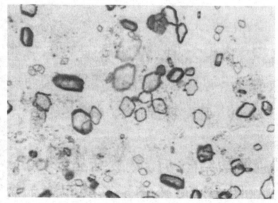

图7-23　尿酸结晶

（3）非晶形尿酸盐（amorphous urates）：主要是尿酸钠、尿酸钾、尿酸钙等的混合物，外观呈小的黄褐色颗粒，似沙子样。一般无临床意义。

（4）磷酸钙结晶（calcium phosphate crystal）：无色、薄、楔形或玫瑰花样，具有针状末端。如果长期在尿液中见到大量磷酸钙结晶，则应排除甲状旁腺功能亢进、肾小管性酸中毒或因长期卧床引起的骨质脱钙。

2. 病理性结晶

（1）胆红素结晶（bilirubin crystal）：为黄褐色，成束针状或小块状（图7-24）。可被白细胞吞噬。多见于黄疸、急性肝坏死、肝癌、肝硬化、急性磷中毒等。

（2）胱氨酸结晶（cystine crystal）：呈无色、六边形，边缘不整，折光性强，薄片状结晶（图7-25），健康人尿液中少见，大量胱氨酸结晶是肾或膀胱结石的先兆。

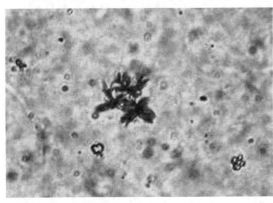

图7-24　胆红素结晶

图7-25　胱氨酸结晶

（3）亮氨酸结晶（leucine crystal）：呈黄色、褐色，球形，表面有密集辐射状条纹，折光性强，似脂肪滴（图7-26），酪氨酸结晶（tyrosine crystal）呈无色、黄色，细针状，成堆或羽毛状（图7-27），由蛋白质分解而来，少见，出现此结晶提示预后不良，见于严重的肝脏疾病，如急性重型肝炎；还可见于组织大量坏死性疾病，急性磷中毒、糖尿病昏迷、白血病、伤寒等；也见于代谢紊乱性疾病。

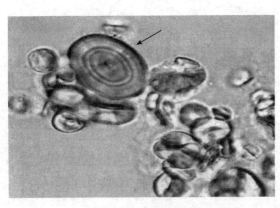
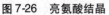
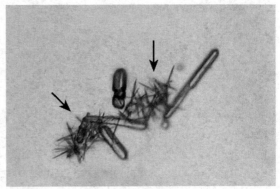

图7-26　亮氨酸结晶

图7-27　酪氨酸结晶

（4）胆固醇结晶（cholesterol crystal）：缺角的长方形或方形，无色透明薄片状（图7-28）。健康人尿液中少见，可见于膀胱炎、肾盂肾炎、淋巴结病、乳糜尿、严重的泌尿道感染和肾病综合征患者，也偶见于脓尿患者。

3. 药物结晶

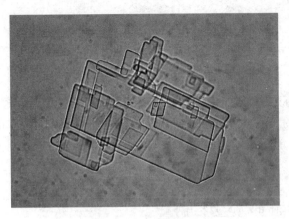

图7-28　胆固醇结晶

（1）磺胺类结晶：磺胺类药物较多，形成的结晶形态各不相同。目前临床上常见的磺胺嘧啶（别名磺胺哒嗪）和磺胺甲基异噁唑（别名新诺明），易在酸性尿液中析出结晶，前者呈淡黄色不对称麦秆束状或球状，但其束常偏在一侧，两端不对称，有时呈贝壳状结晶；后者呈无色透明的长方形或正方形的六面体结晶，厚度大，有立体感，散在或集中呈十字排列。如在新鲜尿液中发现大量磺胺结晶，同时与红细胞或管型并存，多表示肾脏已受磺胺药物损害，应立即停药，大量饮水，服用碱性药物使尿液碱化，以保护肾不进一步损害。

（2）放射造影剂：使用放射造影剂泛影酸、碘番酸和泛影葡胺等后，可在尿液中发现束状、球状、多形性结晶。尿液比密可明显升高（>1.050）。结晶溶解于氢氧化钠溶液，但不溶于乙醚、氯仿等有机溶剂。此结晶对人体无显著影响，多次排尿后可自动清除。

（3）解热镇痛药：如服用阿司匹林等含磺基水杨酸类的药物时，可能尿液中出现双折射性斜方形或放射性结晶体。

（七）尿液其他有形成分

1. 细菌　健康人尿液从形成到储存于膀胱，这一阶段中并没有细菌生长，若检出少量细菌，主要可能是因采集标本时，标本被污染所致，一般无临床意义。尿液中细菌既可是革兰阴性杆菌也可是革兰阳性球菌，以大肠埃希菌、葡萄球菌、链球菌、变形杆菌等多见。临床上按无菌要求采取的标本中，如出现多量的细菌，并伴有大量脓细胞和上皮细胞时，提示尿路感染。革兰阴性菌落计数≥10^5/ml 提示泌尿系统感染，革兰阳性球菌菌落计数≥10^4/ml 即有诊断价值。膀胱炎、肾盂肾炎以革兰阴性杆菌为主，性传播性疾病患者尿液中可查到淋病奈瑟菌，泌尿系统结核患者尿液中可查到抗酸杆菌。

2. 真菌　①白假丝酵母菌：不染色状态下无色，大小为 2.5～5μm，椭圆形或短圆柱形，有时因芽生孢子而集群，一般是尿液被阴道分泌物污染所致。如为假丝酵母菌还可见到假菌丝，革兰染色油镜下观察，可见革兰阳性孢子或与出芽细胞相连接的菌丝；②酵母菌：卵圆形，似红细胞，折光性较强，可见芽胞和假菌丝，多见于糖尿病患者、女性尿液及碱性尿液中。

3. 寄生虫及虫卵　①阴道毛滴虫多来自女性白带，常见于女性尿液中，也可偶见于男性尿，一般为感染所致；②尿液被粪便污染时，可检出肠道寄生虫或虫卵，如溶组织内阿米巴、蛔虫卵、蓝氏贾第鞭毛虫等；③乳糜尿液中可检出微丝蚴。尿液中的寄生虫及虫卵多因标本被污染所致。

4. 其他　男性尿液有时还可见精液及前列腺液中的成分，如卵磷脂小体、精子等；泌尿生殖系统肿瘤，如肾癌、膀胱癌、前列腺癌等，尿液中有时可查到胞体较大的肿瘤细胞，未染色的尿沉渣检验一般难以确定，必要时可进行染色后检验。

（江新泉）

第七节 尿液一般检查的质量保证

尿液一般检查是临床最常用的化验指标之一,如何为临床提供快速准确的检验结果,做好质量控制是非常必要的。它不仅是实验室的问题,还需要患者、临床各科医护人员和实验室的紧密配合,采取多种措施,进行严格管理,才能防止差错的发生。尿液一般检验的质量控制大致包括分析前、分析中和分析后的质量控制。

一、分析前的质量控制

尿液分析前的标本质量是整个分析过程的前提,这项工作做得好坏直接影响到检验结果的正确与否。据统计临床反馈不满意检验结果 80% 的报告,可溯源到分析前标本质量不符合要求。

1. 有关尿液标本采集一般要求,尿液标本采集容器及器材,尿液标本运送与贮存,尿液标本采集生物安全和检测后处理等方面的内容已在本章第二节介绍,此处不再赘述。

2. 标明用药情况 临床医师在申请单上应注明治疗药物的名称和剂量,如大剂量输注青霉素、葡萄糖,可使尿蛋白质、尿葡萄糖检查呈现假阳性;大剂量用头孢霉素或庆大霉素等药物时,白细胞可出现假阴性;维生素 C 浓度超过 100mg/L,可使 GLU,BLD 测定呈阴性反应(试带法)。使用磺胺药物治疗,特别注意尿液有形成分中的红细胞和结晶。肾炎患者青霉素治疗时,因青霉素 90% 以上通过尿液排泄,可干扰尿蛋白的检查,使干化学法蛋白检查呈阴性反应。

二、分析中的质量控制

(一)尿干化学分析的质量控制

必须掌握质控的标准:①每次必须使用"正常"和"异常"两种浓度的质控物进行试验;1 天内最好使用同 1 份质控标本;②质控物的测定结果由"正常"结果变成"异常"结果,或由"异常"结果变成"正常"结果,均为失控;③任意一个试剂模块的检测结果与质控尿液期望"靶值"允许有 1 个定性级的差异,否则为失控;④根据各实验室的具体情况每天或隔日随机做质控检测,使用不同批号的试剂带前均需做质控,并对仪器进行校正;⑤质控物的测定结果由于某些原因超出质控要求的范围表示失控,则需从检查试剂带、质控物、校准仪器等方面综合查找原因;⑥实验中,除严格实验操作外,还应做到:第一,对新购的仪器要进行全面的鉴定,合格后方能使用;第二,对使用中的仪器要根据操作需要和厂家对仪器的要求,定期对仪器进行校正,保证仪器准确;第三,每日工作前对仪器和试剂带按一定的程序进行检查,在检查中首先应将质控物放入室温,使其温度与室温一致,否则会因温度影响使部分结果偏低。

(二)尿液有形成分分析的质量控制

目前对于尿液有形成分的质控尚缺少公认的统一方法,因此需要建立尿液有形成分的显微镜检查的标准化操作方法,解决实验室内部操作不规范问题。

1. 标准化操作 严格按照操作规程进行检查,CLSI、日本实验室标准委员会(JCCLS)和

CCCLS 对尿液有形成分显微镜检查有严格要求见表7-44。

表7-44　有关尿液有形成分显微镜检查规范操作比较

项目	CCCLS	CLSI	JCCLS
标本要求	晨尿,放置时间不超过2小时	晨尿,放置时间不超过2小时	放置时间不超过2小时
标本量(ml)	10	8,10,12,15	10
离心管	带刻度离心管	透明塑料或玻璃、带刻度、有盖、圆锥形或缩窄型底部试管	透明塑料或玻璃、带刻度、尖底试管
离心机要求	水平式离心机	离心时能自动锁盖、保持室温的水平式离心机	水平式离心机
离心力(g)	400	400	500
离心时间(分钟)	5	5	5
留取沉渣量(ml)	0.2	0.2	0.2
检查量(μl)	20	20	15
玻片规格(mm²)	18×18	22×22	18×18
显微镜要求	双目普通光学显微镜	双目普通光学显微镜	双目普通光学显微镜
镜检观察要求	湿片法,观察视野:细胞10个高倍视野,管型20个低倍视野	湿片法	湿片法,观察视野数目20~30个,不少于10个
结果报告方式	细胞:最低值~最高值/HP管型:最低值~最高值/LP	每毫升尿液有形成分数量	细胞/HP、管型/LP报告视野均值

2. 离心机　采用有盖、水平式离心机,离心机转速显示应准确、直观,定期校正,离心机内温度应保持在15~25℃。

3. 离心　尿液标本应为10ml,如不足10ml,则报告时应注明。RCF400g,离心5分钟,应避免离心力过大对有形成分特别是管型的破坏。

4. 制备涂片或充入标准化沉渣定量计数板　手持离心管45°~90°迅速弃去上层尿液,保留0.2ml尿液,轻轻混匀后,取1滴(大约20μl)沉淀物置载玻片上,用18mm×18mm的盖玻片覆盖后(避免产生气泡)显微镜检查。如采用标准化沉渣定量计数板,则混匀后吸取15~20μl沉淀物充入计数板内。

5. 尿液结晶、细菌、真菌、寄生虫等有形成分报告　尿结晶、细菌、真菌、寄生虫等以+、++、+++、++++或1+、2+、3+、4+形式报告。

6. 尿液有形成分分析质控物　目前市面上供应的尿液质控物,只有干化学测试项目,因尿液有形成分(红细胞)制作起来难度较大,在市场难以购买。只有全自动尿液有形成分分析仪(流式细胞型)的厂家提供了尿液有形成分质控物,并要求每天开机时做质控,仪器处于"在控"时即可检测患者标本。

质控物的质量是质控工作的关键,也是提高尿液分析准确性的必要条件,通常对质控物的要求有以下几点:①质控物应成分稳定,批内分装均匀,易于保存和运输,复溶后成分无变化;②选择质控物时,最好使用多项复合质控物。有条件的实验室最好同时使用高、低两个值的质控物。目前有报道采用的自制尿液沉渣质控物有以下几种：

（1）醛化红细胞、白细胞和管型：红细胞及白细胞可来自血标本，通过洗涤或不同比重试剂纯化。有作者介绍白细胞可收集尿路感染的新鲜尿或白带，经盐水洗涤、滤网过滤等纯化步骤，可获得较满意的纯化效果。管型来自肾炎患者新鲜尿标本，经沉淀浓缩、洗涤、过滤收集。将收集到的红细胞、白细胞及管型浓缩液，分别加入10倍体积的10%甲醛生理盐水混匀、振摇固定约1小时，然后离心沉淀浓缩，过滤除去成堆细胞和管型。

（2）简易的尿液有形成分质控物：将醛化的红细胞、白细胞、管型浓缩液，按需要的浓度配制成尿液有形成分质控液，置冰箱中保存使用。

采用尿液有形成分质控物进行质控时，首先要采用上述混匀的尿液有形成分质控物进行最佳条件下的重复性试验，再做日间精密度测定，选择质控规则，绘制质控图。尿液有形成分质控实验室还可采用：①同一份标本重复计数。②请有经验的上级技术人员抽检或随机抽取当天尿标本进行本人双盲复检，也能达到监控的目的。

7. 参与室内、室间质控　采用可靠的尿液有形成分质控物，开展室内质控活动。如无质控物也可用新鲜尿液作重现性考核，其各成分应在允许范围内，如结果有差异时应重新考核。参加室间质评活动，动态掌握本实验室检验水平。

三、分析后的质量控制

1. 核对申请单　填报检查报告时应认真核对患者的临床资料、检查编号及结果是否相符。

2. 检验结果相互关系的分析　在检验报告单发出前，应由有丰富经验的检验医师审查，除了注意报告文字书写有无错误以外，更应分析检验结果的相互关系，如尿隐血试验与镜检红细胞；尿亚硝酸盐试验与尿蛋白和镜检白细胞；尿蛋白与镜检管型、红细胞和白细胞等，应及时复查和分析。

3. 干化学与显微镜检查的结果比较　镜检与部分干化学项目存在对应的关系供临床参考。如隐血阳性，尿液中可能见到红细胞或红细胞管型；白细胞酯酶阳性，沉渣中可能有白细胞、白细胞团或白细胞管型；尿蛋白增加，沉渣中可有颗粒管型、蜡样管型；亚硝酸盐阳性尿液中可能有细菌等。在比密或渗透压过低时，或尿 pH 过高，尿放置时间超过2小时，可致沉渣中细胞减少。但终因尿液有形成分显微镜检查与干化学检查原理截然不同，报告方式也不同，有时会出现同一项目在两种检验方法中结果不一致的现象。如①尿液在膀胱内贮存时间过长，中性粒细胞可能破坏，释放酯酶到尿液中，导致尿液干化学法白细胞阳性，而显微镜检查则为阴性，此时应以干化学分析仪检查结果为准；②肾移植患者排异反应可致尿液中出现大量淋巴细胞（淋巴细胞无酯酶），干化学法白细胞阴性，而显微镜检查则白细胞阳性，应以显微镜检查为准；③肾脏疾病尿液中红细胞常被破坏而释放出血红蛋白，显微镜检查可无红细胞，而干化学法血红蛋白（隐血）呈阳性，此时应以后者结果为准。

4. 检查结果及时反馈　及时将检验结果或疑问反馈到临床，加强与临床的联系沟通，结合病情及进展、动态分析检查结果。

5. 资料分析　做好检查结果的备份、记录，进行回顾性阶段性资料分析。

（江新泉）

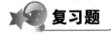 学习小结

　　尿液标本采集过程中的任何一个环节,都会影响全程质量控制。因此,必须正确、合理和规范化地采集和处理尿液标本。

　　目前,尿液干化学分析仪广泛应用于临床实验室,但尿液干化学检测由于方法的局限性易受多种因素干扰,不可避免地出现假阳性、假阴性问题。因此,必须正确分析出现假阳性、假阴性的原因和正确判断结果可靠性。维生素C作为一种还原剂,其检测有助于判断其他检测项目结果的准确性。

　　尿液中的蛋白质分子量、成分和种类有很大不同,从而反映了机体不同器官的健康状态。在细胞恶性增殖时,多发性骨髓瘤患者尿液中出现BJP;当机体炎症、自身免疫性疾病、尿路梗阻性疾病等引起肾脏实质损伤时,THP发生变化;肾小球发生病变可使清蛋白滤过增加,可作为早期肾损害的筛检;肾小管重吸收功能障碍时,尿液中 α_1-MG 含量增加,表示可能发生了肾小管损伤;尿液酶学的检查对判断肾小管损伤有意义;hCG的检查对早期妊娠诊断有重要意义,对与妊娠相关疾病、滋养细胞肿瘤等疾病的诊断、鉴别和病程观察等有一定价值。

　　尿液中可以发现的有形成分可粗分为有机成分和无机成分两大类,有机成分包括细胞、管型等,无机成分多为结晶体。各种成分都有一定的形态特征和染色特点,显微镜检查所遵循的鉴别方法就是要根据各种特点,对其进行准确的辨认识别。影响尿液有形成分显微镜检查的因素很多,必须严格按照检测前、检测中和检测后的质量保证体系做好全程质量控制。

复习题

1. 什么是蛋白尿?简述病理性蛋白尿的分类及临床意义。
2. 维生素C如何影响试带法和班氏法尿糖定性试验?
3. 影响干化学试带法亚硝酸盐阳性检出率的因素有哪些?
4. 试带法尿液白细胞检测是否能完全替代显微镜尿液有形成分检查?为什么?
5. 试带法尿液维生素C检测的真正目的是什么?
6. 人绒毛膜促性腺激素检查的临床意义是什么?
7. 尿液中酶的来源是哪里?常见的有哪几种?
8. 尿液中红细胞与球形草酸钙、脂肪球和酵母菌的鉴别。
9. 管型及管型形成条件。
10. 白细胞、红细胞、肾小管上皮细胞管型的鉴别要点。

参 考 文 献

1. 刘成玉,罗春丽.临床检验基础.第5版,北京:人民卫生出版社,2012.
2. 叶应妩,王毓三,申子瑜.全国临床检验操作规程.第3版.南京:东南大学出版社,2006.
3. 丛玉隆.尿液沉渣检查标准化的建议.中华检验医学杂志,2002,25(4):249-250.
4. 张时民.实用尿液有形成分分析技术.北京:人民卫生出版社,2008.

5. 丛玉隆,马俊龙. 当代尿液分析技术与临床. 北京:中国科学技术出版社,1998.

6. 王建中. 实验诊断学. 北京:北京医科大学出版社,2010.

7. 丛玉隆. 尿液有形成分检查及镜检筛选标准的制定. 中华检验医学杂志,2011,34(6):481-483.

8. 吴晓蔓. 临床检验基础实验指导. 第3版,北京:人民卫生出版社,2007.

9. 乐杰. 妇产科学. 第7版. 北京:人民卫生出版社,2008.

10. 周新,府伟灵. 临床生物化学与检验. 第4版. 北京:人民卫生出版社,2007.

11. 王兰兰,吴健民. 临床免疫学与检验. 第4版. 北京:人民卫生出版社,2007.

第 八 章

尿液分析仪检验

学习目标

掌握:干化学尿液分析仪的检测参数及原理、干扰因素、应用注意及质量保证;尿液有形
　　成分自动化分析仪各检测参数的意义及方法学评价。

熟悉:尿液细胞干化学检查与显微镜检查的差别及意义;尿液有形成分自动化分析仪的
　　检测原理

了解:干化学尿液分析仪的基本构造及工作原理;尿液有形成分自动化分析仪的基本
　　构造。

第一节　尿液干化学分析仪

　　干化学尿液分析仪是利用尿液与干化学试纸条反应检测尿液成分的自动化仪器。其历史最早可以追溯到 1850 年,法国化学家莫米纳(Maumene)用羊毛纤维作为试带检测尿液中的葡萄糖。至 1956 年,美国的 Aifred Free 以葡萄糖氧化酶和过氧化物酶为基础检测葡萄糖,第一条干化学试带 Clinistixjc 问世。1992 年出现专用的试剂带及尿液 10 项分析仪。现代干化学尿液分析仪试纸条能够在 1 条试剂带上同时测定 8～10 余个项目,检测速度可达到每小时 140 个标本或更多。准确性也不断提高。仪器具有操作简单、快速等优点,成为医学实验室尿液自动化检查最常用和最重要的仪器。但干化学尿液分析技术的局限性仍十分明显,操作者必须对尿液分析仪的原理、性能、注意事项及影响因素等方面的知识有充分的了解,以保证为临床提供较为准确、可靠的结果。

一、仪器基本构造及工作原理

(一)干化学尿液分析仪组成及测试原理

　1. **组成**　干化学尿液分析仪的组成部分主要包括机械系统、光学系统、电路系统。

　(1) 机械系统:机械系统的主要功能是传输试剂带,即浸润了尿液的待检的试剂带由机械系统传输到固定位置,检测后排送到废物盒。传输方式有胶带传输、齿轮传输等。

（2）光学系统:光学系统主要包括光源、单色处理、光电转换三部分。光线照射到试剂带反应区表面产生反射光,反射光的强度与各试剂块的反应颜色成比例。不同强度的反射光再经光电转换器转换为电信号。

（3）电路系统:经光电转换器传输来的电信号经转换器转换为数字信号,传入计算机经一系列处理后打印出检测结果。

当试带进入尿液干化学分析仪比色槽时,各试剂模块依次受到光源照射并产生不同的反射光,仪器接受不同强度的光信号后将其转变为电信号,经微电脑处理计算,最后以定性或半定量方式自动输出结果(图8-1)。

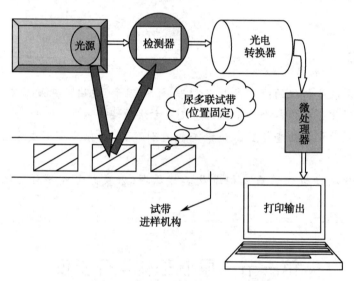

图8-1　尿液干化学分析仪结构示意图

2. 测试原理　多联试剂带上各检测试剂块与尿液中相应成分发生化学反应而产生颜色。颜色的深浅与光的吸收和反射相关,也与尿液中相应的被检测成分的浓度成比例关系。吸收光值越大,反射光值越小,被检测成分的浓度越高。但尿液本身的颜色也会影响试剂块的颜色,因此通常试剂模块比检测项目多一个空白块,以排除本底颜色的干扰。

为了消除背景光和其他杂散光的影响,一般采用双波长测定试剂块的颜色变化,即用测定波长和参考波长2种波长进行测定。测定波长是被测试剂块的灵敏特征波长,各种试剂块都有相应的测定波长,如蛋白质、葡萄糖、pH、维生素C、隐血的测定波长为620nm;胆红素、尿胆原、亚硝酸盐、酮体的测定波长为550nm。各试剂块的参考波长为720nm。

检测试剂块反射率、空白试剂块反射率和总反射率分别由下列公式得出:

$$R_{试剂}(\%) = \frac{Tm_{(试剂)}}{Ts_{(试剂)}} \times 100\%$$

$$R_{空白}(\%) = \frac{Cm_{(空白)}}{Cs_{(空白)}} \times 100\%$$

$$R_{总}(\%) = \frac{R_{试剂}}{R_{空白}} = \frac{Tm \cdot Cs}{Ts \cdot Cm} \times 100\%$$

式中:R 为反射率,Tm 为试剂模块对测量波长的反射强度,Ts 为试剂模块对参考波长的反射强度,Cm 为空白模块对测定波长的反射强度,Cs 为空白模块对参考波长的反射强度。

二、试剂带各项目检测原理及应用注意事项

(一)试剂带的结构

单项试剂带是以滤纸为载体,将各种试剂成分浸渍后干燥,作为试剂层,再在其表面覆盖一层纤维素膜作为反射层。尿液浸入试剂带后,与试剂发生发应,产生颜色变化。多联试剂带是将多种项目试剂块集成在 1 条试剂带上,浸入一次尿液可同时测定多个项目。这样 1 条上面附有试剂块的塑料条即为试剂带。

多单项试剂带是干化学尿液分析试剂带的基本结构形式,主要组成为:

1. 塑料底层 不浸润尿液的塑料片,起支撑作用。

2. 吸水层 可使尿液均匀快速地浸入,并能抑制尿液流到相邻反应区。

3. 试剂层 包含与尿液中所测定物质发生化学反应试剂成分。

4. 碘酸盐层 可破坏维生素 C 等干扰物质。

5. 尼龙膜 防止大分子物质对反应的污染,具有保护作用。通常试剂带上的试剂块要比测试项目多 1 个空白块,以消除尿液本身的颜色在试剂块上所产生的测试误差。(见图 8-2)

试剂带与尿液反应的颜色与检测结果密切相关,因此,浸入的时间、与试剂带反应的量都应恒定。试剂带浸入尿标本后,应在试管边缘或用滤纸吸掉多余的尿液,防止试剂带相互之间的"溢出"现象。

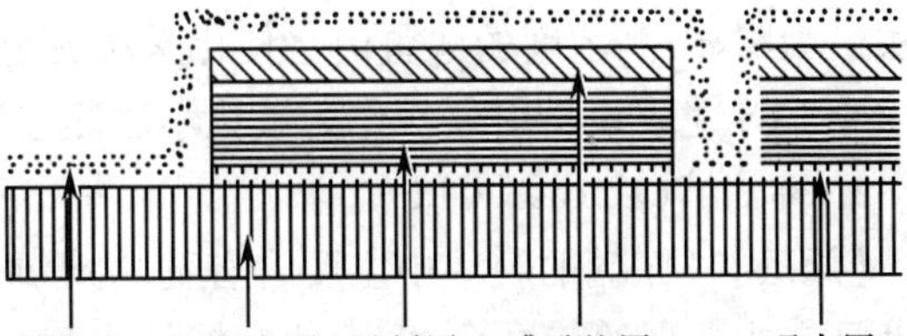

尼龙膜 塑料底层 试剂层 碘酸盐层 吸水层

图 8-2 尿干化学分析仪试带结构图

(二)检测原理

1. 酸碱度(pH)

【原理】 用变化范围较大的 pH 指示剂制成。常用甲基红(pH 4.6~6.2)和溴麝香草酚蓝(pH 6.0~7.8),组成复合型指示剂,成色范围为 pH 4.5~9.0,颜色由橘黄色、绿色到蓝色几种颜色变化。

一般用甲基红(pH 4.6~6.2)和溴麝香草酚蓝(pH 6.0~7.8)两种指示剂适量组合成为复合 pH 试纸,其呈色范围为 pH 4.5~9.0。

【参考区间】 4.5~8.0。

【注意事项】

(1)尿液标本必须新鲜,当肾脏分泌的尿液中含有大量碳酸氢盐和碳酸缓冲对时,尿液长时间放置其中的二氧化碳会自然扩散到空气中从而使尿 pH 增高,另外尿液放置时间过长还会因细菌分解等因素导致尿液 pH 改变;浸入过量的尿液标本会导致蛋白质试剂带中缓冲液的污染而使 pH 降低,故应严格遵守试剂带浸泡尿液标本的时间。

(2)尿液 pH 对尿蛋白和比重膜块的影响较大,因此,当尿液 pH 明显升高或降低时,要考虑同时检测的尿比重、尿蛋白结果的可靠性。

(3)检测尿液 pH 主要是了解人体内酸碱平衡情况。尿液 pH 主要反映肾脏在维持血浆和细胞外液正常氢离子浓度方面的能力,但尿液干化学检测只是一个半定量的检验结果,在作临床诊断时一定要结合病人的临床症状、体征和其他检验数据综合分析。

2. 尿比重(SG)

【原理】　试剂块中含有多聚电解质(甲乙烯酸酰马来酐)、酸碱指示剂(溴麝香草酚蓝)及缓冲物。经过处理的电解质共聚体的 Pka 改变与溶液离子浓度相关。试带中电解质共聚体含有随标本中离子浓度而解离的酸性基团。标本中离子越多,酸性基团解离越多,释放出的氢离子使 pH 改变,通过酸碱指示剂的颜色改变换算为尿液的比重。

【参考区间】　1.015~1.025。

【注意事项】

(1) 当尿液中存在强碱、强酸等物质时,会直接影响试剂带测定尿比重结果。当尿液 pH ≥7.0 时,应该在干化学法测定结果的基础上增加 0.005,作为尿液 pH 损失的补偿。补偿机制是因为强碱物质解离出的 OH^- 中和由电解质共聚体释放出来的 H^+,导致结果偏低;反之在强酸性尿液中,尿比重结果明显偏高,但尿液呈强酸性的情况较为少见。

(2) 干化学试带法检测尿比重结果变异较大,细微的比重变化反映不出来,因此不适用于浓缩稀释试验。此外、当尿比重过高或过低时用试带法检测均不灵敏。如新生儿的尿比重低,不适用本法检测比重。

(3) 不同的干扰因素对试带法、比重计法和折射仪法的比重结果影响也不同。尿液中非离子化合物增多(如葡萄糖)时,可使悬浮法和折射仪法测定的比重结果偏高,而试带法只与离子浓度有关,不受其影响。尿液中蛋白增多时,3 种方法的检测结果都有不同程度的增高,以试带法最为明显,高浓度的尿蛋白会使化学法测定的比重结果偏高。

NCCLS 建议以折射仪法作为干化学法测定尿比重的参考方法。

3. 葡萄糖(glucose,GLU)

【原理】　尿糖的膜块中主要含有葡萄糖氧化酶、过氧化物酶和色原。葡萄糖氧化酶对葡萄糖具有非常高的特异性,采用葡萄糖氧化酶法,能特异性地检出尿液中的葡萄糖,葡萄糖在氧和水的条件下,被葡萄糖氧化酶氧化成葡萄糖酸和过氧化氢。过氧化氢在过氧化物酶催化作用下释放出新生态氧,使色素原物氧化而显色,显色的深浅与葡萄糖含量呈正比,常用的色素原物有邻联甲苯胺、碘化钾等。

【参考区间】　阴性。

【注意事项】

(1) 尿液含有对氧亲和力较强的还原物质如维生素 C,可与试剂带中的试剂产生竞争性抑制反应而出现假阴性结果。排除的方法是先将尿液煮沸几分钟破坏维生素 C,再进行检测。另外注意选用具有抗维生素 C 能力或能够测定维生素 C 的试剂带,了解尿内维生素 C 浓度,作为是否存在干扰因素的参考。一般认为静脉滴注维生素 C 后 5 小时内不要检验尿糖。

(2) 高浓度酮体尿可引起假阴性。尿液比重增高,可降低试剂带对糖的灵敏度。大量服用左旋多巴时,也可使尿糖结果偏低或出现假阴性。尿糖测定假阳性极少见,除非尿液被过氧化物或次氯酸盐污染。

(3) 尿试带法只与葡萄糖反应,特异性较强,而班氏法的测定原理是糖还原反应,可测定尿液中所有还原性物质。当尿液中含有还原性糖,如葡萄糖、乳糖、半乳糖和阿司匹林、青霉素、维生素 C 等还原性物质时都会出现阳性反应。此外,两种方法的灵敏度也存在差异(干化学法灵敏度为 2~5mmol/L,班氏法需葡萄糖含量为 8.33mmol/L 时才出现阳性),当二者的结果不一致时要注意分析原因。

（4）干化学法测定葡萄糖只是半定量的过筛试验，且检测浓度范围为 1.7～2.8mmol/L（300～500mg/L），当葡萄糖浓度超过 13.9mmol/L（2 500mg/L）不能检出。因此，不宜用于尿糖的精确定量分析。

4. 蛋白质（protein，PRO）

【检测原理】　利用 pH 指示剂蛋白质误差（protein error of indicator）的原理，试剂块中含有酸碱指示剂—溴酚蓝（pH 阈值为3.0～4.6）、柠檬酸缓冲系统和表面活性剂。

由于各种指示剂都具有一定的变色范围，在 pH 3.2 时，溴酚蓝产生阴离子，与带阳离子的蛋白质（清蛋白）结合后发生颜色变化。其颜色深浅与蛋白质含量呈正比。

试带法对清蛋白灵敏，对黏蛋白和低分子量蛋白质不灵敏。免疫化学法和其他清蛋白的检测方法检测早期肾小球病变较试剂带法更灵敏。干化学法的灵敏度为 0.10～0.15g/L，速率散射免疫比浊法灵敏度为 2mg/L 或更高。pH 指示剂只对低相分子质量的清蛋白有特异性，因此试带法对免疫球蛋白、Tamm-Horsfall 蛋白和 Bence-Jones 蛋白等不灵敏。

【参考区间】　阴性或<0.1g/L。

【注意事项】

（1）尿液变质会使尿 pH 发生变化，或者尿液本身过酸、过碱都会影响到检测结果。当病人服用奎宁和磺胺嘧啶等药物引起的强碱性尿（pH≥9.0）时，会使干化学法出现假阳性结果。可用稀乙酸将尿液 pH 调至 5～7，再行检测，借以区别是否由于强碱性尿而导致的假阳性。同样，当尿液 pH<3.0 时，也会导致假阴性结果。

（2）干化学法对清蛋白的灵敏性较好，可达 70～100mg/L。而对球蛋白、黏蛋白、本周蛋白均不灵敏，尿液中球蛋白的浓度需达到 5 500mg/L 时才出现可疑反应；如清蛋白、球蛋白的比值为1∶2的蛋白尿，只有当尿蛋白含量达 2 000mg/L 时才会出现阳性结果。由于干化学法测定球蛋白的灵敏度仅为清蛋白的 1/100～1/50，因此，对于肾病病人，特别是在疾病发展过程中需要系统观察蛋白质含量的病人不适用干化学法。可用磺基水杨酸法（或加热乙酸法）定性和自动生化分析仪定量监测，特定蛋白仪利用抗原抗体反应检测原理进行尿蛋白定量，可明确尿液中的各种蛋白成分并且灵敏度高，可进行尿微量蛋白定量检测。

（3）多种药物均会干扰干化学法检测尿蛋白而出现假阳性或假阴性结果。如尿液中含有氯己定、磷酸盐、季胺盐消毒剂聚乙烯吡咯酮、或服用嘧啶、奎宁等药物，使 pH≥9.0 呈强碱性，超过了试带中缓冲剂的缓冲能力时会出现假阳性结果。而静滴大剂量青霉素可造成干化学法出现假阴性结果。

（4）标本内含有分泌物（如生殖系统分泌物）时，可出现假阳性结果。

5. 隐血（erythrocyte，ERY）

【原理】　尿液中的血红蛋白、肌红蛋白或红细胞破坏后释放出的血红蛋白均具有过氧化物酶样作用，能催化过氧化氢释放出新生态氧，使色原物氧化而显色，颜色的深浅与血红蛋白的含量呈正比。

【参考区间】　阴性。

【注意事项】

（1）尿液中含有对热不稳定酶、肌红蛋白氧化剂或菌尿可出现假阳性结果。尿隐血假阳性的主要干扰因素是热不稳定氧化酶。

（2）尿液中维生素 C 浓度>100mg/L 时,可发生竞争性抑制反应,出现假阴性。

（3）溶血引起的血红蛋白尿,挤压综合征等肌肉坏死导致的肌红蛋白尿都会出现干化学分析阳性而镜检无红细胞的情况。

（4）不同厂家、不同型号、甚至同一厂家不同批号的试剂带灵敏度均可能不同,更换试剂时须予以注意,同一病人出现不同结果时应分析是病情变化还是灵敏度不同所导致。

6. 白细胞(leukocyte,LEU)

【原理】　白细胞试剂块主要含吲哚酚酯及重氮盐。酯酶能水解吲哚酚酯生成吲哚酚和有机酸,而中性粒细胞胞质内含有特异性酯酶,可作用于膜块中的吲哚酚酯,使其产生吲哚酚,后者与重氮盐反应形成紫色缩合物,其颜色深浅与粒细胞的多少呈正比。

【参考区间】　阴性。

【注意事项】

（1）干化学试剂带法检测白细胞实际是检测中性粒细胞。由于测定原理的限制,当尿液中所含的白细胞是淋巴细胞和单核细胞时则为阴性。肾移植病人发生排异反应时尿液中以淋巴细胞为主或其他病因引起的单核细胞尿时检测结果为阴性。

（2）尿液中有甲醛污染、含有高浓度胆红素或使用某些药物(如呋喃妥因)时,可产生假阳性;尿蛋白>5g/L 或尿液中含有大剂量先锋霉素Ⅳ或庆大霉素等药物时,可使结果偏低或出现假阴性结果。

（3）有时镜检可见白细胞而试带反应不明显,放置待白细胞破坏释放出酯酶后试带反应可出现阳性。

（4）干化学法检测白细胞的灵敏度为 10 ~ 25 个/μl 或 5 ~ 15 个/HPF。新鲜未离心尿液白细胞计数为 $20×10^9$/L(计数板法)时,试带法分析的灵敏度为 80% ~ 90%,特异性为 80% ~ 90%。在 $100×10^9$/L 时灵敏度为 95%。但由于尿干化学法检测白细胞与显微镜下计数的检测原理有着根本的区别,很难找出二者完全对应的关系和直接的换算方式。干化学法只是一个过筛实验,不可代替显微镜法检测白细胞,最终结果应以显微镜检验结果为准。

7. 亚硝酸盐(nitrite,NIT)

【原理】　亚硝酸盐试剂块主要含有对氨基苯砷酸和 1,2,3,4-四羟基对苯喹啉-3 酚,其检测的化学基础是 Griess 实验,尿路感染多由大肠埃希菌引起,正常人尿液中含有来自食物或蛋白质代谢产生的硝酸盐,当尿液中有大肠埃希菌增殖时,将硝酸盐还原为亚硝酸盐。可将试剂块中对氨基苯砷酸重氮化为重氮盐,重氮盐与苯喹啉-3 酚偶联,产生重氮色素,试剂块颜色由黄变红,借此判断是否感染大肠埃希菌。

【参考区间】　阴性。

【注意事项】

（1）亚硝酸盐的检出率受尿液中的细菌是否含有硝酸盐还原酶、在膀胱内的停留时间是否大于 4h、被检者尿液中是否含有适量的硝酸盐等因素影响。急性尿路感染由大肠埃希菌引起者约占 80%,慢性肾炎由大肠埃希菌引起者约占 50%,因此,当由肠球菌属、链球菌属等细菌导致的泌尿系统感染时,由于缺乏硝酸盐还原酶而呈阴性结果。

（2）药物因素影响:使用利尿剂、硝基呋喃、大量维生素 C(大于或等于 250mg/L)以及抗生素抑制细菌的繁殖等情况均可导致假阴性结果,非那吡啶可引起假阳性。

（3）细菌在尿液中作用时间过短易呈假阴性反应,为使细菌有充分的作用时间,以检测第

1 次晨尿标本为宜。但需注意标本放置过久细菌污染繁殖可导致假阳性。

8. 尿酮体(ketone body,KET)

【原理】 尿酮体的膜块中主要含有亚硝基铁氰化钠,可与尿液中的乙酰乙酸、丙酮产生紫色反应。尿酮体包括乙酰乙酸、丙酮和 β-羟丁酸三种形式。试剂的灵敏度为:乙酰乙酸 50～100mg/L,丙酮 400～700mg/L,一般不与 β-羟丁酸起反应。

【参考区间】 阴性。

【注意事项】

(1) 不同病因引起的酮症,其酮体的成分可不同,同一疾病的不同时期尿液中的酮体成分也不同,均可使检验结果出现差异。如糖尿病酮症酸中毒早期,酮体的主要成分是 β-羟丁酸,乙酰乙酸很少,因试剂不与 β-羟丁酸起反应,此时酮体检测结果低于总酮体量。在酮症酸中毒症状缓解后,乙酰乙酸含量较初始期高,易对病情估计过重。因此,在分析结果时应密切结合临床病程的进展。

(2) 丙酮和乙酰乙酸都具有挥发性,尿液被细菌污染后也会导致酮体消失。因此,新鲜尿液及时检测对于避免假阴性结果十分重要。

9. 胆红素(bilirubin,BIL)

【原理】 试剂中主要含 2,4-二氯苯胺重氮盐缓冲剂及其他表面活性物质,利用重氮反应原理,即在强酸介质中结合胆红素与 2,4-二氯苯胺重氮盐起偶联反应生成紫红色的复合物,颜色深浅与胆红素含量呈正比。

【参考区间】 阴性。

【注意事项】

(1) 很多因素都可使胆红素检验出现假阴性结果,常见的有:①尿液中含有高浓度的维生素 C 和亚硝酸盐;②病人接受大剂量氯丙嗪治疗或尿液中含有盐酸偶氮吡啶的代谢物;③尿液中存在亚硝酸盐、重氮药物、对氨基水杨酸等。

(2) 尿液中含有吩噻嗪类药物时,可使胆红素检验呈现假阳性。

10. 尿胆原(urobilinogen,URO)

【原理】 测定原理主要有:Ehrlich 醛反应原理:利用尿胆原在酸性条件下与对二甲氨基苯甲醛反应形成红褐色的复合物,颜色深浅与尿胆原含量有关。重氮反应原理:利用尿胆原在强酸性条件下,与对-甲氧基苯重氮四氟化硼发生重氮盐偶联反应生成胭脂红的重氮色素,颜色深浅与尿胆原含量呈正比。

【参考区间】 阴性或弱阳性。

【注意事项】

(1) 尿液中一些内源性物质或药物可产生颜色干扰使检测出现假阳性结果,内源性物质如胆色素原、吲哚、胆红素等,药物如吩噻嗪类、维生素 K、磺胺药等。

(2) 由于大多数试剂带没有设置检测尿胆原阴性的项目,对于阻塞性黄疸尿胆原减少的病人,不宜用干化学法进行测定。此外,尿胆原清除率与尿 pH 有关,pH 5.0 时,清除率为 2ml/min;pH 8.0 时,增加至 25ml/min。因此,预先给病人服用碳酸氢钠碱化尿液,收集午后 2～4 时(2h 排出量)进行测定可提高检出率。

(3) 正常人尿胆原的排出量 1 天内不同时段有很大波动,夜间和上午量少,午后 2～4 时最高。如同一病人在一段时间内连续监测,应固定在 1 天中的某一时段进行检测。

11. 维生素 C(VitC)

【原理】　维生素 C 具有 1,2-烯二醇还原性基团,利用还原法原理,试剂中的 2,6 二氯-酚-靛酚(醌氨酚)可与维生素 C 发生呈色反应。检测范围为 0～2.8mmol/L。

【参考区间】　阴性。

【注意事项】

(1) 尿标本中含有氧化剂(如高锰酸盐、次氯酸盐等)可干扰本试验,导致本试验灵敏度降低。

(2) 测定维生素 C 主要是用于维生素 C 对其他干扰项目的评估,维生素 C 的存在可以影响葡萄糖、胆红素、血红蛋白及亚硝酸盐等的检测。

12. 肌酐(creatine)

【原理】　该测试是以深蓝色蛋白质与具有高度染色的双(3',3"-双碘-4',4"-二羟基-5',5"-二硝基酚)-3,4,5,6-四溴碘酚酞络合物的形成为基础,采用折射仪读取颜色反应,对微量蛋白质进行测定和排除。另一个反应垫检测肌酐,可得到蛋白质/肌酐的比值。

【注意事项】　尿液高浓度的血红蛋白或肌红蛋白(>50mg/L)会引起假阳性,尿液中存在 EDTA 可出现假阴性。肌酐检测是近年新增的项目,但经近几年的应用其临床应用价值、影响因素等都尚无定论,因此并不是所有化学试剂带都设置的常规项目(表 8-1)。

表 8-1　干化学尿液检测原理、灵敏度及常见干扰因素

项目	原理	灵敏度范围	常见干扰因素	可能结果
pH 值	酸碱指示剂法	4.5～9.0	尿液放置时间过久	pH 升高
			试带浸渍时间过长浸入过量尿液	pH 降低
比重	多聚电解质离子解离法	1.015～1.030	高浓度的尿蛋白	结果偏高
			pH≥7.0	结果偏低
葡萄糖(mmol/L)	葡萄糖氧化酶-过氧化物酶法	2.0～5.0	假阳性较少见,当强氧化剂次氯酸、过氧化物污染	假阳性
			维生素 C 等还原性物质、高浓度酮体尿	假阴性
蛋白质(g/L)	pH 指示剂蛋白质误差	0.10～0.15	药物、消毒剂等使尿呈强碱性、混入生殖系统分泌物	假阳性
			静脉滴注大剂量青霉素	假阴性
隐血(μg/L)	血红蛋白类过氧化酶法	150～300 或< 5 个 RBC/μl	热不稳定酶、菌尿	假阳性
			大量维生素 C	假阴性
白细胞(个/μl)	酯酶法	5～15	高浓度胆红素、甲醛、呋喃类药物	假阳性
			尿蛋白>5g/L、大剂量先锋霉素、庆大霉素	假阴性
亚硝酸盐(mg/L)	亚硝酸还原法	0.3～0.6	细菌污染、非那吡啶	假阳性
			未具备阳性结果产生的条件、大量维生素 C、抗菌素	假阴性
胆红素(mg/L)	偶氮反应法	2～10	吩噻嗪类、色素尿	假阳性
			大量维生素 C、大剂量氯丙嗪、亚硝酸盐	假阴性

续表

项目	原理	灵敏度范围	常见干扰因素	可能结果
尿胆原(mg/L)	醛反应、重氮反应法	1~4	胆色素原、胆红素、吲哚、维生素K、磺胺	假阳性
			暴露光线时间过长、亚硝酸盐	假阴性
酮体(mmol/L)	亚硝基铁氰化钠法	0.15~1.0	肽、苯丙酮酸、L-多巴代谢物	假阳性
			标本放置时间过长、细菌污染	假阴性
维生素C(mg/L)	吲哚酚法	50~100	硫代硫酸钠、巯基化合物、内源性酚	假阳性
			氧化剂	假阴性

三、方法学评价及质量保证

尿液干化学分析仪因其操作简便、可大批量进行快速筛检等优点而广泛应用于临床。但不容忽视的是干化学检测可因很多因素的影响而出现假阳性或假阴性结果。重视分析前、分析中和分析后各环节的质量控制是保证质量的重要手段。

（一）分析前的质量控制

1. 用合格的容器收集尿液标本，患者等相关信息标识清楚，尿液标本的采集方式及保存方法正确，在规定时间内完成检测。

为了避免不新鲜标本对检测结果的影响，干化学试剂带尿液检测的所有项目都必须保证用新鲜的尿液。最佳检测时间是取出尿液标本后30分钟内，应不超过两小时完成检测。如遇机器故障或标本量大不能在两小时内完成检测，可放冰箱冷藏保存，但时间不能超过6小时。标本放置时间过长对检测结果的影响见表8-2。

表8-2　放置过久的尿液标本对检测结果的影响

项目	原因	结果
pH	细菌繁殖等因素使尿液变质	升高
KET	酮体挥发、细菌污染繁殖	假阴性
BIL、URO	胆红素阳光照射变为胆绿素；尿胆原氧化成尿胆素	假阴性
NIT	细菌污染繁殖	假阳性
PRO	尿液pH值改变使尿液过碱(pH≥9.0)或过酸(pH<3.0)	假阳性
		假阴性
ERY	过氧化物酶样活性减弱	假阴性
	红细胞破坏	尿试带阳性而镜检阴性
LEU	白细胞酯酶失活	假阴性
	粒细胞破坏，特异性酯酶释放入尿液	尿试带阳性镜检阴性

2. 选择合格的质控物，合格的质控物成分稳定、无批内差、易于保存和运输、复溶后成分无变化，每天用高值、低值两种质控尿液或"正常"、"异常"两种质控物进行质量控制监测。

3. 所用试剂带必须优质稳定，在有效期内使用。操作前仔细阅读仪器操作说明书和了解试带性能,各类尿液分析仪的设计存在较大差异,不同厂家生产的试剂带在检测量级上也不尽相同,不同类型的尿液分析仪使用不同的试剂带,不可混用。试剂带需避光、防潮、干燥保存。使用时一次只取出所需要的试剂带,并立即盖紧瓶盖,不可将各种试剂带合并在同一容器中保存。

4. 使用具有质量保证的仪器,建立标准操作程序(SOP)文件并严格执行,注意以下几点:①尿液分析仪是一种精密的电子光学仪器,应避免阳光长时间的照射及温度过高,湿度过大,仪器使用最佳温度一般为 20~25℃;②每天测定开机前,要对仪器进行全面检查,确定处于正常状态时才能开机。测定完毕,要对仪器进行全面清洁、保养。在 SOP 文件中规定日保养、周保养和月保养的内容。

（二）分析中的质量控制

除严格操作外,还应该注意:①尿液标本中是否存在影响因素及处理方法,如维生素 C 的存在可干扰葡萄糖、胆红素、血红蛋白及亚硝酸盐等项目的检查,可采用煮沸法破坏维生素 C;②对新购进的仪器要进行全面的鉴定,鉴定合格后方能使用;③对使用中的仪器应根据操作需要和厂家对仪器的要求定期进行校正,这是保证仪器准确的根本;④不同厂家、不同批号尿试带质量不同,划分结果的等级标准也不同,在选用尿试带时,应严格注意质量标准,每天工作前对仪器和试剂带按程序进行检查,在检查中首先应将质控物放入室温,使其温度与室温一致,否则会因温度影响使部分结果偏低。在质控过程中,必须掌握质控的标准:①每次必须使用"正常"和"异常"2 种浓度的质控物进行试验,1 天内最好使用同一质控标本;②质控物的测定结果由"正常"变成"异常"结果或"异常"变成"正常"结果,均为失控;③质控物某一膜块的测定结果在"靶值"的"±~+"为正常,否则为失控。

出现异常按质量控制程序及时查找和排除引起异常的原因。可以通过以下简图(图 8-3)进行质量控制,当失控时通过以下步骤逐一分析,最终找出是试剂带、质控物、还是仪器或是操作的问题。

（三）分析后的质量控制

主要包括参考值范围的认可、判定试验结果是否受药物的干扰和病理物质的影响、仪器检查结果与显微镜检查结果不符时的因素分析、报告单结果的规范书写、报告单回报时间等。

尿液外观与尿液中的细胞等成分有一定的相关性,当尿液外观存在混浊等异常而检测结果正常时,应进行显微镜复检及用其他方法检测蛋白;干化学技术只是一个筛检方法,其结果必须结合临床资料综合分析,了解患者的用药情况利于分析干扰因素。

（四）显微镜复检

显微镜检查是尿液有形成分确证的最为准确的方法,NCCLS 规定凡有下述情况应进行显微镜检查:①医生提出镜检要求;②由于病人的病种、病情或其他检验结果而要求(如泌尿外科、肾病科病人、糖尿病病人、用免疫抑制剂的病人及妊娠妇女);③任何一项理学、化学检验结果异常。我国要求:①尿液白细胞、隐血(或红细胞)、蛋白质、亚硝酸盐4 项结果中某一项结果异常,都需要做显微镜检验;②尿液一旦有颜色、透明度、气味或化学检验结果异常,也均应进行显微镜检验。显微镜复检时应按尿沉渣显微镜检验标准化、规范化操作进行。

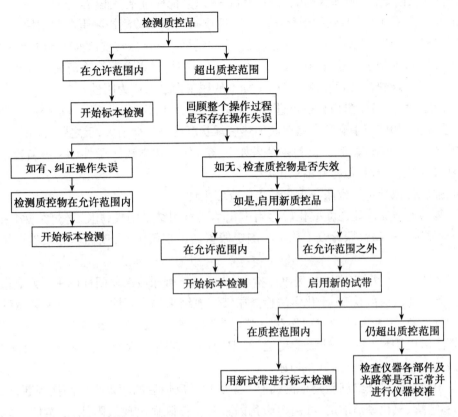

图 8-3 质控流程图

问题与思考 •••

　　国内外尿液检查标准化委员会的复检要求是:当白细胞、隐血(红细胞)、蛋白质、亚硝酸盐其中一项阳性或存在其他异常情况时需要复检,这样可以避免假阳性,但在学习了前述各检测项目的注意事项后,了解到很多因素都会导致假阴性,工作中应该如何避免假阴性结果?

【案例分析】

　　1. 案例一 一名儿科患者因化脓性扁桃体炎入院,尿液检查结果如下:蛋白(干化学法):阴性;蛋白(磺基水杨酸法):阳性(++);红细胞:3-5/HPF。其他检查结果正常。

　　分析:是否为干扰因素导致的干化学法假阴性或磺基水杨酸法检测蛋白假阳性? 询问患者家属后得知该患者刚输过大剂量的青霉素。

　　处理:将滴过磺基水杨酸法的尿液在乙醇灯上加热时,似蛋白沉淀物不消失。分析原因为大剂量的青霉素导致干化学假阴性。

　　讨论:如仅做干化学尿检或仅按常规复检规则复查都可能报出错误结果,工作中如何避免干化学法假阴性的发生?

　　2. 案例二 一门诊患儿因上呼吸道感染在门诊留观输液 2 天,尿液检查结果如下:蛋白

（干化学法）：阴性；蛋白（磺基水杨酸法）：阳性（++）；其他检查结果正常。

分析：是否为干扰因素导致的干化学法假阴性或磺基水杨酸法检测蛋白假阳性？询问患者家属后得知该患者刚输过大剂量的青霉素，且查历史结果前一天尿常规检查结果尿蛋白阴性。

处理：将滴过磺基水杨酸法的尿液在乙醇灯上加热时，似蛋白沉淀物消失。分析原因为大剂量的青霉素导致磺基水杨酸法假阳性，该标本的尿蛋白结果应为阴性。

两个案例均可用特定蛋白分析仪进行定量检测，或用 CLSI 推荐的磺基水杨酸法测定后再加热进一步验证，如尿液中确存在蛋白质加热后絮状沉淀物不会消失，反之则会消失。

3. 案例三　一门诊患者，尿液检查结果如下：蛋白（干化学法）：阳性（++）；磺基水杨酸法复检：阴性；PH 值：9.0，其他检查结果正常。

分析：强碱性尿液可导致尿液干化学法检查假阳性。

处理：复检时将尿液用乙酸酸化后再用干化学法检测结果阴性，用乙醇灯加热，未见沉淀出现。分析原因为强碱性尿导致干化学法测定尿蛋白出现假阳性，该标本的尿蛋白结果应为阴性。

4. 病例四　三岁男孩，在本县健康体检，干化学法检查尿液潜血阳性（++），无显微镜复检结果，后又到一州级医院检查，干化学法检查尿液潜血结果仍为阳性（++），仍无显微镜复检结果，家人十分着急，遂托人找到省级医院一泌尿专家，该专家让其先在本院做尿液检查，结果为：干化学法潜血阳性（++），显微镜复检：红细胞：0～1/Hp。次日晨尿复检仍为同样结果。（尿液外观无色清亮，可排除血红蛋白尿）。

分析：干化学法检查红细胞是根据试带上膜块化学反应后的颜色变化间接判断，当尿液中存在热不稳定酶、氧化型清洁剂、细菌等干扰因素时会使隐血出现假阳性，该案例可能是由于前述原因出现的潜血假阳性结果，也即尿液中并无红细胞或血红蛋白。因此，当潜血阳性时一定要用新鲜尿液离心进行显微镜复检。

第二节　尿液有形成分自动化分析仪

干化学尿液分析仪对尿液白细胞、红细胞及细菌的检测是依据化学反应而间接得出的定性或半定量结果，很多因素都会导致结果不准确，且不能检出管型、上皮细胞、结晶、寄生虫等。尿有形成分的检验仍以显微镜检验为最准确的方法。但显微镜检验受主观因素影响较多，并且操作繁琐费时，重复性差，难以定量，不容易进行室内质控及标准化，不利于临床动态观察。为此，人们一直在研制能提高临床鉴别能力、具有较高的灵敏度和特异性、并且将尿沉渣分析标准化与自动化融为一体的检验仪器，虽然迄今仍无一台尿沉渣分析仪能完全满足上述要求。但目前应用较为广泛的尿液有形成分分析仪已基本具备程序简化快速、误差小、可定量、重复性好、结果准确、利于进行室内质控及标准化等优点。

全自动尿液有形成分分析仪是集计算机技术、电子技术或高科技光学及影像学技术等各种高科技技术为一体，对尿液中的细胞、管型、结晶、寄生虫、细菌等有形成分进行分析识别、计数定量的专用仪器。

主要有以下两大类：①影像式尿液有形成分分析仪；②流式细胞技术尿液有形成分分析仪。

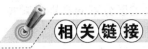
相关链接

尿有形成分分析仪发展简史

1988 年,世界上第一台"Yollow IRlS"高速摄影机式的尿沉渣自动分析仪由美国研制出产,简称 Y—1 尿自动分析仪。该仪器是将标本的粒子影像展示在计算机的屏幕上,再由检验人员鉴别确定。

1990 年,日本与美国合作,生产出影像流式细胞术的 UA-1000 型、UA-2000 型尿沉渣自动分析仪,该仪器主要由连续高速流动位点摄影系统组成,包括闪光放电管、放大物镜、平面流动池、CCD 摄影系统、影像信息处理机和阴极射线示波器等。此类尿沉渣自动分析仪的主要缺陷是图像粒子测绘不理想,处理效能低、重复性欠佳、价格昂贵等。

1995 年,日本将流式细胞术和电阻抗技术结合,生产出 UF-100 型全自动尿沉渣分析仪。

1996 年,德国生产出 SEDTRON 以影像系统配合计算机技术的尿沉渣自动分析仪。

2003 年,美国 DiaSys R/S Corporation 尿液分析系统工作站。

一、影像式尿液有形成分分析仪

【检测原理】　为结合流式细胞分析技术和粒子成像分析技术的影像式尿沉渣分析系统。可以直观地对尿液的有形成分如红细胞、白细胞、上皮细胞、管型、酵母菌、细菌和结晶等进行观察,因此与人工显微镜检查原理基本相似,其工作原理为将混匀的尿液注入仪器的标本口,经过自动染色后导入鞘流液内,在仪器平板式流动池中做层流动,在流经显微镜下数码摄像系统时,系统对每个层流经过的有形成分进行摄像,同时计算机进行图像分析,提取尿液有形成分的大小、对比度、形状、质地特征,运用形态识别软件自动识别和分类。由于可以对每个标本的存储图像进行直观的判断,从而减少了手工显微镜的分析过程,但是因尿液中有形成分形态复杂,不能识别的有形成分比例较大,仍需对每份标本逐一识别分类纠正。其主要工作程序为:显微镜+高速摄像+数字相机+图像采集卡+电脑分类软件,人工区分不同类别的颗粒,对可疑成分进行手工复检。

【检测参数】　仪器通过软件将尿液中的粒子区分为 12 大类型及 12 类型有形成分的影像。主要包括了 12 种常见的有形成分的影像参数:红细胞(RBC)、白细胞(WBC)、白细胞簇(WBC clumps)、透明管型(hyaline cast)、非分类的管型(unclassified casts)、鳞状上皮细胞(squamous epithelial cells)、非鳞状上皮细胞(non-squamous epithelial cells)、细菌(bacterium)、酵母样菌(yeast)、结晶体(crystals)、黏液丝(mucus)和精子(sperm)等。

【方法学评价】

1. 优点:可定量、简便快速、无污染、能避免人工显微镜检查由于个体差异所产生的误差,利于进行标准化检测,临床可进行准确量化的动态观察。

2. 缺陷:①尿液过酸、过碱或高低渗以及挤压等情况致细胞变形时,容易产生误认或漏检,含杂质多的标本可致图像模糊,不同结晶难以准确辨认,一些结晶和真菌容易被误认为红细胞。这些因素都可导致假阳性或假阴性结果出现;②需在显示屏上人工区分不同类别的颗粒,对难以确定的有形成分如变形的红细胞、白细胞以及非鳞状上皮细胞、结晶、管型等需要人工显微镜检查确认。

二、流式细胞技术尿液有形成分分析仪

【检测原理】 流式细胞计数仪原理和电阻抗技术相结合定量检测尿液中的有形成分。(见图 8-4)定量吸入的尿液标本经稀释、加温和染色后,依靠液压作用喷射入鞘液流动池。当被检尿液从样品喷嘴出口进入鞘液流动池时,被一种无粒子颗粒鞘液包围,使样品中的每个有形颗粒以单个纵列的形式,沿中心竖轴线依次通过流动池,该单个纵列细胞流快速通过氩激光检测区时,每个细胞均被氩激光光束照射而产生不同程度的荧光强度,荧光强度与细胞和染料的结合程度呈正比。荧光染料含 9-氮杂菲和羧化氰,9-氮杂菲能使核酸(DNA、RNA)染色,并与标本中核酸含量有关,以此区别细胞核的有无和多少。羧化氰与细胞的脂质成分结合,其荧光反映细胞的大小。荧光强度与有形成分和染料的结合程度呈正比。

荧光强度(fluorescent light intensity,Fl)指从尿液染色细胞发出的荧光,主要反映细胞染色质的强度;前向荧光脉冲宽度(forward fluorescent light intensity width,FLW)主要反映细胞染色质的长度。前向散射光强度(forward scattered light intensity,Fsc)成比例反映细胞大小。前向散射光脉冲宽度(forward scattered light intensity width,Fscw)主要反映细胞的长度。电阻抗信号的大小主要与细胞的体积呈正比,所产生的脉冲信号数相当于细胞数。仪器将捕捉到的前述各荧光信号及电阻抗信号转变成电信号,并对各种信号进行分析,综合识别和计算得到相应细胞的大小、长度、体积和染色质长度等数据,将这些数据转换为每个尿液标本红细胞、白细胞、细菌、结晶、管型等的直方图(histogram)和散点图(scattergram)以及定量报告。

【仪器组成】 主要包括光学检测系统、液压系统、电阻抗系统及电子系统等。

(1)光学系统:由激光反射系统、氩激光、流动池、前向光采集器和前向光检测器组成。采用激光作为光源,经双色反射镜、聚光镜形成射束点,并聚集于流动池的中央。样品中的细胞流经流动池时被激光光束照射,产生前向荧光的光信号。并经双色过滤器区分出前向荧光和前向散射光。光的反射和散射主要与细胞表面相关,散射光强度与细胞的大小相关。

(2)液压系统:液压系统的作用是保证染色细胞排成单个的纵列,逐一通过流动池的中央。鞘液流动机制为通过加压在流动池使鞘液形成一股涡流,使随着真空作用吸入的尿液细胞保持在鞘液中心通过,提高了细胞计数的准确性和重复性。

(3)电阻抗检测系统:当尿液细胞等有形成分通过流动池时,在检测孔电极之间所产生的阻抗使电压发生变化,电压的大小主要与细胞等有形成分的体积相关,形成与细胞等有形成分数量相当,体积大小相应的脉冲电压。从而获得细胞体积和细胞数量的数据。电阻抗检测系统的另一功能是测量尿液的导电率,以得到尿渗量的相关数据信息。

(4)电子系统:将前向散射光、前向荧光等光信号转变为电信号,所有电信号通过波形处理器整理,再传输给微处理器汇总,得出每种细胞的直方图和散射图,通过综合计算分析得出各种细胞数量和细胞形态及种类。

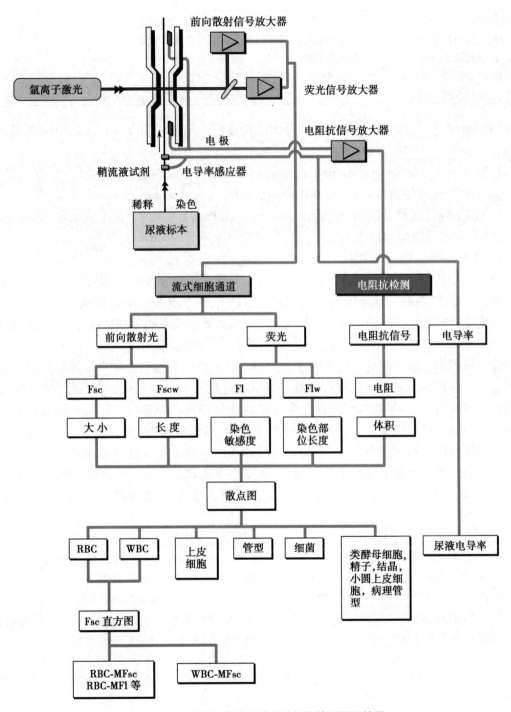

图 8-4 全自动尿液有形成分分析仪检测原理简图

表 8-3　流式细胞技术尿液有形成分分析仪检测信号与功能

信号	功能
荧光强度(Fl)	反映细胞(或颗粒)等有形成分染色质的强度
前向荧光脉冲宽度(Flw)	反映细胞(或颗粒)等有形成分染色质的长度
前向散射光强度(Fsc)	反映细胞(或颗粒)等有形成分大小
前向散射光脉冲宽度(Fscw)	反映细胞(或颗粒)等有形成分长度
电阻抗检测系统	形成与细胞(或颗粒)等有形成分体积大小相应、数量相当的脉冲电压

【检测参数】　主要包括尿液有形成分的定量参数,标记参数和 Fl-Fsc、Fscw-Flw 等散点图信息。

1. 定量参数　红细胞(RBC/μl)、白细胞(WBC/μl)、上皮细胞(epithelial cell,EC/μl)、管型(cast,CAST/μl)、细菌(bacterium,BACT/μl)、导电率(conductivity)。

2. 标记参数(定性)　病理管型(pathologic cast,Path. CAST)、小圆上皮细胞(small round cell,SRC)、类酵母细胞(YLC)、结晶(X-TAL)和精子(sperm,SPERM)。

3. Fl-Fsc、Fscw-Flw 散点图

(1) 红细胞:尿液中典型红细胞直径为 8μm,在散点图中分布于红细胞区域。红细胞无细胞核和线粒体,Fl 值低,且尿液细胞中红细胞胞体最小,在散点图中接近 Fl 轴的原点。尿液中的红细胞受机械损伤、渗透压及 pH 和疾病等的影响大小形态可出现较大变化,因此在散点图中的分布也有很大差异。Fsc 和 Fscw 轴位置较低,有一定变异范围。

流式细胞术尿沉渣分析仪提供的红细胞形态相关信息对鉴别血尿来源具有一定的过筛作用。流式细胞分析技术全自动尿沉渣分析仪可定量报告红细胞量,还可报告均一性和非均一性红细胞百分比、平均红细胞前向荧光强度和分布宽度等参数。肾小球性血尿时较多红细胞变小或成棘形而呈非均一性。在排除了菌尿、尿渗量和 pH 等可使均一性红细胞向非均一性红细胞转变的情况后,可将非均一红细胞尿作为肾小球性血尿的诊断依据。肾小球性血尿的红细胞形态常表现为不规则形、体积变小或成棘形、圆环状、部分胀大等。图 8-5、图 8-6、图 8-7、图 8-8 分别为均一、非均一、混合红细胞散点图、直方图和非均一小红细胞散点图、直方图。

注:尿沉渣仪品牌型号不同 Fl-Fsc、Fscw-Flw 等散点图信息代表的字母可有不同。

70% 红细胞前向散射光强度(RBC-P70Fsc)≤70ch,且红细胞前向散射光强度分布宽度(RBC-Fsc-DW)>50ch,提示为肾小球性血尿;RBC-P70Fsc≥100ch,且 RBC-Fsc-DW≤50ch,提示为非肾小球性血尿;70ch≤RBC-P70Fsc≤100ch,且 RBC-Fsc-DW≥50ch,为混合性血尿。

(2) 白细胞:尿液中典型白细胞直径为 10μm,稍比红细胞大,核居中。白细胞有胞核,因此白细胞分布于散点图中高荧光强度区。白细胞比红细胞稍大,前向散射光强度也比红细胞稍大一些,能将白细胞与红细胞区别开来,白细胞以高强度的 Fl 和 Fsc 的特点出现在散点图的正中央(图 8-9)。此外,存活的白细胞呈现出 Fsc 强和 Fl 弱的特点,而受损或死亡的白细胞表现为 Fsc 弱和 Fl 强。

(3) 细菌:体积小但含有 DNA 和 RNA,所以前向散射光强度(Fsc)较红细胞和白细胞弱,特别是球菌仅能被高灵敏细菌模式(H-Bacterial)检测到。荧光强度(Fl)较红细胞强,较白细胞弱,出现在 Fl-Fsc 及 Fscw-Fl 散点图中红细胞和白细胞之间的下方区域。由于死细菌的染色灵敏度较活细菌强,所以死亡细菌所产生的荧光强度较强。

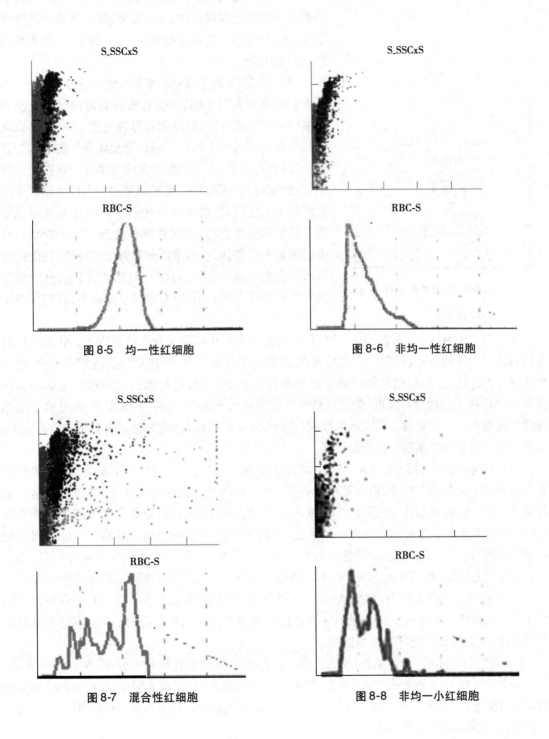

图 8-5 均一性红细胞

图 8-6 非均一性红细胞

图 8-7 混合性红细胞

图 8-8 非均一小红细胞

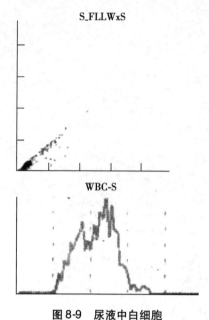

S_FLLWxS

WBC-S

图8-9 尿液中白细胞

（4）上皮细胞：上皮细胞种类较多且大小不等，并且都含有细胞核和线粒体，荧光强度较强，通常大的鳞状上皮细胞和移形上皮细胞分布在 Fscw 和 FLW 为参数的散点图左上角。

（5）管型：出现在 Fscw 和 Flw 散点图中，透明管型由于管型体积大但无内容物，有极强的前向散射光脉冲宽度（Fscw）和微弱的前向荧光脉冲宽度（Flw）；出现在第二个散射图的中下区域。病理管型体积与透明管型相似，但因有白细胞、上皮细胞等含线粒体和细胞核的内容物，有极高的 Fscw 和 Flw，荧光信号强。出现在第二个散射图的中上区域，仪器根据荧光强度和脉冲宽度可识别透明管型和病理管型，并报告具体数量。由于管型的种类较多且形态各异，仪器难以分辨管型的性质，只能区分出透明管型和病理管型。此外、黏液丝、棉毛、麻纤维等类管型异物可引起假阳性；有些管型短而小，易被仪器漏检而产生假阴性结果。

（6）真菌和精子：分布在 Fl-Fsc 散点图中，真菌和精子细胞都含有核酸（RNA 和 DNA），具有很高的荧光强度（Fl），因为二者的前向散射光强度（Fsc）与红细胞和白细胞相差不多，故分布区域位于红细胞、白细胞之间。精子比酵母菌染色更灵敏，酵母菌的前向散射光脉冲宽度（Fscw）小于精子细胞脉冲宽度，借此区别酵母细胞和精子细胞。但在低浓度时，区分精子细胞与酵母细胞有一定的难度。而在高浓度时，真菌的 Fsc 与红细胞相似，分布在 Fl-Fsc 散点图中。这部分酵母菌会对红细胞计数产生干扰。

（7）结晶：分布在散点图 Fsc 和 Fl 的红细胞区域，结晶在染色过程中不着色，其 Fl 较红细胞更低。由于结晶的多样性，前向散射光强度（Fsc）随结晶的大小相应变化，其散射光强度分布很宽。草酸钙的分布区域在贴近 Y 轴的 Fsc、Fl 散点图中；尿酸盐结晶在散点图中的分布与红细胞散点有重叠。结晶的中心分布不稳定，以此区分红细胞和结晶。需要注意的是当尿酸盐浓度增高时，部分结晶会对红细胞计数产生干扰。此外、仪器不能准确区分各种结晶，当仪器显示有结晶标记时，应按尿沉渣手工检查方法离心尿液，显微镜下仔细观察是何种结晶。

4. 导电率　导电率代表总粒子中带电荷的部分，尿渗量代表溶液中溶质的质点数量。因此导电率与反映尿液中粒子总数量的尿渗量既相关又有差别，例如尿糖时因葡萄糖非电解质不带电荷，尿渗量高而电导率无相应增加。

5. 其他信息　除以上信息外，仪器还提供非溶血性红细胞数量和百分率（Non-lysed RBC，Non-lysed RBC%）、红细胞平均荧光强度（RBC-MFl）、红细胞平均散射光强度（RBC-MFsc）和红细胞荧光强度分布宽度标准差（RBC-Fl-DWSD）、白细胞平均前向散射光强度（WBC-MFsc）、尿沉渣总颗粒数、细菌总颗粒数等信息。

【临床意义】

1. 红细胞　尿液红细胞数量及红细胞与白细胞的比例有助于血尿相关疾病的诊断和鉴别诊断；观测红细胞数量的动态变化有助于疗效观察和预后判断；红细胞形态信息对鉴别血尿的来源具有重要价值，非均一性血尿可作为肾小球源性血尿的重要依据。但应注意排除如下影响因素:①结晶、细菌、真菌增多时,其参数结果与红细胞参数相重叠,可误计为红细胞,以草酸钙结晶最常见;②如血尿同时存在菌尿、尿渗量过高或过低、尿液过酸或过碱以及放置时间过长等情况时,非均一性血尿可能是由于上述原因所致。

2. 白细胞　观察尿液中白细胞数量有助于泌尿系统感染等疾病的诊断,其数量的动态变化有助于疗效观察;仪器提示的白细胞高活性和低活性的不同比例有助于急慢性感染以及恢复期的判断。需注意大量上皮细胞、真菌、滴虫、脂肪滴等可使尿液白细胞计数不同程度地增高。

3. 细菌　尿液白细胞增多伴随大量细菌通常提示泌尿系统感染,将白细胞和细菌的检测信息进行综合分析对诊断泌尿系统感染有重要价值。对是否需要细菌培养也有一定的筛选作用。仪器对细菌有较好的分辨率及较高的精度,可检测出微小细菌如大肠埃希菌等,对是否需要细菌培养有一定的筛选作用。

4. 上皮细胞　少量鳞状上皮细胞和移行上皮细胞可见于正常人尿液,但当这两种细胞增多,或前两细胞增多并可见小圆上皮细胞时,提示存在泌尿系统炎症。尿沉渣分析仪能报告上皮细胞的定量结果,并标示小圆上皮细胞。小圆上皮细胞包括肾小管上皮细胞、中层和底层移行上皮细胞。这些细胞的大小与白细胞相近、形态较圆,因这些细胞散射光、荧光及电阻抗的信号变化较大,仪器不能准确区分是哪一类细胞。但这类上皮细胞多为病理性的,当仪器提示这类细胞达到一定数量时,应按尿沉渣手工检查方法离心尿液,显微镜镜检进行准确分类。需注意当尿液中有大量白细胞、滴虫等时,因检测参数与上皮细胞重叠,可导致上皮细胞计数显著增高。

5. 管型　极少量透明管型可见于正常人尿液,若大量出现提示肾实质损害。需注意仪器只起过筛作用,筛检出透明管型和病理管型的存在,当仪器提示有病理性管型时,需按尿沉渣手工检查方法离心尿液显微镜确认是哪一类管型。

6. 导电率　对糖尿病、尿崩症的鉴别诊断有重要价值。此外,尿液长期高导电率者,可能存在大量易形成结石的电解质,应警惕结石的发生。

表8-4　各检测参数分布区域及特性

参数	散点图分布区域	特性
红细胞	红细胞区域接近 F1 轴	F1 值低,分布差异大,由此可分为均一,非均一红细胞
白细胞	F1 和 Fsc 散点图的正中央	根据 Fsc 和 F1 的强弱特点可区分存活、受损或死亡的白细胞
细菌	Fsc、F1 散点图中红细胞和白细胞之间的下方区域	前向散射光比红细胞、白细胞多,荧光强度比红细胞强
上皮细胞	Fscw 和 F1w 的左上角(主要为大鳞状上皮细胞和移形细胞)	荧光强度较强
管型	Fsw 和 F1w	借助荧光强度和脉冲宽度可检测管型及区分透明管型和病理管型
真菌和精子	F1—Fsc	二者荧光强度都较强,高浓度酵母颗粒会对红细胞计数产生干扰
结晶	Fsc 和 F1 的红细胞区域	前向散射光分布较宽,高浓度的尿酸盐对红细胞计数有干扰

【方法学评价】

1. 优点：快速、采集的信息量大，当检测标本体积为 9.0μl 时，相当于显微镜检测 50 个高倍视野，检测总粒子范围为 0~40 000。操作简便、尿液中常见的有形成分都有相应的参数，将定量结果和相应的散点图、直方图进行综合分析，可提高对疾病的诊断水平，能对临床提供更为准确的尿有形成分信息。

2. 缺陷：不能对各种有形成分进行形态的准确辨认，形态、大小相近的各种不同的有形成分可能会因在分布区域的重叠或计数的错误导致假阴性或假阳性结果。

影像式尿沉渣分析仪和流式细胞术沉渣分析仪都具备以下共同优势：①不需要离心尿液，可自动进样，污染小；②简便快速、每小时可检测 40~100 个标本，一次检测可报告多个参数，可定量，方便动态观察；③方法程序统一，易于标准化和质量控制；④采集的信息量大，计数每份标本的细胞数量明显高于手工显微镜检验，并能避免人工镜检个体差异所产生的误差。具有手工操作无法比拟的重复精度。两种方法又都有各自的特点，详见表 8-5。

表8-5　影像式尿沉渣分析仪和流式细胞术尿沉渣分析仪特点比较

	影像式尿沉渣分析仪	流式细胞术尿沉渣分析仪
原理	流式细胞技术+粒子成像分析技术 计算机图像分析，形态识别软件自动识别和分类有形成分的影像并计量	流式细胞技术+电阻抗技术 根据荧光强度、散射光强度和散射光脉冲宽度及电阻抗信号形成各有形成分的散点图、直方图并计量
检测参数	红细胞、白细胞、白细胞簇、透明管型、非分类管型、鳞状上皮细胞、非鳞状上皮细胞、细菌、酵母样菌、结晶体、黏液丝和精子	红细胞、白细胞、上皮细胞、小圆细胞、透明管型、病理管型、细菌、类酵母菌细胞、结晶、黏液丝、精子、导电率、尿沉渣总颗粒数、细菌总颗粒数
优势	可在荧光屏上直观地对各种有形成分进行分析观察和识别	可依据散点图、直方图等信息区别均一性红细胞和非均一性红细胞
缺陷	①尿液过酸、过碱或高低渗以及挤压等情况致细胞变形时，容易产生误认或漏检，不同结晶难以准确辨认，一些结晶和真菌容易被误认为红细胞。②需在显示屏上人工区分不同类别的颗粒，对难以确定的有形成分需人工显微镜检查确认	①假阳性率较高，不能鉴别异常细胞，难以确定的有形成分仍需离心后显微镜检确认 ②大量细菌、酵母菌可干扰计数，容易漏检影形红细胞 ③不能明确病理管型的分类

目前临床常用的自动化尿沉渣分析仪，不论是影像式尿沉渣分析仪还是流式细胞术尿沉渣分析仪通常都与尿干化学分析仪共同组成一个分析系统。因为由于方法学的不同，自动化尿沉渣分析仪和尿干化学分析仪分别具备不同的技术特点：

1. 尿干化学分析仪可检测尿液的比重、酸碱度、酮体、葡萄糖等理化内容并且较为准确；尿沉渣分析仪对尿液红、白细胞的检测较为准确，还可检测管型、结晶、精子及上皮细胞等更多的尿液有形成分并可定量。

2. 干化学法检测白细胞实际是检测中性粒细胞。当尿液中所含的白细胞是淋巴细胞和单核细胞时则为阴性。尿沉渣分析仪可对尿液中所有的白细胞进行检测,弥补了尿液干化学法只对粒细胞反应,而与淋巴细胞和单核细胞不反应的不足。

3. 尿液沉渣分析仪不仅能检出不含硝酸盐还原酶的细菌,而且能对细菌含量进行定量。

4. 干化学法隐血检查结果与尿液沉渣分析仪红细胞散点图和直方图以及计数结果综合分析,可判断出血状况和性质。

尿沉渣分析仪与尿液干化学分析仪联合检测可以发挥各自的优势和相互弥补不足,提高检测的准确性。其报告单为尿沉渣分析参数检验和干化学分析参数检验以及人工显微镜检查结果的整合,能够为临床提供更为完整的尿液分析信息。

【质量保证】

1. 分析前 ①患者留取尿液准备和收集保存尿液标本要求同尿液一般检查部分;②依据制定的 SOP 文件按规定进行仪器的保养、校准和性能验证;③检查仪器是否处于正常工作状态,每日开机必须进行室内质控,质控合格方可开始患者的标本检测。

2. 分析中 ①核对与样本相关的各种信息,及时准确上样;②当仪器出现复查信号时,如计数、分类、电导率异常,提示检测结果可信度低。需检查排除干扰因素;③仪器操作人员必须熟悉各检测参数的干扰因素,尽可能给予排除或识别可疑、假阴性、假阳性结果并通过手工复检纠正。

3. 分析后 ①再次核对各相关信息是否正确录入;②注意干化学检查与尿沉渣检查结果之间的关联性,两种检查是否存在相互矛盾的结果,复核确认检验结果;③当临床诊断和检验结果不相符合时,需复查有疑问的标本,必要时重新采集标本检验,并与临床进行沟通。

？ 问题与思考

1. 尿液有形成分自动化分析仪是否可代替尿沉渣显微镜检查?

2. 检测尿液中的红细胞数量和形态有助于血尿相关疾病的诊断和鉴别诊断,例如通过观察红细胞形态以区分肾小球源性(非均一性)血尿和非肾小球源性(均一性)血尿。如何结合尿液有形成分自动化分析仪检测结果的直方图、散点图和显微镜(普通显微镜或相差显微镜)观察的结果判断均一性、非均一性及混合性血尿?

【病例分析】

患者,男,12 岁。主诉:咳嗽、咽部不适、发热、眼睑水肿 2 周。

病史:2 周前因受凉、自服"感冒药"(具体不详)3 天,上感症状缓解,眼睑与面部水肿明显。

实验室检查:

1. 尿干化学检查:尿蛋白(++),红细胞(+++),白细胞(+)。

2. 尿沉渣分析仪检查:RBC 532.3/μl,WBC 102.3/μl,RBC-p70Fsc 61.4ch,RBC-Fsc-DW 52.3ch。

3. 尿沉渣显微镜检查:RBC ++/HP,WBC +/HP。

分析:

1. RBC 532.3/μl,RBC ++/HP RBC-p70Fsc<70ch,RBC-Fsc-DW>50 提示为非均一性血尿,怀疑为肾性血尿。

2. WBC 102.3/μl,WBC +/HP 提示感染。

（杨红英）

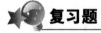 学习小结

　　干化学尿液分析仪检测的原理是多联试剂带上各检测试剂块与尿液中相应成分发生化学反应而产生颜色。颜色的深浅与光的吸收和反射相关,也与尿液中相应的被检测成分的浓度成比例关系。吸收光值越大,反射光值越小,被检测成分的浓度越高。该方法具有一次可检测多个项目,简便、快速的优势。缺陷是检测结果仅为定性或半定量,且干扰因素较多。检测比重、酸碱度、酮体、葡萄糖等理化内容较为准确,而红细胞、白细胞等有形成分的检测易受干扰因素的影响出现假阳性或假阴性。应用时须熟悉其工作原理及影响因素,按规定进行复检,尤其红细胞、白细胞等有形成分必须以显微镜复检作为检验报告的确证实验。该方法主要用于健康体检和初诊病人的筛查以及某些疾病的筛选,

　　全自动尿沉渣分析仪集计算机技术、电子技术或高科技光学及影像学技术等各种高科技技术为一体,对尿液中的细胞、管型、结晶、寄生虫、细菌等有形成分进行分析识别。具有简便快速、误差小、可定量、重复性好、结果准确、利于进行室内质控及标准化等优点。影像式尿沉渣分析仪的特点是可在荧光屏上直观地对各种有形成分进行分析观察和识别;流式细胞术尿沉渣分析仪的特点是可将有形成分的定量结果和相应的散点图、直方图进行综合分析。二者都具有以下优势:①不需离心尿液,自动进样污染小;②简便快速、可定量及动态观察;③方法程序统一,易于标准化;④参数多、信息量大,计数每份标本的细胞数量明显高于手工显微镜检验,并能避免人工镜检个体差异所产生的误差。但两类仪器都不能准确辨认各种细胞、管型等有形成分,都需要人工显微镜检查确认。

　　尿液干化学分析仪与尿有形成分分析仪联合检测可以发挥各自的优势和相互弥补不足,当出现可疑结果时必须手工复检以提高检测的准确性。

⭐ 复习题 ● ● ● ●

1. 干化学尿液分析的优势和缺陷是什么?

2. 尿液细胞干化学检查与显微镜检查的差别及意义是什么?

3. 用于评价肾脏浓缩功能较为理想的指标是什么?

4. 尿蛋白检测常用防腐剂是什么?

5. 尿液外观呈黄色,振荡后产生的泡沫也呈黄色,此尿液称为什么?

6. 尿液中游离血红蛋白量异常,隐血实验阳性的尿液称为什么?

7. 流式细胞技术尿液有形成分分析仪的基本原理是什么?

8. 如何通过流式细胞技术尿液有形成分分析仪鉴别血尿来源?

参 考 文 献

1. 刘成玉. 临床检验基础. 北京：中国科技出版社, 2004.

2. Lothar, TM. Clinical Laboratory diagnostics. Gemany：Frankfurt, 1998.

3. 丛玉隆. 尿液沉渣检查标准化的建设. 中华检验医学杂志. 2002, 25(4):249-250.

4. 刘成玉, 罗春丽. 临床检验基础. 第 5 版. 北京：人民卫生出版社, 2012.

5. 王建中. 实验诊断学. 第 2 版, 北京：北京大学医学出版社, 2010.

6. 丛玉隆, 杨明, 马骏龙, 周建山. 体液及寄生虫检验技术与临床. 天津：天津科学技术出版社, 2002.

第九章

粪便检验

学习目标 ‖

掌握:粪便理学、化学和显微镜检查和粪便检验的质量保证。

熟悉:粪便标本的采集要求和粪便检验的临床意义。

了解:粪便检查工作站组成,检测原理。

粪便(feces,stool)是食物在体内被消化吸收营养成分后剩余的产物。食物经食管蠕动进入胃,与胃液成分混合形成半液体状的食糜,胃消化过程中不断的蠕动和幽门的作用下,酸性食糜送进十二指肠和小肠内。小肠是消化食物的主要场所,小肠内有胰腺分泌的胰蛋白酶、胰淀粉酶、脂肪酶以及胆囊分泌的胆汁等物质,在这些物质的作用下,食糜和小肠黏膜充分接触以促进消化和吸收。剩余的食物残渣进入大肠,当水分和电解质被大肠吸收后,最终形成粪便。

粪便成分主要有:①未被消化的食物残渣,如淀粉颗粒、肉类纤维、植物细胞、植物纤维等;②已被消化但未被吸收的食糜;③消化道分泌物,如胆色素、酶、黏液和无机盐等;④分解产物如靛基质、粪臭素、脂肪酸和气体;⑤肠壁脱落的上皮细胞;⑥细菌,如大肠埃希菌和肠球菌等。

在病理情况下,粪便中可见血液、脓液、寄生虫及其虫卵、包囊体、致病菌、胆石或胰石等。

粪便检查主要用于协助诊断消化道疾病。如:①肠道感染性疾病:了解消化道有无炎症;②肠道寄生虫感染:粪便检查找到寄生虫或其虫卵即可确诊;③消化道出血鉴别与肿瘤筛检,如隐血试验持续阳性提示有恶性肿瘤;④了解胃肠道消化、吸收功能:根据粪便的性状组成,间接地判断胃肠、胰腺、肝胆系统的功能状况;⑤黄疸的鉴别诊断:根据粪便的外观、颜色、粪胆色素测定,有助于判断黄疸的类型。

第一节　粪便标本的收集与送检

粪便标本的采集直接影响检验结果的准确性,应根据不同的检查目的分别使用不同的采集方法。

一、标 本 采 集

粪便检验标本采集及送检正确与否,直接影响检验结果的准确性。如便盆或坐厕中的粪便常混有尿液、消毒剂及污水等,可破坏粪便的有形成分;灌肠或服油类泻剂的粪便因过稀且混有油滴等,影响检验结果,不适宜做检验标本。无粪便排出而又必须检验时,可采取经直肠指诊或采便管拭取标本。

(一)常规检查标本

常规检查包括外观和显微镜检查,应采取的新鲜标本,选取异常成分的粪便,如含有黏液、脓、血等病变成分;外观无异常的粪便必须从表面、深处及粪端多处取材,取 3~5g 粪便送检。

(二)寄生虫检查标本

寄生虫检查采集粪便标本的要求见表9-1。

表9-1 寄生虫检查粪便标本采集要求

项目	评价
阿米巴滋养体	从粪便脓血和稀软部分取材,立即送检;运送及检查时均需保温,保持滋养体活力以利检出
血吸虫孵化毛蚴	标本至少30g,必要时取全份标本送检;如查寄生虫虫体及作虫卵计数时,应采集 24 小时粪便
蛲虫卵	用浸泡生理盐水的棉签或透明薄膜拭子于晚 12 时或晨排便前,自肛门皱襞处拭取粪便送检
连续送检	原虫和某些蠕虫有周期性排卵现象,未查到寄生虫和虫卵时,应连续送检3天,以免漏诊

(三)化学法隐血试验

应于试验前 3 日禁食肉类、含动物血和某些蔬菜等食物,并禁服铁剂及维生素 C 等可能干扰试验的药物。

(四)粪胆原定量试验

应连续收集 3 天的粪便,每日将粪便混匀称重后取出约20g 送检。

(五)无粪便排出而又必须检查时,可经直肠指诊(digital examination of rectum)或采便管拭取标本。

标本送检,粪便标本装入专用的标本容器里送检。粪便标本容器要求清洁、干燥、有盖,无吸水和渗漏。细菌学检查时,粪便标本应采集于无菌、有盖的容器内送检。

二、标 本 处 理

粪便检验后,应将粪便和塑料标本容器投入焚化炉中烧毁;搪瓷容器、载玻片等应浸泡于消毒液中(如0.5%过氧化乙酸、消佳净或苯扎溴铵等)24 小时后弃消毒液,再煮沸后流水冲洗、晾干或烘干备用。

第二节 粪便一般检查

一、外 观

（一）量

正常人粪便量随食物种类、食量及消化器官的功能状态而异。一般健康成人，每日排便多为1次，每次排便量约为100~250g（干重25~50g）。当胃肠、胰腺有炎症时或功能紊乱时，粪便的量和次数均有不同程度增多。

（二）性状

正常人粪便常为软便或成形便。排便形状，粪便的形状、硬度与粗细，常与进食的食物种类有关。粪便性状和临床意义见表9-2。

表9-2 粪便性状临床意义

性状	临床意义
黏液便	肠壁受刺激、直肠炎、痉挛性便秘、黏液性肠炎、情绪激动等
脓血便	结肠癌、慢性溃疡性结肠炎、急性血吸虫病、肠结核、细菌性痢疾（以黏液及脓细胞为主）
脓血便呈暗红色，稀果酱样，有特殊的腥臭味	阿米巴痢疾（以红细胞为主）
鲜血便	结肠癌、直肠息肉、肛裂及痔疮
溏便呈粥样且内含物粗糙	消化不良、慢性胃炎、胃窦潴留等
胨状便	过敏性肠炎和慢性菌痢
稀糊状稀汁样便	伪膜性肠炎、艾滋病伴发肠道隐孢子虫感染
洗肉水样便	副溶血性弧菌食物中毒
红豆汤样便	出血性小肠炎
米泔样便呈白色淘米水样	重症霍乱、副霍乱
细条、扁片状	食入矿物油、结肠紧张亢进、直肠和肛门狭窄（常提示有肿物存在）
粗棒状、球状	便秘，儿童患者可能为巨结肠症
干结便	习惯性便秘多见于老年人
乳凝块	婴儿消化不良、婴儿腹泻

（三）颜色

正常人粪便，因含粪胆素而呈黄褐色。婴儿粪便，因含未转变的胆红素而呈黄绿色或金黄色糊状。粪便颜色常受食物、药物和病变等因素的影响。

1. 淡黄色 见于乳儿便、服用大黄、山道年等。在病理情况下，可因粪便中胆红素未被氧化而呈现黄色。

2. 绿色 见于食用大量绿色蔬菜、甘汞，婴儿肠炎等；肠蠕动极度加速：胆绿素来不及转变为粪胆素时,粪便已排出,此时粪便可呈绿色。

3. 白色或灰白色 见于胃肠检查服用硫酸钡后、胆道阻塞(无胆汁排出,粪便内缺乏粪胆素)、少数结核病或胰腺病、过量脂肪、服用大量金霉素者等。

4. 红色 因下消化道出血所致。见于直肠癌、肛裂、痔疮出血等,或食用番茄、红辣椒、西瓜等食物后。

5. 果酱色 粪便稀糊状、色似果酱 见于阿米巴痢疾、肠套叠;食用大量咖啡、可可、樱桃、桑椹、巧克力等。

6. 黑色或柏油色(tarry color) 见于上消化道出血。上消化道出血时,红细胞被胃肠液消化破坏,释放血红蛋白并进一步降解为血红素、卟啉和铁等产物,在肠道细菌的作用下,铁与肠内产生的硫化物结合成硫化铁。上消化道出血在 60ml 以上时,红细胞被胃酸破坏,形成氧化血红蛋白,在肠道内与硫化物结合形成硫化铁,粪便即可呈黑红色或黑褐色,出现柏油样便,粪便质软而富有光泽,宛如柏油。如见患者柏油样便、且持续 2~3 天,说明出血量不少于 500ml。当上消化道持续大出血时,排便次数可增多,粪便稀薄;因出血量多,血红素铁不能完全与硫化物结合,加之血液在肠腔内推进快,粪便可由柏油色转为暗红色;见于溃疡病出血、食管静脉曲张破裂及消化道肿瘤。粪便虽呈黑色但无光泽,见于服用铁剂、活性炭等药物,或进食动物血及肝脏后。

(四)寄生虫

粪便中,如存在虫体较大的肠道寄生蠕虫如蛔虫、蛲虫、绦虫等或其片段时,肉眼即可分辨;注意,钩虫虫体须将粪便筛洗后才可见。

(五)结石

粪便中可见到的结石有胆石、粪石、肠结石、胰石等。最重要且最多见的是胆石。应用排石药物或碎石术之后,肉眼可见到较大结石,而结石较小时,需将粪便筛洗后仔细查找才能发现。服用橄榄油时,粪便中可见圆形、黄豆形脂质或皂化物质,易被误认为结石,应注意鉴别。粪便结石的特征见表9-3。

表9-3 粪便结石的特征

粪便结石	特征
胆结石	呈片状或细粒状。通过肠道或消化的作用,被分解 用有机溶剂(如氯仿等)可使其溶解
胰脏结石	较少见,在有机溶液剂中被溶解
肠结石	在植物性食品中多见,可与植物纤维为中心而形成结石;也可由磷酸盐及肠道的废物等形成层状、排列整齐

(六)气味

生理性气味 粪便的臭味与进食的种类、疾病的性质有关。正常粪便因蛋白质的分解产物如吲哚、粪臭素、硫醇、硫化氢、氨、靛基质等而产生臭味。粪便臭味,在肉食者强烈,在素食者较轻。

二、显微镜检查

粪便显微镜检查是临床检验的常规项目。通过显微镜观察,可以明确粪便中有无病理成分,如各种细胞增多、寄生虫卵、异常细菌、真菌、原虫、食物残渣增多等,有助于消化道疾病和肠寄生虫病诊断与治疗。挑取含黏液、脓、血部分的粪便或从成形便表面、深处及多处取材,加生理盐水混匀,制成涂片镜检。

(一)细胞

1. **白细胞(脓细胞)**　粪便中的白细胞常见中性粒细胞,形态完整者与血液中的粒细胞无差别。病理情况下,中性粒细胞呈灰白色、胞体肿胀、坏死、破碎、结构不完整、胞质内充满细小的颗粒、核不清楚的中性粒细胞(即脓细胞),常成堆出现(图9-1)。

正常粪便:无或偶见白细胞。肠炎时,白细胞分散存在,一般小于15个/HP;粪便可见大量白细胞或成堆出现的脓细胞,以及吞噬异物的小吞噬细胞,见于细菌性痢疾、溃疡性结肠炎;粪便涂片、染色,见较多的嗜酸性粒细胞,可伴有夏科-莱登结晶,见于肠易激综合征、肠道寄生虫病(尤其是钩虫病及阿米巴痢疾)。

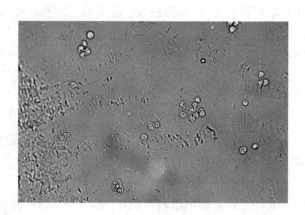

图9-1　白细胞

2. **红细胞**　粪便中的红细胞呈草绿色、略有折光性的圆盘状,有时可因粪便pH影响,而呈皱缩状(图9-2)。

正常粪便无红细胞。上消化道出血时,由于胃液的消化作用,红细胞已被破坏,粪便中难以见到。下消化道炎症或出血时可出现数量不等的红细胞,如痢疾、溃疡性结肠炎、结肠癌、直肠息肉、痔疮、急性血吸虫病等。消化道疾病时由于炎症损伤出血,白细胞、红细胞可以同时存在,细菌性痢疾时红细胞少于白细胞,多分散存在且形态正常;阿米巴痢疾者红细胞多于白细胞,多粘连成堆存在并有残碎现象。

3. **大吞噬细胞**　大吞噬细胞,即巨噬细胞(macrophage),由血循环中的单核细胞进入组织演变而来。其形态特点:胞体大,直径一般20μm以上,呈圆形、卵圆形或不规则形,胞核1~2个,大小不等,常偏于一侧,内外质界限不清;常含有吞噬的颗粒、细胞碎屑或较大的异物,如有时可见含有红细胞、白细胞、细菌等;可散在分布或成群出现,细胞多有不同程度的退化变性现象(图9-3)。

正常粪便:无大吞噬细胞。粪便中出现吞噬细胞,见于急性细菌性痢疾、急性出血性肠炎,偶见于溃疡性肠炎。

4. **上皮细胞**　粪便中的上皮细胞为肠黏膜上皮细胞。整个小肠、大肠黏膜的上皮细胞均为柱状上皮,直肠段被覆上皮细胞为复层鳞状上皮。其形态:呈卵圆形或短柱状,两端钝圆,细胞较厚,结构模糊,夹杂于白细胞之间。

正常粪便:柱状上皮细胞甚少见(少量脱落的柱状上皮细胞已破坏)。柱状上皮细胞增多,见于结肠炎症、伪膜性肠炎。

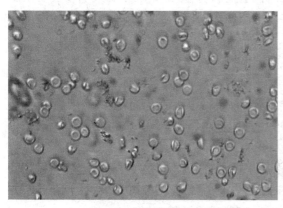

图9-2 红细胞

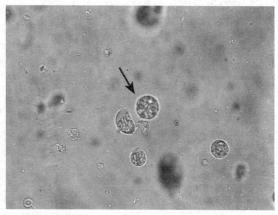

图9-3 吞噬细胞

5. 报告方式 见表9-4。

表9-4 粪便镜检细胞成分报告方式

10个高倍镜视野所见	报告方式(细胞数/HPF)
只见1个	偶见
有的视野不见,有的视野最多可见2~3个	0~3
每个视野最少见到5个,最多见到10个	5~10(+)
每个视野都在20以上	20~40(++)
每个视野中细胞满视野,难以计数	满视野(+++~++++)

(二)食物残渣

在正常粪便中,食物残渣均系已充分消化后的无定形细小颗粒。未经充分消化的食物残渣常见的有以下几种:

1. 脂肪 用苏丹Ⅲ染色(Sudan Ⅲ stain)可将粪便中的脂肪区分成3种:中性脂肪、游离脂肪酸和结合脂肪酸(表9-5)。

表9-5 3种脂肪的特征

	苏丹Ⅲ染色	性状和特性
中性脂肪	朱红色或橘红色	呈大小不一、圆形、折光性强的小球状
游离脂肪酸	片状者为橘黄色,而针束状者不着色。	呈片状、针束状结晶,加热熔化
结合脂肪酸	不被苏丹Ⅲ染色	呈黄色、不规则块状或片状。脂肪酸与钙、镁等结合形成的不溶性物质,加热不溶解。

粪便含有脂肪时,常有量多,呈泡沫状、灰白色、有光泽,恶臭等特点,显微镜检时有较多的脂肪小滴。

正常粪便:①成人:脂肪含量在2%~5%范围内;②婴、乳儿:比成人排出量高30%~50%。脂肪颗粒:粪便涂片(18mm×18mm)不超过10个。

正常成人摄入的脂肪95%以上被吸收。当消化道疾病时,可因缺乏脂肪酶而使脂肪水解不全,脂肪的消化吸收障碍,粪便中的脂肪增多。①脂肪泻(脂肪排泄量>6g/d):提示胰腺功能不全和脂肪吸收障碍;可见于急、慢性胰腺炎、胰头癌、吸收不良综合征、儿童腹泻、阻塞性黄疸等以及蓝氏贾第鞭毛虫感染;②慢性胰腺炎:可排出特征性的粪便,如量多、呈泡沫状,灰白色、有光泽,恶臭,镜检可见脂肪小滴较多。

2. 淀粉颗粒　外形为圆形、椭圆形或多角形颗粒,大小不等,在盐水涂片中一般可见同心形的折光条纹,无色,具有一定折光性,滴加碘液后呈黑蓝色,若部分水解为红糊精者则呈棕红色。

正常粪便:偶见淀粉颗粒。粪便中出现大量淀粉颗粒常见于消化功能不良、腹泻、慢性胰腺炎、胰腺功能不全等,在碳水化合物消化不良时,可引起发酵,粪便中可见大量的小气泡,并常伴有较多的脂肪小滴和肌肉纤维,还可有嗜碘性的细菌或酵母菌。

3. 肌肉纤维　为淡黄色条状、片状、有纤细的横纹,如加入伊红可染成红色。

日常食用的肉类主要是动物的横纹肌,经蛋白酶消化分解后大部分消失。在病理情况下,肠蠕动亢进、腹泻或蛋白质消化不良时可增多。当胰腺外分泌功能减退时,不但肌肉纤维增多,而且其纵横纹均易见,甚至可见到细胞核,提示胰腺功能严重不全。

4. 结缔组织与弹性纤维　为无色或微黄色束状边缘不清晰的线条状物,加入30%乙酸后,结缔组织膨胀呈胶状,而弹性纤维的丝状形态更为清晰。

正常粪便中可见到少量的结缔组织和弹力纤维,增多可见于胃蛋白酶缺乏症、腹泻等。

5. 植物细胞及植物纤维　其形态如螺旋式小管或蜂窝状植物组织,可见形态繁多的植物细胞,有圆形、长圆形、多角形,甚至可见双层细胞壁,细胞内有叶绿素小体,须注意与虫卵鉴别;有的有细长植物毛、有强折光性、一端呈尖形的管状物,中心有贯通两端的管腔。植物细胞及植物纤维增多时,见于胃蛋白酶缺乏症、肠蠕动亢进、腹泻等。

（三）结晶

在显微镜下夏科-莱登结晶(Charcot Leyden crystal),其形态为无色透明的菱形,两端尖长,大小不等,折光性强,棕黄色斜方形结晶。

正常粪便可见少量磷酸盐、草酸钙等结晶,无夏科-莱登结晶。

病理情况下粪便中可出现夏科-莱登结晶,主要见于阿米巴痢疾、钩虫病及过敏性肠炎,并可同时见到嗜酸性粒细胞。如出现菱形血晶,见于胃肠道出血,此结晶不溶于氢氧化钾溶液,遇硝酸呈蓝色。

（四）微生物学检查

1. 正常菌群　粪便中细菌较多,约占干重的1/3,大部分为正常菌群。成人粪便中细菌包括大肠埃希菌、厌氧杆菌、肠球菌等,约占80%;产气杆菌、变形杆菌、铜绿假单胞菌等多为过路菌,不超过10%。婴儿粪便中主要为双歧杆菌、拟杆菌、葡萄球菌和肠杆菌等。

正常人粪便中菌量和菌谱处于相对稳定状态,保持着细菌与宿主间的生态平衡。若正常菌群减低甚至消失,临床上称为肠道菌群失调症(dysbacteriosis)。正常粪便中球菌(革兰染色阳性菌)和杆菌(革兰染色阴性菌)的比例大致为1:10。长期使用广谱抗生素、免疫抑制剂及慢性消耗性疾病的患者,可导致粪便中的球菌与杆菌比值改变。若革兰阴性杆菌严重减低,而葡萄球菌或真菌等明显增多,常提示有肠道菌群紊乱或发生二重感染,导致发生伪膜性肠炎,其粪便多呈稀汁样,量很大,涂片作革兰染色常见菌群为革兰染色阳性葡萄球菌,其次为假丝酵母菌属。

2. 霍乱弧菌 可用粪便悬滴法检查和涂片染色检查,取患者米泔样粪便制成悬滴(压滴)标本,高倍镜或暗视野下可见呈鱼群穿梭样运动活泼的弧菌,用霍乱弧菌抗血清作悬滴检查,即做制动试验时,可见最初运动活泼的细菌已停止运动并产生凝聚(呈阳性反应)。涂片革兰染色及稀释石炭酸复红染色后,油浸镜观察可见到革兰染色阴性的红色鱼群样排列,呈逗点状或香蕉样形态的弧菌。

霍乱弧菌(*Vibrio cholerae*)肠毒素具有极强的致病力,主要是促进小肠黏膜细胞的分泌功能,造成肠液大量分泌,引起呕吐和腹泻,导致患者严重脱水,患者出现水电解质平衡紊乱而死亡。

3. 真菌 常为圆形或卵圆形,因芽生增殖呈出芽或短链状。粪便中的真菌可分为普通酵母菌、人体酵母菌、假丝酵母菌(念珠菌)。

普通酵母菌,是一种环境中常见的真菌。人体酵母菌为一种寄生于人体中的真菌,正常粪便中常可见到,这2种酵母菌出现一般无临床意义,也可在腹泻的粪便中出现。

假丝酵母菌,正常粪便中极少见,粪便中见到此菌时应首先排除是否由容器污染而来,病理情况下出现的假丝酵母菌以白色假丝酵母菌最为多见,常见于长期使用广谱抗生素、激素、免疫抑制剂和放射治疗、化学治疗之后粪便中以及各种慢性消耗性疾病。

4. 病毒 粪便中查见的病毒为轮状病毒(rotavirus)和腺病毒(adenovirus)。该两种病毒可引起腹泻、呕吐,发热等。尤其是婴幼儿引起发病率较高,往往为暴发性流行。

(五)寄生虫卵和原虫检查

肠道寄生虫感染,粪便检查是最直接和最可靠的方法。肠道寄生虫类,包括蠕虫(helminth)和原虫(protozoa)。蠕虫卵有蛔虫卵、钩虫卵、鞭虫卵、蛲虫卵、华枝睾吸虫卵、血吸虫卵、姜片虫卵和带绦虫卵等;原虫有阿米巴原虫(Amoeba)及滋养体、包囊体,隐孢子虫及其包囊体、鞭毛虫和纤毛虫及包囊体等。

检查肠道寄生虫及其虫卵的方法,常将粪便直接生理盐水涂片或通过浓缩集卵涂片,根据蠕虫卵的形态特点,在显微镜下观察辨别出各种寄生虫卵、包囊体。或用免疫学的方法检测患者是否有某种虫体的抗体,间接判断相应的寄生虫的存在。

1. 蠕虫寄生虫卵的检查 可分别采用直接涂片镜检法、集卵法(饱和盐水漂浮法、自然沉淀法、离心沉淀法等)。直接涂片镜检法简单、快捷,但阳性率不高;集卵法检出率较高,适用于检出各种虫卵;饱和盐水漂浮法尤其适合检出钩虫卵;离心沉淀法、自然沉淀集卵法,通过去除粪渣、洗涤沉淀后涂片镜检,可提高阳性率。

除华支睾吸虫需用高倍镜辨认外,其他均可经低倍镜检出。在识别寄生虫卵时应注意虫卵大小、色泽、形状,卵壳的厚薄、卵细胞等内部结构等特点认真观察予以鉴别,查钩虫卵、蛔虫卵及鞭虫卵,最少要观察10个低倍视野,以低倍镜所见虫卵的最低数和最高数报告。

2. 肠寄生原虫的检查

(1)阿米巴原虫检查:可直接用生理盐水涂片检查滋养体,滋养体在有生理盐水的玻片上呈透明体,活动力强,伸出伪足,内质外质迅速流入,以致内外质不易分清,主要特征为内质含有被吞噬的红细胞等。检查包囊用碘染色,被染成淡黄绿色、有折光性囊壁薄而透明,成熟时较厚呈双层的结构,有4个核。

肠道阿米巴(intestinal ameba)主要包括溶组织内阿米巴、结肠内阿米巴等。溶组织内阿米巴可引起阿米巴痢疾,并可扩延至其他器官,如肝脏、腹腔、胸腔、脑组织等。

(2) 隐孢子虫检查:隐孢子虫病的诊断主要靠从粪便中查出该虫卵囊。其形态:卵囊直径仅为 4~7μm,且透明反光,不易识别。需用比密 1.20 蔗糖水浓集法加以集中后于 600 倍放大条件下方可看到,换用 1000~1500 倍放大后,可看到内部结构,有 4 个弯曲密选的子孢子及一个圆形或卵圆形的球状残体,通常用改良抗酸染色,在蓝绿色背景下可见玫瑰红的卵囊,卵囊内有子孢子及颗粒状残体;与酵母菌区别,酵母菌则染成绿色,用相差显微镜观察时效果更好。

隐孢子虫是广泛存在多种动物体内,是一种动物性传染病。其隐孢子寄生于小肠上皮细胞的微绒毛中引起人体感染,是一种条件感染性疾病。人体感染隐孢子虫后其临床表现因机体免疫状况而异,在免疫功能健全的人,主要为胃肠炎症状,呕吐、腹痛、腹泻,病程 1~2 周可自愈;在免疫功能缺陷或 AIDS 患者则有发热、嗳气、呕吐,持续性腹泻,排稀汁样粪便,每日多达 70 多次,排水量每日达 12~17L,导致严重脱水、电解质紊乱和营养不良而死亡。

(3) 鞭毛虫和纤毛虫检查:人体常见的鞭毛虫及纤毛虫有蓝氏贾第鞭毛虫、结肠小袋纤毛虫、人肠毛滴虫、肠内滴虫、迈氏唇鞭毛虫、中华内滴虫和脆弱双核阿米巴原虫等。粪便检查时除人肠毛滴虫和脆弱双核阿米巴原虫仅见到滋养体外,其他鞭毛虫、纤毛虫都可见到滋养体与包囊。

蓝氏贾第鞭毛虫包囊体寄生在小肠内(主要在十二指肠),可引起慢性腹泻、消瘦和营养吸收不良;亦可寄生于胆囊,可致胆囊炎。

结肠小袋纤毛虫寄生于结肠内,当滋养体侵入肠壁即可引起阿米巴样痢疾。

脆弱双核阿米巴原虫,可引起腹泻,易与白细胞混淆。

第三节 粪便化学检查

粪便的化学检查包括酸碱度反应、隐血试验、粪胆素、脂肪测定等。其中隐血试验是最有临床价值的粪便的化学检查项目。

隐血是指消化道出血量很少(每日出血量<5ml),而且少量红细胞因被消化分解、肉眼见不到粪便颜色改变,并且粪便涂片显微镜检查也未能发现红细胞,这种肉眼及显微镜均不能证明的微量血液称为隐血。隐血试验(occult blood test,OBT)是指用化学或免疫学的方法证实微量血液的试验。

【检测原理】

1. 化学法 血红蛋白中含铁血红素具有类似过氧化物酶(peroxidase,POX)的作用,能分解过氧化物、催化色原物质氧化呈色。呈色的深浅反映了血红蛋白含量,即出血量的多少。

2. 免疫学法 免疫学方法较多,如免疫单向扩散法、对流免疫电泳、酶联免疫吸附试验、免疫斑点法、胶乳免疫化学凝聚法、放射免疫扩散法、反向间接血凝法等。目前,国内外多采用单克隆抗体免疫胶体金法(immunological colloidal gold),其原理:胶体金是由氯化金和枸橼酸合成的胶体物质,呈紫红色。胶体金与羊抗人血红蛋白单克隆抗体(羊抗人 Hb 单抗)和鼠 IgG 吸附在特制的乙酸纤维膜上,形成一种标记抗体的胶体金物质,再在试带的上端涂上包被羊抗人 Hb 多抗和羊抗鼠 IgG 抗体。检测时,将试带浸入粪悬液中,悬液通过层析作用,沿着试带上行。如粪便中含有 Hb,在上行过程中与胶体金标记羊抗人 Hb 单抗结合,待行至羊抗人 Hb 多抗体线时,形成金标记抗人 Hb 单抗-粪 Hb-羊抗人 Hb 多抗复合物,在试带上显现 1 条紫红色线(被检测标本阳性);试带上无关的金标记鼠 IgG 随粪悬液上行至羊抗鼠 IgG 处时,与之结合形成另 1 条紫红色线,为试剂质控对照线。

【方法学评价】　目前,国内外尚无统一公认的标准化方法。美国胃肠病学学会推荐愈创木酯化学法或免疫法。

1. 化学法方法较多,如邻联甲苯胺法、还原酚酞法、联苯胺法、匹拉米洞法、无色孔雀绿法、愈创木酯法等,区别在于使用不同色原性反应底物,其实验设计原理基本相同。

(1)灵敏度:

1)邻联甲苯胺法:最灵敏,检测出灵敏度可达 0.2~1mg/L 的血红蛋白。邻联甲苯胺法为 1983 年中华医学会全国临床检验方法学学术讨论会推荐的方法,但易出现假阳性结果。

2)匹拉米洞法:为中度灵敏的试验,可检出 1~5mg/L 的血红蛋白,消化道有 5~10ml 出血即为阳性。隐血试验多选用中度灵敏的试验。

3)愈创木酯法:可检出血红蛋白 6~10mg/L,此时消化道出血可达 20ml,灵敏度差,假阳性很少(受食物、药物摄入的影响因素少),特异性较高,如此法为阳性,可确诊消化道出血。

4)试带法:目前国内外生产应用四甲基联苯胺和愈创木酯为显色基质检测隐血,虽较为方便,但未能从根本上解决隐血试验方法学中的存在问题(如食物因素的干扰)。

(2)特异性和干扰因素:

1)动物性食物和生食蔬菜的影响:动物的血、肉中的血红素可使试验呈假阳性;蔬菜、水果具有植物过氧化物酶活性,也可以出现假阳性。

2)药物的影响:患者服用大量维生素 C 或其他具有还原作用的药物,可使试验中的过氧化氢还原,不能再氧化色原物质,使隐血试验呈假阴性。

3)细菌分解血红蛋白引起的假阴性:血液如在肠道停留过久,血红蛋白被细菌降解,血红素不复存在,则隐血试验出现假阴性。

4)其他因素:由于粪便取材部位不同、标本反应时间不同、检验人员对显色判断标准掌握不同等,故在同一方法的试验中,亦可存在误差。

粪便隐血试验化学法的干扰因素与评价见表9-6。

表9-6　粪便隐血试验化学法的干扰因素与评价

因素	评价
标本因素	①假阴性:因粪便标本陈旧,血液在肠道停留过久,血红蛋白被细菌降解,血红素消失;②假阳性:粪便隐血来源于非消化道如齿龈出血、鼻出血、月经血等
食物因素	假阳性见于含血红蛋白的动物血,如鱼、肉、肝脏,含过氧化物酶的叶绿素新鲜蔬菜
药物因素	①假阳性:使用铁剂、铋剂,引起胃肠道出血药物如阿司匹林、皮质固醇、非类固醇抗炎药、引起肠炎药物、秋水仙素、萝芙木碱中药;②假阴性:服大量维生素 C 或其他具有还原作用药物
器材和试剂	①假阳性:器材污染铜离子、铁离子、消毒剂、溴、铁、硼酸、过氧化物酶;②假阴性:过氧化氢浓度低或过氧化氢失效、试剂保存温度和湿度不当(如冰冻、受光、受热和受潮等可失效)
操作过程	假阴性见于试验反应时间不足、显色判断不准。试验前在标本中加水减低灵敏度

2. 免疫胶体法　目前利用免疫学原理检测隐血的方法也较多,方法各有优缺点。采用免疫胶体金技术为主要方法,其方法优点较多。

（1）灵敏度：该法灵敏度高，一般血红蛋白为 0.2μg/ml（0.03mg Hb/g 粪便）即可阳性，且反应快速。

（2）特异性：免疫法隐血试验不受动物血干扰，如动物血血红蛋白在 500mg/L，辣根过氧化物在 200mg/L 时，对试验也无影响。单克隆抗体隐血试验对人隐血具有高度特异性。用单克隆抗体法检测食用新鲜蔬菜、铁剂、维生素 C 患者的粪便均为阴性；而愈创木酯法检测则均呈假阳性。

免疫胶体金性质比较稳定，并能呈现颜色，胶体金与单克隆抗体二者结合稳定性好，而且可作为定性和半定量测定试验。其操作简便，判断结果准确。

（3）后带（postzone）现象：为本法的缺点，当患者消化道大量出血时，粪便中的血红蛋白浓度过高时，则抗原抗体比例不合适，抗原（血红蛋白）过剩时，外观明显呈柏油样，而粪便隐血试验却为阴性反应，即假阴性。

（4）假阳性：主要由于灵敏过高造成的。正常生理情况下，胃肠道每日排出血液 0.5～1.5ml，大多数<2ml/24h。服用阿司匹林后可引起消化道出血 2～5ml/24h，使用高度敏感的免疫胶体金法检查，可出现阳性结果。

粪便隐血试验免疫法干扰因素与评价见表9-7。

表9-7 粪便隐血试验免疫法的干扰因素与评价

因素	评价
生理因素	胃肠道每日排出血液 0.5～1.5ml/24h。服用阿司匹林 2.5g，即可引起消化道出血 2～5ml/24h，免疫学检查法粪隐血可呈阳性
标本因素	假阴性见于消化道大量出血，粪便血红蛋白浓度过高，即抗原过剩时，见于上消化道出血。如血红蛋白经过肠道消化酶降解变性，丧失原有免疫原性或单克隆抗体与粪便血红蛋白抗原比例不合适
食物因素	各种动物血红蛋白（500mg/L）、辣根过氧化物酶（200mg/L）对免疫法无干扰，不必限制饮食
药物因素	单克隆抗体胶体金法具有特异性强、灵敏度高、检测简便等优点；但正常人或某些患者服用刺激胃肠道药物后可造成假阳性
器材和试剂	试剂盒保存不当、失效等出现假阴性
操作过程	直接使用低温保存（15℃以下）的标本试验，可出现假阴性

? 问题与思考 ●●●

在检测隐血试验测定时干扰因素还会有哪些？如何在试验中更好消除这些干扰因素？

3. 其他"隐血"试验方法

（1）转铁蛋白（transferrin，Tf）测定：伴随粪便隐血而具有良好抗原性、却不易降解的蛋白质，如转铁蛋白、肝触珠蛋白、清蛋白等。转铁蛋白测定方法灵敏度可达 2mg/L。单独或联合检测粪便中 Hb 以外的其他血液成分，作为消化道出血的标志较为有效。转铁蛋白具有肠道出血的特异性和抗细菌分解的稳定性。转铁蛋白测定是检测消化道出血的良好指标。联合检测 Tf 和 Hb 有助于筛检早期大肠癌。

（2）血红蛋白荧光测定法：采用卟啉荧光定量血红蛋白试验（Hemo-Quant test，HQT），以热草酸为试剂，使血红素变为原卟啉进行荧光检测，除可测定粪便中未降解的血红蛋白外，还可测定血红素衍化物卟啉，从而克服了受血红蛋白降解而影响检测结果的缺点，对上、下消化道出血同样敏感。但仍受外源性血红素、卟啉类物质干扰，且方法较复杂，而未能推广。

【质量保证】

1. 化学法　避免食物因素引起的假阳性及假阴性，患者试验 3 天前，应禁食影响试验的肉类、有关蔬菜和暂停服用相关的药物。

2. 免疫学胶体金法　试剂检出线性要宽，防止反应体系中抗原过剩出现后带现象；必要时需将原已稀释的粪便再稀释 50～100 倍，重做试验或用化学法复检。特别要防止假阳性，应密切结合临床，正确判断。

3. 及时送检　标本采集后应于 1 小时内检查完毕。

4. 保证试剂质量　避免试剂失效造成假阴性。

5. 应做阴性和阳性对照试验。

【参考区间】　阴性。

【临床意义】　粪便隐血试验主要用于消化道出血、消化道肿瘤的筛检和鉴别，有重要的临床意义。

1. 隐血试验阳性见于　消化道出血、药物致胃黏膜损伤（如服用阿司匹林、吲哚美辛、糖皮质激素等）、肠结核、克罗恩病、胃病（胃溃疡、各种胃炎）、溃疡性结肠炎、结肠息肉、钩虫病及肾综合征出血热、消化道恶性肿瘤等。

2. 消化性溃疡与肿瘤出血的鉴别　隐血试验对消化道溃疡的阳性诊断率为 40%～70%，呈间断性阳性；治疗后，当粪便外观正常时，隐血试验阳性仍可持续 5～7 天，如出血完全停止，隐血试验即可转阴。隐血试验对消化道恶性肿瘤的诊断阳性率早期为 20%，晚期可达 95%，且呈持续性阳性。

3. 消化道恶性肿瘤（大肠癌、胃癌等）诊断的筛检指标　对消化道肿瘤（如大肠癌早期）检查，缺乏较好的检查手段。在消化道肿瘤检查中，粪便隐血检查具有十分重要的意义。

（1）大肠癌：是常见的恶性肿瘤，早期大肠癌病灶仅限于黏膜层或黏膜下层时，往往无症状，粪便中带有微量的出血是早期诊断大肠癌唯一可查出的异常指标。

相关链接

美国消化病协会（1997 年）提出：筛检结肠癌、直肠癌的顺序为：年龄>50 岁者所有无症状和无结、直肠癌危险因素的人，每年作 1 次粪便隐血检查，如果试验结果阳性，即推荐做全结肠和直肠镜检查，或作双重对比钡剂灌肠或纤维乙状结肠镜检查。

（2）胃癌：是最常见的恶性肿瘤。粪便隐血试验常呈持续性阳性，对早期胃癌诊断有重要的价值。将隐血试验可作为胃癌筛检的首选方法，对 50 岁以上的无症状者，每年做 1 次粪便隐血试验，早期能够发现消化道恶性肿瘤。

（3）假阳性问题：OBT 作消化恶性肿瘤的筛检试验，其特异性不可能达到 100%，因而也造成由广泛使用 OBT 筛检消化道肿瘤、被判为"阳性结果"的正常人，可能需要进一步作内镜等(结肠镜等)检查，后者引起的检查危险性和费用问题也可能造成医疗资源浪费。因此，OBT 作为筛检消化道肿瘤的试验，应结合筛检对象的年龄和临床其他表现，具体分析和权衡决定是否进行进一步检查的必要。

第四节　粪便检查工作站

一、基 本 组 成

粪便检查工作站(feces analysis workstation)包括标本浓缩收集管、自动加样混匀装置、流动计数室、显微镜和计算机控制系统等部分，可自动吸样、混匀、过滤、染色、重悬浮、管道传动、图像采集，通过采集的图像进行粪便有形成分分析，对粪便沉渣各种成分作出定量计数。粪便检查工作站特点：①操作简便，实现粪便显微镜检查标准化和规范化操作；②采集清晰图像，实现粪便显微镜检查部分自动化；③采用专用标本浓缩收集管，封闭的标本室，封闭的管道，标本分析全过程均在封闭系统内进行，自动冲洗，保证清洁，避免交叉污染，既确保了检测的准确性，又满足生物安全要求；④数据处理系统存储图像，方便分析和检索。

二、工 作 原 理

粪便检查工作站采用专用的粪便取样管，其结构有标本采集匙、过滤环、残渣收集、生物安全防护、沉渣收集锥形部分等特殊的结构。检验时从专用管内取出标本采集匙，用标本采集匙采集粪便标本后，再放回该管"混合室"内并拧紧。在标本室中加入甲醛盐水和乙酸乙酯处理后与离心管连接，离心管自动封闭。经过振摇，粪便呈混悬液，经管内过滤环过滤，粪便中大颗粒分子粪渣隔于残渣收集器内，而寄生虫卵、幼虫、包囊、细胞则通过滤孔进入离心管内，经离心沉淀后收集于底部呈浓集液。系统根据动力管道产生吸力的原理，在微电脑控制台的控制下自动吸样，在蠕动泵作用下，自动吸入沉淀物、染色、混匀、重悬浮，在光学流动管标准流动计数池内计数。系统每次吸入量和吸入时间恒定、并可对高浓度样本自动稀释，观察分析后自动冲洗。

系统有内置数码相差显微镜和成像系统，根据光学原理提供相差和平场光 2 种视场，通过显微镜或屏幕上来观察粪便有形成分立体结构和平面结构。计算机数据处理系统通过成像系统进行文字、图像传输，经操作人员图像筛选和确认，打印出包括患者资料、检查结果(包含图像)的粪便检验报告单。

三、结 果 分 析

粪便检查工作站能检测肠道寄生虫卵、幼虫、原虫、血细胞、食物残渣、结晶、真菌等 20 多个参数结果，同时能进行隐血、轮状病毒、腺病毒和幽门杆菌等检测。在屏幕上显示出数据和图像，图像清晰，可定量报告。在发现如血细胞、肠道寄生虫卵、真菌等异常结果时，操作人员对图像辨别和确认,最终发送和打印报告单。

粪便分析工作站数据处理系统能标志清楚,已完成的检测结果、已打印的记录或已存储的图片,均可在相应的位置出现不同的标记。如患者作过多次粪便检验,在系统中可检索出历史结果进行对照。在粪便检验工作中,粪便检查工作站具有明显优势。

第五节 粪便检验的质量保证

一、标本采集与转运质量保证

(一)容器

一般常规检查的粪便标本,应使用一次性无吸水性、无渗漏、有盖,无污染物干净容器,容器大小应适宜;细菌培养标本容器应无菌,标志要明显。

(二)标本要求

应根据检验目的选择最有价值的标本,如含脓血、黏液或色泽异常的标本送检。选择合适采集寄生虫和虫卵检查的标本,送检量尽量多,避免因标本量不足而漏检。寄生虫卵检查应尽量用浓集检查法。

(三)送检时间

肠内原虫滋养体,应立即检查,冬天应保温送检;一般常规检查不应超过1小时送检,寄生虫和虫卵检查不宜超过24小时。

(四)患者准备

检测前应告知患者停用影响检验结果的药物和食物。

二、显微镜检查质量保证

(一)工作人员

要做好技能培训,提高专业水平和镜检识别能力,正确掌握粪便病理成分的形态学特点和鉴别方法,加强质量意识,重视粪便检验工作。

(二)标本涂片

厚薄保证均匀,应以能透视纸上字迹为宜。视野应清晰,必要时涂片应染色。涂片时使用新鲜生理盐水,避免试剂杂菌生长。

(三)显微镜观察

应按"城垛式"观察顺序,先用低倍镜观察全片,然后用高倍镜观察10个以上视野,以防漏检。

三、隐血试验质量保证

1. 分析前如用化学法隐血试验,患者必须在试验前3天停止服用引起消化道出血的药物如阿司匹林、禁食动物血、肉、鱼、肝脏和大量含过氧化物酶的蔬菜。因出血在粪便中分布不均匀,故应在粪便各部位取标本混匀后,1小时内检查完毕。不宜采集直肠指检标本和便池中标本作粪便隐血试验。

2. 分析中强调规范操作,作好质量控制。如加热器材破坏过氧化物酶;做阴性和阳性质控对照试验;避免试剂因失效造成假阴性;判断过氧化氢试剂有效性,可将过氧化氢滴血片上,产生泡沫或滴加重铬酸钾硫酸液显褐色为有效,否则必须重新配制;保证试验反应温度。免疫胶体金法,避免后带现象引起的假阳性。对明显柏油样标本检测结果阴性,应适当稀释标本后再检查。

3. 分析后应及时与临床沟通,尤其是有些重要的可疑检验报告,如颜色和性状均正常粪便检出隐血,核实检验结果与疾病是否符合,如有不符,应分析检验前和检验中可能存在影响检验结果准确的因素。

【病例分析】　×××,男,42 岁,主诉:腹痛、黑便来医院急诊,诊断:上消化道出血,胃溃疡。粪便检查:

1. 理学检查:黑色、软状。

2. 隐血试验:免疫法 阴性,化学法 ++++。

如何解释粪便隐血试验出现相互矛盾的结果?

病例分析:

1. 病人主诉:腹痛、黑便,诊断:上消化道出血,胃溃疡。

2. 隐血试验免疫法为阴性,化学法为++++。

免疫法胶体金法灵敏度高,特异性好,但是有后带现象:当患者消化道大量出血时,粪便中的血红蛋白浓度过高时,则抗原抗体比例不合适,抗原(血红蛋白)过剩时,外观明显呈柏油样,粪便隐血试验免疫法为阴性反应,即假阴性。

消化道出血后,血红蛋白在消化酶和细菌作用下分解,使得其抗原性减弱,也会导致粪便隐血试验免疫法为阴性反应。

处理:需将原已稀释的粪便再稀释 50~100 倍,重做试验来排除后带现象。或使用转铁蛋白测定检测消化道出血。

(林寿榕)

学习小结

粪便检验包括理学、化学和显微镜检查等,显微镜检查发现寄生虫或虫卵可诊断相应的寄生虫病。隐血试验是筛查和鉴别消化道出血与胃肠道肿瘤的重要试验。目前隐血试验的方法有化学法和免疫学方法等。化学法灵敏度高、但特异性较差,受食物和药物的因素影响多;化学法有多种色原性反应底物,各反应产生的颜色不同,但反应基本原理相似。免疫法特异性和灵敏度均较好,多采用单克隆抗体免疫胶体金法。良性病变粪便隐血试验为间断阳性,而消化道恶性肿瘤时多为持续性阳性。粪胆色素测定多用于黄疸类型的鉴别。粪便检验在消化道疾病的诊断与鉴别诊断中有重要的意义。

粪便显微镜检查逐渐由手工法过渡到自动分析。目前,粪便检查工作站可实现标准化和规范化的操作、自动化分析、信息化管理,做出粪便显微镜检查的定量计数和图像报告。

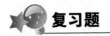 **复习题**

1. 简述粪便检验标本的采集要求?
2. 简述化学法粪便隐血试验的原理?
3. 试述单克隆抗体免疫胶体金法粪便隐血试验的原理?
4. 对粪便隐血试验化学法如何质量保证?
5. 粪便隐血试验的临床意义?
6. 粪便出现红细胞、白细胞主要有何临床意义?
7. 粪便检验可常见哪些寄生虫卵? 有哪些主要检查方法?

参 考 文 献

刘成玉,罗春丽.临床检验基础.第五版.北京:人民卫生出版社,2011.

第十章

体液检验

学习目标

掌握:阴道分泌物、精液、前列腺液、脑脊液、浆膜腔积液一般检查的主要内容、检查方法及质量保证。

熟悉:阴道分泌物、精液、前列腺液、脑脊液、浆膜腔积液一般检查的临床意义;漏出液与渗出液、良性积液与恶性积液的鉴别。

了解:阴道分泌物、精液及前列腺液其他项目检查的内容、检查方法及临床意义。

体液标本检查包括一般检查和其他检查,一般检查即传统的常规检查,主要包括理学检查和显微镜检查,有的标本还包括简单的化学检查。其他检查又包括化学检查、免疫学检查和病原生物学检查等。一般检查是临床上最简单、最常用的检查,以手工检查为主,本章主要对人体常见体液标本一般检查重点阐述。

第一节 阴道分泌物检查

阴道分泌物(Vaginal discharge,VS)是女性生殖道分泌的液体,主要由宫颈腺体、前庭大腺、子宫内膜及阴道黏膜的分泌物混合而成,俗称"白带"(leucorrhea)。

阴道分泌物检查包括一般检查和其他检查,其中一般检查主要包括理学检查和显微镜检查,其他检查常见的有微生物学检查、免疫学检查和分子生物学检查等。阴道分泌物检查对女性雌激素水平的判断、生殖系统炎症、肿瘤诊断和性传播疾病的诊断、疗效观察及预后判断等有较重要的临床价值。

一、标本的采集与处理

(一)标本采集与运送

阴道分泌物一般由妇产科医务人员采集,根据不同检查目的可从不同部位取材,一般采用消毒刮板、吸管、消毒棉拭子自阴道深部或阴道穹后部、宫颈管处等部位采集标本,浸入盛有

1~2ml 生理盐水的试管内,立即送检,也可用生理盐水涂片,以95%乙醇固定,经革兰或巴氏染色,进行微生物或肿瘤细胞筛检。

【质量保证】

(1)病人准备:阴道分泌物采集前24小时禁止性交、盆浴、阴道灌洗及局部用药,以免影响检验结果;月经期不宜进行阴道分泌物检查。

(2)标本采集:①采集器材:根据不同检验目的及采集部位采用不同的采集器材。采集标本所用的消毒刮板、吸管或棉拭子等必须清洁干燥,不得粘有任何化学药品或润滑剂,阴道窥器插入前可用少许生理盐水湿润,盐水要新鲜;②采集部位:根据不同检验目的自不同部位采集标本,尽量从阴道深部,或阴道穹后部、宫颈管口部等处或多点采集。有肉眼可见的病变及脓性分泌物时,从病变部位采集及直接取脓性分泌物检查;对淋菌性阴道炎,不同部位采集标本的阳性检出率有差异。宫颈管内分泌物涂片阳性检出率为100%,阴道上1/3部分涂片阳性检出率为84%,阴道口处涂片阳性检出率为35%;标本采集时需将宫颈表面脓液拭去,用棉拭子插入宫颈管1cm处停留10~30秒,旋转1周取出涂片;如标本用于恶性肿瘤的细胞学筛查,可采用宫颈刮片或宫腔吸片。

(3)标本容器:清洁干燥,不含任何化学物质或润滑剂。

(4)标本运送:标本采集后立即送检,否则阴道滴虫会死去,淋病奈瑟菌会自溶,影响结果准确性及阳性检出率;检查阴道毛滴虫时,应注意标本保温(37℃)。

(二)检查后标本处理

检查后标本及使用的器材要浸入消毒液处理,注意生物安全。

二、一般检查

(一)理学检查

1. 颜色与性状 正常阴道分泌物为白色、稀糊状、黏性的液体,无气味,量多少不等,性状随着月经周期略有变化,即与雌激素水平及生殖器充血情况有关,见表10-1。病理情况下,阴道分泌物的颜色与性状改变见表10-2。

表10-1 阴道分泌物性状与女性生理周期关系

生理周期	性状
临近排卵期	分泌物量多、清澈透明、稀薄似蛋清
排卵2~3天后	分泌物量少,浑浊黏稠
行经前	分泌物量增加
妊娠期间	分泌物量增加

2. pH 正常pH为4.0~4.5,pH值升高见于各种阴道炎患者以及绝经后的妇女。

(二)显微镜检查

1. 阴道清洁度检查 阴道清洁度(cleaning degree of vagina)是指阴道清洁的等级程度。正常情况下,阴道内有大量的乳酸杆菌,也可有少量棒状菌、非溶血性链球菌、肠球菌、表皮葡

表 10-2　阴道分泌物常见颜色与性状改变及临床意义

性状/颜色	临床意义
大量无色透明	应用雌激素药物后及卵巢颗粒细胞瘤
脓性,黄色或黄绿色,味臭	滴虫或化脓性细菌感染,如慢性宫颈炎、老年性阴道炎、子宫内膜炎、宫腔积脓,阴道异物引发的感染
泡沫状脓性	滴虫性阴道炎
豆腐渣样,凝乳状小碎块	念珠菌阴道炎
白带中带血,有特殊臭味	宫颈息肉、子宫黏膜下肌瘤、老年性阴道炎、重度慢性宫颈炎、宫内节育器的副反应等
血性,有特殊臭味	恶性肿瘤(宫颈癌、宫体癌)
黄色水样	子宫黏膜下肌瘤、宫颈癌、宫体癌、输卵管癌等
奶油状,稀薄均匀,有恶臭	阴道加德纳菌感染

萄球菌、大肠埃希菌和加德纳菌、消化菌、类杆菌、梭杆菌、支原体和假丝酵母菌等,这些需氧菌与厌氧菌形成一种平衡状态,组成正常阴道菌群。当病原生物感染、机体抵抗力低下、内分泌水平变化或其他某种因素破坏这种平衡后,杂菌或某种病原生物增多,阴道杆菌减少,球菌增多,上皮细胞减少,白细胞或脓细胞增多,此时阴道清洁度下降,通过对阴道清洁度检查,可了解阴道有无炎症病变。

【检查原理】　阴道清洁度是根据阴道分泌物的上皮细胞与白细胞,阴道乳酸杆菌与杂菌(球菌)的数量对比进行分级的,一般分四级,分级标准见表 10-3。

表 10-3　阴道清洁度判断标准及临床意义

清洁度	杆菌	球菌	上皮细胞	白(脓)细胞(/HPF)
Ⅰ	++++	-	++++	0 ~ 5
Ⅱ	++	-或少许	++	5 ~ 15
Ⅲ	-	++	-或少许	15 ~ 30
Ⅳ	-	++++	-或少许	>30

【方法学评价】　检查方法主要有湿片法及涂片染色法。湿片法简便、快速,临床常用,但阳性率较低,重复性较差,易漏检。涂片染色检查,对细胞结构和细菌观察清楚,结果准确客观,推荐使用,但较复杂、费时。

【质量保证】

（1）标本与器材:标本采集、运送要合要求,载玻片清洁干燥。

（2）涂片:涂片前标本要混匀,采取的标本有代表性;涂片均匀平铺、厚薄适宜,不能聚集成滴状。

（3）显微镜检查:光线适宜,先用低倍镜观察全片,选择厚薄适宜的区域,再用高倍镜检查,观察标准和报告方式应一致,避免漏检。

(4)检测后:对可疑或与临床诊断不符的标本应进行复查。

【参考区间】 Ⅰ度~Ⅱ度。

【临床意义】

(1)阴道清洁度与女性激素的周期变化有关:排卵前期雌激素水平增高,阴道上皮增生,糖原增多,阴道乳酸杆菌繁殖,pH 值下降,杂菌消失,阴道趋于清洁。卵巢功能不足(如经前及绝经后)时,则出现与排卵前期相反的结果,易感染杂菌,导致阴道不清洁。

(2)非特异性阴道炎:单纯阴道清洁度差而未发现病原体为非特异性阴道炎。

(3)阴道炎:阴道清洁度为Ⅲ、Ⅳ度时,常同时发现病原体,见于各种病原体所致的阴道炎。

2. 阴道毛滴虫检查 阴道毛滴虫(trichomonas vaginalis,TV)是一种寄生在阴道的致病性厌氧寄生原虫,是引起滴虫性阴道炎的病原体。

【检查原理】 阴道毛滴虫检查常用湿片法,用生理盐水涂片,置于显微镜下观察。

【方法学评价】 检查方法有湿片法、涂片染色法、胶乳凝集试验及体外培养法等,其方法学评价见表10-4。

表 10-4 阴道毛滴虫检查的方法学评价

方法	优点	缺点
湿片法	简单易行、快速,临床常用	受检验时间、温度、涂片厚度影响
涂片染色法	可用油镜观察虫体结构,提高检出率	受涂片厚度和染色影响,操作相对复杂,费时
胶乳凝集试验	操作简便、快速,灵敏度和特异性高	可出现非特异性反应
培养法	阳性率高	操作复杂、费时

【质量保证】

(1)标本:标本采集后立即送检,冬天最好保温。

(2)显微镜检查:送检后立即检查,如冬天不能立即检查,建议将标本放37℃水浴保温,有利于毛滴虫活动情况的观察。

【参考区间】 阴性。

【临床意义】 阳性见于滴虫性阴道炎患者的阴道分泌物中。

3. 真菌检查 阴道真菌多为白色念珠菌(candida albicans),偶见阴道纤毛菌(vaginal leptothrix)、放线菌(actinomyces)等。

【检查原理】 阴道分泌物真菌检查常用湿片法,用生理盐水涂片,置于显微镜下找真菌的假菌丝和孢子。

【方法学评价】 检查方法有湿片法、KOH 浓集法、革兰染色法、培养法等,其方法学评价见表10-5。

【质量保证】

(1)标本及器材:标本、盐水新鲜,器材干净。

表 10-5　阴道真菌检查的方法学评价

方法	优点	缺点
湿片法	简单易行、快速,临床常用	细胞干扰结果观察,易漏检
KOH 浓集法	破坏上皮细胞和白细胞,排除干扰,背景清除,易于观察结果,阳性率高	要配制和加 KOH 试剂,较麻烦
革兰染色法	着色清楚,易于观察真菌孢子和假菌丝结构,结果准确,阳性率高	操作麻烦、费时,结果受涂片厚度和染色影响
培养法	阳性率高	操作复杂、费时

（2）显微镜检查:湿片检查时涂片厚薄适宜,检查时光线要弱,不停调整微调。先在低倍镜下观察菌丝,然后再转换高倍镜确认和找孢子,以提高菌丝检出率。发现孢子时注意找假菌丝。

【参考值】　阴性。

【临床意义】　阴道真菌多为白色念珠菌,当机体抵抗力降低时可引起真菌性阴道炎。菌丝的致病性强于孢子,报告找到菌丝,对临床诊断价值更大。同时,在临床诊断中应注意真菌带菌者与感染者的区分,当阴道分泌物中仅见少量真菌孢子,且清洁度正常,常为带菌者。当发现多量的孢子和菌丝,伴清洁度异常,即可诊断为真菌性阴道炎。

三、其他检查

阴道分泌物其他病原体检查主要还有阴道加德纳菌、淋病奈瑟菌、艾滋病毒、疱疹病毒、人乳头状病毒、解脲支原体、沙眼衣原体、梅毒螺旋体等。检查的方法主要有显微镜检查、病原体培养、临床化学、免疫学及分子生物学检查等方法。下面主要介绍较常见的检查内容和方法。

1. 阴道加德纳菌和线索细胞检查

（1）阴道加德纳菌检查:阴道加德纳菌(gardnerella vaginalis,GV)为革兰染色阴性或染色不定(有时可染成阳性)的小杆菌,正常时,阴道内不见或少见,它和某些厌氧菌共同引起细菌性阴道炎,加德纳菌除引起阴道炎外,还引起早产、产褥热、新生儿败血症、产后败血症和脓毒血症等。

（2）线索细胞:线索细胞(clue cell)为阴道鳞状上皮细胞黏附有大量加德纳菌及其他短小杆菌后形成。生理盐水涂片中可见该细胞边缘呈锯齿状,细胞已部分溶解、核模糊不清,周边大量加德纳菌及厌氧菌使其表面毛糙,有斑点和大量细小颗粒,线索细胞是诊断细菌性阴道炎(bacterial vaginosis,BV)重要指标。

细菌性阴道炎过去称为非特异性阴道炎或加德纳菌阴道炎,主要由加德纳菌、各种厌氧菌及支原体等引起混合感染所致。其临床诊断标准为:①线索细胞;②分泌物pH>4.5;③胺试验:阳性;④乳酸杆菌(革兰阳性大杆菌)减少,加德纳菌和厌氧菌增加。凡检出线索细胞再加上上述任意 2 条,诊断即可成立。检查乳酸杆菌和阴道加德纳菌数量变化可作为诊断细菌性阴道炎的参考,乳酸杆菌为革兰阳性大杆菌,大小约（1～

5)μm×1μm,常成双或单根,呈链状或栅栏状排列。①正常情况下,乳酸杆菌为 6～30 个/HPF 或大于 30 个/HPF;②非细菌性阴道病时,乳酸杆菌>5 个/HPF,仅见少许加德纳菌;③细菌性阴道炎时,乳酸杆菌<5 个/HPF 或无乳酸杆菌,但加德纳菌及其他细小的革兰阳性或阴性细菌大量增多。

2. 淋病奈瑟菌检查　淋病奈瑟菌(Neisseria gonorrheae)俗称淋病奈瑟菌,可引起以泌尿生殖系统黏膜感染为主的化脓性疾病即淋病,淋病是目前世界上发病率最高的性传播性疾病(sexually transmitted diseases,STD)之一。淋病奈瑟菌检查方法有涂片革兰染色法、培养法、直接协同凝集、直接荧光抗体染色和 PCR 法等,其方法学评价见表 10-6。

表 10-6　淋病奈瑟菌检查方法的方法学评价

方法	优点	缺点
革兰染色法	简单易行、快速,临床常用	病情较轻或病程较长者,涂片中淋病奈瑟菌较少,形态不典型,常位于细胞之外,往往难以下结论。女性阴道分泌物较多时,因杂菌多,其特异性、敏感性较差;涂片过厚、脱色不足或过多亦影响结果判断
培养法	结果准确可靠,适于对涂片检查阴性的可疑患者,推荐方法	操作复杂,费时
直接协同凝集法	操作简便,特异性高	需要特殊试剂
直接荧光抗体染色法	操作简便,特异性高	需要特殊试剂,死菌也可阳性
PCR 法	阳性率高	操作复杂、费时

（龚道元）

第二节　精液检查

精液(seminal fluid)主要由精子(sperm)和精浆(seminal plasma)组成。精子是由睾丸生精小管的生精细胞在垂体前叶促性腺激素的作用下,经精原细胞、初级精母细胞、次级精母细胞及精子细胞几个阶段的分化演变,最后发育为成熟精子,此过程约需 70 天,生成的精子进入附睾,在附睾中成熟与获能,并贮存于附睾尾部。成熟的精子在男性生殖道内存活时间一般为 28 天,排出体外后,在 37 ℃ 条件下,精子可存活 24～72 小时,在女性生殖道内的受精能力大约保持 48 小时。精子为男性生殖细胞,占精液 5% 左右。精浆是运送精子的介质,并为精子提供能量和营养物质。精浆由男性附属腺分泌的混合液组成,见表 10-7。

精液中水分约占 90%,有形成分除精子外,还可有少量的上皮细胞、白细胞和未成熟的生精细胞等。精液中化学成分非常复杂,主要含有:①蛋白类:如清蛋白、免疫球蛋白、组蛋白、纤维蛋白原、C_3 等;②酶类:如酸性磷酸酶、蛋白酶、乳酸脱氢酶、凝固酶、纤溶酶、柠檬酸酶等；③微量元素：如锌、镁、钙、铜、铁等；④其他：果糖、柠檬酸及多种激素等。

表 10-7　精浆组成成分及作用

精浆	含量（%）	性状	成分	作用
精囊液	50~80	胶胨样	蛋白质、果糖、凝固酶	果糖供给精子能量,蛋白质和凝固酶使精液呈胶胨状
前列腺液	15~30	乳白色	酸性磷酸酶、纤溶酶	纤溶酶能使精液液化
尿道球腺液	2~3	清亮		润滑和清洁尿道的作用
尿道旁腺液	2~3	清亮		润滑和清洁尿道的作用

精液检查内容主要包括：①一般检查：包括理学检查和显微镜检查；②化学检查：主要有精浆果糖、酶类、微量元素等测定；③免疫学检查：主要有抗精子抗体等检查；④微生物学检查：主要有涂片、染色后显微镜检查和微生物培养等；⑤精子功能检查：主要有精子运动指标测定、精子-宫颈黏液相互作用的检查、精子膜功能测定、精子核功能测定、精子顶体反应和顶体酶活力测定等。

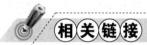
相关链接

为了适应人类精液检测方法标准化需求日益增加的形势,WHO 于 1980 年首次出版了《WHO 人类精液和精子-宫颈黏液相互作用实验室手册》,该手册至今已更新了 3 次,被翻译成多种文字,被公认提供了全球性的标准,被广泛应用于世界各地的研究和临床实验室。《WHO 人类精液检查与处理实验室手册》第 5 版由精液分析、精子制备和质量保证共三部分组成。精液分析包括标准方法(检验精液质量的基本常规方法)、可选择的试验(在某些情况下使用或由实验室选择的方法)和研究性试验(目前不作为常规方法使用)。

精液检验的主要目的：①评价精子质量和男性生育功能,为男性不育症的诊断和疗效观察提供依据；②为男性生殖系统疾病诊断和疗效观察提供辅助依据；③计划生育,如输精管结扎术后的效果观察,术后 6 周后精液内应无精子存在；④为精子库或人工授精等提供精子质量报告；⑤婚前检查；⑥法医学鉴定等。

一、标本采集与处理

（一）标本采集与运送

【方法学评价】　精液标本采集的方法主要有手淫法、电按摩法、性交中断法,其方法学评价见表 10-8。

表 10-8 精液标本采集方法学评价

方法	评价
手淫法	精液常规分析的标准采集方法,其优点是可采集到完整的精液,送检及时,精子功能受到外界温度的影响较少,不足之处是部分病人不能取得精液
电按摩法	通过高频振荡刺激阴茎头部使精液排出,其刺激性较强,在手淫法不能取得精液时采用
性交中断法	可能丢失精子密度最高的初始精液,一般不采用本法。性交时可以采用安全套法,方法易行,但安全套内含有对精子有害物质,可杀灭精子,因此对精子功能的检验不利。且精液可黏附在避孕套上使得精液量损失较多

【质量保证】

(1)房间要求:如标本采集在医院进行,为了限制精液暴露于温度波动的环境和控制从采集到检测的时间,应该安排在靠近实验室的私密房间内采集标本。

(2)医护人员:告知受检者关于精液标本采集的清晰的书面和口头指导,应该强调精液标本采集必须完整,以及受检者要报告精液标本任何部分的丢失情况。

(3)患者准备:标本采集前应禁欲(包括无遗精和手淫等)2~7天,标本采集前应排尿。如果需要多次采集标本,每次禁欲天数均应尽可能一致。

(4)标本容器:选用干净、大小适宜对精子无毒性的塑料或玻璃样品杯采集标本,容器加盖,并标明采集日期和时间;容器在采集前和采集后最好保持在20~37℃环境中,精液细菌培养时容器应消毒无菌。

(5)采集方法:采用手淫法,不提倡性交中断法、电按摩排精法和避孕套法采集精液。第一次射出的全部精液采集于容器内,用于微生物分析的精液要无菌采集,标本采集后应记录禁欲时间、标本采集时间、标本采集是否完整等。如标本不完整,应该记录在检测报告中,且在禁欲2~7天后重新采集标本检测。

(6)标本送检:标本采集后在1小时内送检,冬季需要对标本20~37℃保温。

(二)使用后标本处理

精液内可能含有肝炎、HIV等病毒,故精液需要按潜在生物危害物质进行处理。标本检查完毕后应焚烧或浸入0.1%过氧乙酸12小时或5%甲酚皂溶液中24小时后再处理。

二、一般检查

(一)理学检查

1. 量 用刻度吸管测定全部液化的精液量;采样容器如果有刻度,待精液完全液化直接测定精液量。

【参考区间】 WHO第5版:1.5~6ml/次;全国临床检验操作规程第3版:2~5ml/次。

【临床意义】 一定量的精液是保证精子活动的介质,并可中和阴道的酸性物质,保护精子的生命力,以利于精子通过子宫颈口。精液过少可造成精子活动空间减小和能量供应不足,精液过多时精子可被稀释而相对减少,均不利于生育。一次排精量与排精间隔时间有关。根据精液量的变化可分为精液减少、无精症和精液增多症,其临床意义见表10-9。

表 10-9 精液量变化临床意义

精液量变化	临床意义
精液减少	若 5~7 天未射精,精液量少于 1.5ml,视为精液减少,见于①雄性激素分泌不足,副性腺感染等;②采集时部分精液丢失或禁欲时间过短等
无精液症	精液量减少到数滴甚至排不出,见于生殖系统的特异性感染(如淋病、结核)及非特异性炎症等。逆行射精时有射精动作,但无精液排出(逆行射入膀胱)
精液过多	超过 6ml,见于附属腺功能亢进,亦可见于禁欲时间过长者。精液增多可致精子浓度减低,不利于生育

2. 颜色和透明度

【参考区间】 灰白色或乳白色,不透明;精液放置一段时间后可自行液化,呈半透明乳白色;久未射精者可呈现淡黄色。

【临床意义】 红色或暗红色并伴有红细胞者为血精,见于精囊炎和前列腺炎、结核、结石或肿瘤等;黄色脓性精液见于前列腺炎或精囊炎等。

3. 液化时间 正常人刚排出的精液在精囊腺分泌的凝固酶作用下立即呈现典型的半固体凝胶的团块且呈稠厚的胶胨状,在前列腺分泌的蛋白水解酶(如纤溶酶)的作用下逐渐液化。精液液化时间(semen liquefaction time)是指新排出的精液由胶胨状转变为流动状液体所需要的时间。

【检测原理】 精液标本采集后立即观察其是否凝固,然后置于 37℃ 水浴中,每 5 分钟检查 1 次,直至液化,记录从凝固至完全液化所需要的时间。①肉眼观察法:将精液标本置于 37℃ 水浴箱内,每隔 5~10 分钟将盛精液的容器移近光源,然后倾斜,观察精液是否有"扩散、流动"现象,当精液由胶冻状变为均匀流动状液体时,停止计时;②滴管法:将精液标本置于 37℃ 水浴箱内,每隔 5 分钟用口径较细的滴管吸取精液,若精液很容易被吸取且未见无精液条索,停止计时;③尼龙网袋法:将 1ml 的精液倒入孔径为 37μm 的尼龙网袋中,将袋置于有刻度的 37℃ 保温的小瓶内,每隔 5~10 分钟将袋提起,测量瓶中精液的体积,当瓶中精液的体积为 1ml 时,停止计时。

【方法学评价】 精液液化时间测定方法主要有肉眼观察法、滴管法和尼龙网袋法,其方法学评价见表 10-10。

表 10-10 精液液化时间测定方法学评价

方法	评价
肉眼观察法	操作简单、实用,临床常用,不足之处是结果判断缺乏客观标准,受检验者经验和主观因素影响,结果准确性和重复性受到限制
滴管法	操作简单、实用,临床常用,结果准确性和重复性好于肉眼观察法
尼龙网袋法	判断标准客观,结果准确可靠,重复性好,但操作较复杂,临床应用较少

【质量保证】

(1)患者:射精后立即准确记录排精时间,尽快送检。

（2）观察过程中精液放 37℃ 水浴。

（3）正常液化的精液标本可能含有少量不液化的胶冻状颗粒（凝胶状团块）。

（4）如标本采集 60 分钟后仍不液化或液化不完全，需要对精液标本进行机械混匀或酶消化后再进行检查，但处理可能会影响到精浆的生化、精子活动力、活动率及形态，必须在检测报告单上标明。

【参考区间】 射精后精液立即凝固，液化时间小于 60 分钟。

【临床意义】 ①精液凝固障碍：见于精囊炎或输精管炎等；②精液液化时间延长：见于前列腺炎，前列腺炎时，因其分泌纤溶酶减少，可使精液液化时间延长或不液化。不液化或液化不全可抑制精子的活动，从而影响生育力。

4. 黏稠度 黏稠度是指精液完全液化后的黏度。

【检测原理】 ①滴管法：用广口径（直径约 1.5mm）一次性的塑料吸液管轻轻吸入精液，而后让精液依靠重力作用滴落，并观察其拉丝长度，如拉丝超过 2cm，报告为黏稠度异常；②玻棒法：将玻璃棒插入精液标本，提棒时可拉起黏液丝，观察黏丝长度，如拉丝超过 2cm，报告为黏稠度异常。

【方法学评价】 玻棒法和滴管法操作简便，临床常用，相对滴管法易于观察结果，结果准确可靠。

【质量保证】 高黏稠度会干扰精子活动力、活动率、精子浓度、精子表面抗体等的检测，可与液化时间延迟的处理方法相同。

【参考区间】 黏丝长度不超过 2cm，呈水样，形成不连续小滴。

【临床意义】 ①黏稠度减低：即新排出的精液呈米汤样，见于先天性无精囊腺、精子密度太低或无精子症；②黏稠度增加：多与附属腺功能有关，如附睾炎、前列腺炎、且常伴有精液不液化，可引起精子活动力降低而影响生殖力。

5. 酸碱度

【检测原理】 待精液液化后，用精密 pH 试纸测定其酸碱度（pH）。

【质量保证】 精液 pH 测定应在完全液化后并在 1 小时内完成，精液 pH 会随着时间延长而升高（CO_2 逸出），细菌污染可以使精液 pH 升高。

【参考区间】 7.2 ~ 8.0。

【临床意义】 精液 pH 反映了不同附性腺分泌液 pH 之间的平衡，主要是碱性的精囊腺分泌液和酸性的前列腺分泌液之间的平衡。①pH>8.0 时，见于急性前列腺炎、精囊炎或附睾炎，可能是精囊分泌过多或前列腺分泌过少所致；②pH<7.0 并伴有精液量减少，可能是输精管阻塞、射精管和精囊腺缺无或发育不良所致。

（二）显微镜检查

待精液液化后，混匀标本，取 1 滴精液于载玻片上，加上标准盖玻片，低倍镜观察有无精子以及精子的活动情况。如果未见到精子，应将标本在>3000g 离心 15 分钟后取沉淀物检查，如仍未见精子，则不必继续检查。

1. 精子活动率 精子活动率是指活动精子占精子总数的百分率。

【检测原理】 一般采用湿片法。即取液化后混匀的精液 1 滴置载玻片上，加盖玻片后在高倍镜下观察 100 个精子，计数出活动精子的所占比例，即精子的活动率。

【方法学评价】 湿片法操作简便、快速，但主观性较大，且影响因素多，结果误差较大，重复性也较差,一般只能作为初筛检查。

【质量保证】

(1) 标本:①标本采集后立即送检,注意保温;精液一旦液化应该立即检查,最好在30分钟内,不能超过1小时,防止脱水或温度变化对精子存活率的有害影响。如1小时标本不液化,可对标本进行处理,加速液化,再检查活动率,但在报告单上应标注;②取标本前要充分混匀,混匀后立即取精液样本。

(2) 器材:①盖玻片规格合要求,采用22mm×22mm盖玻片,制备大约20μm深的湿片;盖盖玻片时,避免在盖玻片和载玻片之间形成气泡;等待湿片内精液样本停止漂移后才开始计数(60秒);②推荐使用带有网线和网格的目镜,以限制观察区域,这样使2次计数观察的是载玻片上相同的区域。

(3) 操作:①应在室温或带有加热37℃载物台的显微镜进行检查,操作程序需标准化,例如在37℃评估精子活动率,标本应在同样温度下孵育,并使用预热的载玻片和盖玻片制备样本;②计数时只计数完整精子(有头部和尾部)的活动率,计数速度要快,防止标本干涸;③计数区域:首先计数某区域运动的精子,再计数该区域不活动精子,如还未计数完该区域时,精子总数已经到200个精子,则继续计数超过200个精子,直到计数完同区域的不活动的精子。对观察区域作了限制。因此也限制了区域内所检测的精子数目,这样可以保证制片的几个区域内精子活动率得以检测。

(4) 精子活动力计数偏差很常见,可以通过颠倒分析次序(先计数不活动的精子)、使用带有网格的目镜,增加计数精子数量(200个)和重复计数次数、规范操作程序来避免。

(5) 对于一般的标本,建议计数2次,2次结果比较接近,取均值报告,如2次结果相差较大,重新制备样本,再检查。如果每个视野中精子数量相差显著,提示标本是不均质的,不均一的标本可能是由于液化异常、黏稠度异常、精子凝集所致,建议取2~3次标本重复检查,取均值。

【参考区间】　在排精30~60分钟内,精子活动率应>60%。

【临床意义】　精子活动率减低是男性不育的重要因素,当精子活动率低于60%,可使生育力下降。引起精子活动率下降的因素的主要有:①精索静脉曲张;②生殖系统感染,如淋病、梅毒等;③物理因素,如高温环境(热水浴)、放射线因素等;④化学因素,如某些药物(抗代谢药、抗疟药、雌激素)、乙醇等;⑤免疫因素,如存在抗精子抗体等。

2. 精子存活率　精子存活率亦称精子活率,是指活精子占精子总数的百分率。可通过检测精子膜完整性来评价。

【检测原理】

(1) 体外染色法:活精子膜完整,染料不能通过精子膜进入精子内,加入染料后活的精子则着色,精子死亡后其细胞膜破损,失去屏障功能,染料进入精子内着色,使精子着色,从而判断精子的存活率。常用的染料主要有伊红Y和伊红-苯胺黑染色法。

(2) 精子低渗肿胀试验(humam sperm hypoosmotic swelling test,HOS):活精子膜完整,将精子置入低渗溶液中,由于渗透压的改变,水分可通过精子膜进入精子,由于精子尾部的膜更柔软,疏松,所以精子尾部肿胀/弯曲,用相差显微镜观察,计算精子出现肿胀的百分率,也即精子存活率。

结果判断:①a型:未出现肿胀;②b型:尾尖肿胀;c型:尾尖弯曲肿胀;③d型:尾尖肿胀伴

弯曲肿胀;④e 型:尾弯曲肿胀;⑤f 型:尾粗短肿胀;⑥g 型:全尾部肿胀。

【方法学评价】 染色法操作简便、快速、不需要相差显微镜,结果较准确,重复性较好,其中伊红-苯胺黑染色法使视野形成了黑色,提高背景的对比度,使淡染的精子更易分辨。HOS 是传统方法,操作不需要特殊试剂,但需要相差显微镜,时间相对较长,结果受检查者主管因素影响,影响结果准确性和重复性,但该试验结果与精子功能试验有良好的相关性,也是临床上较为理想的精子尾部膜功能试验。

【质量保证】

(1) 精液一旦液化应该立即检查,最好在 30 分钟内,不能超过 1 小时,防止脱水或温度变化对精子存活率的有害影响。

(2) 染色法:精液与染液量比例要适当,制片厚薄应适宜,如果染色仅限于颈部区域,头部的其他区域未染色,可能是颈部膜渗漏,应记为活精子。每个标本计数 200 个精子。

(3) HOS:如室温低于 10℃,应将标本先放入 37℃温育 5 ~ 10 分钟后镜检;某些标本试验前就有尾部卷曲的精子,在 HOS 试验前,计算未处理标本中尾部卷曲精子的百分数,实际的 HOS 结果等于测定值减去未处理标本中尾部卷曲精子百分数。

【参考区间】 ①染色法、HOS 精子存活率>58%（WHO 人类精液检查与处理实验室手册第 5 版）;②染色法精子存活率>70%,HOS 精子存活率>60%（全国临床检验操作规程第 3 版）。

【临床意义】 精子存活率降低是男性不育的重要因素,当精子存活率低于 50% 时,即可诊断为死精子症。精子尾部肿胀现象是精子膜功能正常表现,HOS 可预测精子膜有无损害,作为体外精子膜功能及完整性指标,可预测精子潜在的受精能力。因此 HOS 对了解精子受精能力,协助诊断男性不育有一定实用价值。

3. 精子活动力 精子活动力是指精子向前运动的能力,简称活力。是一项直接反映精子质量的指标。WHO 第 5 版将精子活动力分 3 级,见表 10-11。

表 10-11 WHO 推荐精子活动力分级

等级	运动特征
前向运动	精子运动积极,直线或大圈运动,速度快
非前向运动	精子运动方式缺乏活跃性,表现为小圈的游动,不成直线
无运动	精子不运动

【检测原理】

(1) 显微镜检查法:取液化后混匀的精液 1 滴置载玻片上,盖上盖玻片,在高倍镜下观察 5 ~ 10 个视野,计数 200 个精子,进行活动分级并用百分率表示。

(2) 连续摄影法:取液化的精液直接充入计数池内,在显微镜 200 倍视野下,调节精子浓度,使每视野 10 ~ 15 个活精子,然后进行显微摄影。在同一张胶片上对同一视野的精子进行 6 次曝光摄影,曝光时间一般为 1s/次,可以得到活动精子形成的运动轨迹。此方法虽然较复杂,但能客观地计算出精子的活动率和运动速度。

(3) 精子质量分析仪测定:精子质量分析仪（sperm quality analyzer,SQA）利用光束通过少量的精液标本,检测精子运动所引起光密度的变化,通过光电数字转换器转换成精子活动指数

（sperm motility index,SMI）,光密度变化越大,则 SMI 越高,说明精液质量越好。

【方法学评价】　精子活动力测定方法学评价见表 10-12。

表 10-12　精子活动力测定方法学评价

方法	评价
显微镜法	操作简便,但主观性较强,且受许多因素影响,结果准确性和重复性较差
连续摄影法	需要高精度的实验设备,不便于开展普及
精子质量分析仪法	简单、快捷、易操作、重复性好,是一种较理想的精子质量检验方法

【质量保证】

（1）标本:①标本采集后立即送检,注意保温;精液一旦液化应该立即检查,最好在 30 分钟内,不能超过 1 小时,防止脱水或温度变化对精子存活率的有害影响。如 1 小时标本不液化,可对标本进行处理,加速液化,再检查活动力,但在报告单上应标注;②取标本前要充分混匀,混匀后立即取精液样本,使精子没有从悬液沉降的时间。

（2）器材:①盖玻片规格合要求,采用 22mm×22mm 盖玻片,制备大约 20μm 深的湿片;盖盖玻片时,避免在盖玻片和载玻片之间形成气泡;等待湿片内精液样本停止漂移后才开始计数（60 秒）;②推荐使用带有网线和网格的目镜,以限制观察区域,这样使 2 次计数观察的是载玻片上相同的区域。

（3）操作:①应在室温或带有加热 37℃ 载物台的显微镜进行检查,操作程序需标准化,例如在 37℃ 评估精子活动力,标本应在同样温度下孵育,并使用预热的载玻片和盖玻片制备样本;②计数时只计数完整精子（有头部和尾部）的活力,计数速度要快,防止标本干涸;③计数区域:首先观察前向运动精子,然后是观察同区域的非前向运动精子和不活动精子,在计数完那个区域所有非前向运动精子和不活动精子的精子之前,已经数到 200 个精子,则继续计数超过 200 个精子,直到计数完同区域的精子,以避免先计数的活力级别发生偏差。对观察区域作了限制。因此也限制了区域内所检测的精子数目,这样可以保证制片的几个区域内精子活动力得以检测。

（4）精子活动力计数偏差很常见,可以通过颠倒分析次序（先计数非前向运动精子和不活动精子）、使用带有网格的目镜,增加计数精子数量（200 个）和重复计数次数、规范操作程序来避免。

（5）对于一般的标本,建议计数 2 次,2 次结果比较接近,取均值报告,如 2 次结果相差较大,重新制备样本,再检查。如果每个视野中精子数量相差显著,提示标本是不均质的,不均一的标本可能是由于液化异常、黏稠度异常、精子凝集所致,建议取 2～3 次标本重复检查,取均值。

【参考区间】　①精子前向运动≥32%,前向运动+非前向运动（总活力）≥40%（WHO 人类精液检查与处理实验室手册第 5 版）;②前向运动+非前向运动（总活力）>50%（全国临床检验操作规程第 3 版）。

【临床意义】　引起精子活动力降低的原因与活动率下降的原因相同。

4. 精子聚集　不活动精子之间,活动精子与黏液丝、非精子细胞或细胞碎片之间黏附在一起,为非特异性聚集,这种情况应如实记录。

5. 精子凝集　精子凝集是指活动的精子相互黏附在一起,如尾对尾,头对头或混合型相互黏附在一起的现象。WHO 第 5 版将精子凝集分 4 级:①1 级:零散的,每个凝集<10 个精子,有很多自由活动精子;②2 级:中等的,每个凝集<10 ~ 15 个精子,存在自由活动精子;③3 级:大量的,每个凝集>50 个精子,仍有一些自由活动精子;④4 级:全部的,所有的精子凝集,数个凝集又黏附在一起。

【参考区间】 无凝集。

【临床意义】 精子凝集提示可能有抗精子抗体的存在。

6. 精子计数 精子计数是指单位体积精液中精子数目,也称精子浓度或精子密度(sperm density)。精子总数为一次全部射出精液量的精子总数,即单位容积精子数×精液量。

【检测原理】 精子计数主要血细胞计数板法,Makler 精子计数板法和计算机辅助精液分析。血细胞计数板法原理是将液化精液标本稀释、充池、显微镜下计数一定范围内的精子数,换算成每毫升精液中的精子数。

【方法学评价】 精子计数方法学评价见表 10-13。

表 10-13 精子计数方法学评价

方法	评价
血细胞计数板法	计数精子的传统方法,不需特殊仪器,成本低;但标本需稀释,存在稀释误差,准确性、重复性受到影响,且不能同时观察精子活动率和活动度、速度和运动轨迹
Makler 精子计数板法	操作流程复杂,但 1 次加样可分析多项参数。也可以拍摄精子的运动轨迹,并可根据精子的运动轨迹分析其运动方式和运动速度
计算机辅助精液分析	本法操作简便,快速,具有客观、自动化、准确和定量分析的特点,不但可以计数,同时可确定和跟踪精子的活动,分析与精子运动相关的多种参数,是发展方向。但分析系统价格较贵,分析易受到精液中细胞成分和非精子颗粒物质的影响

【质量保证】

(1) 精液标本必须完全液化,吸取精液前必须彻底混匀标本,吸取精液量必须准确。

(2) 计数时以头部为基准,应计数完整结构的精子(有头和尾),有缺陷的精子(无头或尾)不计数在内,若数量多时应分开计数并记录。

(3) 计数池方格内的压线精子计数原则同白细胞显微镜计数。

(4) 手工法计数有一定误差,最好重复 2 次稀释、计数。

(5) 直接涂片法未发现精子,应离心后取沉淀物检查,如两张重复湿片均无精子,报告"无精子"。

(6) 如取标本直接涂片高倍镜视野精子数,精子数目较少(每 400 视野下精子数目为 0 ~ 4 个),考虑到精子数目少时,取样误差大,对于绝大多数临床检查的目的,报告精子浓度<2× 10^9/L 即可,需同时注明是否观察到前向运动精子。

? 问题与思考 •••

在实际工作中,用显微镜法计数精子的时候,如病人精液 1 小时不液化,怎样处理?

【参考区间】　①精子浓度≥15×10⁹/L,精子总数≥39×10⁶/1 次射精(WHO 人类精液检查与处理实验室手册第 5 版);②精子浓度≥20×10⁹/L(全国临床检验操作规程第 3 版)。

【临床意义】　精子浓度减低或无精子症见于:①睾丸疾病:如精索静脉曲张、睾丸炎症、结核、肿瘤、睾丸畸形、隐睾等;②输精管疾病:如输精管阻塞、输精管先天性缺如等;③男性结扎术后:一般结扎术后第 6 周开始检查,每周 1~2 次,连续检查 3 次无精子,则表明手术成功;④其他:应用某些药物,如抗肿瘤药、男性避孕药(如棉酚)等;某些理化因素,如重金属、乙醇中毒、热水浴、放射线损害等;逆行射精;老年人等。

7. 精子形态检查　正常精子外形似蝌蚪状,分头、体、尾三部分。①头部:长 4.0~5.0μm,宽 2.5~3.0μm,正面呈卵圆形,侧面呈扁平梨形;②体部:轮廓直而规则,与头部纵轴成一直线,长 5~7μm,宽约 1μm,体部由颈部、中段组成;③尾部:细长,外观规则而不卷曲,一般长 50~60μm,尾部由主段和末段组成。

异常精子形态包括精子头部、颈部、中段和尾部异常,见表 10-14。

表 10-14　精子形态异常

部位	异常
头部	有大头、小头、圆头、双头、多头、无头、锥形头、无定形头、空泡样头、无顶体头等
颈部和中段	有颈部肿胀、颈部弯曲、中段不规则、中段弯曲、增粗、变细等
尾部	常见有无尾、短尾、断尾、长尾、双尾、卷尾、发卡形尾等
其他	如胞质小滴异常,通常位于中段的胞质小滴大于正常精子头部的一半,精子头、体、尾均有或其中两者有不同程度的异常

【检测原理】

(1) 湿片法:在精子计数结束后,可直接用高倍镜进行精子形态检验。

(2) 染色法:将精液涂成薄片,干燥、固定后进行 H-E 染色或 Wright-Giemsa 复合染色,油镜下观察计数 200 个精子,报告正常精子的百分率。

【方法学评价】

(1) 湿片法:在精子计数完后,直接用高倍镜进行形态检查。本法操作简便、快速,但要求检验人员经验丰富,否则会因错误识别而致异常精子百分率降低,故不推荐采用。

(2) 涂片染色法:将精液涂成薄片,干燥、固定后进行 H-E 或吉姆萨染色,油镜下进行形态检查。本法操作相对复杂、费时,但染色后精子结构清楚,易于辨认,结果准确可靠,重复性好,为 WHO 推荐方法。

【质量保证】

(1) 湿片法:检查时光线不要太强,重点观察精子头部有无异常,为提高检查准确性,可增加计数精子数量。脱落或游离的精子头部作为异常精子形态,游离精子尾部不计数。

(2) 染色法:制片要薄,但推片时不要过度挤压,以免人为损害精子。

【参考区间】　①正常精子形态>4%(WHO 人类精液检查与处理实验室手册第 5 版);②正常形态精子≥30%(全国临床检验操作规程第 3 版)。

【临床意义】　精子形态检查是反映男性生育能力的一项重要指标。如正常形态精子<30%,称为畸形精子症(WHO),畸形精子>40%,即会影响精液质量,>50%常可致不育。精子形态异常与睾丸、附睾的功能异常密切相关,增多常见于生殖系统感染,精索静脉曲张,雄性激素水平异常时;某些化学因素、物理因素、药物因素、生物因素及遗传因素也可影响睾丸生精功能,导致畸形精子增多。

8. 非精子细胞检查 非精子细胞包括来源于泌尿道生殖道的上皮细胞,以及 WBC 和不成熟的生精细胞,后两者统称为圆形细胞。

(1) 生精细胞:即未成熟生殖细胞,是指各阶段发育不完全的生精细胞(spermatogenic cell),包括精原细胞、初级精母细胞、次级精母细胞和发育不完全的精子细胞。生精细胞的形态学特点见表 10-15。

表 10-15 生精细胞的形态学特点

生精细胞	形态学特点
精原细胞	胞体圆形,直径约为 12μm;胞核居中,直径约为 6~7μm,染色质细颗粒状,核膜处有1~2 个核仁
初级精母细胞	精原细胞分裂产生而来,一般胞体较大,胞核直径 8~9μm,大多呈球形
次级精母细胞	由初级精母细胞分裂而来,其染色体数量只有初级精母细胞内的一半。胞体较小,圆形,约 12μm,染色质细致网状,染色较浅
精子细胞	细胞形态多样,大小不等,其体积较次级精母细胞小。胞核较小,直径 4~5μm,呈球形或精子头的雏形,着色较深。精子细胞经过一系列的形态变化后形成精子

【质量保证】 各阶段生精细胞的形态、大小及核的形态、大小不规则,如采用未染色精液检查时,易与中性粒细胞相混淆。WHO 推荐采用正甲苯胺蓝过氧化酶染色法,中性粒细胞呈阳性,生精细胞则呈阴性。对不含过氧化物酶的其他白细胞建议采用免疫细胞化学法检测。

【参考区间】 <1%。

【临床意义】 当睾丸受损时,精液中可以出现较多的未成熟生精细胞。

(2) 其他细胞:正常精液中有少量白细胞(<5/HP)和上皮细胞,偶见红细胞。精液红细胞、白细胞增多可见于生殖系统炎症、结核、恶性肿瘤等。精液中白细胞>$1.0×10^9$/L 的患者称为白细胞精子症,表明生殖系统存在感染。精液中发现癌细胞,提示生殖系统恶性肿瘤。

三、计算机辅助精液分析

(一)计算机辅助精液分析系统

【检测原理】 计算机辅助精液分析(computer aided of semen analysis,CASA)是将计算机技术和图像处理技术相结合发展起来的一项新的精子分析技术。其原理是采用摄像机或录像机与显微镜连接,跟踪和确定单个精子的活动,根据设定的精子大小和灰度、精子运动的移位及精子运动的有关参数,对采集到的图像进行动态分析处理,并打印结果。CASA 系统既可定量分析精子浓度、精子活动力、精子活动率、又可分析精子运动速度和运动轨迹特征。CASA 的主要参数及其含义见表 10-16。

表 10-16　CASA 主要参数及其含义

参数	含义
曲线速度（curvilinear velocity，VCL）	也称轨迹速度，指精子头部实际运动轨迹的平均速度
直线速度（straight-line velocity，VSL）	也称前向运动速度，指精子检测时起始位到终点位之间直线距离的平均速度
平均路径速度（average path velocity，VAP）	精子头沿其空间平均轨迹的速度。是根据精子运动的实际轨迹平均后计算出来的，各仪器之间稍有不同
直线性（linearity，LIN）	指曲线轨迹的直线分离度，计算公式为 VSL/VCL
前向性（straightness，STR）	指精子运动平均路径的直线分离度，计算公式为 VSL/VAP
摆动性（wobble，WOB）	精子头沿其实际运动轨迹的空间平均路径摆动的尺度，计算公式为 VAP/VCL
鞭打频率（beat cross frequency，BCF）	也称摆动频率，指精子头部超越过其平均路径的频率
精子头侧摆幅度（amplitude of lateral head displacement，ALH）	精子头实际运动轨迹对平均路径的侧摆幅度，可以是最大值，也可以是平均值，不同仪器间计算方法有所差异
平均移动角度（mean angle of deviation，MAD）	精子头部沿其运动轨迹瞬间转折角度的时间平均值
运动精子密度	每 ml 精液中 VAP>0μm/s 的精子数

【方法学评价】　CASA 系统除可以分析精子密度、活率、活动力等指标外，在分析精子的运动能力方面具有独特的优越性，其优缺点见表 10-17。

表 10-17　CASA 的优点和缺点

项目	评价
优点	①精子运动的指标多、客观、准确 ②可以提供精子动力学的量化数据 ③操作简便、快速、可捕捉的信息量大，可以自动化等
缺点	①CASA 设备昂贵，CASA 系统还缺乏统一的国际标准，不同厂家和型号的 CASA 分析结果缺乏可比性 ②影响因素：CASA 根据人为设定的大小和灰度来识别精子，准确性受精液细胞成分和非细胞颗粒的影响；计算精子活动率时，精子只有发生了一定位移，CASA 系统才认为是活动精子，对原地摆动的精子则判定为不活动精子，其结果低于实际结果。另外，CASA 系统测定的是单个精子的运动参数，缺乏对精子群体的了解 ③局限性：CASA 系统对检测精子浓度有一定局限性，在（20~50）×10^9/L 的范围内检测结果较理想。精子浓度过高时，标本应当稀释，精子浓度过低时应多检查几个视野。目前，WHO 仍推荐使用显微镜直接测定精子浓度和精子活动率

（二）精子质量分析仪

20 世纪 80 年代初，精子质量分析仪（sperm quality analyzer，SQA）问世。通过显示精子浓度、精子活力度、精子形态等来反映精子质量。

【检测原理】　一般通过光电分析来检测，其原理为当光束通过液化的精液时，精液中精子的运动引起光密度的变化。光密度变化包括光密度频率和振幅。频率、振幅变化愈大，则精子质量愈好；反之，则精子质量愈差。

SQA检测参数有功能性精子浓度（functional sperm concentration，FSC）、活动精子浓度（motiles sperm concentration，MSC）、精子活动指数（sperm motility index，SMI）、总功能精子浓度（total functional sperm concentration，TFSC）、总活动精子浓度（total motiles sperm concentration，TMSC），其意义见表10-18。

表10-18　SQA检测参数及意义

参数	意义
FSC	具有正常形态及快速前向运动的精子数量
MSC	快速前向运动的精子数量
SMI	在1秒内，毛细管载样池中的精子运动所产生的在光源路径上的偏移振幅与数量，以反映浓度与平均前向运动速度相乘的精液参数
TMSC	精子中活动精子的总数，以MSC与精液量的乘积来表示
TFSC	精液中功能精子总数，以FSC与精液量的乘积来表示

【方法学评价】　SQA具有快速、操作简便、测定客观、重复性好、精密度高、参数多等优点，能客观、快速评价精子的质量。但是，SQA也具有一定的局限性，并不能完全取代显微镜检查。

四、其 他 检 查

（一）化学检查

精浆及精子的某些酶和化学成分检查，可以了解睾丸及附属性腺的分泌功能、代谢状态和病理改变，对男性不育症的诊断、治疗及病因分析等具有重要的临床价值，精液常见化学成分分析指标、分析方法及临床意义见表10-19。

（二）免疫学检查

免疫性不育（孕）是不育（孕）症的重要原因之一，占10%～20%。人类精子抗原非常复杂，由于男性生殖道存在血睾屏障，女性生殖道也存在免疫屏障的保护作用，都不会产生相应抗体。当生殖系统炎症、阻塞、免疫系统遭到破坏等病理改变时，可产生自身或同种抗精子抗体（antispermatozoon antibody，AsAb）。血液或生殖道分泌液中有AsAb，可引起免疫性不育。

1. 抗精子抗体测定　AsAb有IgG、IgA、IgM、IgE四种类型，其中IgE-AsAb只参与变态反应，与免疫不孕、流产无关，IgM-AsAb是近期感染指标。在血清、精浆和宫颈黏液中，不同类AsAb均可检出，血清中以IgG、IgM为主，而精浆中以IgA、IgG为主。

AsAb按其对精子作用分为凝集性、制动性和结合性三类。AsAb的作用机制有：①精子与凝集性抗体结合后，多个精子可凝集在一起，从而影响其运动；②制动性抗体与精子结合后，可直接影响精子的运动，如尾部抗体可对在女性生殖道运行的精子造成干扰，使其难以通过子宫颈管；③结合性抗体与精子结合后，可抑制精子与卵细胞膜的融合，亦可抑制精子顶体酶的活性，使精子不易穿透包绕卵细胞的卵丘、放射冠和透明带；④可导致胚胎死亡和流产。

表 10-19　精液化学成分检查及临床意义

检测指标	测定方法及参考区间	临床意义
乳酸磷酸酶	磷酸苯二钠比色法:48.8 ~ 208.6U/ml	降低见于前列腺炎,可使精子活动减弱,受精率下降。增高见于前列腺癌和前列腺肥大
乳酸磷酸酶-X	聚丙烯酰胺电泳法:相对活性 ≥42.6%	减低:见于少精液症或无精液症
中性 α-葡萄糖苷酶	绝对活性(1430±940U/L) 比色法:≥20mU/1 次射精	其活性与精子密度、精子活力呈正相关,有助于鉴别输精管阻塞,睾丸生精障碍所致的无精子症
精子顶体精氨酸酰胺酶	比色法:48.2 ~ 217.7μIU/10^6	其活性与精子计数、精子顶体完整率呈正相关。活性减低可致不育
柠檬酸	紫外比色法:50μmol/1 次射精 吲哚比色法:≥13μmol/1 次射精	显著减少见于前列腺炎。与睾酮水平有关,可以评价雄激素分泌状态
果糖	间苯二酚比色法:9.11 ~ 17.67mmol/L 吲哚比色法:≥13μmol/1 次射精	减低见于精囊腺炎和雄激素分泌不足;缺如见于先天性精囊腺缺如、逆行射精等
锌	①比色法:(1.259±0.313)mmol/L 或 ≥2.4μmol/1 次射精; ②原子吸收光谱法:(2.12±0.95)mmol/L 或(163.02±45.26)mg/L; ③中子活性法:(2.24±1.45)mmol/L	严重缺锌可致不育症。青春期缺锌,则影响男性生殖器官和第二性征发育。可作为评价男性生殖功能和诊断不育症的指标之一

【检测原理】　测定体液中的 AsAb 方法较多。目前常用的有酶联免疫吸附试验(ELISA)、精子凝集试验(sperm agglutination test,SAT)、精子制动试验(sperm immobilization test,SIT)、免疫珠试验(immunobead test,IBT)、混合抗人球蛋白试验(mixed antiglobulin reaction,MAR)等。其检测原理见表 10-20。

表 10-20　抗精子抗体的检测原理

方法	检测原理
ELISA	将精子抗原包被到固相载体表面,标本中的 AsAb 可与其结合,AsAb 再与加入的抗人 IgG 酶结合物起反应,形成抗原-抗体-二抗酶结合物免疫复合物,最终在酶底物作用下而显色
SAT	血清、生殖系统分泌物中存在的 AsAb 与精子膜固有抗原结合后,可使精子出现凝集现象。如试管-玻片法是在高倍镜下观察 10 个视野有 6 个以上视野无凝集者为阴性
SIT	依赖抗体的补体介导的细胞毒反应,AsAb 与精子表面抗原相互作用后激活补体,使精子顶体破坏,中段细胞膜通透性及完整性受损,导致精子失去活力
IBT	当精子表面存在 AsAb 时,可吸附于抗人 IgG、IgA 或 IgM 免疫珠上,利用精子与抗人球蛋白免疫珠结合形成可动的混合凝集团而检测精子表面 AsAb
MAR	将新鲜精液标本与包被人 IgG 的胶乳颗粒混合,再向混合液中加入抗人 IgG 血清,如果精子表面附着有 AsAb,可形成活动的精子与乳胶颗粒的混合凝集物

【方法学评价】 抗精子抗体检测的方法学评价见表10-21。

表 10-21 抗精子抗体检测的方法学评价

方法	评价
酶联免疫吸附试验	灵敏度高,特异性强。目前国内使用最多的 AsAb 测定方法
精子凝集试验	仅为是否存在 AsAb 的过筛试验,是检测 AsAb 最经典的方法
精子制动试验	可用于检验 IgG-AsAb 和 IgM-AsAb,结果可靠,特异性强
免疫球试验	WHO 推荐用于精子抗体检测的方法,但国内应用较少
混合抗人球蛋白试验	WHO 推荐用于精子抗体检测的首选方法,但国内应用较少

【参考区间】 阴性。

【临床意义】 血清和生殖道局部的 AsAb 是引起免疫性不育(孕)的主要原因,AsAb 检测对免疫性不育诊断、治疗和预后观察等提供有价值的参考指标。

2. 精浆免疫球蛋白测定 精浆免疫球蛋白主要是 IgA、IgG,相当于血清中的 1% ~ 2%。精浆中的 IgG 由血清渗透于前列腺而来,精浆中的 IgA 主要来自前列腺。

【参考区间】 ①IgG:(28.6±16.7)mg/L;②IgA:(90.3±57.7)mg/L;③IgM:(2.3±1.9)mg/L。

【临床意义】 AsAb 阳性者,IgG、IgM 增高;正常人精浆中分泌性 IgA 含量很低,生殖道炎症时,分泌性 IgA 增高;生殖道感染早期 IgM 增高。

(三)微生物学检查

由生殖道感染所致男性不育症发病率比非感染性高 4 倍,男性生殖道感染时,可从精液中检出 30 多种微生物。微生物感染可使精子凝集、制动或受到破坏等导致不育。通过对精液进行涂片或培养,能及时发现致病菌,对男性不育诊断、治疗有重要意义。

【病例分析】 患者,男,30 岁。性生活正常,结婚后 5 年未生育,女方生育功能正常。

精液一般检查:

1. 理学检查:液化后精液为乳白色、半透明,精液量 4.5ml,pH 7.3,液化时间 45 分钟,黏度大于 2cm。

2. 显微镜检查:精子存活率 65%,精子总活动力 38%,前向运动 30%,精子计数 $10×10^9$/L,正常形态精子 60%,WBC 1 个/L,精子凝集 2 级。

病例分析:

1. 病人主诉:性生活正常,结婚 5 年未生育,女方生育功能正常。

2. 精液一般检查:精子总活动力 35%,前向运动 30%,精子活动力降低;精子计数 $10×10^9$/L,降低;精子凝集 2 级,异常。

初步诊断:男性不育,免疫性不育症可能性大。

建议:为明确诊断应进一步进行血清、精浆抗精子抗体检查、精子-宫颈黏液相互作用试验等。

(龚道元)

第三节 前列腺液检查

前列腺液(prostatic fluid)是由前列腺分泌的不透明的淡乳白色液体,是精液的重要组成部分,约占精液的30%。其主要成分主要有:①电解质:如钾、钠、钙、锌等;②酶:如纤溶酶、酸性磷酸酶、乳酸脱氢酶等;③脂类:如磷脂、胆固醇;④免疫物质:如免疫球蛋白、补体及前列腺特异抗原(prostate specific antigen,PSA);⑤有形成分:磷脂酰胆碱小体、白细胞及上皮细胞等;⑥其他:精胺、亚精胺、柠檬酸等。前列腺液的功能主要有:①维持精浆适当的 pH;②参与精子能量代谢;③抑制细菌生长;④含蛋白水解酶及纤溶酶,使精液液化。

前列腺液检查包括一般检查(传统常规检查)和其他检查,其中一般检查主要包括理学检查和显微镜检查,其他检查常见的有微生物学检查、免疫学检查和分子生物学检查等。前列腺液检查常用于前列腺炎、前列腺脓肿、前列腺肥大、前列腺结石、前列腺结核及前列腺癌等疾病辅助诊断、疗效观察,也可用于 STD 的检验。

一、标 本 采 集 与 处 理

标本采集与运送

前列腺液一般由临床医师行前列腺按摩术后采集,弃去第 1 滴前列腺液后,根据标本量的多少,可直接涂于载玻片上或收集在洁净的试管内,立即送检。前列腺按摩时,常因有时触及精囊而将精囊液挤出,故正常前列腺液严格来讲应为前列腺精囊液。

【质量保证】

(1) 怀疑有前列腺结核、脓肿、肿瘤或急性炎症且有明显压痛者,应禁止或慎重采集标本。

(2) 检查前要禁欲 3 周;采集标本前要排空尿液,按摩时心情放松。

(3) 按摩力度适宜,一次按摩失败或检验结果阴性,而又确有临床指征者,可于 3 ~ 5 天后重新复查。

(4) 如作细菌培养须无菌采集。

(5) 采集后立即送检。

二、一 般 检 查

(一)理学检查

1. 量 健康成人经前列腺按摩 1 次可采集数滴至 2ml 前列腺液。①减少:见于前列腺炎,如前列腺液减少至采集不到,提示前列腺分泌功能严重不足,常见于某些性功能低下者和前列腺炎;②增多:见于前列腺慢性充血、过度兴奋时。

2. 颜色和透明度 健康成人前列腺液呈乳白色、稀薄、不透明而有光泽的液体。①黄色浑浊、淡黄色黏稠分泌液:常见于前列腺炎或精囊炎;②红色:提示出血,见于前列腺炎、精囊炎、前列腺结核、肿瘤等;也可因按摩过度引起。

3. pH 健康成人前列腺液 pH 6.3 ~ 6.5,75 岁以后可略高;混入精囊液较多时,pH 可增高。

（二）显微镜检查

【检测原理】 一般采用非染色直接涂片进行湿片检查,也可用 Wright 染色、Papaniculaou 染色、H-E 染色等进行细胞学形态检查,还可以直接进行革兰染色或抗酸染色,找病原微生物。

【方法学评价】 前列腺液显微镜检验的方法学评价见表 10-22。

表 10-22 前列腺液显微镜检查的方法学评价

方法	评价
非染色湿片法	操作简便,快速,临床常用。湿片直接镜检中以细胞和磷脂酰胆碱小体成分的检查价值最大
涂片染色检验	可清晰辨认细胞结构,适用于炎症细胞、癌细胞检验。当直接镜检见到畸形、巨大的细胞或疑似肿瘤细胞时,应做 Papaniculaou 染色、H-E 染色,有助于前列腺肿瘤和前列腺炎的鉴别
直接涂片抗酸染色或革兰染色	对前列腺结核及性传播性疾病的诊断有较高的应用价值,但检出率较低,高度怀疑是病原微生物感染,镜检为阴性时建议进行细菌培养

【质量保证】

（1）检验人员:掌握前列腺液正常和异常有形成分形态特点,显微镜检验识别鉴别能力,提高阳性检出率。

（2）涂片:厚薄适宜,染色检查的涂片要薄。

（3）显微镜检查:先低倍镜观察全片,然后用高倍镜检查,至少观察 10 个以上高倍镜视野;对标本较少或有形成分较少的标本,应扩大观察视野;湿片下若发现较大、形态异常的细胞应高度重视,进行染色检查。

（4）统一报告方式:磷脂酰胆碱小体数量较多,高倍镜下满视野均匀分布均可报告为(4+);占视野 3/4 为(3+);占视野 1/2 为(2+);数量极少,分布不均,占视野 1/4 为(+);其他成分按尿沉渣镜检方法报告结果。

【参考区间】 ①磷脂酰胆碱小体:多量,均匀分布满视野;②前列腺颗粒细胞:<1 个/HPF;③红细胞:偶见,<5 个/HPF;④白细胞:<10 个/HPF。

【临床意义】 前列腺液常见的有形成分形态特点及临床意义见表 10-23。

三、特 殊 检 查

（一）化学检查

前列腺液的化学成分,可随腺体的生理活动、代谢活动、代谢状态和病理改变而变化。前列腺液化学成分有蛋白质、酶、胆固醇、卵磷脂、电解质、微量元素等,其中纤溶酶、柠檬酸、酸性磷酸酶、锌等成分对精液液化、精子的活动、代谢等起着非常重要的作用,前列腺特异抗原(prostate specific antigen PSA)为前列腺的肿瘤标志物。前列腺液的生化指标检查可作为前列腺疾病的诊断、疗效观察和预后判断的参考指标。

1. 锌测定 前列腺含锌量比体内其他组织多,锌与前列腺的抗菌能力有关,锌还参与稳定精子细胞膜的作用。测定方法主要有原子吸收光谱法和化学比色法等。正常前列腺液锌的含

表 10-23 前列腺液常见的有形成分形态特点及临床意义

有形成分	形态特点	参考区间	临床意义
磷脂酰胆碱小体	圆形或卵圆形、大小不均、似血小板但略大、折光性强;炎症时可成簇分布,重者可见不明跳跃的微小颗粒浸润,甚至可释放形成空泡	量多,均匀散在分布,满视野	前列腺炎时,分布不均,数量减少甚至消失
淀粉样小体	体积大,约为白细胞的 10 倍,圆形或卵圆形、形似淀粉颗粒、微黄色或褐色同心圆线、纹层状结构	–	一般无临床意义
红细胞	圆盘状、草黄色	<5 个/HPF	增多见于前列腺炎,前列腺结核、结石或肿瘤
白细胞	圆球形,可见胞核	<10 个/HPF	增多见于前列腺炎、结核
前列腺炎颗粒细胞	体积大,为白细胞的 3~5 倍,内含有较多的磷脂酰胆碱颗粒	<1 个/HPF	增多见于老年人的前列腺液和前列腺炎病人
病原生物	特殊染色后的特有特点,如抗酸杆菌、革兰阴性双球菌、支原体等	–	相应病原生物引起的感染

量为(5.38±0.75)mmol/L。前列腺炎和前列腺癌时锌含量降低;前列腺肿大时,锌含量升高,故锌含量的变化可作为前列腺肿大和前列腺癌鉴别的 1 个参考指标。

2. 其他化学成分测定 临床上探讨较多的前列腺液生化指标主要有 ACP、LD_5/LD_1、转铁蛋白(transferrin,Tf)、柠檬酸等。其中前列腺液中 ACP 可作为前列腺癌的肿瘤标志物,但其敏感性、特异性比 PSA 差。

（二）微生物学检查

1. 涂片染色检查 前列腺液直接涂片革兰染色或抗酸染色,油镜检查。有炎症时可见到大量的细菌和白细胞。淋病奈瑟菌感染时,可见到革兰阴性双球菌;前列腺结核时,可发现抗酸杆菌。涂片染色检查简便、快速,但阳性率低。

2. 微生物培养 为提高阳性检出率,确定感染的病原菌,或为治疗而做药物敏感试验等目的,需进行微生物培养。前列腺液细菌培养最常见的细菌有葡萄球菌、链球菌、大肠埃希菌及变形杆菌等。

STD 检查时,除建议做淋病奈瑟菌和支原体培养外,还可通过酶联免疫试验等方法。

（龚道元）

第四节 脑脊液检查

脑脊液(cerebrospinal fluid,CSF)是存在于脑室和蛛网膜下隙(subarachnoid space)内的一种无色透明的液体,70% 来自脑室脉络丛主动分泌和超滤所形成的液体,30% 由大脑和脊髓细胞间隙所产生。脑脊液经过第 3 脑室和第 4 脑室进入小脑延髓池,再分布于蛛网膜下隙。蛛网膜绒毛能吸收脑脊液,并将其返回静脉。生理情况下,人体每天分泌的脑脊液大约为 400~

500ml,并能在 4~8 小时更新 1 次。正常成人脑脊液总量为 120~180ml,大约为体内液体总量的 1.5%。脑脊液是一种细胞外液,由于血脑屏障(blood-brain barrier)的作用,脉络丛上皮细胞具有选择性分泌和超滤血浆中物质的作用,致使其所含细胞极少,蛋白质等许多物质的含量也较血浆为低。

脑脊液具有重要的生理作用:①作为缓冲液保护脑和脊髓,减轻或消除外力对脑组织和脊髓的损伤;②调节颅内压;③供给中枢神经系统营养物质,并运走代谢产物;④调节神经系统碱储量,维持脑脊液 pH 在 7.31~7.34;⑤转运生物胺类物质,参与神经内分泌调节。

一、标本采集与处理

1. 标本采集　脑脊液标本由临床医生进行腰椎穿刺采集,必要时可行小脑延髓池和脑室穿刺采集。由于脑脊液检查有一定的创伤性,因此,必须严格掌握其适应证和禁忌证。脑脊液检查的适应证有:①有脑膜刺激征者;②可疑颅内出血者;③可疑脑膜白血病者;④原因不明的剧烈头痛、昏迷、抽搐或瘫痪者;⑤可疑肿瘤颅内转移者;⑥脱髓鞘疾病者;⑦中枢神经系统疾病需要椎管内给药治疗、麻醉和椎管造影者。脑脊液检查的禁忌证有:①颅内高压者;②颅后窝占位性病变者,或伴有脑干症状者;③处于休克、全身衰竭状态者;④穿刺局部有化脓性感染者。

脑脊液穿刺成功后首先应进行压力测定。待压力测定后,将脑脊液分别收集于三个无菌容器中,采集量见表 10-24。第一管用于细菌学检查,第二管用于化学或免疫学检查,第三管用于常规检查。如疑为恶性肿瘤,再采集一管进行脱落细胞学检查。标本采集后应注明采集日期、时间、病人基本信息等。

表 10-24　脑脊液检查标本采集量

检查项目	成人(ml)	儿童(ml)
细菌学及病毒学	2	1
细胞学、化学	2~8	1~1.5

2. 标本转运　脑脊液标本必须由专人或专用的物流系统转运。为保证转运安全及防止标本溢出,转运过程应采用密封的容器。

3. 标本保存和接收　①脑脊液标本采集后立即送检,一般不能超过 1 小时,不能及时检查的标本需要保存于 2~4℃环境中,常规检查应在 4 小时内完成。脑脊液放置时间过久可造成细胞破坏或变形;可产生纤维蛋白凝集导致细胞分布不均,影响细胞计数;可使葡萄糖分解造成含糖量降低;可使细菌溶解,影响细菌检出率。采集的脑脊液标本应尽量避免凝固及混入血液;②合格脑脊液标本基本要求是:脑脊液专用收集容器标识清晰、采集量满足检验项目需求。

二、一　般　检　查

(一)理学检查

1. 脑脊液压力　压力测定是脑脊液检查的重要项目之一。压力测定一定要在病人完全放松的情况下进行,否则压力测定值会高。当腰椎或其他部位穿刺成功后,接上压力表或压力管,即可见脑脊液压力逐渐上升。由于不同的穿刺部位和不同的穿刺体位,脑脊液压力可不同;不同年龄病人脑脊液压力也不相同,成人脑脊液压力较儿童高。

【参考区间】　卧位:①腰椎穿刺:80 ~ 180mmH$_2$O;②小脑延髓池穿刺:80 ~ 120mmH$_2$O;③脑室穿刺:70 ~ 120mmH$_2$O。

【临床意义】　①颅内压增高:卧位脑脊液压力高于200mmH$_2$O为颅内压增高,多见于脑组织水肿、脑脊液循环通路梗阻、脑脊液分泌增加或吸收障碍、硬脑膜内容积增加、颅内占位性病变、颅内静脉窦淤血或静脉窦血栓、颅内循环血量增加等;②颅内压减低:卧位脑脊液压力低于80mmH$_2$O为颅内压减低。多见于持续脑室引流、脑脊液鼻漏、枕骨大孔下或椎管内梗阻、恶病质、脱水以及近期反复多次腰椎穿刺者。

2. 颜色

【参考区间】　无色或淡黄色。

【临床意义】　当中枢神经系统有炎症、损伤、肿瘤或梗阻时,破坏了血脑屏障,使脑脊液成分发生改变,而导致其颜色发生变化。

(1) 红色:常见于各种原因的出血,特别是穿刺损伤的出血、蛛网膜下隙或脑室出血。脑脊液新鲜出血与陈旧性出血的鉴别见表10-25。

表10-25　脑脊液新鲜出血与陈旧性出血的鉴别

项目	新鲜出血	陈旧性出血
透明度	浑浊	清亮、透明
易凝性	易凝	不易凝
离心后上清液	无色透明	红色、黄褐色或柠檬色
红细胞形态	无变化	有皱缩
上清液隐血试验	多为阴性	阳性
白细胞计数	不增高	继发性或反应性增高

(2) 黄色:脑脊液呈黄色称为黄变症(xanthochromia),可由出血、黄疸、淤滞、梗阻等引起。黄变症常见类型及临床意义见表10-26。

表10-26　黄变症常见类型及临床意义

类型	临床意义
出血性黄变症	见于陈旧性蛛网膜下隙出血或脑出血
黄疸性黄变症	见于重症黄疸性肝炎、肝硬化、钩端螺旋体病、胆管梗阻、新生儿溶血症等
淤滞性黄变症	见于颅内静脉、脑脊液循环淤滞
梗阻性黄变症	见于髓外肿瘤等所致的椎管梗阻
其他	脑脊液中黄色素、胡萝卜素、黑色素、脂色素增高时,也可使脑脊液呈黄色

(3) 白色:多因脑脊液中白细胞增多所致,常见于脑膜炎奈瑟菌、肺炎链球菌、溶血性链球菌引起的化脓性脑膜炎。

（4）绿色：多见于铜绿假单胞菌性、急性肺炎链球菌性脑膜炎。

（5）褐色：多见于脑膜黑色素肉瘤（melanosarcomatosis）或黑色素瘤（melanoma）等。

（6）无色：除了见于正常脑脊液以外，也可见于病毒性脑炎、轻型结核性脑膜炎、脊髓灰质炎、神经梅毒等。

3. 透明度

【参考区间】 清晰透明。

【临床意义】 脑脊液的浑浊度与其所含的细胞和细菌数量有关，当脑脊液中的白细胞超过 $300×10^6/L$ 时，可呈浑浊；脑脊液中蛋白质明显增高或含有大量细菌、真菌时，也可使脑脊液浑浊。结核性脑膜炎的脑脊液可呈毛玻璃样的浑浊，化脓性脑膜炎的脑脊液呈脓性或块样浑浊，穿刺损伤时的脑脊液可呈轻微的红色浑浊。

4. 凝固性

【参考区间】 无凝块、无沉淀，放置 12～24 小时后不会形成薄膜、凝块或沉淀。

【临床意义】 脑脊液薄膜形成与其所含的蛋白质，特别是纤维蛋白原的含量有关，当脑脊液中的蛋白质含量超过 10g/L 时，可出现薄膜、凝块或沉淀。化脓性脑膜炎脑脊液一般在 1～2 小时内形成薄膜、凝块或沉淀。结核性脑膜炎在 12～24 小时形成膜状物。蛛网膜下腔梗阻的脑脊液可呈黄色胶冻状，脑脊液同时存在胶样凝固、黄变症和蛋白质-细胞分离（蛋白质明显增高，细胞正常或轻度增高）称为 Frion-Nonne 综合征，这是蛛网膜下腔梗阻的脑脊液特点。

5. 比重

【参考区间】 ①腰椎穿刺：1.006～1.008；②脑室穿刺：1.002～1.004；③小脑延髓池穿刺：1.004～1.008。

【临床意义】 凡是脑脊液中的细胞数量增加和蛋白质含量增高的疾病，其比重均可增高。常见于中枢神经系统感染、神经系统寄生虫病、脑血管病、脑肿瘤、脑出血、脑退行性变和神经梅毒等。

（二）显微镜检查

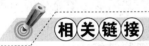 相关链接

脑脊液细胞检查已经有很长的历史。1966 年后，由 Watson、Hansen、Ito 和侯德熙等相继报告的脑脊液细胞玻片离心检查法是脑脊液细胞学发展史上的一大变革，该法简便而高效，扩大了脑脊液细胞学的临床应用范围。Oehmichen 于 1976 年出版了《脑脊液细胞病理学彩色图谱》，Rosenthal 于 1984 年发行了《中枢神经系统细胞学》，这些著作系统总结了脑脊液细胞学研究的经验，促进了脑脊液细胞学的进一步发展。

【检测原理】

1. 细胞总数计数

（1）仪器计数法：体液细胞分析仪可自动分析计数细胞。

（2）显微镜计数法：①清亮或微混的脑脊液：可以直接计数细胞总数；②细胞过多、浑浊或血性脑脊液，用生理盐水或红细胞稀释液稀释标本后，再采用直接计数法计数细胞总数，结果乘以稀释倍数后换算成每升脑脊液中的细胞总数。

2. 白细胞计数

（1）仪器计数法：体液细胞分析仪可自动分析计数细胞。

（2）显微镜计数法：①非血性标本：用微量吸管吸取冰乙酸后全部吹出，然后用该吸管定量吸取混匀的脑脊液标本，充入血细胞计数池内计数；②血性脑脊液，用白细胞稀释液稀释标本后，再采用直接计数法计数细胞总数，结果乘以稀释倍数后换算成每升脑脊液中的细胞总数。

3. 白细胞分类计数

（1）仪器分类法：体液细胞分析仪可用于白细胞分类计数。

（2）显微镜分类法：①白细胞直接计数后，在高倍镜下根据白细胞形态和细胞核的形态特征进行分类计数，计算出单个核细胞和多个核细胞所占的比例；②脑脊液标本离心后，取沉淀物制备涂片（均匀薄膜），采用瑞氏染色后，油镜下分类计数。如有异常细胞，需描述并报告。

【方法学评价】

1. 脑脊液细胞计数 体液细胞分析仪操作简单、精密度高、速度快，但对于异常细胞形态识别不够准确，若仪器出现形态学报警，必须用显微镜计数法复查。显微镜计数法操作繁琐、存在人为误差，但可作为校正仪器的参考方法。

2. 脑脊液白细胞分类计数 脑脊液白细胞分类计数的方法学评价见表10-27。

表 10-27 脑脊液白细胞分类计数的方法学评价

方法	优点	缺点
仪器分类法	简单、快速、可自动化	影响因素多，无法识别异常细胞
显微镜分类法	细胞识别率高，结果准确可靠，尤其是染色分类法可以发现异常细胞，为首选方法	操作复杂、费时

【质量保证】

1. 细胞计数 ①应及时检查，在标本采集后1小时内完成检查。②标本必须充分混匀再计数，如有血液混入，白细胞计数应进行校正。校正公式为：$WBC_{(校正)} = WBC_{(未校正)} - (RBC_{(脑脊液)} \times WBC_{(血液)})/RBC_{(血液)}$。③计数时要注重形态，如有红细胞皱缩或肿胀，应予以描述。

2. 染色分类法 离心速度不宜过快，时间不宜过长，以免细胞破坏或变形。

【参考区间】 ①无红细胞；②白细胞极少，成人：$(0 \sim 8) \times 10^6/L$，儿童：$(0 \sim 15) \times 10^6/L$，主要为单个核细胞，淋巴细胞与单核细胞之比为7：3。

【临床意义】 脑脊液细胞数增多多见于中枢神经系统病变，其增多程度及细胞种类与病变的性质和转归有关（表10-28）。

（三）化学检查

1. 蛋白质 脑脊液中的蛋白质含量较血浆为低，大约为血浆的1%。脑脊液蛋白质的检查分为定性检查和定量检查。

【检测原理】

（1）蛋白质定性检查：常用的方法有 Pandy 试验、硫酸铵试验和 Lee-Vinson 试验。其检查原理见表10-29。

表 10-28 中枢神经系统病变时脑脊液细胞分类计数的变化

疾病	细胞数量变化	细胞种类
化脓性脑膜炎	↑↑↑	中性粒细胞为主
结核性脑膜炎	↑↑↑	早期以中性粒细胞为主,中期中性粒细胞、淋巴细胞、浆细胞并存,后期以淋巴细胞为主
病毒性脑膜炎	↑	淋巴细胞为主
真菌性脑膜炎	↑	淋巴细胞为主
肿瘤	↑或↑↑	红细胞、肿瘤细胞
寄生虫感染	↑或↑↑	嗜酸性粒细胞
脑室或蛛网膜出血	↑↑或↑↑↑	红细胞

表 10-29 脑脊液蛋白质定性检查的原理

方法	原理
Pandy 试验	脑脊液中的球蛋白可与苯酚结合,形成不溶性蛋白盐,产生白色浑浊或沉淀
硫酸铵试验	饱和硫酸铵能沉淀球蛋白,出现白色沉淀
Lee-Vinson 试验	磺基水杨酸和氯化高汞均能沉淀脑脊液蛋白质,根据沉淀物比例的不同,可鉴别化脓性脑膜炎和结核性脑膜炎

(2) 蛋白质定量检查:主要有比浊法、染料结合法、双缩脲法和免疫学方法等。临床多采用磺基水杨酸-硫酸钠比浊法。详见《临床生物化学检验》。

【方法学评价】 脑脊液蛋白质定性检查的方法学评价见表 10-30。脑脊液蛋白质定量检查的方法学评价见表 10-31。

表 10-30 脑脊液蛋白质定性检查的方法学评价

方法	优点	缺点
Pandy 试验	标本用量少、灵敏度高、操作简便,结果易于观察	灵敏度过高,假阳性率较高
硫酸铵试验	特异性高	操作复杂,灵敏度低
Lee-Vinson 试验	检测球蛋白和白蛋白	操作复杂,特异性低

表 10-31 脑脊液蛋白质定量检查的方法学评价

方法	优点	缺点
比浊法	操作简便	重复性差,影响因素较多、标本用量多
染料结合法	操作较简便、灵敏度高、标本用量少、重复性好	线形范围窄,实验条件要求较高
双缩脲法	操作简便	灵敏度低,特异性差
免疫学方法	标本用量少,特异性高	检测成本高

【质量保证】 定性检查时,不要混入血液,否则会出现假阳性;定量检查时,最好采用上清液测定,如检测结果超出检测限,应稀释后再测定。

【参考区间】 ①定性:阴性或弱阳性;②定量:腰椎穿刺:0.20~0.40g/L,小脑延髓池穿刺:0.10~0.25g/L,脑室穿刺:0.05~0.15g/L。

【临床意义】 脑脊液蛋白质含量增高是血脑屏障破坏的标志,可见于多种疾病:

(1)感染:以化脓性脑膜炎、结核性脑膜炎脑脊液蛋白质增高最明显,病毒性脑膜炎则轻度增高。

(2)神经根病变:常见于急性感染性多发性神经根神经炎(Guillain Barre syndrome),其脑脊液中蛋白质明显增高,而细胞数量正常或轻度增高,即形成蛋白质-细胞分离的现象。

(3)梗阻:脊髓肿瘤、肉芽肿、硬膜外脓肿等可以造成椎管部分或完全梗阻,使脑与脊髓蛛网膜下隙互不相通或相通受阻,血浆蛋白质由脊髓静脉渗出,导致脑脊液中的蛋白质显著增高,有时可出现脑脊液自凝现象。

(4)出血:脑血管畸形、高血压病、脑动脉硬化症以及全身出血性疾病等均可导致脑出血或蛛网膜下隙出血,血性的脑脊液可使其蛋白质明显增高。

(5)其他:某些疾病出现中枢神经系统症状时,如肺炎、尿毒症,也可使脑脊液蛋白质含量增高。

2. 蛋白商 蛋白商(protein quotient)是脑脊液中球蛋白与白蛋白的比值。

【参考区间】 0.4~0.8。

【临床意义】 脑脊液蛋白商反映了球蛋白与白蛋白的比例变化,是诊断神经系统疾病的重要指标之一。①蛋白商增高:提示脑脊液中球蛋白含量增高,见于多发性硬化症、神经梅毒、脑脊髓膜炎、亚急性硬化性全脑炎等;②蛋白商减低:提示脑脊液白蛋白含量增高,见于化脓性脑膜炎急性期、脑肿瘤、脊髓压迫症等。

3. 葡萄糖 脑脊液葡萄糖含量大约为血糖的50%~80%(平均60%),其含量高低与血糖浓度、血脑屏障的通透性、脑脊液葡萄糖的酵解程度以及血脑屏障对葡萄糖的携带转运作用有关。

【检测原理】 脑脊液葡萄糖测定多采用葡萄糖氧化酶法和己糖激酶法。

【方法学评价】 己糖激酶法的特异性和准确性均高于葡萄糖氧化酶法。

【质量保证】 病理情况下,脑脊液常含有细菌或细胞,故葡萄糖含量测定应在采集标本后及时进行;如不能及时处理,应加防腐剂并低温保存,以抑制细菌和细胞代谢对葡萄糖的消耗,防止假性减低。

【参考区间】 ①腰椎穿刺:2.5~4.4mmol/L;②小脑延髓池穿刺:2.8~4.2mmol/L;③脑室穿刺:3.0~4.4mmol/L。

【临床意义】 见表10-32。

4. 氯化物 脑脊液中氯化物含量与血氯浓度、酸碱度、血-脑屏障通透性和脑脊液蛋白质含量有关。为了维持脑脊液和血浆渗透压的平衡(Donnan 平衡),正常脑脊液氯化物含量较血浆高20%。影响脑脊液氯化物含量的因素有:①血浆氯化物浓度:脑脊液与血浆氯化物的含量有一定的比例关系,大约为1.25:1,当血浆氯化物含量增高或减低时,脑脊液氯化物含量也相应增高或减低;②脑脊液酸碱度:酸性脑脊液的氯化物含量明显减低,而碱性脑脊液的氯化物则增高;③炎性渗出或粘连:细菌性脑膜炎时炎性渗出或粘连较明显,使部分氯化物粘附于脑

表 10-32　脑脊液葡萄糖检查的临床意义

临床意义
减低　①细菌性脑膜炎和真菌性脑膜炎,以化脓性脑膜炎早期减低最明显 ②脑猪囊尾蚴病、锥虫病、血吸虫病、肺吸虫病、弓形虫病等 ③脑肿瘤 ④神经梅毒 ⑤低血糖昏迷、胰岛素过量所致的低血糖状态
增高　①新生儿及早产儿:由于血脑屏障通透性较高,可使脑脊液葡萄糖增高 ②糖尿病或静脉注射葡萄糖后 ③脑出血 ④病毒性脑膜炎或脑炎 ⑤急性颅脑外伤、中毒、缺氧、脑出血等所致丘脑下部损伤,由于肾上腺素分泌过多,促进糖原分解使血糖增高,而导致脑脊液葡萄糖增高

膜上,导致脑脊液氯化物含量减低;④垂体-间脑病变:脑脊液氯化物代谢障碍。

【参考区间】　①成人:(120~130)mmol/L;②婴儿:(111~123)mmol/L。

【临床意义】　见表 10-33。

表 10-33　脑脊液氯化物检查的临床意义

临床意义
减低　①细菌或真菌感染,特别是化脓性脑膜炎、结核性脑膜炎和隐球菌性脑膜炎的急性期、慢性感染的急性发作期,脑脊液氯化物明显减低,且与葡萄糖的减低同时出现,其中以结核性脑膜炎脑脊液氯化物减低最明显 ②在细菌性脑膜炎的后期,由于脑膜有明显的炎症浸润或粘连,局部有氯化物附着,使脑脊液氯化物减低,并与蛋白质明显增高相伴随 ③呕吐、肾上腺皮质功能减退时,由于血氯减低,使脑脊液氯化物含量亦减低
增高　主要见于尿毒症、肾炎、心力衰竭、病毒性脑膜炎或脑炎

三、其他检查

(一)化学和免疫学检查

1. 酶　正常脑脊液中含有 20 多种酶,当有些神经系统疾患时脑脊液酶活性可增高。

(1)乳酸脱氢酶(lactate dehydrogenase,LD):LD 是一组含锌的氧化还原酶,在糖酵解过程中起重要作用。脑脊液中 LD 浓度相当于血清的 10%,随着年龄的增长,脑脊液中 LD 浓度越来越低。当中枢神经系统有病变时,脑脊液中 LD 浓度明显增高,对诊断或鉴别诊断某些中枢神经系统疾病有重要意义。

【参考区间】　8~40U/L。

【临床意义】　脑脊液中 LD 增高主要见于:①感染,特别是细菌性脑膜炎,而病毒性脑膜炎脑脊液中 LD 多正常或轻度增高,因此,LD 可作为鉴别细菌性和病毒性脑膜炎的重要指标。

细菌性脑膜炎脑脊液中以 LD4、LD5 增高为主,而病毒性脑膜炎以 LD1、LD2、LD3 增高为主,这为鉴别细菌性和病毒性脑膜炎提供了更为确切的依据;②脑梗死、脑出血、蛛网膜下隙出血的急性期,脑脊液 LD 均明显增高;③脑肿瘤的进展期 LD 明显增高,缓解期或经过治疗后疗效较好者 LD 明显减低,或恢复正常;④脱髓鞘病,特别是多发性硬化症的急性期或病情加重期,脑脊液中 LD 明显增高,病情缓解后 LD 则恢复正常。

(2) 氨基转移酶氨基转移酶:最主要的有天冬氨酸氨基转移酶(aspartate aminotransferase,AST)和丙氨酸氨基转移酶(alanine aminotransferase,ALT)。由于血脑屏障的作用,脑脊液与血清中的氨基转移酶无相关关系。因此,脑脊液氨基转移酶的活性仅反映了中枢神经系统病变,且 AST 较 ALT 更具有诊断价值。

【参考区间】 ①AST:5～20U/L;②ALT:5～15U/L。

【临床意义】 脑脊液中氨基转移酶活性增高主要见于:①中枢神经系统器质性病变,尤其是脑出血或蛛网膜下隙出血等,增高的氨基转移酶以 AST 为主,且 AST 增高与脑组织损伤坏死的程度有关;②中枢神经系统感染,如细菌性脑膜炎、脑炎、脊髓灰质炎等,脑脊液中氨基转移酶增高与血脑屏障通透性增高有关;③中枢神经系统转移癌、缺氧性脑病和脑萎缩等。

(3) 肌酸激酶(creatine kinase,CK):CK 是一种器官特异性酶,主要存在于骨骼肌、心肌和脑组织中。由于肝细胞、红细胞及其他组织器官不含有 CK,血清 CK 浓度极低。所以,脑脊液中 CK 浓度变化对诊断脑组织损伤程度和范围有一定意义。

【参考区间】 0.5～2.0U/L。

【临床意义】 脑脊液中 CK 增高主要见于:①中枢神经系统感染,特别是化脓性脑膜炎,其脑脊液中 CPK 浓度增高最明显,其次为结核性脑膜炎,病毒性脑膜炎 CK 正常或轻度增高。因此,CK 对鉴别各种脑膜炎具有重要价值;②脑出血、蛛网膜下隙出血等,其 CK 增高程度与脑组织损伤范围有关;③进行性脑积水、脱髓鞘病、继发性癫痫等。

(4) 溶菌酶(lysozyme,LZM):正常脑脊液中溶菌酶含量甚微。当中枢神经系统有病变时,由于血脑屏障的通透性增高,可使血液中的溶菌酶进入脑脊液,导致脑脊液溶菌酶增高。

【参考区间】 <0.2mg/L。

【临床意义】 细菌性脑膜炎、结核性脑膜炎脑脊液 LZM 增高,后者增高程度明显高于化脓性脑膜炎,且与病情变化相一致。另外,脑脊液溶菌酶活性增高还可见于脑肿瘤等。

(5) 磷酸己糖异构酶(phosphohexose isomerase,PHI):PHI 是糖代谢过程的重要酶,正常脑脊液 PHI 活性较低。当中枢神经系统有病变时,PHI 活性可增高,且增高程度较 LD 更明显。

【参考区间】 (0～4.2)U/L。

【临床意义】 脑脊液 PHI 增高主要见于:①脑部肿瘤,特别是恶性肿瘤,但良性肿瘤的 PHI 不增高;②中枢神经系统感染时 PHI 也增高,以结核性脑膜炎 PHI 增高更明显;③急性脑梗死。

(6) 胆碱酯酶(cholinesterase,ChE):ChE 有乙酰胆碱酯酶(AChE)和拟胆碱酯酶(PChE)。脑脊液中主要含有 AChE,能专一性水解乙酰胆碱,与神经传导介质代谢有关。检测脑脊液 ChE 有助于多发性硬化症的诊断以及了解血脑屏障受损程度。

【参考区间】 0.5～1.3U/L。

【临床意义】 脑脊液 ChE 增高主要见于:①多发性硬化症;②弥漫性硬化症、重症肌无力、脑肿瘤和多发性神经根神经炎等;③脑部外伤时,PChE 活性增高,而 AChE 活性减低;④脑膜炎、脊髓灰质炎 PChE 增高,且增高程度与脑脊液蛋白质增高程度相平行。

（7）神经元特异性烯醇化酶（neuron specific enolase，NSE）：NSE 是糖酵解过程中的重要酶，NSE 位于末梢神经元和神经内分泌细胞上。血清和脑脊液中均含有 NSE。当中枢神经系统损伤时，脑脊液 NSE 活性明显增高。因此，检测脑脊液 NSE 可作为诊断中枢神经系统损伤的重要依据。NSE 活性测定多采用生物发光技术，NSE 含量测定多采用免疫技术。

【参考区间】 ①NSE 活性：(1.14±0.39)U/L；②NSE 含量：(5.29±2.81)μg/L。

【临床意义】 脑脊液 NSE 增高主要见于脑出血、脑梗死、癫痫持续状态等，且疾病的早期即可见 NSE 增高，病情恶化时 NSE 增高更明显，有时在病情恶化之前即有 NSE 活性增高。因此，脑脊液 NSE 活性变化可作为判断中枢神经系统病变严重程度和预后的有效指标之一。

（8）醛缩酶（aldolase）：醛缩酶是糖代谢过程的重要酶，脑脊液醛缩酶活性很低。当中枢神经系统疾病和颅脑外伤时，醛缩酶可呈不同程度的增高。

【参考区间】 0～1U/L 或 0～0.3μmol/L。

【临床意义】 脑脊液醛缩酶活性增高主要见于：①家族性黑蒙性痴呆；②颅脑外伤伴有长期昏迷者，醛缩酶活性增高程度与颅脑外伤程度相一致；③急性脑膜炎、脑积水、神经梅毒、多发性硬化症。

（9）腺苷脱氨酶（adenosin deaminase，ADA）：ADA 是一种核苷酸氨基水解酶，为核酸代谢的重要的酶，脑脊液 ADA 活性测定对鉴别各种脑膜炎有重要意义。

【参考区间】 (0～8)U/L。

【临床意义】 结核性脑膜炎脑脊液 ADA 活性明显增高，且与其他脑膜炎比较差异有显著性。因此，临床上检测脑脊液 ADA 可作为诊断和鉴别诊断结核性脑膜炎的重要指标。

2. 蛋白电泳 脑脊液中蛋白质含量极少，其蛋白质特点为：①有较多的前白蛋白；②β-球蛋白较多，且高于血清，而 γ-球蛋白仅为血清的 50%；③脑脊液白蛋白主要来自血清。

【检测原理】 常用乙酸纤维薄膜电泳法、琼脂糖凝胶电泳法。

【方法学评价】 脑脊液蛋白质电泳常采用乙酸纤维薄膜或琼脂糖凝胶作为载体，电泳条件与血浆蛋白电泳相同。若采用等电聚焦电泳可提高电泳图谱的分辨率。

【参考区间】 ①前白蛋白 3%～6%；②白蛋白 50%～70%；③α_1 球蛋白 4%～6%；④α_2 球蛋白 4%～9%；⑤β 球蛋白 7%～13%；⑥γ 球蛋白 7%～18%。

【临床意义】 脑脊液蛋白质电泳检查的临床意义见表 10-34。

表 10-34 脑脊液蛋白质电泳检查的临床意义

项目	可能机制	临床意义
前白蛋白↑	脑组织细胞退行性病变	多见于脑萎缩、脑积水、帕金森病、多发性硬化症等
白蛋白↑	脑组织供血不足或脑血管通透性增高	多见于脑血管病变、椎管梗阻等
α_1、α_2 球蛋白↑	炎症损伤或占位性病变	多见于脑膜炎、脊髓灰质炎、脑膜肿瘤浸润、转移癌等
β 球蛋白↑	脂肪代谢障碍或脑组织萎缩	多见于动脉硬化、脑血栓形成、帕金森病等
γ 球蛋白↑	免疫、占位性病变或暂时性脑功能失调等	常见于脱髓鞘病，尤其是多发性硬化症、视神经脊髓炎，也可见于中枢神经系统的肿瘤和感染等

3. 免疫球蛋白 正常脑脊液中免疫球蛋白浓度极低,在病理情况下,由于血脑屏障功能的破坏,以及脑脊液中有激活的免疫细胞,产生免疫球蛋白,而使其含量增高。

【检测原理】 免疫球蛋白的检测方法有免疫扩散法、免疫电泳法、免疫散射比浊法。抗原和抗体在凝胶或特殊缓冲液中特异性结合,形成抗原抗体复合物,再通过测定凝胶中的抗原抗体复合物沉淀环的直径,或特殊缓冲液中抗原抗体复合物的浊度,计算出免疫球蛋白的含量。

【方法学评价】 ①免疫扩散法操作复杂、时间长、精确度较差;②免疫电泳法具有标本用量少、特异性高等优点;③免疫散射比浊具有灵敏度和精确度高、检测简便、快速等优点。

【参考区间】 ①IgG:10~40mg/L;②IgM:0~0.22mg/L;③IgA:0~6mg/L;④IgE:极少量。

【临床意义】 脑脊液免疫球蛋白检查的临床意义见表10-35。

表 10-35 脑脊液免疫球蛋白检查的临床意义

免疫球蛋白	临床意义
IgG↑	见于结核性脑膜炎、细菌性脑膜炎、病毒性脑膜炎、神经系统肿瘤、多发性硬化症、神经梅毒
IgG↓	见于癫痫、放射线损伤和服用类固醇药物等
IgM↑	多见于中枢神经系统感染、多发性硬化症、肿瘤等
IgA↑	多见于化脓性脑膜炎、结核性脑膜炎和病毒性脑膜炎、肿瘤等
IgE↑	多见于脑寄生虫病

4. 其他

(1) 乳酸(lactic acid,LA)

【参考区间】 (1.0~2.8)mmol/L。

【临床意义】 脑脊液乳酸含量增高见于:①细菌性脑膜炎,特别是化脓性脑膜炎和结核性脑膜炎,由于细菌分解葡萄糖为乳酸,导致乳酸含量增高,且乳酸含量与脑脊液葡萄糖含量呈反比,与中性粒细胞数量呈正比;②脑血流量减少、低碳酸血症、脑积水、脑脓肿、脑梗死时,脑脊液乳酸也可增高;③脑死亡时脑脊液乳酸含量明显增高,常大于6.0mmol/L。

(2) 谷氨酰胺(glutamine,Gln)

【参考区间】 0.41~1.10mmol/L。

【临床意义】 脑脊液谷氨酰胺增高可反映脑组织中游离氨的增多,可用于诊断肝性脑病。晚期肝硬化,肝性脑病患者谷氨酰胺可高达3.4mmol/L。脑脊液谷氨酰胺增高也可见于出血性脑膜炎、败血症性脑病、呼吸衰竭继发性脑病。

(3) β_2-微球蛋白(β_2-microglobulin,β_2-M):β_2-M 是由正常或恶变的造血细胞、间质细胞或上皮细胞合成与分泌。正常脑脊液 β_2-M 含量极少,其增高反映了中枢神经系统病理性损伤。

【参考区间】 ①成人:(1.15±3.70)mg/L;②儿童:(1.10±0.50)mg/L。

【临床意义】 β_2-M 增高主要见于:①中枢神经系统感染,如细菌性脑膜炎、病毒性脑膜炎或脑炎、多发性神经根神经炎等;②急性脑梗死、中枢神经系统肿瘤等;③中枢神经系统白血病(CNSL),且 β_2-M 变化可作为早期诊断 CNSL 和评价疗效的客观指标之一。

(4) 髓鞘碱性蛋白(myelin basic protein,MBP):MBP 是脑组织实质损伤的特异性标记,具有较强的组织和细胞特异性。当外伤或疾病引起神经组织破坏、血脑屏障功能障碍时,MBP 可直接进入脑脊液或经血液进入脑脊液,导致脑脊液 MBP 增高。因此,MBP 是反映神经细胞有无实质性损伤的一个灵敏的指标,其含量高低与损伤范围和病情严重程度有关。MBP 检测常采用 RIA 和 ELISA 法。

【参考区间】 $<4\mu g/L$。

【临床意义】 MBP 增高是髓鞘遭到破坏的近期标志,90% 以上的多发性硬化症的急性期表现为 MBP 明显增高,50% 的慢性活动者 MBP 增高,非活动者 MBP 不增高。因此,MBP 是多发性硬化症病情活动的辅助诊断指标。MBP 增高也可见于神经梅毒、脑血管病、颅脑外伤等。

(5) C-反应蛋白(c-reactive protein,CRP):CRP 是能与肺炎链球菌 C 多糖体发生沉淀反应的异常蛋白质,也是一种炎症或组织损伤的急性时相反应蛋白。脑脊液中 CRP 增高与血脑屏障的破坏有关。

【参考区间】 阴性。

【临床意义】 脑脊液 CRP 阳性主要见于中枢神经系统感染性疾病。急性化脓性脑膜炎或结核性脑膜炎时,脑脊液和血清 CRP 均明显增高,且急性期明显高于恢复期;浆液性脑膜炎或脑炎时,只有脑脊液 CRP 呈阳性,血清 CRP 则为阴性。脑脊液和血清 CRP 与脑脊液蛋白质同时测定,可显著提高临床诊断价值。

(二)细胞学检查

脑脊液的一般显微镜检查只能提供简单的细胞总数和细胞分类。为了进一步为临床提供诊断依据,有必要进行细胞学检查。近年来,常采用玻片离心法、沉淀室法、微孔薄膜筛滤法、纤维蛋白网细胞捕获法等收集细胞,并进行染色。常用的染色方法有 May-Grunwald-Giemsa 染色法、PAS 染色法、过氧化酶染色法、脂类染色法、硝基四氮唑蓝(NBT)染色法和吖啶橙荧光染色法等,除了血细胞外,重点检查脑脊液腔壁细胞、肿瘤细胞和污染细胞。

1. 腔壁细胞腔壁细胞 是脑脊液中的脱落细胞。①脉络丛室管膜细胞:细胞容积大,成簇出现,细胞核圆而致密,胞质丰富呈蓝色或粉红色。常见于脑积水、脑室穿刺、气脑、脑室造影或椎管内给药后,多无临床意义;②蛛网膜细胞:细胞成簇出现,细胞核呈卵圆形,可见核仁,胞质丰富呈灰蓝色。常见于气脑、脑室造影或腰椎穿刺后,多为蛛网膜机械性损伤所致。

2. 肿瘤细胞 脑脊液常见的肿瘤细胞有原发性肿瘤细胞、转移性肿瘤细胞、白血病细胞和淋巴瘤细胞。

(1) 原发性和转移性肿瘤细胞:此类肿瘤细胞的特征为:①细胞核增大,细胞核形态和结构异常;②细胞大小、形态不一;③核质比例增大;④染色质染色加深、颗粒粗糙致密;⑤核膜增厚且不规则;⑥核仁增大,数量增多;⑦有丝分裂活跃;⑧细胞界限不清,常成簇出现。如果脑脊液标本中发现肿瘤细胞,有极大的诊断价值,对脑膜肿瘤的诊断优于其他指标。

(2) 白血病细胞:脑脊液中白血病细胞的形态、结构与周围血液和骨髓白血病细胞大致相同。脑脊液中白血病细胞是诊断中枢神经系统白血病的重要依据,对临床上尚未出现中枢神经系统受损症状者更为重要。

(3) 淋巴瘤细胞:淋巴瘤分为霍奇金病和非霍奇金病,仅以脑脊液细胞学检查进行区分极为困难,必须结合临床资料和组织学检查结果才能做出准确分类。脑脊液中出现淋巴瘤细胞是诊断中枢神经系统淋巴瘤的可靠依据。

3. 污染细胞 ①骨髓细胞:骨髓中的各型细胞均可见于脑脊液中,多由于穿刺损伤将其带入脑脊液中所致,无临床意义;②红细胞:与周围血液红细胞形态相同,多由穿刺损伤脊膜血管所致,但应注意其与中性粒细胞的比值是否与周围血象相同,以确定是否有临床意义;如非污染细胞因素所致应考虑脑出血或蛛网膜下隙出血的可能;③软骨细胞:细胞核呈深蓝色、圆形或卵圆形,胞质丰富呈明显的亮红色,细胞常成串存在,不难与其他细胞鉴别。

(三)病原学检查

1. 细菌学检查

【方法学评价】 ①显微镜检查:脑脊液涂片革兰染色或碱性亚甲蓝染色检查致病菌。革兰染色用于检查肺炎链球菌、流感嗜血杆菌、葡萄球菌、铜绿假单胞菌、链球菌、大肠埃希菌等;碱性亚甲蓝染色用于检查脑膜炎球菌。显微镜检查对化脓性脑膜炎诊断的阳性率为60%～90%。如果怀疑为结核性脑膜炎,可采用抗酸染色,油镜下寻找抗酸杆菌。新生隐球菌检查常采用印度墨汁染色法,若呈假阳性,可采用苯胺墨染色法;②细菌培养:主要适用于脑膜炎奈瑟菌、链球菌、葡萄球菌、大肠埃希菌、流感嗜血杆菌等。同时,也要注意厌氧菌、真菌的培养;③ELISA检测结核分枝杆菌抗体:结核分枝杆菌感染时,可产生特异性的抗结核抗体,可采用最简便、灵敏度高的ELISA检测此抗体。如果脑脊液中抗结核抗体水平高于血清,这对结核性脑膜炎的诊断及鉴别诊断具有特殊价值。

【参考区间】 阴性。

【临床意义】 脑脊液为无菌液体,在排除污染的前提下,若检出细菌应视为有病原菌感染。

2. 寄生虫检查

【方法学评价】 ①脑脊液涂片显微镜检查:可发现血吸虫卵、肺吸虫卵、弓形虫、阿米巴等;②脑囊虫检查:脑囊虫补体结合试验诊断脑囊虫的阳性率可达88%;致敏乳胶颗粒玻片凝集试验诊断脑囊虫的符合率为90%;ELISA法检查其抗原、抗体对诊断脑猪囊尾蚴病具有高度的特异性;③梅毒螺旋体:神经梅毒的诊断首选灵敏度、特异性均很高的螺旋体荧光抗体吸收试验(fluoresent treponemal antibody-absorption test,FTA-ABS),其次选用性病研究实验室玻片试验(venereal disease research laboratory test,VDRL),其灵敏度为50%～60%,特异性为90%。

【参考区间】 阴性。

【临床意义】 在脑脊液中发现寄生虫或虫卵可诊断为脑寄生虫病。

四、临床应用

目前,由于影像诊断学,特别是CT、磁共振成像技术的发展与应用,对颅内出血、梗阻、占位性病变的检出率越来越高,脑脊液检查在许多情况下并非首选项目。但脑脊液检查对中枢神经系统感染性疾病的诊断则有重要价值,一般常规检查往往不能满足临床需要,必须结合临床表现选择恰当的检查指标,才能对中枢神经系统疾病做出准确诊断。

(一)中枢神经系统感染性疾病的诊断与鉴别诊断

对于拟诊为脑膜炎或脑炎的病人,通过检查脑脊液压力、颜色,并对脑脊液进行化学和免疫学检查、显微镜检查和病原生物学检查,不仅可以确立诊断,而且对鉴别诊断也有极大的帮助。另外,对细菌性和病毒性脑膜炎的鉴别诊断也可选用LD、ADA、溶菌酶等指标。

（二）脑血管疾病的诊断与鉴别诊断

头痛、昏迷或偏瘫的病人，其脑脊液为血性，首先要鉴别是穿刺损伤出血还是脑出血、蛛网膜下隙出血。若脑脊液为均匀一致的红色，则为脑出血、蛛网膜下隙出血；若第 1 管脑脊液为红色，以后逐渐变清，则多为穿刺损伤出血。若头痛、昏迷或偏瘫病人的脑脊液为无色透明，则多为缺血性脑病。另外，对于诊断或鉴别诊断脑血管病，还可选用 LD、AST、CPK 等指标。

（三）脑肿瘤的辅助诊断

大约 70% 恶性肿瘤可转移至中枢神经系统，此时的脑脊液中单核细胞增加、蛋白质增高、葡萄糖减少或正常。因此，脑脊液细胞计数和蛋白质正常，可排除肿瘤的脑膜转移。若白血病病人脑脊液发现白血病细胞，则可诊断为脑膜白血病。脑脊液涂片或免疫学检查发现肿瘤细胞，则有助于肿瘤的诊断。β2-M、LD、PHI、溶菌酶等指标也有助于肿瘤的诊断。

（四）脱髓鞘病的诊断

脱髓鞘病是一类颅内免疫反应活性增高的疾病，多发性硬化症是其代表性疾病。除了脑脊液常规检查外，MBP、免疫球蛋白、AChE 等检查有重要诊断价值。

常见脑或脑膜疾病的脑脊液一般检查结果见表 10-36。

表 10-36　常见脑或脑膜疾病的脑脊液一般检查结果

疾病	外观	蛋白质	葡萄糖	氯化物	细胞	细菌
化脓性脑膜炎	混浊凝块	↑↑	↓↓	↓	↑↑,中性为主	化脓菌
结核性脑膜炎	混浊薄膜	↑	↓	↓↓	↑,早期中性,后期淋巴	抗酸杆菌
病毒性脑膜炎	清晰或微混	↑	正常	正常	↑,淋巴为主	无
隐球菌脑膜炎	清晰或微混	↑	正常	正常	↑,淋巴为主	隐球菌
乙型脑炎	清晰或微混	↑	↓	↓	↑,早期中性,后期淋巴	无
脑出血	红色混浊	↑	↑	正常	↑,红细胞为主	无
脑肿瘤	清晰	↑	正常	正常	↑,淋巴为主	无
神经梅毒	清晰	↑	正常	正常	↑,淋巴为主	无

（李劲榆）

第五节　浆膜腔积液检查

人体的胸腔、腹腔和心包腔统称为浆膜腔。正常情况下，浆膜腔内仅含有少量的液体起润滑作用，如胸腔液 <200ml，腹腔液 <50ml，心包腔液 10 ~ 30ml，一般采集不到。病理情况下，浆膜腔内有大量液体潴留而形成浆膜腔积液（seromembranous effusion）。按积液部位不同可分为胸腔积液（胸水）、腹腔积液（腹水）、心包腔积液。根据产生的原因及性质不同，将浆膜腔积液分为漏出液（transudate）和渗出液（exudate）。漏出液和渗出液临床特征和产生机制见表 10-37。

表 10-37 漏出液和渗出液临床特征和产生机制

类型	临床特征	发生机制	常见原因
漏出液	非炎症性积液,多为双侧性	①毛细血管流体静压增高。②血浆胶体渗透压减低。③淋巴回流受阻。④钠、水潴留	静脉回流受阻、充血性心力衰竭、晚期肝硬化、低白蛋白血症、丝虫病、肿瘤压迫致淋巴回流障碍等
渗出液	常为炎性积液,多呈单侧性	由于微生物的毒素、缺氧以及炎性介质等作用,使血管内皮细胞损伤、血管通透性增高	结核性或细菌性感染、肿瘤、外伤等

一、标本采集与处理

1. 标本采集　浆膜腔积液标本由临床医师行浆膜腔穿刺术采集于无菌试管内,且根据检验目的需要采用适当的抗凝剂予以抗凝(表 10-38),另外,采集一管不加抗凝剂的标本观察有无凝固现象。

表 10-38　浆膜腔积液检查标本采集要求

检查项目	标本量及抗凝剂	检查项目	标本量及抗凝剂
常规检查及细胞学检查	2ml,EDTA-K_2 抗凝	厌氧菌培养	1ml
化学检查	2ml,肝素抗凝	结核分枝杆菌检查	10ml

2. 标本转运

(1) 及时送检:为防止标本出现凝块、细胞变形、细菌自溶等,标本采集后要及时送检,否则应放置在4℃保存。浆膜腔积液标本放置时间过长可引起细胞破坏或纤维蛋白凝集成块,导致细胞分布不均,而使细胞计数不准确。另外,葡萄糖酵解可造成葡萄糖含量假性降低。

(2) 浆膜腔积液标本必须由专人或专用的物流系统转运。为保证转运安全及防止标本溢出,转运过程应采用密封的容器。

3. 保存和接收　标本收到后应及时检查,浆膜腔积液常规及化学检查必须在采集后 2 小时内完成,否则应将标本冷藏处理。细胞学计数和细胞分类计数可将标本保存 24 小时。采集标本容器上的标识要唯一、清晰。

二、一般检查

(一)理学检查

1. 量　正常胸腔、腹腔和心包腔内均有少量的液体,但在病理情况下,液体增多,其增多的程度与病变部位和病情严重程度有关。

2. 颜色

【参考区间】　淡黄色。

【临床意义】 病理情况下可出现不同的颜色变化。一般渗出液颜色深,漏出液颜色浅。

(1) 红色:呈淡红色、暗红色或鲜红色,可由穿刺损伤、结核、肿瘤、内脏损伤、出血性疾病等所致。

(2) 乳白色:呈脓性或乳白色,可由化脓性感染时大量白细胞和细菌、胸导管阻塞或破裂时的真性乳糜液(chylous),或含有大量脂肪变性细胞时的假性乳糜液(pseudo chylous)所致。有恶臭气味的脓性积液多为厌氧菌引起的感染所致。

(3) 绿色:由铜绿假单胞菌感染所致。

(4) 咖啡色:多由内脏损伤、恶性肿瘤、出血性疾病及穿刺损伤所致。

(5) 黄色或淡黄色:可见于各种原因的黄疸。

(6) 黑色:由曲霉菌感染引起。

(7) 草黄色:多见于尿毒症引起的心包积液。

3. 透明度

【参考区间】 清晰透明。

【临床意义】 积液的透明度常与其所含的细胞、细菌、蛋白质等程度有关。渗出液因含有大量细菌、细胞而呈不同程度的混浊;乳糜液因含有大量脂肪也呈混浊;而漏出液因其所含细胞、蛋白质少,且无细菌而清晰透明。

4. 比重

【参考区间】 漏出液<1.015,渗出液>1.018。

【临床意义】 比重高低与其所含溶质的多少有关。

5. 酸碱度

【参考区间】 7.40~7.50。

【临床意义】 ①胸膜腔积液:pH<7.4 提示炎性积液;如 pH<7.3 且伴有葡萄糖含量减低,提示类风湿积液、恶性积液或有并发症的积液等;如 pH<6.0,多应胃液进入胸膜腔使 pH 减低所致见于食管破裂或严重脓胸;②腹膜腔积液:腹膜腔积液并发感染时,细菌代谢产生酸性物质过多,使 pH 减低。pH<7.3 对自发性细菌性腹膜炎诊断的灵敏度和特异性均为90%;③心包腔积液:心包腔积液 pH 明显减低可见于风湿性、结核性、化脓性、恶性肿瘤性、尿毒症性心包炎等,其中以恶性肿瘤性、结核性积液 pH 减低程度较明显。

6. 凝固性

【参考区间】 不易凝固。

【临床意义】 漏出液一般不易凝固或出现凝块。渗出液由于含有较多的纤维蛋白原和细菌、细胞破坏后释放的凝血活酶,可有凝块形成。但如果渗出液中含有纤溶酶时,可降解纤维蛋白,而不出现凝固。另外,黏稠样积液多见于恶性间皮瘤,含有碎屑样物的积液多见于类风湿性病变。

(二) 显微镜检查

1. 细胞计数

【检测原理】 与脑脊液细胞计数法相同。

【质量保证】 ①标本必须及时送检,防止浆膜腔积液凝固或细胞破坏影响结果准确性;②标本必须混匀,否则影响结果;③因穿刺损伤引起的血性浆膜腔积液,白细胞计数结果须校正。校正公式为:$WBC_{(校正)} = WBC_{(未校正)} - (RBC_{(浆膜腔积液)} \times WBC_{(血液)})/RBC_{(血液)}$。

【临床意义】

（1）红细胞计数：红细胞计数对鉴别漏出液与渗出液意义不大，但如果积液中红细胞大于 $100\,000\times10^6/L$，则见于创伤、恶性肿瘤、肺栓塞、心脏手术后损伤综合征及结核病、穿刺损伤等，其中恶性肿瘤引起的积液中血性积液占 50%～85%。如果能排除外伤因素，积液中红细胞增多最常见的原因是恶性肿瘤。

（2）有核细胞计数：有核细胞计数对鉴别漏出液与渗出液有一定参考价值。漏出液<$100\times10^6/L$；渗出液<$500\times10^6/L$。结核性和肿瘤性积液有核细胞常>$200\times10^6/L$，而化脓性积液有核细胞常>$1000\times10^6/L$。腹腔积液有核细胞计数有助于区别有无并发症的肝硬化和自发性细菌性腹膜炎，90% 以上的自发性细菌性腹膜炎病人腹腔积液有核细胞计数>$500\times10^6/L$。心包腔积液有核细胞>$10\,000\times10^6/L$，常提示细菌性、结核性或肿瘤性心包炎。

2. 有核细胞分类

【检测原理】 积液有核细胞分类应在穿刺抽取积液后立即离心沉淀，沉淀物涂片行瑞氏染色后进行。

【质量保证】 必要时可用细胞玻片离心沉淀仪收集细胞，以提高细胞分类准确性。但离心时速度不能过快，否则影响细胞形态。

【临床意义】

（1）中性粒细胞增多：常见于化脓性渗出液、结核性积液早期、肺梗死、膈下脓肿等，以化脓性渗出液中性粒细胞增高最明显，常大于 $1000\times10^6/L$。约 10% 的漏出液中性粒细胞占主导优势，但无临床意义。

（2）淋巴细胞增多：淋巴细胞可见拟核仁和核碎裂现象，且多于外周血所见。结核、病毒、肿瘤或结缔组织病等所致的渗出液，风湿性胸膜炎、系统性红斑狼疮和尿毒症等所致浆膜腔积液淋巴细胞也增多。淋巴瘤、慢性淋巴细胞性白血病与良性淋巴细胞增多的积液难以区别时，可借助免疫细胞化学检查和流式细胞术（flow cytometry）加以判断。

（3）浆细胞增多：充血性心力衰竭、恶性肿瘤等所致的积液中均有少量浆细胞，因此，少量浆细胞无临床意义。浆细胞增多常见于多发性骨髓瘤浸润浆膜引起的积液。

（4）嗜酸性粒细胞增多：积液中嗜酸性粒细胞超过白细胞总数 10% 以上为增多，提示为良性或自限性疾病，常与空气或血液进入浆膜腔有关。引起胸腔积液嗜酸性粒细胞增多的最常见的原因是血胸和气胸，也可见于肺梗死、寄生虫或真菌感染、过敏综合征、药物反应、风湿病、间皮瘤、系统性红斑狼疮等。引起腹腔积液嗜酸性粒细胞增多最常见的原因有慢性腹膜透析、充血性心力衰竭、血管炎、淋巴瘤及包虫囊肿破裂等。

（5）间皮细胞增多：间皮细胞主要出现于漏出液中，也可出现在渗出液中，间皮细胞增多常提示浆膜受刺激或浆膜损伤。在 Wright 染色后，间皮细胞为 15～30μm 大小，圆形、椭圆形或不规则形，核在细胞中心或偏位，多为 1 个核，也可见 2 个或多个核，胞质呈淡蓝色或淡紫色，有时有空泡。间皮细胞在渗出液中可发生退行性变，出现形态不规则及幼稚型间皮细胞，应注意与肿瘤细胞鉴别。

（6）其他细胞：炎性积液中，在出现大量中性粒细胞的同时，也可见组织细胞。陈旧性血性积液中可见含铁血黄素细胞。另外，积液中偶见狼疮细胞。

3. 结晶 胆固醇结晶是无色透明、缺角四方形结晶，常见于有脂肪变性的陈旧性胸腔积液及胆固醇性胸膜炎所致的胸腔积液中。浆膜腔出血可见含铁血黄素颗粒。积液中嗜酸性粒细胞增多时,常伴有 Charcot-Leyden 结晶。

（三）化学检查

浆膜腔积液的化学检查需将积液离心后取上清液进行,其检查方法与血清化学检查方法相同,且常需要与血清中的某些化学成分同时测定,并对照观察。

1. 蛋白质

【检测原理】　浆膜腔积液蛋白质检测的方法有黏蛋白定性检查（Rivalta 试验）、蛋白质定量检查和蛋白电泳等。其原理见表10-39。

表 10-39　浆膜腔积液蛋白质检测的原理

方法	原理
Rivalta 试验	黏蛋白是一种酸性糖蛋白,浆膜间皮细胞受炎症刺激时分泌增加,其等电点为 pI 3～5,在稀乙酸溶液中（pH 3～5）产生白雾状沉淀
蛋白质定量	采用与血清蛋白质相同的双缩脲法
蛋白电泳	可对蛋白组分进行分析

【质量保证】　①Rivalta 试验:在蒸馏水中加冰乙酸后应充分混匀,加标本后需要在黑色背景下观察结果。肝硬化腹膜腔积液因球蛋白增高且不溶于水可呈云雾状浑浊,Rivalta 试验可出现假阳性;②必要时离心后取上清液进行检查。

【参考区间】　①Rivalta 试验:非炎性积液为阴性;炎性积液为阳性;②蛋白质定量:漏出液<25g/L;渗出液>30g/L。

【临床意义】　积液中蛋白质定量是鉴别渗出液和漏出液的最有价值的指标（表10-40）,蛋白质测定在不同部位积液中也有不同的价值。①胸腔积液蛋白质单独测定对鉴别积液的性质有一定的误诊率（9.6%～13.6%）,需结合其他指标综合判断,如胸腔积液蛋白质与血白蛋白质之比大于0.5,则多为渗出液;②积液中蛋白质测定对鉴别心包积液的性质价值不大;③积液中蛋白质测定,特别是血清腹腔积液白蛋白梯度（serum ascites albumin gradient, SAAG）对鉴别肝硬化腹腔积液与其他疾病所致的腹腔积液有一定价值。肝硬化门脉高压性积液 SAAG>11g/L,而非肝硬化门脉高压的腹腔积液 SAAG<11g/L。

表 10-40　渗出液和漏出液蛋白质的鉴别

方法	漏出液	渗出液
Rivalta 试验	阴性	阳性
蛋白质定量	<25g/L	>30g/L
蛋白电泳	α、γ 球蛋白低于血浆,白蛋白相对较高	与血浆相近
积液蛋白/血浆蛋白	<0.5	>0.5

2. 葡萄糖

【检测原理】　测定方法为葡萄糖氧化酶法或己糖激酶法。

【参考区间】　3.6～5.5mmol/L。

【临床意义】 漏出液葡萄糖含量较血糖稍减低,但渗出液葡萄糖较血糖明显减低(<3.33mmol/L)。因此,积液中葡萄糖定量检查对鉴别积液的性质有一定参考价值。

感染性渗出液葡萄糖减低最明显,主要见于化脓性积液,其次是结核性积液。胸腔积液葡萄糖含量低于3.33mmol/L,或胸腔积液与血清葡萄糖比值<0.5,多见于类风湿性积液、恶性积液、非化脓性感染性积液、食管破裂性积液等。恶性积液中葡萄糖含量减低提示肿瘤有广泛转移、浸润和预后不良。

三、其 他 检 查

(一)化学检查

1. 酶学

(1)乳酸脱氢酶(lactate dehydrogenase,LD)

【参考区间】 漏出液:LD<200U/L,积液LD/血清LD<0.6;渗出液:LD>200U/L,积液LD/血清LD>0.6。

【临床意义】 浆膜腔积液中LD活性测定主要用于鉴别积液的性质。在渗出液中,化脓性积液LD活性增高最明显,且LD增高程度与感染程度呈正相关;其次为恶性积液,结核性积液LD略为增高。如果积液LD/血清LD大于1.0,则为恶性积液,这是由于恶性肿瘤细胞分泌大量LD,致使积液LD活性增高。

(2)腺苷脱氨酶(adenosine deaminase,ADA)

【参考区间】 0~45U/L。

【临床意义】 ADA活性测定对结核性积液诊断和疗效观察有重要价值。结核性、风湿性积液ADA活性明显增高,且幅度最大,而恶性积液、狼疮性积液ADA活性较低,漏出液ADA活性最低。另外,结核性、风湿性积液ADA明显高于其他性质的积液。结核性积液ADA活性常大于40U/L,其对结核性积液诊断的阳性率可达99%,优于结核菌素试验、细菌和活组织检查。当经抗结核药物治疗有效时,其ADA活性随之减低。因此,ADA活性也可作为抗结核治疗时疗效观察的指标。另外,ADA活性测定可用于鉴别结核性和恶性积液,但不能鉴别结核性与风湿性、狼疮性积液。

(3)淀粉酶(amylase,AMY)

【参考区间】 0~300U/L。

【临床意义】 AMY检测主要用于判断胰源性腹腔积液和食管穿孔所致的胸腔积液,以协助诊断胰源性疾病和食管穿孔等。腹腔积液AMY增高主要见于胰腺炎、胰腺肿瘤或胰腺损伤,AMY水平可高出血清数倍至几十倍。AMY增高也可见于胃穿孔、十二指肠穿孔、急性肠系膜血栓形成和小肠狭窄等。胸腔积液AMY增高主要见于食管穿孔及胰腺外伤合并胸腔积液。食管穿孔时唾液经穿孔处流入胸腔而致AMY水平增高,一般AMY增高多在穿孔2h后。因此,胸腔积液AMY检查对食管穿孔的早期诊断有重要价值。

(4)溶菌酶(lysozyme,LZM)

【参考区间】 0~5mg/L,积液LZM与血清LZM比值<1.0。

【临床意义】 溶菌酶测定对鉴别良性与恶性积液、结核性与其他性质积液有重要价值。94%结核性积液中溶菌酶含量>30mg/L,且积液与血清溶菌酶比值>1.0,明显高于恶性积液、结缔组织病性积液,而恶性积液/血清溶菌酶比值<1.0。另外,同时检测胸腔积液中溶菌酶和LD,对鉴别胸腔积液的性质也有帮助,结核性胸腔积液溶菌酶、LD 均增高,心力衰竭所致积液中溶菌酶和 LD 均减低,而恶性积液中溶菌酶减低而 LD 增高,此种溶菌酶与 LD 的分离现象是恶性胸腔积液的特点。

（5）碱性磷酸酶（alkaline phosphatase,ALP）

【参考区间】 40~150U/L。

【临床意义】 ALP 为非特异性水解酶,浆膜表面癌细胞可释放大量 ALP,致使积液 ALP水平明显增高,并且积液 ALP 与血清 ALP 比值大于 1.0,而其他肿瘤性积液、非肿瘤性积液ALP 与血清 ALP 比值均小于 1.0。因此,ALP 有助于恶性和非恶性积液的鉴别。另外,小肠狭窄或穿孔时,腹腔积液 ALP 也明显增高,可达血清的 2 倍以上,发病 2~3h 即增高,并随病情进展而增高,故腹腔积液 ALP 检测对小肠狭窄、穿孔的诊断也有一定参考价值。

（6）血管紧张素转换酶（anginotensin-converting enzyme,ACE）

【临床意义】 检测 ACE 主要用于鉴别结核性胸腔积液和恶性胸腔积液。胸腔积液ACE 大于 30U/L,胸腔积液 ACE 与血清 ACE 比值大于 1.0,则为结核性积液;若胸腔积液ACE 小于 25U/L,积液 ACE 与血清 ACE 比值小于 1.0,则为恶性胸腔积液。另外,积液 ACE与血清 ACE 同时检测,并配合 ADA、β-葡萄糖苷酸酶等检测,对结核性胸腔积液诊断的价值则更大。

（7）β-葡萄糖苷酸酶（β-glucuronosidase,β-G）

【临床意义】 结核性积液 β-G 水平明显高于非结核性积液,且 β-G 水平与积液的陈旧程度和混浊度等平行。因此,检测 β-G 主要为诊断结核性积液提供依据,如果与 ADA 联合检测,则更有助于结核性积液的鉴别诊断。

（8）透明质酸酶（hyaluronidase,HA）

【临床意义】 浆膜腔液中的 HA 主要由浆膜上皮细胞合成,当胸腔积液中 HA 水平增高时,常提示胸膜间皮瘤。因此,临床上将 HA 作为诊断间皮瘤的标志之一。

2. 脂类

【检测原理】 胆固醇、甘油三酯均采用酶法测定。

【临床意义】 积液中胆固醇、甘油三酯、脂蛋白电泳对真性乳糜性积液与假性乳糜性积液的鉴别有重要价值。积液中的甘油三酯>1.26mmol/L,提示为乳糜性积液。甘油三酯<0.57mmol/L,且乳糜微粒区带不明显或缺如时,则多为非乳糜性积液。另外,腹腔积液中胆固醇>1.6mmol/L 时多为恶性肿瘤性积液,而胆固醇<1.6mmol/L 多为肝硬化性积液。胆固醇增高的积液中还可见到胆固醇结晶。真性与假性乳糜性积液的鉴别见表10-41。

表 10-41 真性与假性乳糜性积液的鉴别

项目	真性乳糜性积液	假性乳糜性积液
病因	胸导管阻塞或梗阻	各种原因所致慢性积液
外观	乳糜性	乳糜性
乙醇试验	变清	无变化
脂肪含量（%）	>4	<2

续表

项目	真性乳糜性积液	假性乳糜性积液
脂蛋白电泳	乳糜微粒区带明显	乳糜微粒区带不明显或缺如
胆固醇	低于血清	高于血清
甘油三酯(mmol/L)	>1.24	<0.56
蛋白质(g/L)	>30	<30
脂肪	大量,苏丹Ⅲ染色阳性	少量,有较多脂肪变性细胞
胆固醇结晶	无	有
细菌	无	有
细胞	淋巴细胞增高	混合细胞反应

3. 肿瘤标志物及其他　浆膜腔积液肿瘤标志物及其他指标临床意义见表10-42。

表 10-42　浆膜腔积液肿瘤标志物及其他指标临床意义

指标	临床意义
癌胚抗原(CEA)	正常:0~5μg/L。当积液中 CEA>20μg/L,积液 CEA/血清 CEA 比值>1.0 时,应高度怀疑为恶性积液,且 CEA 对腺癌所致的积液诊断价值最高
甲胎蛋白(AFP)	正常:(0~8.1)μg/L。血清 AFP 对原发性肝癌和胚胎性肿瘤的诊断价值较大。积液中 AFP 含量与血清浓度呈正相关
糖链抗原 125(CA125)	腹腔积液中 CA125 增高常作为卵巢癌转移的指标,其灵敏度为 85%,特异性可达 95%
鳞状细胞癌抗原(SCCA)	SCCA 检测对诊断扁平上皮细胞癌有参考价值,积液中 SCCA 浓度与宫颈癌侵犯或转移程度有关
组织多肽抗原(TPA)	TPA 对恶性积液诊断的特异性较高,且对良性和恶性积液的鉴别也有重要价值。肿瘤病人经过治疗病情好转后,若 TPA 又增高,提示肿瘤有复发的可能
γ-干扰素(γ-INF)	结核性胸腔积液 γ-INF 含量明显增高,而类风湿性病变 γ-INF 则减低
肿瘤坏死因子(TNF)	结核性积液中 TNF 水平增高;风湿性积液、子宫内膜异位症引起的腹腔积液 TNF 也增高,但增高的程度远较结核性为低
类风湿因子(RF)	若积液中 RF 效价大于 1:320,且积液 RF 效价高于血清,则可作为诊断类风湿性积液的依据
C-反应蛋白(CRP)	CRP 对诊断感染性、恶性积液及鉴别渗出液和漏出液有重要价值。漏出液 CRP <10mg/L,渗出液 CRP>10mg/L
铁蛋白	铁蛋白增高主要见于癌性积液和结核性积液,且癌性积液铁蛋白常大于 600μg/L。如果铁蛋白明显增高,积液铁蛋白/血清铁蛋白比值大于 1.0,而溶菌酶水平不高,则为癌性积液;铁蛋白增高,而溶菌酶极度增高则为结核性积液
纤维连接蛋白(FN)	可作为鉴别恶性与非恶性腹腔积液的指标之一

（二）细胞学检查

怀疑恶性积液时,应离心沉淀积液中的细胞,行 Papanicolaou 或 HE 染色,必要时还可结合组织化学染色检查有无肿瘤细胞,以明确积液的性质和肿瘤细胞的类型,但积液细胞学检查难以确定恶性积液的来源。引起积液的原发性恶性肿瘤很少见,主要是恶性间皮瘤,发病率为 1% ~4%;转移性恶性肿瘤约为 95%,其中腺癌占 80% 以上,鳞癌占 2% ~3%,淋巴瘤和白血病占 5% ~11%,肉瘤占 3% ~6%。积液细胞学诊断恶性肿瘤的灵敏度为 70% ~90%,结合活体组织检查可达 80% ~90%,特异性为 100%。

（三）染色体检查

肿瘤细胞染色体改变十分明显,恶性积液中一般都存在肿瘤细胞的分裂象。因此,运用染色体分析技术是诊断恶性肿瘤的有效方法之一。恶性积液细胞染色体变化主要有染色体数量异常、染色体形态异常的标志染色体等。染色体检查诊断恶性肿瘤的阳性率为 75% 左右。染色体分析多为非整倍体,以超 2 倍体及多倍体为主,常伴有巨大染色体、微小染色体等特殊形态染色体,有时可出现染色体断裂、移位和镶嵌等现象。

（四）病原学检查

1. 细菌学检查 如果积液标本已肯定为漏出液,一般不需做细菌学检查。如肯定或怀疑是渗出液,则应无菌操作离心沉淀后,行细菌培养及涂片染色检查,感染性积液可同时由多种细菌感染引起,检验时必须注意。引起感染性积液常见的细菌有脆弱类杆菌属、大肠埃希菌、粪肠球菌、铜绿假单胞菌、结核分枝杆菌等。

2. 寄生虫及虫卵 积液离心沉淀后显微镜下观察有无寄生虫及寄生虫虫卵。乳糜样积液中可有微丝蚴;棘球蚴病所致积液中可见棘球蚴的头节和小钩;阿米巴病的积液中可见阿米巴滋养体。

四、临床应用

20 世纪 70 年代以来,随着科学的发展及检验内容的增多,相关实验室检验技术也不断提高,加之生物化学、免疫学指标的应用,大大提高了浆膜腔积液诊断的临床符合率,但仍有部分积液难以确定性质和明确病因。由于浆膜腔积液的病因、性质、类型比较复杂,单一或少数几项检查难以明确诊断,因此,有人建议根据检查方法的难易和诊断的需要将积液的检验分为 3 级(表 10-43)。

表 10-43 浆膜腔积液检查项目分级

分级	检查项目
一级检查	一般检查项目,包括外观、比密、pH、总蛋白、细胞计数、细胞分类计数以及细菌检查
二级检查	包括 CRP、FDP、LD、ADA、酸溶性蛋白(ASP)、AMY、糖蛋白(GP)等
三级检查	包括 CEA、AFP、人绒毛膜促性腺激素(hCG)、肿瘤特异性抗原、细胞免疫功能和蛋白质组分分析等

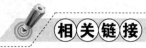

近年来,浆膜腔积液的检验水平不断提高,运用了多种先进的检测技术,可运用流式细胞术进行肿瘤细胞抗原测定、积液中淋巴细胞免疫表型的分析以及单个细胞DNA定量;可运用核酸探针和聚合酶链反应(PCR)技术对一些体外难以培养和生长缓慢的病原微生物进行检查。

1. 渗出液与漏出液的鉴别　不明原因的浆膜腔积液,通过穿刺液检验,大致可鉴别是漏出液还是渗出液。凡是积液中LD、积液LD/血清LD比值、积液蛋白/血白蛋白比值中任何一项异常,均可诊断为渗出液。如果积液中蛋白质大于30g/L,则诊断为渗出液的假阳性率或假阴性率只有1%,但渗出液与漏出液的鉴别项目仍有许多交叉,分析时应特别注意。漏出液与渗出液的鉴别见表10-44,但有些鉴别项目的价值有限,因此,在解释检验结果时必须结合临床综合分析。

表 10-44　漏出液与渗出液的鉴别

项目	漏出液	渗出液
病因	非炎症性	炎症性或肿瘤、化学或物理性刺激
颜色	淡黄色	黄色、红色、乳白色
透明度	清晰透明或微混	混浊
比重	<1.015	>1.018
凝固性	不易凝固	易凝固
pH	>7.3	<7.3
Rivalta 试验	阴性	阳性
蛋白质定量(g/L)	<25	>30
积液蛋白/血清蛋白	<0.5	>0.5
葡萄糖(mmol/L)	与血糖相近	<3.33
LD(U/L)	<200	>200
积液LD/血清LD	<0.6	>0.6
细胞总数(×10⁶/L)	<100	>500
有核细胞分类	以淋巴细胞为主,偶见间皮细胞	炎症早期以中性粒细胞为主,慢性期以淋巴细胞为主;恶性积液以淋巴细胞为主
肿瘤细胞	无	有
细菌	无	有

2. 病因诊断　通过病原生物学、细胞学或肿瘤标志物检查,有助于积液的病因诊断。现介绍几种常见渗出液的特点。

(1) 脓性渗出液:黄色混浊,含有大量脓细胞和细菌。常见致病菌为葡萄球菌、大肠埃希菌、脆弱类杆菌属、铜绿假单胞菌等,大约10%的积液有厌氧菌感染。通过涂片或细菌培养可发现致病菌。放线菌性渗出液黏稠有恶臭,可发现特有的菌块;葡萄球菌性渗出液黏稠而呈黄色;链球菌性渗出液呈淡黄色,量多而稀薄;铜绿假单胞菌性渗出液可呈绿色。

（2）浆液性渗出液:黄色、微混半透明的黏稠液体,细胞数多在（200~500）×10^6/L,蛋白质为30~50g/L,常见于结核性积液及化脓性积液早期和浆膜转移癌。无菌性积液中葡萄糖与血糖相近,结核性积液葡萄糖减低,必要时行结核特异性抗体、LD、ADA、溶菌酶等检查以明确病因。

（3）血性渗出液:积液可呈不同程度的红色、暗褐色或果酱色,常见于创伤、恶性肿瘤和结核性积液及肺梗死等。①肿瘤性血性积液抽取后很快凝固,LD增高,肿瘤标志物阳性,铁蛋白、FN、FDP均增高,而ADA、溶菌酶却不高,涂片可找到肿瘤细胞;②结核性血性积液凝固较慢,ADA、溶菌酶增高明显;③积液为果酱色提示阿米巴感染,涂片中可找到阿米巴滋养体;④积液呈不均匀血性,或混有小凝块,提示为创伤引起。

（4）乳糜性渗出液:积液呈乳白色混浊,以脂肪为主,因胸导管阻塞、破裂或受压引起,常见于丝虫感染、纵隔肿瘤、淋巴结结核所致的胸腔、腹腔积液。涂片检查淋巴细胞增多,积液中甘油三酯大于1.24mmol/L。当积液中含有大量脂肪变性细胞时也可呈乳糜样,但以类脂(卵磷脂、胆固醇)为主,称为假性乳糜。

（5）胆固醇性渗出液:积液呈黄褐色混浊,强光下可见许多闪光物,显微镜检查可发现胆固醇结晶,与结核分枝杆菌感染有关,多见于积液长期潴留。

（6）胆汁性渗出液:积液呈黄绿色,胆红素定性检查阳性。多见于胆汁性腹膜炎引起的腹腔积液。

结核性与恶性胸腔积液、良性与恶性腹腔积液的鉴别见表10-45、表10-46。

表10-45 结核性与恶性胸腔积液的鉴别

项目	结核性胸腔积液	恶性胸腔积液
外观	黄色、偶见血性	血性多见
ADA(U/L)	>40	<25
积液 ADA/血清 ADA	>1.0	<1.0
溶菌酶(mg/L)	>27	<15
积液溶菌酶/血清溶菌酶	>1.0	<1.0
CEA(μg/L)	<5	>15
积液 CEA/血清 CEA	<1.0	>1.0
铁蛋白(μg/L)	<500	>1 000
γ-INF	增高	减低
LD(U/L)	>200	>500
细菌	结核分枝杆菌	无
细胞	淋巴细胞为主	可有肿瘤细胞

表 10-46 良性与恶性腹腔积液的鉴别

项目	良性腹腔积液	恶性腹腔积液
外观	血性少见	多为血性
总蛋白(g/L)	多大于 40	20~40
SAAG(g/L)	>11	<11
胆固醇	阴性	增高
LD	减低	增高
积液/血清 LD 比值	<0.6	>0.6
铁蛋白(μg/L)	<100	>500
FN(mg/L	<30	>30
溶菌酶	增高	减低
CEA(μg/L)	<20	>20
积液/血清 CEA 比值	<1.0	>1.0
AFP(μg/L)	<100	>100
CA125	正常	增高
流式细胞仪检查	良性细胞 DNA 指数<1.0	恶性细胞 DNA 指数>1.0
染色体核型分析	无异常	多异常

【病例分析】 患者,女,38 岁,乏力、食欲缺乏、腹痛、腹胀 3 月余,近 2 周腹痛、腹胀加剧,有低热症状。患者入院行超声检查后发现腹腔有积液,行穿刺术后取腹水标本送检,腹水检查结果如下:

1. 腹水常规 黄色,蛋白质(+),有核细胞数(300×10⁶/L),细胞分类(淋巴:90%,中性 10%)。

2. 腹水生化 蛋白质(42.5g/L),ADA(70U/L),LDH(374U/L)。

分析:考虑结核性腹腔积液。

(李劲榆)

第六节 痰 液 检 查

痰(sputum)是气管、支气管和肺泡分泌物的混合物。健康人痰量很少。正常情况下,支气管黏膜的腺体和杯状细胞分泌少量黏液,使呼吸道黏膜保持湿润。病理情况下,当呼吸道黏膜和肺泡受刺激时,黏膜充血、水肿,浆液渗出,黏液分泌增多。各种细胞(红细胞、白细胞、吞噬细胞等)、纤维蛋白等渗出物与黏液、吸入的灰尘和某些组织坏死产物等混合形成痰液。

痰液的成分很复杂,由 95% 水分和 5% 灰尘、蛋白质等组成,主要包括:黏液、浆液;细胞成分及细胞产物等,如白细胞、红细胞、上皮细胞、吞噬细胞等;各种蛋白质、酶、免疫球蛋白、补体和电解质;各种病原生物、坏死组织和异物等;非痰液成分,如唾液、鼻咽部分泌物等。

痰液检查主要用于呼吸系统炎症、结核、肿瘤、寄生虫病的诊断,对支气管哮喘、支气管扩张、慢性支气管炎等疾病的诊断、疗效观察和预后判断也有一定价值。

一、标　本　采　集

留取痰标本的方法有自然咳痰、支气管镜抽取等。后者操作复杂且有一定的痛苦,故以自然咳痰为主要留取方法。痰液要求新鲜,尤其细胞学检查更为重要。留痰时患者先用清水漱口数次,然后用力咳出气管深处的痰,留于清洁容器中。对于无痰或少痰患者可用经45℃加温的 100g/L 氯化钠水溶液雾化吸入,促使痰液易于咯出;小儿可轻压胸骨柄上方,诱导咳痰。昏迷患者清理口腔后用负压吸引法吸取痰液。痰标本必须立即送检,以免细胞与细菌自溶破坏。如用漂浮法或浓集法查结核菌时需留 12～24 小时痰液;测 24 小时痰量或观察分层情况时应将痰咳于无色广口瓶中,并加石炭酸少许以防腐。应连续送检 3 次,以提高检查的阳性率。

【方法学评价】

1. 自然咳痰法　常用和主要的方法。采集前嘱患者用清水漱口数次后,用力咳出气管深部或肺部的痰液,采集于干燥洁净容器内,避免混杂唾液或鼻咽分泌物。

2. 雾化蒸气吸入法　因操作简单、方便、无痛苦、无毒副作用,患者易于接受,适用于自然咳痰法采集标本不理想时。

3. 一次性吸痰管法　适用于昏迷患者、婴幼儿。

4. 经支气管镜吸取法　操作复杂,有一定的痛苦,较少使用。

【质量保证】

1. 在用药前采集。

2. 采集标本时应尽可能避免口腔、咽喉部等正常菌群的污染。

3. 避免用唾液或口水代替痰液,一定要用力咳出呼吸道深部的痰。

4. 标本应当立即送检,不能及时送检时,可暂时冷藏保存,但不超过 2 小时。

5. 采集标本时严防痰液污染容器外壁,用过的标本需灭菌后再行处理。

二、一　般　检　查

1. 痰量　排痰量以 ml/24h 计。正常人一般无痰或仅有少量泡沫痰。在呼吸系统疾病时,痰量可增多,超过 50～100ml/24h。大量增加见于支气管扩张、肺结核、肺内有慢性炎症、肺空洞性病变。肺脓肿或脓胸的支气管溃破时,痰液呈脓性改变。

2. 颜色　正常人偶有少量白色或灰白色黏液痰。病理情况下见:

(1) 黄色、黄绿色脓性痰:黄色脓性痰其主要成分为脓细胞,提示呼吸道有化脓性感染,见于化脓性支气管炎、金黄色葡萄球菌肺炎、支气管扩张、肺脓肿等。患铜绿假单胞菌感染者可有黄绿色脓痰。

(2) 红色或棕红色痰:因呼吸道出血,痰中含血液成分所致,可见于肺癌、肺结核、支气管扩张等疾病。

(3) 铁锈色痰:因痰中所含血红蛋白变性所致,可见于大叶肺炎、肺梗死等。

(4) 粉红色浆液泡沫痰:因肺淤血,局部毛细血管通透性增加所致,见于左心功能不全肺水肿患者。

（5）烂桃样痰：见于肺吸虫病引起肺组织坏死分解时。

（6）棕褐色痰：见于阿米巴性肺脓肿、慢性充血性心脏病肺淤血时。

（7）灰色、黑色痰：因吸入大量尘埃或烟雾所致，见于矿工和长期吸烟者。

3. 性状　不同疾病产生痰液可见不同的性状，甚至出现异物，这种性状改变有助于临床诊断。痰液性状改变及临床意义见表10-47。

表 10-47　痰液性状改变及临床意义

性状	特点	临床意义
黏液性	黏稠、无色透明或灰色白色，牵拉成丝	急性支气管炎、支气管哮喘、早期肺炎；白假丝酵母菌感染
浆液性	稀薄、泡沫稀薄浆液性痰液内含粉皮样物	肺水肿、肺淤血、棘球蚴病
脓性	脓性、浑浊、黄绿色或绿色、有臭味	支气管扩张、肺脓肿、脓胸向肺内破溃、活动性肺结核等
黏液脓性	黏液、脓细胞、淡黄白色	慢性气管炎发作期、支气管扩张、肺结核等
浆液脓性	痰液静置后分 4 层，上层为泡沫和黏液，中层为浆液，下层为脓细胞，底层为坏死组织	肺脓肿、肺组织坏死、支气管扩张
血性	痰液中带鲜红血丝、血性泡沫样痰、黑色血痰	肺结核、支气管扩张、肺水肿、肺癌、肺梗死、出血性疾病等

4. 气味　正常人咳出的少量痰液无气味。血性痰可带血腥气味。肺脓肿、支气管扩张合并感染者痰液常有恶臭。晚期肺癌患者的痰液可有特殊臭味。膈下脓肿与肺贯通时患者的痰液可有粪臭味。

5. 其他

（1）支气管管型（bronchial cast）：是纤维蛋白、黏液和白细胞等在支气管内凝聚而成的树枝状物，呈灰白色或棕红色（含血红蛋白）。其直径与形成部位的支气管内径相关，一般较短，亦有长达 15cm 的。在刚咳出的痰液中常卷曲成团，放入生理盐水中后即可展开，呈典型的树枝状。见于纤维蛋白性支气管炎、肺炎链球菌性肺炎和累及支气管的白喉患者。

（2）干酪样小块（cheesy masses）：是肺组织坏死的崩解产物，形似干酪或豆腐渣，见于肺结核患者。取干酪样小块用作涂片检查结核分枝杆菌时阳性率较高。

（3）硫磺样颗粒（sulful-like granule）：是放线菌的菌丝团，呈淡黄色、黄色或灰白色，形似硫磺颗粒，约粟粒大小。将其压片镜检可见密集的菌丝呈放射状排列，状若菊花。革兰染色阳性，须进一步培养鉴定。

（4）肺石（lung calculus）：为淡黄色或白色的碳酸钙或磷酸钙结石小块。表面不规则，呈丘状突起。可能为肺结核干酪样物质的钙化产物，亦可由侵入肺内的异物钙化而成。

（5）库施曼螺旋体（Curschmann spiral）：为淡黄色或灰白色富有弹性的丝状物，常卷曲成团。展开后呈螺旋状。在低倍显微镜下所见为一扭成绳状的黏液丝，中央贯穿一无色发亮的致密纤维，周围绕以柔软的丝状物。该螺旋状物系小支气管分泌的黏液，因呼吸困难，肺内

CO_2 张力增高而凝固,受到喘息气流的间歇吹动旋转滚动而成。见于支气管哮喘和某些慢性支气管炎(哮喘型)患者的痰中。

（6）寄生虫:有时于痰内可检出寄生虫,如卫氏并殖吸虫、蛔蚴和钩蚴等,须用显微镜进一步确认。

三、显微镜检查

（一）直接涂片检查

取可疑部分痰液直接涂片或加少量生理盐水混合后制成涂片,加盖玻片轻压后显微镜检查。病理性痰液可见较多红细胞、白细胞及其他有形成分,临床意义如下:

1. 红细胞　正常人的痰涂片中查不到红细胞。脓性痰中可见少量红细胞。红细胞破坏或不典型时可用隐血试验证实。血性痰中可见大量红细胞。

2. 白细胞　正常人的痰涂片中可查到少量白细胞。呼吸系统细菌感染时痰中白细胞显著增加,常成堆存在,多为脓细胞。支气管哮喘、过敏性支气管炎、肺吸虫病、热带嗜酸性粒细胞增多症患者痰中嗜酸性粒细胞增多。

3. 上皮细胞　痰中常见的上皮细胞有:①鳞状上皮细胞:是口腔、咽喉部脱落的上皮细胞,咳痰时混入痰中。多为复层鳞状上皮脱落的表层细胞。在急性喉炎和咽炎时可有大量鳞状上皮细胞混入痰液;②柱状上皮细胞:来自气管和支气管,包括纤毛柱状上皮和黏液柱状上皮。正常人痰中极少见,在气管和支气管黏膜炎症或癌变时上皮细胞脱落,可见明显增多;③肺泡壁上皮细胞:由单层上皮构成,含Ⅰ型肺泡细胞和Ⅱ型肺泡细胞。前者在光镜下不易与鳞状上皮细胞区别;后者呈圆形或立方形,二者需用染色涂片区别。正常人痰中一般查不到肺泡上皮细胞,当肺组织遭到严重破坏时可出现。

4. 肺泡巨噬细胞(pulmonary alveolar macrophage)　存在于肺泡隔中,又称隔细胞(septal cell),是一种较大的圆形或卵圆形细胞,较红细胞大 3 ~ 6 倍,含 1 ~ 2 个圆形细胞核,可通过肺泡壁进入肺泡腔,吞噬烟尘颗粒和其他异物,形成尘细胞或含碳细胞(charcoal load cell)等,随痰液排出体外。最常见于炭末沉着症患者痰中。若肺泡巨噬细胞吞噬了红细胞,可将其破坏使血红蛋白降解,分解出血红素,再转变为含铁血黄素,则称之为含铁血黄素细胞,又称心衰细胞(heart failure cell),可用普鲁士蓝反应鉴别。含铁血黄素细胞见于肺淤血、肺梗死和肺出血患者的痰中,尤多见于慢性肺出血(如特发性肺含铁血黄素沉着症)患者。

5. 癌细胞　若在非染色痰涂片中见到形态异常,难以认别的细胞,应进行染色鉴别,并注意寻找癌细胞。

6. 弹性纤维(elastic fiber)　为粗细均匀、细长、弯曲、折光性强、轮廓清晰的丝条状物,无色或呈微黄色,由小支气管壁、肺泡壁或血管等坏死组织脱落所形成,见于肺脓肿、肺癌等患者痰中。

7. 夏科-莱登结晶(Charcot-Leyden crystal)　是两端锐利的无色菱形结晶,折光性强、大小不一。常与嗜酸性粒细胞及库施曼螺旋体共存,在嗜酸性粒细胞堆中易找见。新咳出的痰中往往查不到,稍放置后可大量出现,可能是由嗜酸性粒细胞崩解而来。见于支气管哮喘和肺吸虫病患者痰中。

8. 脂肪滴和磷脂小体 二者形态相似,呈油滴状,但较大的磷脂小体常含有同心性或不规则的螺旋条纹。见于慢性支气管炎患者痰中,健康人晨痰中偶见。

9. 寄生虫和虫卵 ①阿米巴:阿米巴性肺脓肿或与肺贯通的阿米巴性肝脓肿患者痰中,可查到溶组织阿米巴滋养体;②卡氏肺孢子虫:见于肺孢子虫病患者痰中,但阳性率不高;③细粒棘球蚴和多房棘球蚴:当肺内寄生的棘球蚴囊壁破裂时,患者痰中可检出原头蚴和囊壁碎片;④卫氏并殖吸虫卵:肺吸虫病患者痰中,尤其是脓血性痰时,多能查到该虫卵。

(二)涂片染色检查

主要用于细胞学和病原生物学检查。常用的染色方法有巴氏(Papanicolaou)染色、H-E染色、革兰染色、抗酸染色、银染色(silver stain)、瑞特(Wright)染色、瑞特-吉姆萨染色等,其临床应用如下:

1. 瑞特及瑞特-吉姆萨染色 用于痰液中各种细胞的分类与识别。

2. 巴氏染色(Papanicolaou染色)或H-E染色 用于痰液的细胞病理学检查,对Wright染色检查发现的巨大或成堆的疑似肿瘤细胞进行确认。

3. 银染色 主要用于艾滋病患者等卡氏肺孢子虫感染的检查。

4. 铁染色 检查痰液中的含铁血黄素。

5. 革兰染色或抗酸染色 主要用于细菌学检查。

【方法学评价】

1. 直接涂片法 常规方法,简便、快速,对临床诊断帮助较大。

2. 涂片染色法 可清晰地显示有形成分的结构,有利于细胞的识别和进行细菌鉴定,有较高的临床应用价值。

【质量保证】 痰液检查应严格遵循检测前(标本采集和处理)、检测中(显微镜检查)等环节的质量要求,以确保检查结果准确可靠。

1. 标本采集和处理注意事项:

(1)采集方法:采用合适的痰液。采集痰液标本时,先用清水漱口,用力咳出气管深处的痰液,注意勿混入鼻咽部分泌物。咳痰时最好有医护人员在场,以指导患者正确咳痰。

(2)送检时间:及时送检,若不能及时送检,可暂时冷藏保存,但不能超过2小时。

(3)标本容器:注意采用专用容器收集痰液。

(4)采集时间:①理学检查:痰液理学检查以清晨第一口痰标本最适宜。测定24小时痰量或观察分层情况时,容器可加少量石碳酸防腐;②细胞学检查:以上午9~10时留取深咳的痰液最好;③病原生物学检查:采集12~24小时的痰液,用于漂浮或浓集抗酸杆菌检查。无菌采集标本(先用无菌水漱口,以避免口腔内正常菌群的污染),用于细菌培养的标本。经支气管镜抽取法采集标本,用于厌氧菌培养。

(5)检测后的处理:已检查过的标本及容器应煮沸消毒30~40分钟,若容器为纸盒可烧毁,不能煮沸的容器可用5%苯酚消毒再行处理。

2. 显微镜检查的质量保证

(1)检验人员:要强化责任意识,严肃对待每一份标本,熟练掌握痰液中正常和异常有形成分的形态特点,提高阳性检出率。

(2)标本涂片:选择标本中有脓液、血液等异常部分进行检查,取适量痰液标本进行涂片,涂片要均匀、厚薄适中;用于染色检查的涂片要薄。

（3）显微镜检查:①严格遵守操作规程,控制各种主观因素的影响;②观察区域:先用低倍镜观察全片,再用高倍镜观察,至少观察 10 个以上高倍镜视野,客观记录观察结果;③提高阳性率:对标本较少或有形成分较少的标本,应扩大检查视野,不能有遗漏。直接涂片检查发现较大、形态异常的细胞应进行染色检验,或采用液基细胞学技术,以提高阳性率;④双人复核:对检查结果有疑问时请上级检验师验证,对检查结果进行双人复核。

（4）审核报告:发放报告前应仔细核对,确保检验结果可靠性,复核无误后才可审核报告。

（郭旭霞）

第七节　关节腔积液检查

关节腔是由关节面与滑膜围成的裂隙。滑膜(synovium,synovial membrane)内含有丰富的血管和毛细淋巴管,可分泌滑膜液(synovial fluid,SF)。滑膜液的功能有:①营养、润滑关节面;②排出关节腔内废物;③保护关节、增强关节功能。

正常关节腔液的量很少,当关节有炎症、损伤等病变时,关节腔液增多,称为关节腔积液。关节腔积液检查的目的有:①诊断某些关节疾病:如感染性关节炎、类风湿性关节炎、骨关节炎和晶体性关节炎;②鉴别诊断某些疾病:关节腔积液检查对淀粉样变性病、甲状腺功能减退、血色素沉着症及系统性红斑狼疮等引起的关节病变提供鉴别诊断依据;③减轻损伤和治疗疾病:大量关节腔积液伴关节张力增高时,穿刺抽取积液可减轻症状及潜在的关节损伤;通过穿刺注射药物以达到治疗的目的。

一、标本采集与保存

关节腔液由临床医师采用关节腔穿刺术获取。

关节腔积液穿刺标本应分装在 3 支无菌试管内,第一管做理学和微生物学检查;第二管加用适量肝素抗凝做化学检查和细胞学检查;第三管不加抗凝剂用于观察积液的凝固性。

关节腔积液保存应注意:①严格无菌操作;②穿刺后标本应及时送检,否则,应先分离细胞后再保存,以免因细胞内酶释放而改变积液成分。4℃下可保存 10 天,必要时−20℃冷冻保存;③试验性关节腔穿刺为阳性,可将穿刺针眼内的血液成分或组织做晶体检查和革兰染色及培养等;④怀疑关节感染而穿刺又阴性时,则取少量生理盐水清洗关节腔,清洗液做细菌培养;⑤积液抗凝时不宜选用影响积液结晶检查的抗凝剂,如草酸盐和 EDTA粉剂。

二、一　般　检　查

（一）理学检查

1. 量

【参考区间】　约 0.1~0.3ml。

【临床意义】 正常关节腔内液体极少,且很难采集。在关节有炎症、创伤和化脓性感染时,关节腔液量增多,且积液的多少可初步反映关节局部刺激、炎症或感染的严重程度。关节腔液增多而采集困难可能与关节腔内有纤维蛋白、米粒样体、积液黏稠度过高,以及穿刺针太细和穿刺部位不当有关。关节外伤或化脓性感染时,积液量增多而易于采集。

2. 颜色

【参考区间】 黄色、草黄色或无色黏稠液体。

【临床意义】 病理情况下,可出现不同的颜色变化(表 10-48)。

表 10-48 关节腔积液颜色变化及临床意义

颜色	临床意义
淡黄色	关节腔穿刺损伤时红细胞渗出或轻微炎症
红色	各种原因引起的出血,如创伤、全身出血性疾病、恶性肿瘤、关节置换术后、血小板减低
褐色或黄褐色	陈旧性出血
乳白色	结核性、慢性类风湿性关节炎、痛风、系统性红斑狼疮、丝虫病、积液中有大量结晶
脓性黄色	细菌感染性关节炎
绿色	铜绿假单胞菌性关节炎
黑色	褐黄病
金黄色	积液内胆固醇含量增高

3. 透明度

【参考区间】 清晰透明。

【临床意义】 正常关节腔液清晰透明。关节腔液混浊主要与细胞成分、细菌、蛋白质增多有关。多见于炎性积液。炎性病变越重,混浊越明显,甚至呈脓性。积液内含有结晶、纤维蛋白、类淀粉样物、软组织碎屑或米粒样体(由胶原、细胞碎片和纤维蛋白等组成)等也可致其混浊,但较少见。

4. 黏稠度

【参考区间】 高度黏稠。

【临床意义】 正常关节腔液中,因含有丰富的透明质酸而富有高度的黏稠性,拉丝长度可达 2.5~5.0cm,黏稠性的高低与透明质酸的浓度和质量呈正相关。炎性积液时,黏稠度减低。关节炎症越重,积液的黏稠度越低。重度水肿、外伤引起的急性关节腔积液,因透明质酸被稀释,即使无炎症,黏稠度也减低。黏稠度增高,见于甲状腺功能减退、系统性红斑狼疮、腱鞘囊肿及骨关节炎引起的黏液囊肿等。

5. 凝块形成

【参考区间】 无凝块。

【临床意义】 正常关节腔液由于不含纤维蛋白原及其他凝血因子,因此不发生凝固现象。当关节有炎症时,血浆中凝血因子渗出增多,可使积液有凝块形成,且凝块形成的速度、大小与炎症的程度呈正比。根据凝块占试管中积液体积的多少,将凝块形成分为 3 种类型:①轻度凝块形成:凝块占试管中积液体积的 1/4,见于骨性关节炎、系统性红斑狼疮、系统性硬化症及骨肿瘤等;②中度凝块形成:凝块占试管内积液的 1/2,见于类风湿性关节炎、晶体性关节炎;③重度凝块形成:凝块占试管内积液的 2/3,见于结核性、化脓性、类风湿性关节炎。

（二）化学检查

1. 黏蛋白凝块形成试验

【参考区间】 阳性。

【方法学评价】 黏蛋白凝块形成试验(mucin clot test)有助于支持关节腔液理学检查的阳性结果。同时,黏蛋白凝块形成试验仍是几种测定关节腔液透明质酸方法中最有效可行的方法。

【临床意义】 正常关节腔液中含有大量的黏蛋白(mucoprotein,mucin),是透明质酸与蛋白质的复合物,呈黏稠状。在乙酸的作用下,形成坚实的黏蛋白凝块,有助于反映透明质酸的含量和聚合作用。正常关节腔液的黏蛋白凝块形成良好。关节腔液黏蛋白凝块形成不良与透明质酸-蛋白质复合物被稀释或破坏以及蛋白质含量增高有关,多见于化脓性关节炎、结核性关节炎、类风湿性关节炎及痛风。而创伤性关节炎、红斑狼疮的黏蛋白凝块形成良好。

2. 蛋白质定量

【参考区间】 正常关节腔液总蛋白质为 10~30g/L(平均 18g/L),其中,白蛋白与球蛋白之比为 4:1,无纤维蛋白原。

【临床意义】 感染性关节炎时,由于滑膜渗出增多,使关节腔积液中的总蛋白、白蛋白、球蛋白和纤维蛋白原均增高,且关节腔积液中蛋白质高低可反映关节感染的程度。关节腔积液中蛋白质增高最明显的是化脓性关节炎,其次是类风湿性关节炎和创伤性关节炎。

3. 葡萄糖定量

【参考区间】 3.3~5.3mmol/L。

【质量保证】 关节腔积液葡萄糖测定时,一定要与空腹血糖测定同时进行,特别是禁食或低血糖时。餐后血糖与积液葡萄糖的平衡较慢且不易预测。因此,以空腹时积液葡萄糖浓度为准。应采用含氟化物的试管留取积液标本,并且采集后立即检测,以防白细胞将葡萄糖转化为乳酸,影响其准确性。

【临床意义】 正常关节腔液的葡萄糖较血糖略低,两者相差小于 0.5mmol/L。化脓性关节炎时,由于白细胞增多将葡萄糖转化为乳酸,以及细菌对葡萄糖的消耗增多而使葡萄糖减低,使血糖与关节腔积液葡萄糖的差值增大(超过 2.2mmol/L)。结核性关节炎、类风湿性关节炎的积液葡萄糖也减低,但其减低程度较化脓性关节炎为低。

4. 乳酸测定

【参考区间】 1.0~1.8mmol/L。

【临床意义】 严重化脓性关节炎(包括非淋病奈瑟菌性化脓性关节炎)时,在测定积液葡萄糖含量的同时,也要测定乳酸含量。化脓性关节炎关节腔积液的细胞对葡萄糖的利用和需氧量增高,同时也因局部炎症使血运不足及低氧代谢等导致乳酸含量增高。类风湿性关节炎的积液中乳酸含量可轻度增高,而淋病奈瑟菌感染的关节腔积液中乳酸含量可正常。虽然乳酸测定的特异性较差,但也许可作为一种早期诊断关节感染的指标之一。

5. 类风湿因子 类风湿因子(RF)是一种巨球蛋白的自身抗体,可与变性或凝集 IgG 分子的 Fc 片段抗原决定簇反应。

【参考区间】 阴性。

【临床意义】 约有60%的类风湿性关节炎患者血清RF呈阳性,关节腔积液RF阳性率较血清高,但并非特异。许多感染性和非感染性疾病也可出现RF阳性,结核性关节炎的关节腔积液RF也呈阳性。

6. 抗核抗体 抗核抗体(anti-nuclear antibody,ANA)是一类具有抗各种细胞核成分的自身抗体的总称。

【参考区间】 阴性。

【临床意义】 ANA除了存在于血清中,也可以存在于关节腔液、胸膜腔液和尿液中。70%的系统性红斑狼疮和20%类风湿性关节炎的关节腔积液中可检测出ANA,因此,系统性红斑狼疮患者如有关节炎,可采集积液标本检查ANA。

7. 补体 补体蛋白通常以活化蛋白前体存在于体液中,在不同激活物的作用下,补体各成分可依不同的途径被活化,表现出生物活性,最终导致溶细胞效应。以检测C3、C4为临床常规检测。

【参考区间】 正常关节腔液中的补体含量约为血清补体的10%。

【临床意义】 风湿性关节炎患者血清补体多正常,而关节腔积液补体可减低30%;活动性系统性红斑狼疮患者血清和关节腔积液补体均减低;感染性关节炎、痛风和Reiter综合征患者关节腔积液补体含量可增高,且补体增高程度与关节腔积液蛋白质含量呈正相关。

（三）显微镜检查

显微镜检查是关节腔积液检查的重要内容之一。主要检查内容有血细胞、结晶、特殊细胞等。关节腔积液显微镜检查应注意:①积液要充分混匀;②采用生理盐水或白细胞稀释液合理稀释积液,不用草酸盐或乙酸稀释,以防黏蛋白凝块的形成;③立即检查,以防白细胞自发凝集和产生假性晶体。

1. 细胞计数 正常关节腔积液中无红细胞,白细胞极少,约为$(0.2 \sim 0.7) \times 10^9/L$。虽然白细胞计数对诊断关节病变是非特异的,但可初步区分炎症性和非炎症性积液。关节炎症时白细胞总数增高,化脓性关节炎的细胞总数往往超过$50 \times 10^9/L$;急性尿酸盐痛风、类风湿性关节炎时细胞数可达$20 \times 10^9/L$,但淋病奈瑟菌感染的早期,关节腔积液细胞总数一般不增高。

2. 细胞分类计数 正常关节腔液中的细胞,以单核—吞噬细胞为主,约为65%,淋巴细胞为10%,中性粒细胞为20%,偶见软骨细胞和组织细胞。炎症性积液的中性粒细胞可超过75%,以75%为诊断临界值。关节腔积液细胞分类临床意义见表10-49。

表10-49 关节腔积液细胞分类临床意义

细胞分类	临床意义
中性粒细胞可达95%	见于化脓性关节炎关节腔积液
中性粒细胞大于50%	见于风湿性关节炎、痛风、类风湿关节炎等
中性粒细胞小于30%	见于非感染性疾病,如绒毛结节滑膜炎、创伤性关节炎、退变性关节炎、肿瘤等
淋巴细胞增高	见于类风湿关节炎早期、慢性感染、结缔组织疾病等
单核细胞增高	见于病毒性关节炎或血清病、系统性红斑狼疮等
嗜酸性粒细胞增高	见于风湿性关节炎及风湿热、寄生虫感染、关节造影术后等

3. 结晶　结晶检查也是关节腔积液检查的重要内容之一。除一般生物光学显微镜检查外,最好采用偏振光显微镜(polarizing microscope)检查,以进一步鉴别结晶的类型。关节腔积液中,常见的结晶有尿酸盐结晶、焦磷酸钙结晶、磷灰石结晶、草酸钙结晶等,见于各种痛风。外源性结晶,多见于关节手术中手套的滑石粉脱落形成的结晶,以及治疗时注射的皮质类固醇形成的结晶,不同的结晶可同时存在。关节腔积液结晶检查主要用于鉴别痛风和假性痛风。

(1)尿酸盐结晶:呈双折射的针状或杆状,长度为 $5\sim20\mu m$,见于95%急性尿酸盐痛风患者,且75%出现于发作期。细胞内有尿酸盐结晶是急性尿酸盐痛风的特征。另外,关节腔积液有尿酸盐结晶,不能排除细菌感染的可能。

(2)焦磷酸钙结晶:呈双折射的棒状、长方形或菱形,长度约 $1\sim20\mu m$,宽约为 $4\mu m$,多见于退行性关节炎和软骨钙质沉着症、甲状腺功能低下和甲状旁腺功能亢进的假性痛风。

(3)磷灰石结晶:呈双折射性,仅有 $1\mu m$ 大小,可被细胞吞噬后成为胞质内的包涵体,偶见于关节钙化的积液中。

(4)脂类结晶:呈平板缺口状,慢性积液中可呈折射的针状或菱形,以胆固醇结晶最常见。见于风湿性关节炎、结核性关节炎、创伤性关节炎、无菌性坏死性关节炎。

(5)草酸钙结晶:与尿液中草酸钙结晶相似,可见于慢性肾功能衰竭、先天性草酸盐代谢障碍所致的急性或慢性关节炎。

(6)滑石粉结晶:呈十字架状,约 $5\sim10\mu m$ 大小,多见于手术后残留的滑石粉所致的慢性关节炎积液中。

(7)皮质类固醇结晶:呈针状、菱形,有时呈短棒状、盘状、碎片或重叠成大块状,主要见于注射皮质类固醇的关节腔积液中。几种关节腔积液结晶特性见表10-50。

表10-50　各种关节腔积液结晶特性

结晶	光强度	形状	大小(μm)	临床意义
尿酸钠	强	细针状或短棒状	$5\sim20$	痛风
焦磷酸钙	弱	棒状或菱形	$1\sim20$	假性痛风,骨性关节炎
磷灰石	—	六边形、成簇光亮钱币形	$1.9\sim15.6$	急性或慢性关节炎,骨性关节炎
胆固醇	弱	盘状,少数棒状	$5\sim40$	类风湿性关节炎,骨性关节炎
草酸钙	不定或弱	四方形或棒状	$2\sim10$	慢性肾衰竭,草酸盐代谢障碍
滑石粉	强	十字架	$5\sim10$	手术残留的滑石粉
类固醇	强	针状、菱形	$1\sim40$	注射皮质类固醇

4. 细胞学检查　关节腔积液显微镜检查除了检查血细胞、结晶外,还需将积液制成涂片,经吉姆萨或 Wright 染色寻找肿瘤细胞及其他特殊细胞。关节腔积液的特殊细胞有以下几种。

(1)类风湿细胞(rheumatoid arthritis cell):类风湿细胞又称包涵体细胞,是中性粒细胞吞噬了聚集的 IgG、IgM、类风湿因子、纤维蛋白、补体、免疫复合物及 DNA 颗粒等形成的。类风湿细胞主要见于类风湿性关节炎,尤其是类风湿因子阳性者,且此种患者预后较差。类风湿细胞也可见于其他类型的炎性关节炎,甚至化脓性关节炎。

（2）赖特细胞(Reiter cell)：赖特细胞是已脱颗粒死亡的中性粒细胞完全分解后被单核细胞或吞噬细胞吞噬后形成的,1个吞噬细胞可吞噬3～5个中性粒细胞,而1个单核细胞仅吞噬1个中性粒细胞。赖特细胞多见于Reiter综合征患者的关节腔积液中,但也可见于痛风、幼年类风湿性关节炎的积液中。

（3）狼疮细胞(lupus erythematosus cell,LEC)：白细胞破坏后脱落的细胞核与抗核抗体结合后被中性粒细胞吞噬,在补体的参与下,形成LE细胞。系统性红斑狼疮、药物性狼疮关节炎的积液中可出现LE细胞,但并非特异。类风湿性关节炎的关节腔积液中有时也可出现LE细胞。

（四）微生物学检查

微生物学检查是关节腔积液的常规检查项目之一。大约75%链球菌、50%革兰阴性杆菌及25%淋病奈瑟菌感染的关节腔积液中可发现致病菌。如果怀疑结核性感染可行抗酸染色寻找结核分枝杆菌,必要时行结核分枝杆菌培养或PCR检查,以提高阳性率。大约30%细菌性关节炎的关节腔积液中找不到细菌,因此,需氧菌培养阴性时,不能排除细菌性感染,还应考虑到厌氧菌和真菌的感染。

三、临床应用

常见关节炎关节腔积液检查特征见表10-51。

表10-51　常见关节炎关节腔积液检查特征

疾病	外观	黏度	黏蛋白凝块	细胞计数及分类	蛋白质	葡萄糖	结晶	细菌
损伤性关节炎	黄、血色浑浊	高	良好	增高,淋巴细胞(L)为主	增高	正常	无	无
骨关节炎	黄,透明	高	良好	增高,淋巴细胞为主	增高	正常	无	无
类风湿关节炎	黄、浅绿色浑浊	低	一般,差	中度增高,中性粒细胞(N)为主	增高	正常	偶见胆固醇结晶	无
风湿热	黄,浑浊	低	良好,一般	中度增高,N占50%	增高	正常	无	无
痛风	黄、乳白色稍浑浊	低	一般,差	增高,N为主	增高	正常	尿酸盐结晶	无
结核性关节炎	黄,浑浊	低	差	增高,早期N为主,后期L为主	增高	中度减低	无	阳性
化脓性关节炎	浅灰、白色,浑浊,脓样	低	差	明显增高,N为主	明显增高	中度减低	无	阳性
关节创伤、出血性疾病、过度治疗	红色,浑浊	低	一般	增高,N为主	增高	正常	无	无

（林寿榕）

第八节 羊 水 检 查

羊水(amniotic fluid,AF)是母体妊娠期血浆通过胎膜进入羊膜腔的液体。在妊娠的不同时期,羊水的来源及其成分均不同,羊水既来自母体,也来自胎儿。妊娠早期,羊水成分与组织间漏出液相似;妊娠早期的羊水主要是母体血浆经胎膜进入羊膜腔的漏出液,也可通过未角化胎儿皮肤及胎盘表面的羊膜而产生。其成分与母体血浆相似。随着胎儿的发育成长,妊娠11~14周胎儿肾脏已有排泄功能,胎尿排入羊水。妊娠中期以后,胎儿尿液则成为羊水的主要来源,特征为代谢产物如尿酸、肌酐和尿素的含量逐渐增高而羊水的渗透压逐渐降低。母体、胎儿和羊水之间通过不断的液体交换,维持着羊水量的动态平衡。羊水中98%~99%是水分,1%~2%是溶质,还有极少量的细胞成分。

羊水检查可以了解胎儿生长发育情况,如胎儿成熟度或诊断遗传性疾病等。目前,羊水检查产前诊断正越来越多地受到重视。

一、标 本 采 集

羊水标本多由临床医师穿刺羊膜腔获得。羊膜腔穿刺术的适应证有2类:①诊断性:遗传病、高危妊娠、Rh同种免疫、测定胎儿成熟度、评估胎儿、羊膜腔造影术;②治疗性:羊水过多症、羊膜腔内注射治疗性流产。

根据羊水检查的目的来选择穿刺时间。诊断遗传性疾病可在妊娠16~20周时经羊膜穿刺;诊断Rh溶血症则在妊娠26~36周穿刺;为了判断胎儿成熟度及疑有母婴血型不合则在妊娠晚期(35周以后)穿刺采集标本。属中期妊娠的羊水细胞用作染色体核型分析或先天性代谢缺陷病检查。属晚期妊娠的沉淀物适合用作脂肪细胞及其他有形成分检查。

根据羊水检查的目的采取不同保存方法和羊水组分。①一般采集20~30ml标本,并立即送检,以避免细胞及化学成分受影响。否则,应置4℃保存,但不能超过24小时;②细胞培养和染色体分析标本应置于37℃保存,离心取沉淀物作染色体核型分析、脂肪细胞及其他有形成分检查;③细胞学检查标本应避免使用玻璃容器,避免细胞黏附于玻璃;④胆红素测定标本,应用棕色容器避光保存;⑤离心羊水标本取上清液做化学分析,且在冷冻下转运。

二、一 般 检 查

(一)理学检查

1. 颜色和透明度 正常妊娠早期羊水为无色、清晰、透明。妊娠晚期,由于上皮细胞、胎脂等混入,羊水可稍混浊。病理情况下,羊水颜色可有以下几种变化(表10-52)。

表 10-52 羊水颜色变化与临床意义

颜色	临床意义
黄色、深黄色	提示羊水中胆红素增多,见于胎儿出血症或遗传性红细胞异常、胎儿溶血病、畸形儿,如无脑儿或十二指肠闭锁
绿色	提示羊水被胎粪污染所致,见于胎儿宫内窘迫
红色	提示出血,多见于穿刺损伤、胎儿出血、胎盘早期剥离
棕色或褐色	提示宫内有陈旧性出血,见于宫内死胎
脓性混浊	见于宫腔内化脓性感染
黏稠黄色	见于过期妊娠或胎盘功能减退

2. 量　正常妊娠时,随着妊娠时间增加,羊水量逐渐增加,以达到保护胎儿的目的。妊娠 34 周时羊水量达高峰,分娩前 2～4 周开始逐渐减少,妊娠足月时羊水量约 800ml。

【方法学评价】　羊水量的测量方法有 3 种。①B 型超声诊断法:以测定最大羊水暗区垂直深度（AFV）表示羊水量,此法简便易行、无创无痛,准确性高;也可用羊水指数法(amniotic fluid index, AFI)检测羊水量,AFI 更优于 AFV,更敏感、更准确;②直接法:产妇破膜后直接收集羊水测定其量,但此法对某些疾病不能做出早期诊断;③间接法:将已知剂量的对氨马尿酸钠等标记物注入羊膜腔内,根据标记物的稀释程度间接求出羊水量。

【参考区间】

1. B 型超声诊断法　AFV 大于 7cm 者为羊水过多,小于 2cm 者为羊水过少;AFI 大于 18cm 为羊水过多,AFI 小于 8cm 为羊水过少。

2. 直接法和间接法　妊娠 16 周约 250ml。妊娠晚期约 1000ml(800～1200ml)。足月妊娠约 800ml。

【临床意义】

1. 羊水过多(polyhydramnios)　妊娠任何时期羊水量大于 2000ml 者为羊水过多。见于:①胎儿畸形:以神经管缺陷性疾病最常见约占 50%,以无脑儿、脑膨出与脊柱裂胎儿居多。其次是消化道畸形约占 25%,以食管或小肠闭锁多见;②多胎妊娠:多见于单卵双胎妊娠;③孕妇和胎儿疾病:如糖尿病、ABO 或 Rh 血型不合、重度胎儿水肿、妊娠高血压综合征、急性肝炎等;④胎盘脐带病变:如胎盘绒毛膜血管病、脐带帆状附着等;⑤特发性羊水过多:原因不明,孕妇、胎儿及胎盘均无异常。

2. 羊水过少(oligohydramnios)　妊娠足月时羊水量小于 300ml 为羊水过少见于:①胎儿畸形:如胎儿先天性肾缺如、肾发育不全、输尿管或尿道狭窄等。另外,肺发育不全、短颈或巨颌畸形也可引起羊水过少;②过期妊娠;③胎儿宫内发育迟缓(intrauterine growth retardation, IUGR):羊水过少是胎儿宫内发育迟缓的特征之一;④羊膜病变。

（二）化学检查

早期妊娠羊水成分与母体血浆成分相似,只是蛋白质偏低。其中 98%～99% 为水分,1%～2% 为溶质。溶质成分中有 50% 为无机物,少量有机物及胎儿与羊膜的脱落细胞和代谢物。随着妊娠进展,羊水成分不断地改变,在妊娠 16 周后,胎尿成为羊水的主要来源,此时羊水成分也发生相应变化,肌酐、尿素、尿酸、钾离子等含量逐渐增高,渗透压减低,钠离子减低。羊水化学检查项目较多,对预测和了解胎儿的生长发育、某些遗传性疾病的诊断有重要意义。

1. 甲胎蛋白(α-fetal protein,AFP) AFP 是胎儿的一种特异性球蛋白,在胎儿肝脏和卵黄囊内合成,经胎儿尿液排入羊水。少量 AFP 来自胃肠道、羊膜、绒毛膜细胞。AFP 测定方法有火箭免疫电泳法、放射火箭免疫电泳法、放射免疫法及酶联免疫吸附法。

【参考区间】 ①妊娠 16～20 周:40mg/L;②妊娠 32 周以后:25mg/L。

【临床意义】 测定羊水中 AFP 是目前诊断胎儿神经管缺陷的最常用方法。

在无脑儿和脊柱裂等开放性神经管缺陷胎儿,羊水中 AFP 含量明显增高。此种缺陷胎儿血中的 AFP 从暴露的神经组织和脉络丛进入羊水。由于胎儿血中 AFP 含量是羊水中 AFP 含量的 150～200 倍,结果使羊水中 AFP 含量高于正常妊娠羊水中 10 倍以上。因此在穿刺抽取羊水标本时,应避免伤及胎儿及胎盘,以免出现 AFP 假性增高。母血筛检 AFP 诊断开放性神经管缺陷的准确率可达 90% 以上。羊水中,AFP 含量增高也可见于胎儿先天性食管闭锁、脑积水、骶尾畸形瘤、染色体异常(45,XO)、先天性肾脏病、糖尿病、先兆子痫等引起的胎盘功能不足、流产、死胎等。

2. 羊水总胆碱酯酶(total cholinesterase,TChE)测定 妊娠早期胎儿机体内即可合成 ChE,妊娠 12 周羊水中 ChE 活性明显增高。在开放性神经管缺陷胎儿,由于 ChE 从胎儿脑脊液和血液直接渗入羊水,使羊水中 ChE 活性明显增高。故测定羊水中 TchE 活性,结合胎儿羊水中 AFP 含量,可早期发现胎儿开放性神经管缺陷。

3. 羊水中乙酰胆碱酯酶(actual cholinesterase,AchE)测定 胆碱酯酶可依其对乙酰胆碱的亲和力不同分为乙酰胆碱酯酶和拟胆碱酯酶(pseudo-cholinesterase,PchE)。采用聚丙烯酰胺凝胶电泳分析检测乙酰胆碱酯酶。

【参考区间】 AchE<10.43U/L。

【临床意义】 AchE 主要来自胎儿的嗜铬细胞、神经节细胞、中枢神经细胞及肌细胞,其含量反映了神经系统的成熟度。羊水中 AchE 活性增高与胎儿开放性神经管畸形高度相关。应用聚丙烯酰胺凝胶电泳分析 AchE,有助于胎儿开放性神经管畸形的确诊。在其他严重先天畸形、流产及胎儿脐疝时,羊水 AchE 也可呈阳性。

4. 蛋白质 足月妊娠时,羊水中蛋白质含量约为母体血清蛋白质的 1/20,其中 60%～70% 为白蛋白。羊水中的前清蛋白来自胎儿并随胎龄的增长而增高,于妊娠 36～40 周达到最高值,超过预产期时下降,可用作诊断过期妊娠的指标。在重症母婴 Rh 血型不合、死胎及无脑儿时羊水中蛋白质含量增高。

5. 葡萄糖 正常羊水中葡萄糖含量为 2.02～2.76mmol/L。羊水中的葡萄糖主要通过胎盘来自母体。妊娠 37 周后,由于胎盘透过能力下降,羊水中葡萄糖含量轻度降低。检测羊水中葡萄糖含量可以反映胎儿肾成熟程度。

6. 代谢产物 羊水中的代谢产物如肌酐、尿酸、尿素含量均与肾成熟度有关,是评价胎儿肾成熟度的指标。

7. 酶 羊水中,酶主要来自破坏的羊水细胞。常用于胎儿遗传性代谢缺陷病产前诊断的酶有:γ-谷氨酰转移酶、肌酸激酶、碱性磷酸酶、乳酸脱氢酶等。

8. **激素** 羊水中的激素来自胎盘及胎儿,主要有蛋白激素、前列腺素、甲状腺激素、甾体激素等。

三、胎儿成熟度检查

胎儿成熟度检查,是决定高危妊娠选择有利的分娩时机和确定处理方针以降低新生儿死亡率的重要依据。胎儿成熟度检查的主要方法是通过检测羊水中某种成分来评价相关器官的功能状况。

（一）肺成熟度检查

卵磷脂(lecithin,L)与鞘磷脂(sphingomyelin,S)是肺表面活性物质的主要成分,是观察胎儿肺成熟(fetal lung maturity)的重要指标,通常以羊水泡沫试验、卵磷脂与鞘磷脂(S/L)比值、磷脂酰甘油(phosphatidyl glycerol,PG)作为评估指标。

【检测原理】

1. **羊水泡沫试验(foam stability test,shake test)** 羊水上清液经震荡后,在试管液面上形成稳定的泡沫层。在抗泡剂乙醇的作用下,由蛋白质、胆盐、游离脂肪酸和不饱和磷脂等形成的泡沫被迅速消除,而羊水中的肺泡表面活性物质和磷脂是经振荡后所形成的泡沫在室温下可保持数小时。

2. **卵磷脂(L)与鞘磷脂(S)比值(L/S)测定** 肺泡表面活性物质的生理功能是维持肺泡的稳定性、防止在呼气终了时肺泡塌陷。磷脂是肺泡表面活性物质的主要成分,其中卵磷脂与鞘磷脂在妊娠34周前含量接近。妊娠35周开始,卵磷脂的合成明显加快,至妊娠37周达到高峰。采用薄层色谱法(TLC),可区分出两者的位置,将标本与标准品对照,测量标本的L和S色谱斑面积或用光密度计(densitometer)扫描并求出L/S的比值。

3. **磷脂酰甘油测定** 磷脂酰甘油(PG)在妊娠35周后出现于羊水中,其含量随妊娠时间的延长而增加;可用酶法或用快速胶乳凝集试验测定。

4. **羊水吸光度测定** 以羊水中磷脂类物质的含量与其浊度之间呈正比,在波长为650nm时,磷脂类物质越多,则吸光度越大。

【方法学评价】 胎儿肺成熟度测定的方法学评价见表10-53。

表10-53 胎儿肺成熟度测定方法学评价

方法	评价
羊水泡沫试验	最常用的床边试验,操作简单,无须特殊设备,报告迅速,为间接估量羊水磷脂的方法
卵磷脂与鞘磷脂比值测定	临床评估胎儿肺成熟度的准确性高的参考方法;但测定费力、耗时,需特殊试剂、标准品和器材。标本离心过速、时间过长、溶血、胎粪以及薄层层析的精密度均影响测定的准确性
磷脂酰甘油测定	直接检测羊水中卵磷脂和磷脂酰甘油,其结果不受血液或胎粪的影响,灵敏度和特异性高
羊水吸光度测定	间接估量羊水磷脂的方法,易受磷脂类物质以外其他羊水成分浊度的影响

【质量保证】

1. 卵磷脂与鞘磷脂比值测定,因在 34 周前两者基本一致不易比较,应在 35 周后抽取羊水送检进行检查。

2. 卵磷脂易被细菌产生的酶分解,应立即测定,否则应将标本放置于 0 ~ 4℃内保存。标本离心取上清液做化学分析,且在冷冻下转运。以免磷脂等化学成分在室温下未离心导致磷脂的大量丢失。

3. 应定期校准分光光度计比色的波长。

4. 应设空白、阴性和阳性对照,作质量考核。

【参考区间】 ①羊水泡沫试验:试验阳性为两试管液面均有完整泡沫环,表示 L/S≥2,胎儿肺已成熟;②L/S 测定(薄层层析色谱法):L/S≥2,提示胎儿肺已成熟;L/S 比值在 1.5 ~ 1.9 时为临界值;③磷脂酰甘油测定:妊娠 35 周后,能检出磷脂酰甘油。

【临床意义】 新生儿特发性呼吸窘迫综合征(idiopathic respiratory distress syndrome, IRDS)是新生儿严重的疾病之一。主要见于妊娠 37 周前分娩的早产儿,也可见于剖宫产儿、产妇患有糖尿病或妊娠高血压综合征(pregnancy-induced hypertension syndrome,PIH)的初生儿,病死率为 50% ~ 70%。IRDS 发病机制,为肺泡表面活性物质卵磷脂缺乏,导致肺泡表面张力增加和稳定性降低,产生进行性肺膨胀不全。胎儿血氧降低,二氧化碳蓄积出现呼吸性酸中毒,肺泡上皮细胞破坏,通透性增加,含纤维蛋白原的液体渗入肺泡壁形成透明膜阻碍换气而死亡。检查胎儿肺成熟度,对诊断 IRDS 有重要价值。

(二)胎儿肾成熟度

随着妊娠进展胎儿肾逐渐成熟,测定羊水肌酐和葡萄糖的含量可作为评估、观察胎儿肾成熟度(fetal kidney maturity)的指标。

【检测原理】

1. 羊水肌酐测定 在肌酐酶作用下肌酐生成肌酸,在肌酸酶作用下肌酸生成肌氨酸,在肌氨酸氧化酶作用下肌氨酸生成过氧化氢,后者在过氧化氢酶作用下可氧化 N,N-双(4-丁磺酸钠基)-3-甲苯成红色醌色素而得以测定(波长 548nm)。

2. 羊水葡萄糖测定 用葡萄糖氧化酶法。

【方法学评价】

1. 羊水肌酐 是一项反映胎儿肾成熟度的可靠指标,但其浓度受羊水量和胎儿肌肉发育程度及孕妇血浆肌酐浓度的影响,在解释结果时须加以注意。

2. 羊水葡萄糖 个体间存在较大的差异,评价肾成熟度较羊水肌酐差。

【质量保证】 本试验的偶联反应受胆红素和维生素 C 干扰,可加入亚铁氰化钾和抗坏血酸氧化酶消除。羊水中肌酐浓度接近血液,是尿液的 2 ~ 3 倍。在采集标本时应注意鉴别,避免采集到胎儿尿(羊水有蛋白和葡萄糖,尿液无)。

【参考区间】 ①羊水肌酐测定≥176.8μmol/L,提示胎儿肾成熟;132.6 ~ 176.7μmol/L 为可疑;≤131.7μmol/L 提示胎儿肾未成熟;②羊水葡萄糖<0.56mmol/L,提示胎儿肾发育成熟;>0.80mmol/L,提示胎儿肾不成熟。

【临床意义】 羊水中的肌酐为胎儿代谢产物,自妊娠中期羊水中肌酐含量开始逐渐增高,随胎儿尿排入羊水,其排泄量反映肾小球的成熟度,妊娠 37 周羊水肌酐含量≥176.8μmol/L,提示胎儿肾成熟。因此羊水中肌酐含量≥176.8μmol/L 定为胎儿肾成熟值。

羊水葡萄糖主要来源于母体血浆、部分来自胎尿,妊娠 23 周羊水中葡萄糖逐渐增加,至

24 周达峰值约为 2.29mmol/L。此后胎儿肾逐渐发育成熟,肾小管对葡萄糖重吸收作用增强,由胎儿尿液排入羊水中葡萄糖减少。随着胎儿的发育,胎盘的通透性降低,由母体血浆进入羊水的葡萄糖也相应减少,羊水葡萄糖逐渐减低。因此测定羊水葡萄糖可反映胎儿肾发育情况。

(三)胎儿肝成熟度

胎儿肝脏成熟后处理间接胆红素能力增强,排入羊水的胆红素逐渐减少,提示羊水中胆红素浓度与胎儿肝脏酶系统发育成熟程度有关。检测羊水中胆红素浓度可以反映胎儿肝成熟程度(fetal liver maturity)。孕晚期羊水中胆红素光密度 A_{450} <0.02 即提示胎肝脏成熟。胎儿患溶血症时羊水中间接胆红素可明显增高。

【检测原理】 在 25℃,波长 450nm 条件下,以蒸馏水调零,将新鲜过滤羊水标本在波长 700nm 与 340nm 之间测定求羊水本底吸光值,读取 A_{450} nm 的吸光值,计算出 450nm 与本底吸光值的差($\triangle A_{450}$),$\triangle A_{450}$ 与胆红素含量呈正比关系。

【方法学评价】 红细胞溶解产生的胆红素通过肝脏处理,但胎儿肝脏未成熟时代谢胆红素的能力减低,使羊水中胆红素增高。随着孕龄增加,胎儿肝脏发育逐渐成熟,羊水中胆红素随之下降,故测定羊水中胆红素可反映胎儿肝成熟度。

【质量保证】 标本采集后应立即离心取上清液测定或保存,做化学分析。羊水胆红素测定,应防止标本受光氧化,故应使用棕色容器等。因血氧合血红蛋白和胎粪在波长 412~540nm 处也有吸收峰值,故应避免混有血液和胎粪的标本。应定期校准分光光度计的波长。

【参考区间】 A_{450}:<0.02,提示胎儿肝成熟;0.02~0.04 为胎儿肝成熟可疑;>0.04 为胎儿肝未成熟。

【临床意义】 随着胎儿肝脏酶系统发育成熟,羊水中未结合胆红素逐渐减少,结合型胆红素逐渐增多。检测羊水中胆红素浓度可以反映胎儿肝成熟程度。检测羊水 $\triangle A_{450}$ 可以辅助诊断胎儿溶血和评价溶血进展情况。

(四)胎儿皮肤成熟度

羊水脂肪细胞随胎龄增加而增高,计数羊水脂肪细胞的百分率可作为胎儿皮肤成熟度(fetal skin maturity)的指标。

【检测原理】 将羊水沉淀物用硫酸尼罗蓝染色,在镜下观察脂肪细胞染成桔黄色,无核,其他细胞呈蓝色。计数 200~500 个细胞,计算出脂肪细胞百分率。

【质量保证】 羊水细胞会黏附于玻璃,应避免用玻璃容器采集标本。羊水标本一般采集 20~30ml,立即离心取沉淀物检查,以保证细胞成分不受影响。

【参考区间】 脂肪细胞>20%,提示胎儿皮肤成熟;10%~20%,为胎儿皮肤成熟可疑;<10%,为胎儿皮肤未成熟。

【临床意义】 羊水中的脂肪细胞,来自胎儿皮脂腺及汗腺的脱落细胞。随着胎龄的增加,胎儿皮脂腺逐渐发育成熟,羊水中脂肪细胞的出现率相应增高。因此计数羊水中脂肪细胞的百分率,可作为评价胎儿皮肤成熟程度的指标。

(五)唾液腺成熟度

羊水唾液腺淀粉酶随妊娠(36 周后)的进展而逐渐增强,而血清淀粉酶则无变化,证明羊水淀粉酶来源于胎儿尿(胎儿胰腺 P 型)和胎儿唾液腺(S 型),故测定羊水淀粉酶是评估胎儿唾液腺成熟度(fetal salivary glands maturity)可靠指标之一。

【检测原理】 Somogyi 法。

【方法学评价】 羊水淀粉酶测定方法简单、快速,测定结果与 L/S 比值有良好的相关性,是判断胎儿唾液腺成熟度的良好指标。羊水淀粉酶测定会受到母体羊水量的影响。妊娠期间胰腺淀粉酶同工酶(Ap)与妊娠的进展变化不大,而唾液淀粉酶同工酶(As)则随妊娠的进展而迅速增加。因此,可分别测定 Ap 和 As,计算 Ap/As 比值,提高判断的可靠性。

【质量保证】 羊水淀粉酶来自胎儿胰腺和唾液腺,妊娠 28 周前两者变化不大,但 28～36 周后唾液腺同工酶迅速上升,故羊水淀粉酶测定应于 36 周后取标本较为适宜。测定管吸光值小于空白管吸光度一半时,应加大血清的稀释倍数或减少血清标本,测定结果乘稀释倍数,以防止酶与底物水解不完全引起的误差。

【参考区间】 >120U/L 为胎儿唾液腺成熟(Somogyi 法)。

【临床意义】 测定妊娠 36 周后的羊水淀粉酶可作为判断胎儿唾液腺成熟度的指标。

四、临床应用

妊娠期羊水检查是一种宫内诊断的方法,进行产前羊水检查对胎儿生长发育情况监测和诊断各种先天性和遗传性疾病有重要的意义。

羊水检查主要应用于先天性遗传性疾病的产前诊断。先天性遗传性疾病包括染色体病、单基因遗传病和多基因遗传病。采取生物化学、细胞遗传学和分子生物学技术,分析胎儿染色体核型,检测羊水生化项目和基因,判断胎儿是否有先天性遗传性疾病。但羊水检查时必须考虑的有:①高危妊娠有引产指征,需了解胎儿成熟度及测定胎盘功能,以选择分娩有利时机,减低围产儿死亡率;②既往有多次原因不明的流产、早产或死胎史,疑有胎儿遗传性疾病者;③性连锁遗传病携带者需确定胎儿性别,如 X 连锁遗传家庭史的孕妇;④疑为母儿血型不合,需检查羊水中血型物质及胆红素,以判断预后,确定治疗措施;⑤曾经生育过开放性神经管异常患儿,无脑儿、脊柱裂患儿的孕妇,其下一胎出生同样患儿的几率可能性增高(几率为 5%)。

通过羊水检查,来评估胎儿的胎儿的肺、肾、肝、皮肤和唾液腺成熟度。胎儿肺成熟度应用卵磷脂(L)与鞘磷脂(S)比值(L/S)测定,对诊断新生儿特发性呼吸窘迫综合征(IRDS)有重要意义。胎儿肾成熟度检测羊水肌酐和羊水葡萄糖。胎儿肝成熟度检测羊水胆红素浓度。胎儿皮肤成熟度计数羊水脂肪细胞的百分率。评估胎儿唾液腺成熟度测定羊水淀粉酶。

(林寿榕)

学习小结

阴道分泌物检查包括一般检查和其他检查,一般检查主要有理学检查和显微镜检查,其中显微镜检查主要有阴道清洁度、阴道滴虫和阴道真菌检查等。阴道分泌物检查常用于女性雌激素水平的判断、生殖系统炎症、肿瘤诊断及性传播疾病的检查。

精液检查包括一般检查和其他检查,一般检查主要有理学检查和显微镜检查,其中显微镜检查主要有精子活动率、精子存活率、精子活动力、精子数量、精子形态检查、精子其他细胞检查等。精液检查对男性不育症及男性生殖系统疾病诊断、疗效观察以及对男性生育能力评价、精子库筛选和计划生育等都有着重要意义。

前列腺液检查包括一般检查和其他检查,一般检查主要有理学检查和显微镜检查,其中显微镜检查常见的有形成分主要有磷脂酰胆碱小体、淀粉样小体、前列腺炎颗粒细胞、红细胞、白细胞及病原生物等,前列腺液检查常用于前列腺炎、前列腺结核、前列腺癌等疾病辅助诊断和疗效观察以及性传播疾病的诊断。

脑脊液常规理学和化学检查项目包括颜色、透明度观察和蛋白质、葡萄糖、氯化物测定;脑脊液显微镜检查包括细胞总数计数、白细胞计数、白细胞分类计数和病原学、细胞学检查。这些检查对于中枢神经系统疾病的诊断和鉴别诊断具有重要意义。脑脊液酶学、免疫学及其他化学检查对于中枢神经系统疾病的诊断和鉴别诊断也有一定的价值。

浆膜腔积液检查需要鉴别出漏出液和渗出液,还需要鉴别出良性和恶性积液。因此,浆膜腔积液的检查分为了3级检查,除了常规检查项目包括外观、比密、pH、总蛋白、细胞计数、细胞分类计数以及细菌检查外,还需要选择性进行特殊的化学、免疫学、肿瘤标志物等检查,从而提高浆膜腔积液检查的诊断价值。

痰液检查主要用于呼吸系统炎症、结核、肿瘤、寄生虫病的诊断,对支气管哮喘、支气管扩张、慢性支气管炎等疾病的诊断、疗效观察和预后判断也有一定价值。留取痰标本的方法有自然咳痰、经支气管镜抽取、雾化蒸气吸入法等。痰液的一般检查包括量、颜色、性状、气味等。痰液的显微镜检查包括直接涂片检查和涂片染色检查。痰液检查应严格遵循检测前(标本采集和处理)、检测中(显微镜检查)等环节的质量要求,以确保检查结果准确可靠。

关节腔积液检查包括理学、化学、显微镜和微生物检查。黏蛋白凝块形成试验、蛋白质、葡萄糖、显微镜检查细胞计数及分类和结晶对常见关节炎鉴别诊断具有重要意义。

羊水检验包括理学和化学检查,主要用于判断胎儿肺、肾、肝、皮肤、唾液腺成熟度,筛选先天性遗传病的产前诊断。

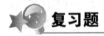 **复习题**

1. 什么是阴道清洁度,阴道清洁度分几级,分级依据和标准是什么?
2. 什么是精子活动力,试述 WHO 对精子活动力的分级标准?
3. 前列腺液显微镜检查常见的有形成分有哪些,其临床意义是什么?
4. 脑脊液标本采集的要求是什么?
5. 脑脊液蛋白质定性检查常用的方法有哪些,有何优缺点?
6. 如何鉴别漏出液和渗出液?
7. 痰液标本采集的方法有哪些?
8. 痰液标本采集的质量保证是什么?
9. 说明痰液涂片染色检查的临床应用?
10. 关节腔积液有哪些显微镜检查?
11. 关节腔积液有哪些化学检查?
12. 简述羊水胎儿成熟度检查和临床意义?

参 考 文 献

1. 刘成玉,罗春丽.临床检验基础.第 5 版.北京:人民卫生出版社.2012.
2. 叶应妩,王毓三,申子瑜.全国临床检验操作规程.第 3 版.南京:东南大学出版社.2006.
3. 邓富贵.临床医学检验基础.北京:人民卫生出版社,2003.

第十一章

脱落细胞学基本知识和检验技术

学习目标 ▸▸

掌握：正常脱落细胞形态、炎症脱落细胞形态、肿瘤脱落细胞形态特点；脱落细胞学基本
检查技术。

熟悉：脱落细胞学诊断的诊断原则和质量控制。

了解：脱落细胞学诊断的临床应用评价。

脱落细胞学（exfoliative cytology）检验是采集人体各部位，特别是管腔器官表面的脱落细胞，经染色后显微镜下观察细胞的形态，并作出细胞学诊断的一门临床检验学科，又名诊断细胞学或临床细胞学。该门学科是在组织病理学基础上发展起来的一门新兴学科，故又称细胞病理学。特别是近年来，液基薄层细胞学技术、纤维内镜的广泛应用，细针吸取细胞学的开展，可以从一些不易取材的器官中顺利而准确地采集标本，使恶性肿瘤得以早期发现、早期诊断，从而提高了长期生存率。

第一节 脱落细胞学基本知识

一、正常脱落的上皮细胞

正常脱落的上皮细胞主要来源于鳞状上皮细胞和柱状上皮细胞。

（一）鳞状上皮细胞

鳞状上皮细胞（squamous epithelia cell）是一种多层上皮细胞，覆盖于全身皮肤、口腔、咽、喉、角膜、食管、肛门、阴茎、阴道及子宫颈外口的表面。不同部位的鳞状上皮细胞，其厚度、细胞大小等亦有所不同。鳞状上皮细胞由多层上皮细胞组成，从底层到表面分为基底层、中层和表层 3 部分。

1. 基底层细胞（basal cell） 分为内底层和外底层。内底层细胞是上皮的最深层，有较强的增殖能力。此层细胞很少脱落，若脱落，细胞呈圆形，核圆形或椭圆形，染色质呈均匀细颗粒

状(图11-1)。外底层细胞在内底层之上,有2~3层。细胞体积较内底层细胞大,染色质略疏松(图11-2)。

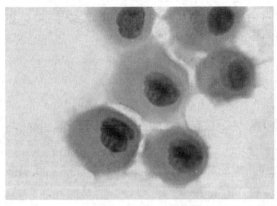

图11-1　内底层细胞

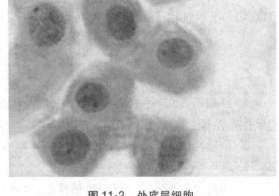

图11-2　外底层细胞

2. 中层细胞(intermediate cell)　由数层多边形细胞组成,细胞核相对较小;胞质量增多,染浅红色(图11-3)。

3. 表层细胞(superficial cell)　位于上皮的表层,细胞扁平,呈不规则多边形。此层细胞可逐渐脱落,在皮肤表面形成脱屑细胞(图11-4)。

(二)柱状上皮细胞

柱状上皮(columnar epithelium)主要分布于鼻腔、鼻咽、气管、肺、胃、肠、子宫颈、子宫内膜及输卵管等部位。柱状上皮脱落细胞在涂片中常见下列几种:

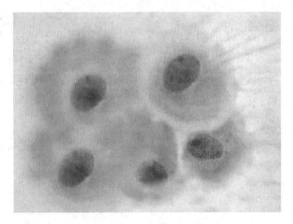

图11-3　中层细胞

1. 纤毛柱状上皮细胞　呈柱状,顶端宽平,表面有密集的纤毛,具有嗜酸性;细胞的底部尖细呈尖椒状。核位于细胞中下部,呈卵圆形;染色质呈细颗粒状,染色较淡;核膜清晰,常与细

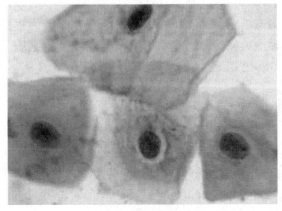

图11-4　表层细胞

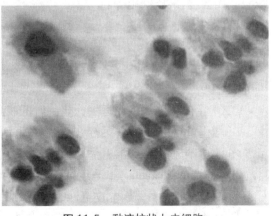

图11-5　黏液柱状上皮细胞

胞边界重合。

2. 黏液柱状上皮细胞 呈立方形或柱状,胞核卵圆形,居底部;胞质丰富,含大量黏液,着色浅淡而透明。有时可见胞质内有巨大空泡,将核挤在一侧(图 11-5)。

3. 储备细胞 具有增生能力的幼稚细胞,位于柱状上皮的基底部。细胞体积较小,染色质细致均匀呈颗粒状,胞质量少,略嗜碱性。正常涂片中少见。

二、正常脱落的非上皮细胞

1. 红细胞 在各种细胞学标本中,红细胞最为常见。保存良好的红细胞提示新鲜出血,与生理性、病理性或取材时局部损伤程度有关。

2. 中性粒细胞 涂片中出现较多中性粒细胞时,说明局部有炎症,少数为生理性。数量多少与感染及炎性反应的程度一致。

3. 嗜酸性粒细胞 常见于过敏性疾病,如寄生虫感染或变态反应等。

4. 淋巴细胞 多见于慢性炎症。因其大小较恒定,因此可作为测定其他细胞大小的"标尺"。

5. 浆细胞 常见于慢性炎症,偶见于结核病和少数肿瘤患者的标本中。

6. 巨噬细胞 其主要特点是胞质内常出现各种吞噬物,如细菌、真菌、原虫、含铁血黄素、红细胞、血小板等。多核巨细胞在涂片中出现,应考虑为慢性炎症,尤其是结核病的可能。

7. 组织细胞 具有吞噬异物及病原体等能力,在其吞噬现象未发生时,称组织细胞,一旦出现吞噬现象,则通常称为吞噬细胞。

8. 坏死物 主要见于炎症或恶性肿瘤的涂片中。

三、炎症脱落细胞形态

(一)各类型炎症的脱落细胞形态

1. 急性炎症 以变性、坏死为主,涂片中有较多的中性粒细胞、吞噬细胞、坏死细胞碎屑和纤维蛋白等;还可见红色无结构、呈团块的纤维素。

2. 亚急性炎症 较少见,可见于寄生虫感染。涂片中有退变的上皮细胞、坏死细胞碎屑及嗜酸性粒细胞、淋巴细胞等。

3. 慢性炎症 涂片中可见较多成团的增生上皮细胞,炎症细胞以浆细胞或淋巴细胞为主。

4. 肉芽肿性炎症 肉芽肿性炎症是一种特异性炎症的形式,涂片中可见朗格汉斯巨细胞、类上皮细胞、干酪样坏死物、大量的组织细胞和淋巴细胞。常见于结核分枝杆菌或真菌感染等。

(二)上皮细胞增生、再生、化生时的脱落细胞形态

1. 增生(hyperplasia) 指上皮细胞在慢性炎症或其他理化因素刺激下,细胞分裂增强,数目增多,且常伴有组织和器官体积增大,称为增生,如子宫内膜增厚。

2. 再生(regeneration) 当组织损伤后,由邻近正常组织的生发层细胞分裂增生修复的过程称为再生。上皮由邻近上皮更新,结缔组织由成纤维细胞再生。

3. 化生(metaplasia) 在慢性炎症或其他理化因素作用下,已分化成熟的上皮转化成

另一种分化成熟上皮的过程,称为化生。如气管、支气管的柱状上皮被鳞状上皮替代,并逐渐向胞质丰富呈多边形的鳞状上皮细胞分化,称鳞状化生;膀胱的移行上皮化生为柱状上皮。

（三）核异质和角化不良的脱落细胞形态

1. 核异质（dyskaryosis） 是指脱落细胞核的异常。表现为核增大、形态异常、染色质增多、核膜增厚,核边界不整齐等。核异质细胞形态介于良性和恶性细胞之间,组织学上又称为不典型增生。

2. 角化不良（dyskeratosis） 又称异常角化,是指鳞状上皮胞质的成熟程度超过胞核的成熟程度。涂片中角化不良细胞呈圆形,核深染。此种细胞出现于底层、中层细胞时,有人认为可能是癌前病变的表现,故又称癌前角化。应给予重视,需定期复查。

四、肿瘤脱落细胞形态

肿瘤是机体内形成的新生组织,分为良性和恶性。在临床细胞学诊断过程中,正确熟练地识别各种恶性肿瘤细胞形态特征尤为重要。

（一）恶性肿瘤细胞一般形态特征

1. 细胞大小 恶性肿瘤细胞大小不一,体积大者超过多核巨细胞,小者极小。但在缺乏细胞核异常的情况下,不能仅凭细胞大小就诊断为恶性肿瘤。

2. 细胞形态 在恶性肿瘤细胞团中,细胞形态不一、失去极性、排列紊乱很常见。由于癌细胞繁殖快,互相挤压,呈堆叠状或镶嵌状也很常见。其他的形态,如纤维形、蛇形、蝌蚪形、阿米巴状突起也常见。

3. 细胞核 核异常是恶性肿瘤细胞主要形态学特征之一。

（1）核增大:因肿瘤细胞生长旺盛,核染色质形成多倍体及非整倍体,核常明显增大。同一类型癌细胞有细胞核大小不一的现象。

（2）核畸形:核形状怪异,多不规则,如圆形、肾形、三角形、出芽、结节状等,有时核凹陷成为不规则分叶状。

（3）核深染:因肿瘤细胞核染色质增多、增粗,DNA 合成代谢增强,故肿瘤细胞核常深染。

（4）核胞质比失调:这是恶性肿瘤细胞重要形态特征。核增殖较胞质快,核大胞质少。肿瘤细胞分化越差,核胞质比失调越明显。

（5）核仁异常:核仁明显增大,数目增多,形态异常。有时,可见核仁超过 5 个。肿瘤细胞分化越低,核仁异常越明显。

（6）多核:因肿瘤细胞常呈多级分裂及不规则分裂,或者分裂时胞体未分开,数个细胞融合在一起,故可见双核、三核、多核。但是,多核是一种常见现象,也可见于良性细胞,无诊断价值。

（7）裸核:肿瘤细胞分化差,易发生退变,胞质先溶解,易形成裸核。

（8）有丝分裂异常:有丝分裂异常是癌细胞的重要特征之一。

4. 细胞质 胞质相对减少,着色不均,常偏碱,呈深蓝色,但黏液腺癌胞质偏酸,有黏液空泡。胞质内常有变性的空泡及包涵体,细胞碎片等。

5. 恶性肿瘤细胞与正常细胞的鉴别(表 11-1)

表 11-1　恶性肿瘤细胞与正常细胞的鉴别

特征	恶性肿细胞	正常细胞
细胞	大小不等,形态不规则	等大,形态规则
核变化	核大小不等,形态各异	核大小一致,多呈圆形
染色质	浓染,常呈粗颗粒状	淡染,呈细颗粒状
核分裂	异常核分裂增多	极少,多见有丝分裂
核仁	增多,肥大,形态畸形	形态规则,着色浅
转移	多见	无

(二)常见恶性肿瘤细胞的形态特征

1. 癌　源于上皮组织的恶性肿瘤称为癌(carcinoma),病理上分为鳞癌、腺癌和未分化癌 3 个主要类型。

(1) 鳞癌:由鳞状上皮细胞恶变而来的癌称为鳞状上皮细胞癌(squamous carcinoma),简称鳞癌。一般说,肿瘤发生处的鳞状上皮虽然被癌细胞所替代,但发生处上皮细胞形态的蛛丝马迹。鳞癌细胞常成堆或散在分布,细胞大小不一、形状各异。核致密、固缩、深染,核仁大小不一;核胞质比失调。根据细胞分化程度,可分为高分化鳞癌和低分化鳞癌(图 11-6)。

(2) 腺癌:由柱状上皮及腺细胞恶变而来的癌称为腺癌(adenocarcinoma)。通常腺体结构虽发生了质的变化,但仍或多或少地保留着原来的某些形态。腺癌细胞常成团分布,相互拥挤,呈现特殊结构,如印戒状、花瓣状、

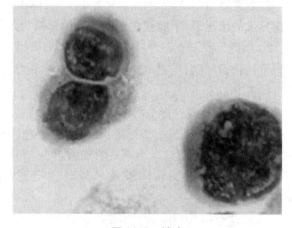

图 11-6　鳞癌

腺腔状等。核形态不规则,偏位,染色质疏松,核仁大,清楚;胞质染灰蓝色,有空泡,部分含有颗粒。涂片中根据癌细胞的大小、细胞内黏液的多少和癌细胞排列形式,分为高分化腺癌和低分化腺癌(图 11-7)。

(3) 未分化癌:由各种上皮组织发生的分化极差的癌,称为未分化癌(undifferentiated carcinoma)。从显微镜下不能分辨其组织来源,完全没有保留发生处原来组织细胞的形态,分化程度最低,而恶性程度最高。发生于身体各个部位的未分化癌形态十分相似。涂片中根据癌细胞的形态分为大细胞未分化癌和小细胞未分化癌(图 11-8)。

2. 肉瘤　来源于间叶组织(包括结缔组织和肌肉)的恶性肿瘤称为"肉瘤",多发生于皮肤、皮下、骨膜及长骨两端,如骨肉瘤、肌肉瘤、纤维肉瘤等。

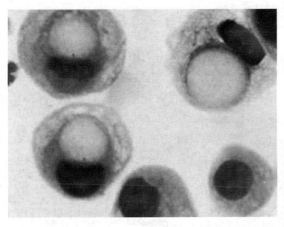

图 11-7 腺癌

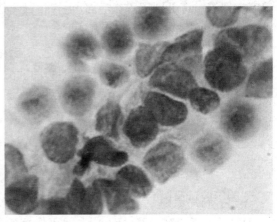

图 11-8 未分化癌

第二节 脱落细胞学基本检验技术

一、标本采集

正确地采集标本是细胞学诊断的关键和基础。取材的好坏,直接关系到诊断的阳性率。因此,采集标本时,要求准确地选择采集部位;标本必须保持新鲜,应尽快制片,以防细胞自溶或腐败;应避免血液、黏液等成分混入标本;采集方法应简便,操作应轻柔,减少病人痛苦,避免引起严重并发症发生和肿瘤扩散。标本采集常用的方法有:

(一)直接采集法

皮肤、口腔、鼻腔、鼻咽部、眼结膜、外阴、阴道、阴道穹隆、宫颈、肛管等部位可直接用刮片刮取、吸管吸取、刷洗。气管和肺支气管、食管、胃及直肠在病灶处可用纤维内镜直接刷取细胞涂片。

(二)自然分泌液采集法

1. 痰液涂片 痰液是支气管等呼吸系统的分泌物,对支气管肺癌和其他呼吸道疾病细胞学具有诊断价值。

2. 尿液涂片 收集尿液中脱落的泌尿系统细胞成分,作为对泌尿系统肿瘤和某些疾病进行细胞学诊断。

3. 前列腺液涂片 采用前列腺按摩法取得分泌物,对前列腺癌和前列腺炎进行细胞学检查。

4. 乳头溢液涂片 采集乳头溢液,对导管内乳头状瘤和乳腺癌行细胞学检查。

(三)灌洗法

向腹腔、盆腔(剖腹探查时)或空腔器官灌注一定量生理盐水进行冲洗,使其中的细胞成分脱落在液体中,收集灌洗液作离心涂片,进行细胞学检查。

(四)摩擦法

利用摩擦工具在病变部位摩擦,取擦取物直接涂片。常用的摩擦工具有气囊、线网套、海绵摩擦器等。可分别用于鼻咽部、食管和胃等处病灶的取材。

（五）细针穿刺抽吸法

通过对肿物或病变的穿刺获得细胞,制成涂片。包括皮下或软组织结节、淋巴结、甲状腺、乳腺和睾丸等体表可触及的部位和器官的病变,以及肺、肝、肾、胰、纵隔、胸腔、腹腔、心包腔和关节腔等器官和部位。影像学技术能对小而深、移动且难以触摸的病变部位进行定位,有助于穿刺采集标本。

二、涂片制作

（一）制片原则

1. 标本要新鲜　取材后,应在尽可能短的时间内,以最快的速度制片。否则标本凝固,细胞变形或破坏,影响检查质量。

2. 涂片数量　每位患者的标本要尽量多涂片,以便于做特殊染色及异常细胞检查,提高异常细胞检出率。涂片后要立即在玻片的一端标上编号或姓名。

3. 涂片要轻柔　防止挤压损伤细胞。涂片要均匀、薄厚适度。太厚细胞重叠;太薄细胞过少,均影响阳性检出率。

4. 涂片须牢固　涂片要防止脱落,含有蛋白质的标本可直接涂片;而缺乏蛋白质的标本,涂片前应先在玻片上涂一薄层蛋白类(如牛血清白蛋白)或离子类(如多聚赖氨酸)粘附剂,这样可使涂片牢固,增强细胞与玻片之间的粘附力,以防染色时细胞脱落。

（二）制片方法

1. 推片法　适用于稀薄的液体标本,如血液、尿液和浆膜腔积液等。离心后取沉淀物置玻片一端,用推片作30°夹角轻轻推制而成。

2. 涂抹法　用于较黏稠的标本,如痰液标本等。用竹签挑取标本在玻片上以顺时针方向转圈涂沫,涂沫要均匀,不能重复。

3. 喷射法　用于各种吸取的标本。使用配备细针头的注射器将标本反复均匀地从左到右喷射在玻片上。

4. 印片法　是活体组织检查的辅助方法。将切取的病变组织块用手术刀切开,立即将切面平放在玻片上,轻轻按印即可。

5. 液基薄层细胞学检测法　薄层细胞学检测系统(Thin-cytologic test,TCT)是1996年获美国FDA批准用于临床。主要方法是将宫颈脱落细胞洗入放有细胞保存液的小瓶中,刮片毛刷在小瓶内搅拌数十钞钟,再通过高精密度过滤膜过滤后,将标本中的杂质分离,取滤后的上皮细胞制成直径为20mm薄层细胞于载玻片上,95%乙醇固定,经巴氏染色、封片,显微镜下阅片,按TBS法作出诊断报告。此法对异常细胞诊断率提高了13%,对低度鳞状上皮以上病变的检出率提高了65%,但该设备一次只能处理一份标本。

TCT检查采用液基薄层细胞检测系统检测宫颈细胞并进行国际通行的TBS细胞学分类诊断,是目前国际上最先进的一种宫颈癌细胞学检查技术,与传统的宫颈刮片巴氏涂片检查相比,明显提高了标本的满意度及宫颈异常细胞检出率,使宫颈癌的阳性检出率达95%以上,为脱落细胞学诊断作出了重大贡献。目前,它已成为筛查宫颈癌最好的推荐方法之一,为宫颈癌的早期诊断和治疗提供了非常明确的诊断依据,是一项非常值得推广应用的临床检验技术。

6. 液基细胞学检测法　液基细胞学检测（Liquid-based cytologic test，LBC 或 LCT）又称自动细胞学检测系统（autocyte cytologic test），1999 年获美国 FDA 批准用于临床。基本方法是用特殊刷子的采集器取材，直接放入有细胞保养液的容器，经涡旋振荡使采集器上的细胞进入容器内，然后进行梯度离心，经自然沉淀法将标本中的黏液、血液和炎性细胞分离，收集余下的上皮细胞制成直径为 13mm 超薄层细胞于载玻片上。每次可以同时处理 48 份标本，并在全自动制片过程中同时完成细胞染色，达到更高质量及更高效率。这种技术将阅片范围缩小到直径 13mm 内，同时阅片最低时间减少到 2.5 分钟，这样可使细胞学专家更容易观察每个视野，从而明显降低假阴性率。

LCT 技术对宫颈异常细胞的敏感性及诊断的准确性很高。其主要适应证有宫颈糜烂、接触性出血、尖锐湿疣、白带过多及要求查体者。液基细胞学还适用于所有传统的细胞学的检测项目，包括痰液、胸腹水等体液标本、尿液等非妇科细胞学标本。

（三）固定

固定（fixation）的目的主要是保持细胞形态结构与生活相似，防止细胞内的酶将蛋白质分解而自溶；凝固和沉淀细胞内的物质，使细胞各部位易于着色；所以固定愈快，标本愈新鲜，细胞结构愈清晰，染色效果愈好。

1. 湿固定　是通过使细胞的胞质脱水、蛋白凝固而达到固定的目的。该法固定后细胞染色鲜艳，结构清楚。适用于痰液、阴道分泌物涂片等较黏稠的标本。

常用固定液为乙醇类液体，常用方法有浸润法和包被法。Carnoy 固定液（乙醇-氯仿-冰乙酸固定液）能溶解红细胞，适用于处理明显血性的标本。聚乙二醇固定液能在涂片表面形成一层保护性蜡质膜，适用于标本的长途转运和大规模防癌普查。

2. 干燥固定　即待涂片自然干燥后，再进行固定。常用于较稀薄的标本，如胃冲洗液、尿液等。适用于瑞氏-吉姆萨染色。

3. 固定时间　因固定液和标本性质不同而异。一般为 15～30 分钟。胸、腹水及尿液等标本因不含黏液，固定时间可酌情缩短；而含黏液较多的标本，如痰液、宫颈刮片等，固定的时间应适当延长。

三、染色方法

染色目的主要是利用组织和细胞内各种成分化学性质不同，对染料的亲和力不同，使组织和细胞内结构分别着不同的颜色，在显微镜下观察细胞内部结构，作出准确细胞学诊断。临床上常用的染色方法如下：

（一）巴氏染色法

为阴道细胞学检查的一种主要染色方法。该法染色特点是细胞具有多色性染色效果，色彩鲜亮，细胞结构清晰，细胞质颗粒分明，染色透明性好。此方法的缺点是染色程序复杂。

1. 原理　其主要染料有苏木素、伊红、俾士麦棕、橘黄 G^6 及亮绿等。其中苏木素精对胞核易于染色，其他染料可以与胞质中不同的化学成分结合而显示其结构。由于用高浓度的乙醇配制胞质染料，同时在染色过程中，又采取严格的加水和脱水措施，使细胞的各种成分能和染料良好的结合。因此，所染的涂片不但胞核结构清楚，胞质中颗粒分明，而且胞质内其他成分都是透明的，是一种较理想的染色方法。

2. 染色结果 上皮细胞的核深蓝或紫蓝,核仁红色,胞质粉红或蓝绿色;红细胞染成鲜红色;白细胞染成淡蓝色而核呈深蓝黑色(图11-9)。

(二)苏木素-伊红染色法

苏木素-伊红染色在脱落细胞学检查上应用广泛,特别是对黏稠度较高的痰、宫颈刮片利用价值更大。因该染色穿透力强,适合厚涂片标本,在癌细胞及非癌细胞的着色有明显不同。此法优点是染色步骤简单快速,试剂易配制。但对血、骨髓、胸腹水、尿、脑脊液等标本,不及瑞特-吉姆萨染色便于观察细胞细微结构,染色效果较巴氏法差。

1. 原理 染色原理与巴氏染色法基本相同,但本染色法仅含两种染料——苏木素和伊红。前者易使细胞核着色,后者易使细胞质受染。由于未用高浓度乙醇处理胞质中染料,未采取严格脱水、加水措施,故染色效果较巴氏法差。但操作方法简单,适用于痰或宫颈刮片涂片染色。

2. 染色结果 细胞核染紫色,细胞质染红色;红细胞染淡红色(图11-10)。

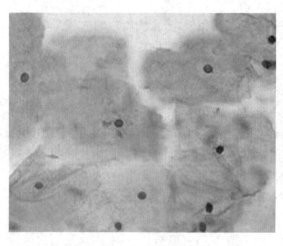

图11-9 巴氏染色

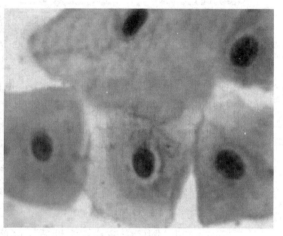

图11-10 苏木素-伊红染色

(三)瑞氏-吉姆萨染色法

瑞特-吉姆萨染色胞核染色质结构和细胞质内颗粒显示较清晰。此方法多用于胸腹水、前列腺、针吸细胞学及血液、骨髓细胞学检查。操作简便。

1. 原理 瑞特染料是由酸性染料伊红和碱性染料亚甲蓝组成的复合染料,即伊红化亚甲蓝(ME)中性沉淀,溶解于甲醇中即成为瑞特染液;吉姆萨染液由天青,伊红组成。甲醇具有强大的脱水作用,能固定细胞、使蛋白质沉淀为颗粒状或网状结构,增加细胞表面积,提高对染料的吸附作用。先用瑞特染色法染色后,再以稀释吉姆萨液代替缓冲液进行复染。

2. 染色结果 细胞核染成紫红色;中性颗粒染淡紫红色;淋巴细胞胞质及嗜碱性粒

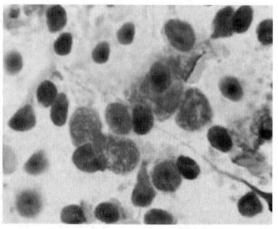

图11-11 瑞特-吉姆萨染色

细胞颗粒染成蓝紫色;红细胞染成红色(图11-11)。

(四)其他染色法

其他染色方法有组织化学染色,如过碘酸-雪夫反应(Preiodic acid schiff)染色,该染色方法多用于显示多糖如黏蛋白及糖原等;还有三色染色、Grocott 碘化银染色,以及免疫细胞化学染色等,染色有助于识别微生物或鉴别肿瘤细胞分化程度。

四、脱落细胞学诊断

(一)涂片显微镜检的原则

1. 阅片前　应该严格核对送检单与涂片,且仔细阅读送检单上填写的所有资料,尤其是有临床主要体征的病人,需详细了解临床的基本情况,且结合细胞的形态特征及临床表现做出准确客观的诊断。

2. 阅片时　要全面、认真、仔细,严格按照标准进行判断。先用低倍镜宏观涂片中各种细胞成分,发现异常细胞时,再转换油镜仔细观察细胞结构,明确性质,做出正确诊断,同时对具有诊断意义的异常细胞进行有效的标记。

3. 阅片观察项目　涂片中的细胞成分;细胞的排列方式;一群细胞的毗邻关系;单个细胞的大小、形状,胞核形态、大小、染色、核膜、核仁及染色质,胞质形状、色彩、含有空泡和颗粒等,核胞质比例;细胞的退变情况;涂片背影细胞及其他细胞或非细胞成分。

(二)脱落细胞学诊断的报告方式

1. 直接法　根据细胞学检查结果,直接写出疾病的诊断,如淋巴结穿刺涂片检查诊断为"慢性淋巴结炎"。

2. 分级法　将涂片中细胞学检查发现的细胞变化,用分级方法表示,是常用的报告方式,可以客观地反映细胞学所见。目前妇科细胞学及非妇科细胞学主要采用改良的巴氏五级分类法。

3. TBS 描述性诊断报告方式　为了使宫颈/阴道细胞学的诊断报告与组织病理学术语一致,使细胞学报告——临床处理密切结合,1988 年美国的 50 位病理学家在马里兰州的 Bethesda 城召开会议,提出了宫颈/阴道细胞学诊断报告方式(the Bethesda system,TBS),1991 年和 2001 年分别作了两次修订,使该报告方式更加完善和具有可操作性,已成为发达国家普遍采用的方法。近年来我国也逐步推广 TBS 分类法。TBS 描述性诊断的细胞病理学诊断报告中包括:为临床医师提供有关标本(图片)质量的信息、病变的描述、细胞病理学诊断及其处理的建议。

(三)脱落细胞学诊断的质量控制

1. 标本采集　标本采集是细胞学质量控制的基本环节。只有采集到合格的标本,作出的诊断才是可靠的。各种标本中应该出现有效的细胞成分才能被称为是满意的标本。如痰涂片内,须有一定数量的肯定的肺泡吞噬细胞,如尘细胞,才是真正的深部痰。胸腹水的涂片内应有特征性的间皮细胞。

2. 涂片制作　包括涂片、固定、染色等几个环节。好的涂片应厚薄适宜,细胞分布均匀、结构清晰。标本制好后应立即固定,否则易造成误诊。

3. 阅片诊断　根据阅片原则仔细认真阅片。诊断时需要加强与临床的联系,密切与病理学相结合。对恶性肿瘤细胞分型诊断,常规染色较困难时,要运用科技新技术如流式细胞仪、免疫细胞化学、原位杂交等。

4. 理论学习　细胞学检验工作者应熟练地掌握细胞学理论知识,具有踏实的病理学基础,才能对千变万化的脱落细胞形态作出正确的判断。

5. 复查会诊　对涂片进行复查或会诊是细胞学诊断质量管理体系一个很重要措施。有以下情况应重复检查:①涂片内只有少量异常细胞,很难做出结论性判断的病例;②标本内细胞变性或坏死严重,难以肯定诊断或分型的病例;③细胞学诊断与临床诊断明显不符合的病例;④涂片取材不适当或制片技术不佳。

6. 定期随访　对细胞学诊断阳性或出现异常细胞的病例,均要进行定期随访观察。

7. 诊断原则　在无充分把握时,不可轻易下阳性的肯定诊断,可报告可疑、高度可疑或建议重取材检查等。

五、脱落细胞学诊断的临床应用评价

(一)脱落细胞学诊断的优点

1. 无创伤性取材或微创伤性取材　取材途径简便快速,刮、涂、印、刷、摩擦、针吸、穿刺等,病人痛苦少,无不良反应;取材方便、灵活,定位准确,可多次重复取材;所需设备简单,费用低,操作方便,可用于普查。

2. 检查范围广泛　全身各系统器官几乎都能适用细胞学检查。如鼻咽刮片、溢乳涂片、宫颈和阴道刮片、痰液、尿液等,可直接进行细胞学检查;尤其是细针吸取细胞学迅速的发展,如甲状腺、前列腺、皮肤、骨和软组织肿物等可进行细针吸取细胞学检查。

3. 快速准确　诊断迅速,准确性和检出率高。可同时做基因诊断、免疫组织化学、细胞化学及微生物等多方面检查诊断。

4. 难以获取组织病理诊断时,细胞学检查可以达到形态学诊断目的　如肺和纵隔或腹腔肿物不适易手术的病例,经穿刺细胞学检查,大部分能明确肿物性质及组织类型,为放疗和化疗提供形态学诊断依据。

5. 细胞学检查可代替部分冰冻切片检查　如乳腺肿物针吸取细胞学检查是癌,术中一般不做冰冻切片检查,缩短了手术的时间。

(二)脱落细胞学诊断的不足

1. 有一定误诊率　细胞学诊断有一定误诊率。如细针吸取进入到靶器官,并吸取肿块内细胞,仍有10%的假阴性。痰细胞学检查阳性率多在80%左右,还可有20%或更多的假阴性出现。少数病例还可能有假阳性的出现,即非恶性肿瘤病例误诊为恶性肿瘤。

2. 肿瘤定位困难　细胞学诊断往往不能确定肿瘤的具体部位,需要结合其他检查方法,如尿液中发现癌细胞不能确定病变在膀胱还是肾盂,需结合活检或 X 线等确诊。细胞学诊断时发现癌细胞,不知具体肿瘤部位,亦不知肿瘤侵犯组织的程度。因此,对肿瘤的定位诊断不如病理切片。

3. 肿瘤分型困难　对恶性肿瘤的分型诊断准确性较低,特别是对一些低分化肿瘤。这主要是由于低分化肿瘤胞质的特异性功能分化不明显,故需要与病理组织学紧密结合,采用新技术和新方法,进行更深入的探索和研究。

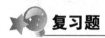 学习小结

　　脱落细胞学检验是采集人体各部位,特别是管腔器官表面的脱落细胞,经染色后显微镜下观察细胞的形态,并作出细胞学诊断的一门临床检验学科。在光学显微镜下,大多数正常细胞能按组织类型和来源进行分类。根据细胞学涂片特点分为上皮细胞,非上皮细胞等。但脱落细胞学诊断是一个复杂的过程,千万不能过分强调最终结论的重要性,但迄今为止还没有一项细胞形态学特征或一套规范的细胞形态学标准就能准确可靠地鉴别良性与恶性细胞。

　　炎症时脱落细胞形态易出现增生、再生、化生、核异质和角化不良现象。

　　恶性肿瘤细胞一般形态特征:①细胞大小多超出生理范围,常见癌细胞大小不一。②癌细胞形态异常,也可与正常细胞形态相似。③癌细胞之间黏附性差。④癌细胞核变化具有特征性,通常会出现核增大,核质比增大,核仁异常和有丝分裂异常等。⑤癌细胞质常能判断其起源和分化程度,如鳞癌细胞常含有大量角蛋白丝,腺癌细胞常显示黏液特性。

　　源于上皮组织的恶性肿瘤称为癌,病理上分为鳞癌、腺癌和未分化癌3个主要类型。来源于间叶组织(包括结缔组织和肌肉)的恶性肿瘤称为"肉瘤"。

　　脱落细胞学检查基本技术包括标本采集,涂片制备,标本固定,染色,脱落细胞学诊断,脱落细胞学诊断的临床应用评价等。

（贾　莉）

复习题

1. 复层鳞状上皮从底层到表层细胞形态的变化规律有哪些?
2. 炎症脱落增生细胞的形态特点是什么?
3. 恶性肿瘤细胞与正常细胞的鉴别要点。
4. 未分化癌的主要形态特征是什么?
5. 简述脱落细胞学标本采集的方法和特点。

参 考 文 献

1. 王永才,张毅.现代针吸脱落细胞诊断学多媒体图谱.辽宁:辽宁电子出版社,2006.
2. 刘成玉,罗春丽.临床检验基础.第5版.北京:人民卫生出版社,2012.

第十二章

各系统脱落细胞学

学习目标 ▮▮

掌握:各系统正常脱落细胞形态、炎症脱落细胞形态、肿瘤脱落细胞形态特点;淋巴结、乳腺针吸检查的细胞形态。

熟悉:细针吸取细胞学检查的临床应用评价。

第一节 呼吸系统脱落细胞学检查

一、正常呼吸道细胞形态

从肺内咳出的痰液须经过气管、喉、咽,从口腔排出,因此痰液成分实际上为上、下呼吸道及口腔等分泌物混合组成。正常痰涂片可有鳞状上皮细胞,主要是表层细胞,中层细胞少见,如确系肺部咳出,则可见纤毛柱状上皮细胞和尘细胞。

(一)鳞状上皮细胞

鳞状上皮细胞大多数来自口腔,主要是表层细胞和中层细胞鳞状上皮细胞,此细胞扁平,呈不规则多边形。出现大量无核鳞状上皮细胞代表口腔黏膜白斑。

(二)呼吸道上皮细胞

正常呼吸道上皮细胞不会自然脱落,痰液标本中少见,而在支气管刷取或穿刺标本中常见。

1. 纤毛柱状上皮细胞 来自鼻咽部、气管、支气管等部位。柱状上皮细胞常为柱状或尾部呈梭形,大小较一致,顶部有纤毛;核呈椭圆形或长梭状居底部,核染色质颗粒状,核仁小;胞质灰蓝色。

2. 杯状细胞 能分泌黏液。其顶端常膨大,含丰富的黏液颗粒。在固定的标本中,则显示为空泡或泡沫状。核呈圆形或卵圆形,位居底部,可见核仁。正常人较少见,慢性炎症时增多。

3. 基底层细胞 正常呼吸道上皮还可见基底层细胞、神经内分泌细胞、Ⅰ型或Ⅱ型肺泡细胞,在细胞学标本中很难识别。在穿刺标本中,还可见间皮细胞,易被误认为癌细胞。

（三）其他细胞

中性粒细胞常见于吸烟者、肺炎或肺脓肿。嗜酸性粒细胞见于支气管哮喘。淋巴细胞见于滤泡性支气管炎、淋巴瘤。

二、呼吸道炎症病变的细胞形态

（一）炎症时呼吸道涂片的细胞形态

支气管炎、支气管扩张、肺炎和肺结核等急、慢性炎症均可引起上皮细胞发生形态改变。

1. 鳞状上皮细胞

（1）炎症性变化：口腔、咽部急性炎症可出现鳞状上皮细胞坏死、核固缩、碎裂和凋亡、染色质粗颗类状、核膜增厚等现象，易于鳞癌混淆（图12-1）。

（2）巴氏细胞（Papaniculaou cell）：由细胞学家 Papaniculaou 在自己痰中发现因而得名。上呼吸道感染和咽喉炎时，可见小型鳞状上皮细胞。此细胞体积较小，圆形、卵圆形；细胞核小、圆形，染色质致密深染；胞质染深红色（图12-2）。

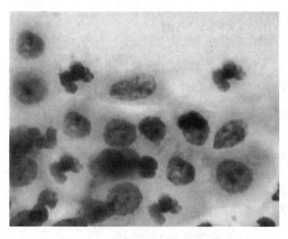

图 12-1　鳞状上皮细胞（炎症病变）

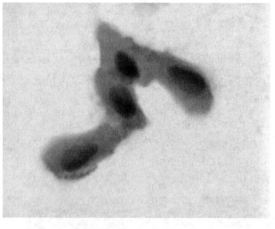

图 12-2　巴氏细胞

（3）鳞状化生细胞：细胞常成堆、成片，互相粘连。在鳞状化生细胞团周边有时附有纤毛柱状细胞。在鳞状化生基础上发生不典型增生，可为癌前病变。

2. 柱状上皮细胞

（1）多核纤毛柱状细胞：体积大，含多个固缩深染胞核，密集成团；胞质丰富染成深红色。镜下可见多核纤毛柱状细胞一端有纤毛，在支气管刷洗或冲洗液中较常见，痰涂片中较少见。

（2）衰亡纤毛柱状上皮细胞：纤毛柱状细胞在退变过程中，细胞某部位呈环状缩窄，最后横断为无核纤毛和胞质残体两部分，有的胞质残体内见嗜酸性包涵体。该病变见于病毒、细菌感染和肿瘤。

（3）增生的细支气管和肺泡上皮细胞：涂片中细胞成团脱落，呈乳头状或腺泡状排列。

（4）纤毛柱状细胞核内或胞质内包涵体：在纤毛柱状细胞的胞质及胞核内见嗜酸性或嗜碱性包涵体。巨细胞病毒所致包涵体周围有明亮空晕，具有诊断意义。细胞内包涵体见于副流感病毒、巨细胞病毒、单纯疱疹病毒、腺病毒、呼吸道合胞病毒、麻疹病毒等感染时。

（二）炎症细胞成分

1. 吞噬细胞　来自血中单核细胞,脱落的肺泡间隔细胞或Ⅱ型肺泡上皮。细胞体积巨大,核大、深染,胞质内空泡较多。此细胞如吞噬尘埃,称为尘埃细胞。如吞噬含铁血黄素,因其常在心功能不全的淤血肺中出现,故又称为心衰细胞,呈黄褐色。吞噬脂质,胞质呈泡沫状,称为泡沫细胞。

2. 其他炎症细胞　多见中性粒细胞。在支气管哮喘或寄生虫感染患者痰涂片内,可见大量嗜酸性粒细胞和夏科-莱登结晶。还常见淋巴细胞,偶见浆细胞。

（三）其他成分

1. 黏液管型（mucus cast）　源自小支气管,外观呈螺旋状,其中轴蓝染,边缘淡红色。由慢性炎症时细支气管分泌的黏液浓缩而成。常见于慢性支气管炎、支气管哮喘和吸烟者。

2. 石棉小体　在异常支气管肺泡灌洗液和痰液中常出现石棉小体,宽约 $1\mu m$,长约 $50\mu m$,透明状,包被蛋白质和铁后呈黄褐色,分叶状或竹节状,末端突起。多见于建筑工人、吸烟者和肺纤维化者。

3. 其他　痰液标本中,还可见植物细胞、钙化凝结物、肉类纤维和细菌等。

三、呼吸道恶性肿瘤细胞形态

肺部脱落细胞学检查是肺癌早期诊断的重要方法之一。肺癌发病率及死亡率在世界各国均大幅度增长,居恶性肿瘤的第2、3位。肺部肿瘤以原发性肺癌为主,其次是转移癌,肉瘤很少见。

（一）鳞癌

最常见,主要发生于大支气管即段支气管以上的支气管黏膜鳞状化生上。鳞癌细胞（图12-3）的特点如下:

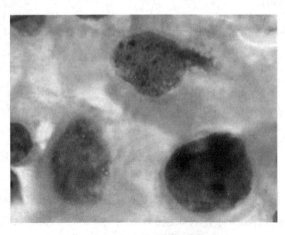

图12-3　痰涂片内的鳞癌细胞

1. 细胞大小和形状异常　细胞大多畸形,常见蛇形、蝌蚪形、纤维形等。背景有炎性细胞和坏死物质。

2. 细胞核异常　核大小不一、形状多变。核内结构不清,成团块状或墨水滴样,染色深。痰中常见,而在针吸细胞中较少见。

3. 细胞质异常　胞质丰富,边界较清楚。角化癌细胞胞质着橘黄色（巴氏染色）,未发生角化癌细胞胞质着蓝色（巴氏染色）。有时癌细胞完全角化,核溶解消失,转变成无核的影细胞,这是角化性鳞癌的重要依据。

4. 癌细胞吞噬现象　可见大型癌细胞的胞质内有小型癌细胞,将大癌细胞核挤压呈半月形,核偏位。有时癌细胞能吞噬小型颗粒、灰尘或含铁血黄素颗粒等。

5. 散在分布　癌细胞有明显单个散在分布的倾向,是鳞癌诊断依据之一。

（二）腺癌

经常发生于小支气管，尤以周围型肺癌为多见。根据起源支气管大小和形态分为支气管腺癌及支气管肺泡细胞癌。

1. 支气管腺癌　多数起源于小支气管上皮细胞，也可来自黏液腺。WHO 将此型分为乳头状细胞癌、腺泡细胞癌和伴有黏液分泌的实性癌 3 个亚型。前两者细胞学上没有本质的区别（图 12-4）。分化较好的腺癌以成群脱落为主，细胞群较大，并且细胞互相重叠，呈立体结构。分化差的腺癌单个癌细胞增多，细胞群较小而少，结构亦松散。

2. 支气管肺泡细胞癌　由 Ⅱ 型肺上皮或细支气管上皮起源，同支气管腺癌形态相似（图 12-5）。其特点：①癌细胞大小较一致，异形性不明显。常成群出现，细胞群界线清楚，一般在 20 个以内。核圆形，胞质较少，染色较浅；②癌细胞常和大量肺泡吞噬细胞同时存在，肺泡灌洗液对本病诊断有价值。

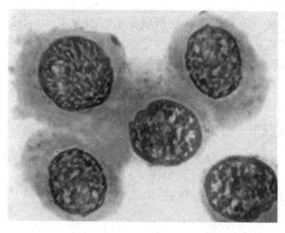 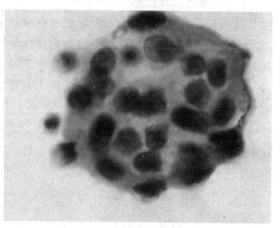

图 12-4　痰涂片内的腺癌细胞　　　　　　图 12-5　支气管肺泡细胞癌

（三）未分化癌

1. 小细胞未分化癌　是肺癌中较常见和最为恶性的一种类型，易发生转移。癌细胞体积小，有的呈裸核状。核形不规则，染色质致密深染，核仁不清。胞质极少，嗜碱性。癌细胞弥散成群出现或散在于红染的凝固性坏死背景中，癌细胞排列紧密，互相挤压形成典型的镶嵌样结构。

2. 大细胞未分化癌　为高度恶性未分化肿瘤，常来源于终末细支气管，预后差。多为单个细胞脱落，亦可成群出现，群内细胞大小不一，很少重叠。细胞体积大，核大而不规则，核仁明显；胞质较多，均质嗜酸性。有时可见多核的巨大的癌细胞，容易发生坏死，因此胞质内常有中性粒细胞侵入。

（四）腺鳞癌

涂片发现具有鳞癌特征、散在、细胞界限清晰，呈蝌蚪状、核固缩的癌细胞。同时可见到成堆、排列成腺腔样结构，且胞质有空泡，核仁明显的腺癌细胞。这是一种既有鳞癌特点又有腺癌特点的混合性癌，细胞学检查无特殊表现。在肺癌中腺鳞癌很常见。

第二节　消化系统脱落细胞学检查

消化系统脱落细胞检查的范围包括食管、胃与大肠。因小肠位居消化道中段,其脱落细胞检查至今仍无好的方法。食管癌和胃肠癌是我国最常见的恶性肿瘤。近年来由于食管拉网技术的改进,特别是纤维胃镜、纤维乙状结肠镜、直肠镜的广泛应用,可以发现早期食管癌、胃肠癌,提高了胃肠癌早期的诊断率。

一、正常食管细胞形态

（一）鳞状上皮细胞

来自口腔、咽、喉、食管等处黏膜被覆鳞状上皮。涂片内以表层鳞状上皮细胞为主,中层鳞状上皮细胞少见,无底层鳞状上皮细胞。细胞形态和其他部位所见鳞状细胞相似,只是表层细胞略小,核胞质比稍大。中层鳞状上皮细胞增多,常见于食管物理或化学损伤、各种炎症、溃疡及肿瘤等。底层鳞状上皮细胞出现,见于黏膜溃疡及肿瘤等疾病。

（二）柱状上皮细胞

是黏膜或黏膜下层腺体的细胞成分,正常情况下不易脱落,如果标本混有痰液时,可见纤毛柱状上皮细胞。

（三）非上皮成分

常见血细胞、组织细胞,有时可见痰液内的吞噬细胞,各种植物、动物细胞和细菌及真菌等。

二、食管良性病变的细胞形态

（一）食管炎症

食管炎症涂片中除可见表层与中层细胞外,还可见基底层细胞。细胞体积较小,核相对较大。成团脱落的底层细胞形态、大小比较一致。涂片背景可见多量淋巴细胞、浆细胞、中性粒细胞及组织细胞等炎症细胞。食管炎比较肯定的诊断标准是食管腺管上皮脱落细胞和炎症细胞相互混杂出现,这是食管癌外科标本癌组织中固有腺管周围常有的现象。

（二）食管鳞状上皮核异质

在某些因素的长期刺激和作用下,食管鳞状上皮细胞出现增生及核异质改变。

1. 轻度核异质细胞　　中层和表层鳞状细胞数量增多,细胞核比同层正常细胞核大 1～2 倍,胞核不规则,染色质略增多,核与胞质比例仍正常。主要见于炎症性增生。

2. 重度核异质细胞　　涂片内基底层细胞增多,中层和表层细胞核比同层正常细胞核大 2 倍以上。胞核深染,颗粒变粗但大小均一,但核胞质比例仍在正常范围。涂片中发现重度核异质细胞时,应仔细查找癌细胞,以排除早期癌的可能,或者复查并随访。

（三）贲门黏膜腺上皮细胞核异质

涂片中偶见腺上皮细胞,有时可见细胞核略大,染色质增多,深染,核仁略大,但核胞质比例正常,呈轻度核异质表现。

三、食管癌细胞形态

约半数以上食管癌发生于食管中 1/3 段;其次为下 1/3 段;上 1/3 段很少见。鳞癌占 95%;腺癌占 2%~3%;未分化癌罕见。而胃贲门部癌多为腺癌(占 95%),其次为未分化癌(占 2%~3%),鳞癌极少见。其他恶性肿瘤种类虽很多,但十分少见(仅占食管恶性肿瘤的 5% 左右),如食管癌肉瘤、食管恶性黑色素瘤等。

(一)鳞癌

1. 高分化鳞癌　细胞体积巨大,形态各异,且多散在分布。胞核增大,染色质增多、深染,具有恶性特征。胞质较多,巴氏染色呈橘黄或红色,可见空泡。有时可见角化珠及癌珠(图 12-6)。

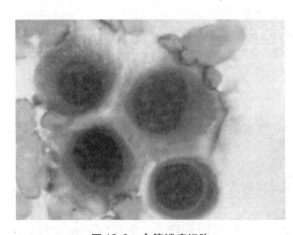

图 12-6　食管鳞癌细胞

2. 中分化鳞癌　相当于外底层癌细胞,胞质着蓝色,稍多。常见无角化鳞癌及角化癌中无角化部分癌组织中,尤其是早期鳞癌涂片多见。

3. 低分化鳞癌　细胞多为圆形、卵圆形或梭形,胞质很少,有的癌细胞呈裸核样,但仍可以见少数外底层癌细胞。

4. 未分化鳞癌　胞核与淋巴细胞的核相似,胞质极少,细胞裸核样。此型极为少见,仅占 0.1%~0.2%。食管小细胞未分化鳞癌的拉网涂片诊断,需排除同类型肺癌存在。

(二)腺癌

主要发生于胃贲门部,亦见于食管腺腺上皮恶变(即食管原发性腺癌)。食管原发性腺癌按病变特点和发生组织通常分类如下:

1. 发生于食管异位胃黏膜的腺癌　少见,发生在食管、胃交界线 2cm 以上。细胞的形态同胃的腺管状腺癌。诊断时需排除由贲门癌上延至食管的可能。

2. 发生于食管固有腺的腺癌　细胞形态又因癌变范围和来源部位不同而异。

(1)发生于食管上段的腺癌:此类腺管癌早期亦常伴有食管黏膜表面的鳞癌,腺管癌较少,鳞癌大小不一,两者在涂片内难以区别。涂片背景中有大量的增生腺管上皮细胞,这种细胞常成团状,胞质较致密,有核仁。亦有变性癌细胞,提示食管的腺癌存在的可能性(图 12-7)。

(2)发生于腺管中段的癌:癌细胞常和透明物质相混杂。涂片中癌细胞与移行细胞类似,可为多角形,边缘清楚,核仁明显,胞质染淡红色。

(3)黏液表皮样癌:可见于食管腺上段腺管发生基底细胞样癌细胞,亦见于腺泡上皮癌变的黏液癌样腺癌细胞,故称为黏液表皮样癌。腺泡细胞癌为印戒样或高柱状细胞癌。

(三)未分化癌

食管和贲门部均罕见(图 12-8)。

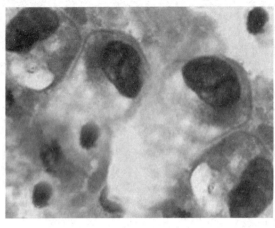

图 12-7　食管腺癌细胞

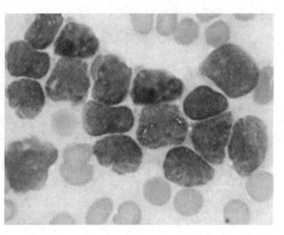

图 12-8　食管未分化癌细胞

（四）类型不明

涂片内见到的癌细胞无典型的腺癌、鳞癌或未分化癌的特征时，均列入此类。实际上，该类癌细胞是上述各型癌细胞极不典型形态。

第三节　泌尿系统脱落细胞学检查

一、尿液中正常脱落细胞形态

1. 移行上皮细胞　主要覆盖于肾盂、肾盏、输尿管、膀胱和部分尿道，正常尿液中常见。移行上皮细胞分为表层、中层和基底层 3 层。

涂片内表层细胞体积大，呈扁圆形或多边形。核圆形或卵圆形，染色质为细颗粒状，核仁不明显，可见双核或多核。底层细胞是圆形或多边形，核的大小与表层相似，居中，染色质致密。中层细胞大小介于前两者之间。因尿液渗透压变化，脱落的移行上皮常会有不同程度的变性。

2. 鳞状上皮细胞　因尿液常混入阴道分泌物，故尿液中较常见，形态同阴道涂片中的鳞状上皮细胞。或受激素影响，膀胱三角区上皮鳞状化生脱落形成。

3. 柱状上皮细胞　正常尿液内极少见，只是在尿道炎症时可见。

4. 非上皮细胞成分　可见中性粒细胞、淋巴细胞、浆细胞、组织细胞、红细胞、细菌、真菌及精子等。

二、泌尿道良性病变细胞形态

（一）炎症

涂片内细胞数目明显增多且形态改变，可出现较多中性粒细胞、淋巴细胞、浆细胞、组织细胞、红细胞及上皮细胞等，且各种细胞常变性，体积增大，胞质内可有液化空泡或核固缩细胞。

如慢性尿道炎、慢性膀胱炎时可见大量鳞状上皮细胞,体积大,呈多边形,多为不全角化细胞和角化前细胞;慢性膀胱炎、慢性肾盂肾炎时可见较多的移行上皮细胞,少量中层和底层细胞。长期炎症刺激者尿液涂片中有轻度核异质细胞。此外在尿液涂片中有时还可见到某种病原体引起的特殊病变。

1. 真菌感染 常见有白色念珠菌。涂片中可见孢子,偶见假菌丝。多发生于肾移植患者和其他免疫抑制剂治疗的患者。

2. 病毒感染

(1) 巨细胞病毒包涵体病(cytomegalic inclusion disease):涂片内出现肿大的肾小管上皮细胞核内可见一个大的强嗜碱性包涵体,有的胞质内有多个小的嗜碱性包涵体(图12-9)。

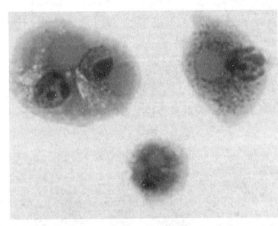

图12-9 尿巨细胞病毒包涵体

(2) 人多瘤病毒(polyoma virus of human):见于肾移植和某些免疫抑制患者。涂片内上皮细胞体积明显增大,胞核增大,内有嗜酸性包涵体,充满整个胞核,其周围有一个狭窄晕环,单个包涵体和窄的光晕是与巨细胞病毒包涵体不同之处。晚期无包涵体。

(3) 尖锐湿疣(Condyloma acuminatum,CA):由乳头状瘤病毒感染所致。可为生殖道感染细胞污染或泌尿道自身的感染。涂片中鳞状细胞体积增大,胞核增大,深染有一定程度畸形,其周围出现空穴,有时见双核细胞。

(二)尿结石症

涂片内见上皮细胞呈轻度核异质改变,核染色质增多,深染。存在于肾盂和输尿管结石者涂片内可见大量表层细胞,体积大,细胞核数量多。

(三)膀胱黏膜白斑

在慢性炎症、血吸虫病或结石等刺激下,肾盂或膀胱黏膜发生鳞状化生,出现完全角化的鳞状上皮,使黏膜呈白色,称膀胱黏膜白斑。

(四)治疗对膀胱上皮细胞的影响

1. 放射治疗影响 盆腔器官肿瘤作放射治疗时,常影响膀胱黏膜上皮细胞,使之发生明显变化。出现在尿液中的上皮细胞体积增大,核固缩或核碎裂;胞质嗜酸变性,染浓红色。

2. 化学治疗影响 环磷酰胺治疗可使上皮细胞体积增大,出现空泡变性。核亦增大、固缩、碎裂,可有明显核仁。其他抗癌药可引起尿路上皮细胞退行性变,与放射治疗反应类似。

(五)肾移植后尿液细胞学改变

急、慢性排斥反应的细胞学变化可从尿液涂片中反映出来,所以对肾移植患者应连续定期检查尿液。涂片中可出现多量淋巴细胞、肾小管上皮细胞和移行上皮细胞,还可见红细胞、管型和背景坏死物等。

三、泌尿系统恶性肿瘤细胞形态

来自于泌尿道的上皮的肿瘤很容易脱落到尿液中。而来自于深部组织如前列腺或肾脏的肿瘤不可能脱落;只有肿瘤已变得很大,且破坏正常的泌尿上皮时,才可能脱落。故尿液细胞学在尿道癌、膀胱癌、输尿管癌和肾盂癌的诊断中广泛应用。

泌尿系统恶性肿瘤约95%以上来源于上皮组织。尿液细胞学检查以移行细胞癌最为常见,发生于膀胱、输尿管、肾盂、肾盏。鳞状细胞癌与腺癌少见。非上皮性肿瘤如平滑肌肉瘤、脂肪肉瘤、胚胎性横纹肌肉瘤则罕见。

1. 乳头状瘤(papilloma) 瘤细胞形态与正常移行上皮细胞相近,或有轻度异型性,胞核染色略深,细胞团围绕一细长结缔组织轴心,或轴心周围见多层细胞紧密排列呈乳头状,对诊断有一定价值(图12-10)。

2. 移行细胞癌(transitional cell carcinoma) 按细胞分化程度分为Ⅰ、Ⅱ和Ⅲ级。Ⅰ级属于早期,分化程度高,涂片中细胞形态与正常移行上皮细胞相似,呈轻度或中度异型性。核染色质粗糙,核有畸形,少数可见核仁,有轻度核胞质比异常,还见坏死灶(图12-11)。Ⅱ级属中度

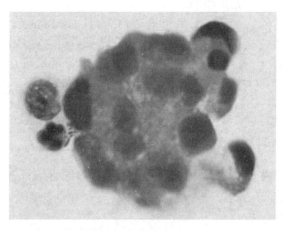

图12-10 膀胱乳头状瘤

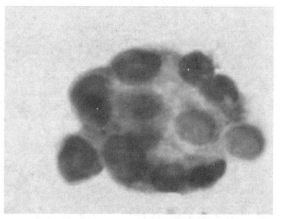

图12-11 移行细胞癌Ⅰ级

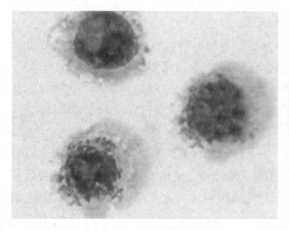

图12-12 移行细胞癌Ⅱ级

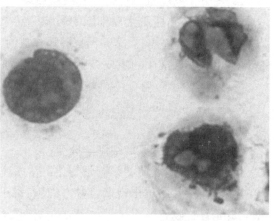

图12-13 移行细胞癌Ⅲ级

分化移行细胞癌,癌细胞形态异常,大小不等。核大并畸形,核边不规则,呈锯齿状(图12-12)。Ⅲ级有较多典型的癌细胞。涂片中异型细胞数量明显增多,癌细胞形态异常,大小不等。核增大并高度畸形,胞质嗜碱;核胞质比明显增大(图12-13)。

3. 鳞癌 较少见,涂片中形态较典型,以高分化鳞癌为多见,其形态与宫颈和支气管鳞癌相似。

4. 腺癌 少见,细胞形态与其他部位相同。

第四节 女性生殖系统脱落细胞学检查

女性生殖器官主要包括外阴、阴道、子宫、输卵管和卵巢。阴道脱落细胞绝大数是宫颈及阴道上皮,较少见的是子宫内膜细胞。阴道脱落细胞学(gynecologic cytology)检查方法简单易行,取材范围较广泛,不易漏诊,对于生殖道肿瘤的早期防治有着重要的意义。

一、正常生殖道上皮细胞形态

女性生殖道各器官所覆盖的上皮主要有两种。一是鳞状上皮,分布于阴道和宫颈外部;二是柱状上皮,分布于子宫内膜、子宫外膜、输卵管。

(一)鳞状上皮细胞

1. 表层鳞状上皮细胞 该层角化前细胞大而扁平,呈不规则形或大方块形,核小而圆,染色质疏松。角化细胞的胞核固缩变小,核周常有白晕,完全角化时则核消失,胞质嗜酸性。该层受卵巢雌激素水平影响而增生或脱落,最能反映雌激素的水平(图12-14)。

2. 中层鳞状上皮细胞 与表层细胞大小类似或更小。妊娠期的中层细胞常成片脱落。受黄体孕激素影响,此层细胞很发达。核大偏位,胞质丰富,被称为"妊娠细胞"。常见于妊娠和绝经早期。非孕期的中层细胞核略大,见于月经期、排卵前期和排卵后期(图12-15)。

3. 底层鳞状上皮细胞 按细胞大小、形态及胞质的量分为外底层和内底层细胞。外底层细胞与中层细胞形态相似,体积较小,根据来源不同,分为三种类型:宫颈型外底层细胞,

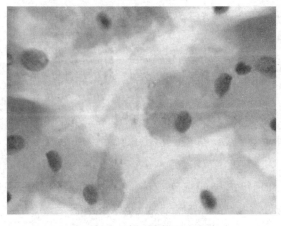

图12-14 表层鳞状上皮细胞

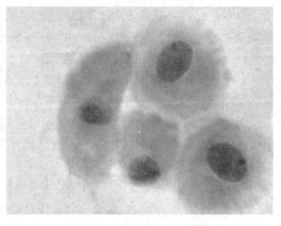

图12-15 中层鳞状上皮细胞

从子宫颈外部上皮脱落,常见于青壮年女性的涂片;产后型外底层细胞,见于产妇或晚期流产患者阴道涂片;萎缩型外底层细胞,见于原发性无月经或绝经期女性的阴道涂片(图12-16)。内底层细胞有生发作用,一般不脱落,仅在哺乳期、闭经后,阴道高度萎缩、糜烂、创伤时才见。

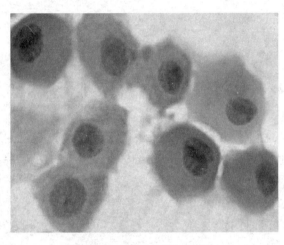

图12-16　底层鳞状上皮细胞

(二)柱状上皮细胞

1. 子宫颈内膜上皮细胞　根据其形态及分泌物,分为分泌型柱状细胞和纤毛柱状细胞,因其易破坏,在阴道涂片中不易见到。

(1)分泌型柱状细胞:又称黏液细胞,其形态因妊娠及雌激素水平等因素而异。常见于排卵期分泌旺盛时的涂片。

(2)纤毛柱状细胞:多见于绝经后。胞体呈立方形或低柱状,常成群或呈蜂窝状排列,很少重叠。

2. 子宫内膜上皮细胞　包括纤毛柱状细胞和黏液细胞。常成群脱落,互相重叠,形态、大小一致。根据其雌激素水平可分为周期型和萎缩型二型。增殖期脱落的细胞常为周期型;萎缩型的细胞涂片内较少,松散排列。

(三)非上皮细胞

1. 吞噬细胞　可见于月经末期、绝经后、子宫颈炎症、子宫内膜癌、宫颈癌或盆腔接受放射治疗后。

2. 血细胞　可见红细胞、中性粒细胞、单核细胞、淋巴细胞等。

3. 其他　阴道内常有细菌寄生,常见的有阴道杆菌、葡萄球菌、链球菌,大肠埃希菌,淋病双球菌,变形杆菌等。还常见真菌、滴虫、精子、黏液等。

二、生殖道炎症病变的细胞形态

女性生殖道炎症是女性最常见的疾病。长期的炎症刺激可诱发核异质甚至恶性肿瘤。识别炎症的脱落细胞形态,对于诊断和肿瘤鉴别都有重要意义。

(一)炎症时生殖道涂片的细胞形态

1. 上皮细胞变性　炎症刺激上皮细胞发生变性坏死。涂片内见核淡染,甚至只见有核轮廓的影细胞。鳞状上皮细胞胞质常呈嗜酸性。

2. 上皮细胞增生、化生和核异质　因长期炎症刺激,涂片内可见增生、再生的鳞状和柱状上皮细胞。有时增生和化生的细胞呈核异质改变、异常角化,其往往与癌前病变有关(图12-17)。

3. 背景成分　炎症时生殖道涂片中可见数量不等的炎症细胞,有时涂片内可见较多的黏液、坏死细胞、细胞碎片、成堆细菌等。慢性炎症时,背景常见淋巴细胞,偶见浆细胞、组织细胞和吞噬细胞等。

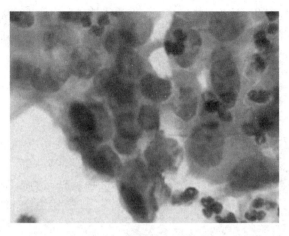

图 12-17　鳞状上皮细胞增生

（二）特殊病原体所致的脱落细胞形态

1. 滴虫性阴道炎　由滴虫感染所致。涂片可见阴道滴虫，鳞状上皮的各层细胞。老年妇女可见较多的表层细胞；青年妇女可见较多的底层细胞。细胞常常发生退化变性，部分细胞模糊不清。涂片中有大量黏液和中性粒细胞，少数病例可伴有较多核异质细胞。长期滴虫感染久治不愈，部分病例有合并宫颈癌的可能。

2. 淋病　由淋病双球菌感染所致。是寄生在细胞内的革兰阴性双球菌，主要存在于宫颈鳞状上皮的外底层和中层细胞及子宫颈管鳞状上皮化生细胞内；脓细胞内可以见群集的淋病奈瑟菌。

3. 尖锐湿疣　由人乳头瘤病毒感染所致，为性传播性疾病。近年研究指出人乳头瘤病毒16型和18型和子宫颈癌有关。感染人乳头瘤病毒后，上皮细胞可发生改变。

三、生殖道恶性肿瘤细胞形态

女性生殖器官的各个部位均可以发生恶性肿瘤，其中以宫颈癌为最多见。宫颈癌按细胞形态可分为鳞状细胞癌、腺癌及未分化癌。其中鳞癌最为多见，占宫颈癌的95%，其次为腺癌（约占5%），未分化癌极少见。

（一）鳞癌

1. 角化型鳞癌　癌细胞较少，常单个散在，很少聚集。细胞大小和形态各异。细胞质丰富，多数有角化而红染。细胞核显著增大而畸形，染色质深染、结构不清。可见角化珠，癌细胞周围常伴有较多中性粒细胞（图12-18）。

2. 非角化型鳞癌　癌细胞呈单个或界限不清的合胞体样排列，异型性大。胞核大，染色质呈粗块状深染，分布不均，常能见核仁。胞质较少，嗜碱性，角化不明显，核胞质比明显增大。

（二）腺癌

女性生殖道涂片内所见腺癌仅占阳性涂片总数的5%左右。可能来自宫颈、子宫内膜或输卵管，这三者从细胞学角度根本无法区别。涂片内所见多以分化较好的腺癌为主。

1. 分化较好的腺癌细胞　癌细胞可散在也可成团脱落。聚集成团的癌细胞极性紊乱，畸形明显。癌细胞中等大小，

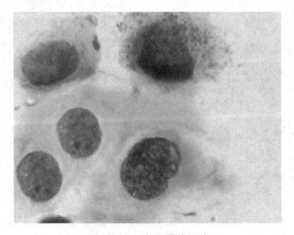

图 12-18　宫颈鳞癌细胞

呈圆形、卵圆形或不规则形。胞核有轻至中度畸形,核大小较一致,染色质呈粗颗粒或粗网状,染色较深,常见有巨大核仁。胞质丰富,呈紫红色或灰红色,含较多黏液时,胞质染淡蓝色有时呈透明样,当胞质内含有黏液空泡时体积可很大,可形成印戒样。核质比明显增大。

2. 分化差的腺癌细胞　涂片中癌细胞多单个散在,常见恶性裸核。染色质呈粗颗粒状,增多且分布不均,经常见核内透亮区及染色质凝集点,核膜增厚不光滑,胞质较稀少,空泡少见。

(三)未分化癌

宫颈未分化癌极少见,少于阳性涂片总数的1%。由于癌细胞分化极低,恶性度高,常常发生出血、坏死及炎症反应,故涂片背景复杂,可以见红细胞、中性粒细胞、黏液及坏死碎片等。涂片中癌细胞体积小,排列紧密。胞核体积小,畸形非常明显。胞质少略呈嗜碱性,核质比很大,似裸核样。

第五节　浆膜腔积液脱落细胞学检查

浆膜腔(serous cativy)又称体腔(somatic cativy),包括胸腔、腹腔和心包腔。在炎症刺激、肿瘤转移或循环障碍等情况下,可形成胸水、腹水和心包积液等,其细胞学诊断主要是查找积液中有无癌细胞。

一、正常及良性病变的脱落细胞形态

(一)间皮细胞

1. 正常间皮细胞　为被覆于浆膜表面的单层扁平上皮,呈多边形。脱落后,细胞呈圆形、卵圆形,体积增大。核较大,常居中,染色质细颗粒状,分布均匀,有时可见数个清楚的染色质小结,核仁明显;胞质弱嗜碱性或嗜酸性,细胞边界清楚。成群脱落的细胞间可见空隙,可能与间皮细胞表面微绒毛或小泡等超微结构有关(图12-19)。

2. 退变间皮细胞　间皮细胞脱落于积液中不久即开始退化变性。积液抽出后若未及时固定制片,细胞亦发生退变,最后整个细胞溶解消失。间皮细胞常发生肿胀退变,易与癌细胞混淆(图12-20)。

3. 异形间皮细胞　在慢性炎症、肿瘤及放射线作用等刺激下,浆膜表面的间皮细胞有不同程度的增生,细胞的形态、大小、结构发生改变。细胞呈单个或成群分布,体积增大;可见双核或多核,染色质略增多,呈粗颗粒状;胞质丰富;核胞质比仍属正常范围(图12-21)。

(二)非上皮细胞

1. 红细胞　完整的红细胞多因创伤所致。血性积液的背景有纤维蛋白。肾透析、EBV感染的患者可见巨噬细胞吞噬和消化自身红细胞的现象,称为红细胞吞噬现象。

2. 淋巴细胞　积液中较为常见。大量增多时,提示为结核性炎症或肿瘤;如少量增多,常为慢性炎症、病毒感染等。

3. 嗜酸性粒细胞　与变态反应性疾病、寄生虫感染、癌肿、结核、胶质瘤及反复穿刺等有关。

4. 中性粒细胞和吞噬细胞大量增多时,主要见于急性化脓性炎症、恶性肿瘤、肝硬化并发感染、急性出血等。嗜酸性粒细胞与变态反应性疾病、寄生虫感染、癌肿、结核、胶质瘤及反复

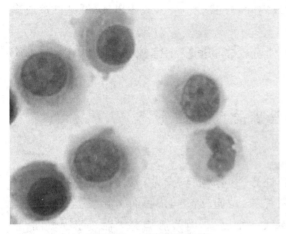

图 12-19 正常间皮细胞

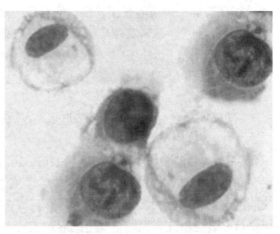

图 12-20 退变间皮细胞

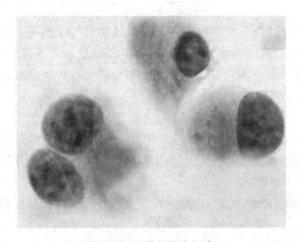

图 12-21 异形间皮细胞

穿刺等有关。

5. 浆细胞 常与淋巴细胞并存,在慢性炎症和肿瘤时可见。

(三)炎症和其他病变时脱落细胞

1. 感染性疾病 急性炎症积液的涂片内可见大量中性粒细胞和坏死物质。病毒性肺炎积液可见吞噬细胞和淋巴细胞。

2. 慢性炎症 结核性积液为血性、浆液性或乳糜样,涂片中以成熟淋巴细胞为主,偶见幼稚淋巴细胞,间皮细胞增多,成团脱落,少数病例可见结核巨细胞及类上皮细胞。

3. 肝硬化 肝硬化腹水的涂片内细胞成分较少,可见少量间皮细胞及退化变性戒指样间皮细胞,伴有淋巴细胞、中性粒细胞、组织细胞。肝细胞坏死和黄疸活动性肝硬化患者,涂片内可见异形间皮细胞及较多的吞噬细胞(图 12-22)。

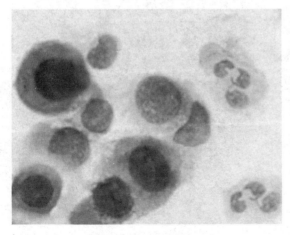

图 12-22 肝硬化积液

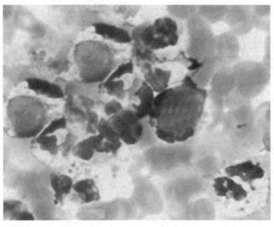

图 12-23 胸水红斑狼疮细胞

4. 尿毒症 可引起浆膜纤维素性炎症。涂片内间皮细胞增生,常成团出现,可见单核或多核异形间皮细胞。患者有明显尿毒症临床表现。

5. 红斑狼疮 涂片中可见典型的 LE 细胞,伴有较多的间皮细胞、淋巴细胞、中性粒细胞及组织细胞(图 12-23)。

二、浆膜腔积液中恶性肿瘤细胞形态

(一)浆膜腔积液中肿瘤细胞的来源

积液中 98% 以上的癌细胞是转移性的,原发性恶性间皮瘤较少见。当内脏恶性肿瘤侵及浆膜的淋巴管、毛细血管或引起循环障碍,或合并感染,或直接浸润浆膜而引起浆膜炎症时,均可产生浆膜腔积液。积液中脱落的癌细胞较少或无癌细胞,只有当肿瘤穿破器官浆膜表面,直接暴露于浆膜腔时,积液内才会出现大量癌细胞。浆膜腔癌性积液中以腺癌细胞为多见,少数为鳞癌和未分化癌。

肿瘤性胸腔积液最常见于原发性周围型肺癌,其次是乳腺癌及原发性恶性间皮瘤等。肿瘤性腹膜积液以胃癌、卵巢癌和大肠癌为多见;其次为胆管癌、胆囊癌和肝癌;肝转移癌、腹腔淋巴结恶性淋巴瘤及原发性恶性间皮瘤等较少见。肿瘤性心包积液主要由原发性中央型肺癌累及心包膜造成;而原发于心包的恶性间皮瘤极罕见。

(二)积液中肿瘤细胞的形态特征

1. 鳞癌 积液中少见,仅占 2% ~ 3%。细胞大小不一,形态多样。癌细胞单个散在、成团或成堆出现。核大小不等,可见畸形,染色质深染;胞质厚实,有角化倾向。胸水内常见原发灶肺鳞癌,其次为食管癌。腹水中常见原发灶宫颈鳞癌。

2. 腺癌 腺癌占积液内转移癌的 80% 以上。常见为肺腺癌、乳腺癌、子宫内膜腺癌、食管腺癌、肾癌和甲状腺癌等。

(1)大细胞型腺癌:癌细胞体积大,散在或聚集成团呈腺腔样、梅花状、乳头状、桑椹状排列。核较大偏位,核染色质致密颗粒状,核仁明显增大;胞质嗜碱性,可见大小不等空泡。可出现印戒样癌细胞、癌巨细胞或多核癌巨细胞,常见病理性核分裂象(图 12-24)。

(2)小细胞型腺癌:细胞体积较小,常成堆呈腺腔样、桑椹状排列。胞核为不规则圆形或

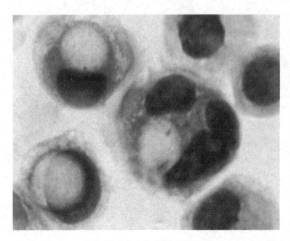

图 12-24 大细胞型腺癌

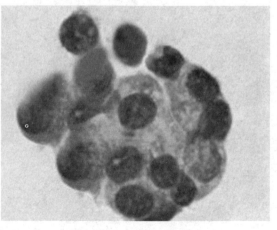

图 12-25 小细胞型腺癌

卵圆形,有明显畸形,染色深,有的呈墨水滴样,可见单个核仁;胞质较少,嗜碱性染淡紫红,有的胞质内可见黏液空泡,边缘不规则,可有多个瘤状伪足突出,边缘呈花边状(图 12-25)。

3. 未分化癌 胸水中发现比鳞癌多,为 3% ~ 5%。其特点是多数成团排列成腺腔样、葡萄状、链状或堆叠挤压呈镶嵌样。核圆形或不规则形,染色质粗大、深染、分布不匀,有时呈墨水滴状。胞质少,在癌细胞核边缘可有少许胞质或呈裸核样(图 12-26)。

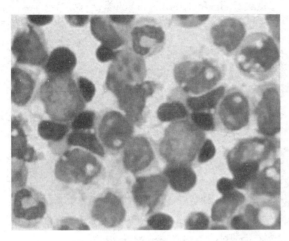

图 12-26 未分化癌

(三)各种常见转移癌

1. 肝细胞癌 是导致腹水常见的恶性肿瘤之一。癌细胞大小差异较大,散在或成群分布。核不规则形或畸形,染色质浓集深染,有明显的核仁;胞质丰富,染成紫红或淡红色,常可见空泡和大量紫色颗粒;核胞质比增大。

2. 肺癌 是导致胸水最常见的恶性肿瘤,以周围型腺癌多见,鳞癌和未分化癌则很少见。偶尔有中央型肺癌累及心包膜引起心包积液。

3. 乳腺癌 是引起胸水的恶性肿瘤之一。癌细胞的大小及形态变化较大。癌细胞呈长链状、乳头状排列。

4. 胃肠癌 主要出现于腹水中,多数是黏液腺癌。胃癌可见较多印戒样癌细胞;大肠癌癌细胞可出现腺腔样结构或呈柱状的癌细胞团。

5. 卵巢癌 为导致腹水的常见肿瘤。以浆液性腺癌和黏液性囊腺癌多见。

6. 肾癌 是导致腹水的恶性肿瘤之一。根据其形态特征分为透明细胞癌、颗粒细胞癌、梭形细胞癌。

(四)恶性间皮瘤

间皮瘤(mesothelioma)是由覆盖于浆膜表面的间皮细胞发生的原发性肿瘤,常见于胸膜、腹膜,发生在心包膜的极罕见。间皮瘤分良性与恶性两种。良性间皮瘤呈局限性生长,胞膜完整,很少引起积液。恶性间皮瘤主要呈弥漫性生长,可广泛侵犯胸、腹腔而引起积液。

1. 上皮型恶性间皮瘤 又称癌性间皮瘤。大量肿瘤细胞多单个散在。瘤细胞常排列成乳头状结构、腺样结构,体积大。核较大,居中或偏位,花瓣核、双核或多核均可见,染色质粗网状,核仁大而明显;胞质较多,部分呈瘤状突起,有时可见液化空泡(图 12-27)。

2. 纤维型恶性间皮瘤 又称间皮纤维肉瘤。瘤细胞多呈纤维状或梭形。细

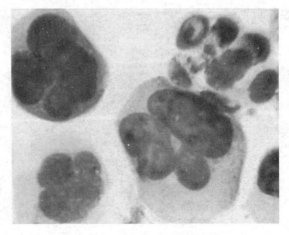

图 12-27 上皮型恶性间皮瘤

胞核深染,核仁不清或隐约可见,胞质淡染,呈旋涡或交错状排列,细胞边界不清。

3. 混合型恶性间皮瘤　少见,由各种间皮瘤细胞组成。此种肿瘤细胞呈双向分化,涂片中有似间皮细胞样肿瘤细胞,同时可见梭形瘤细胞。

（五）淋巴瘤

胸腹水内恶性淋巴瘤瘤细胞多由纵隔和腹腔恶性淋巴瘤蔓延、扩散导致。组织学上分为霍奇金病(Hodgkin disease)和非霍奇金淋巴瘤(non-Hodgkin lymphoma)两类。

第六节　淋巴结针吸细胞学检查

一、淋巴结正常及良性病变的细胞形态

（一）淋巴结正常细胞形态

正常淋巴结穿刺涂片内大多数是淋巴细胞,大约占85% ~95%,多以成熟小淋巴细胞为主。其余5%为原淋巴细胞、幼淋巴细胞、单核细胞和浆细胞等;核分裂象不常见,诊断主要靠寻找有无异常细胞,无需计算细胞分类百分比(图12-28)。

（二）淋巴结良性病变细胞形态

1. 急性淋巴结炎　多因细菌或药物所致。病变早期涂片中有比较多的小淋巴细胞,中性粒细胞少见。当病程发展到急性化脓性炎症时,中性粒细胞增多,伴有退化变性,形成的脓细胞及坏死的背景。

2. 慢性淋巴结炎　是淋巴结最常见的疾病,多由局部慢性感染引起,好发于颈部、颌下和腹股沟处。涂片内有大量淋巴细胞,夹有少量转化淋巴细胞及组织细胞,后者可有吞噬现象(图12-29)。

3. 淋巴结结核　具有结核病变形态学诊断意义的是:①类上皮细胞:多呈数量不一的聚集,单个游离者少见。细胞体积较大,形态为长圆形或不规则椭圆形;核大小不一,呈肾形、马蹄形、半月形、梭形等,染色质细致疏松,有时可见1~2个核仁;胞质丰富,多呈灰蓝色或灰红

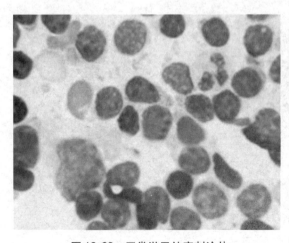

图12-28　正常淋巴结穿刺涂片

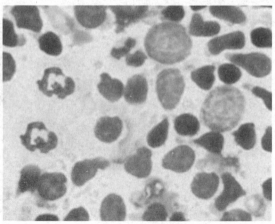

图12-29　病变淋巴结穿刺涂片

色(图 12-30);②朗格汉斯巨细胞:由多个上皮细胞融合,或多极分裂而成。细胞体积巨大,胞核可达数十个,胞核的大小、形态、染色与类上皮细胞相似,相互重叠,常排列在细胞周边,呈花环形;胞质丰富,呈灰蓝色或灰红色(图 12-31);③干酪样坏死:涂片中见大片灰蓝或紫蓝色粉末状无结构物质,且夹有紫红色碎片状物,有污浊感,可出现淋巴细胞、类上皮细胞。抗酸染色可找到结核分枝杆菌。

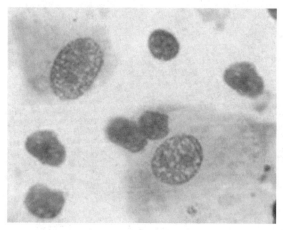

图 12-30　单个类上皮细胞

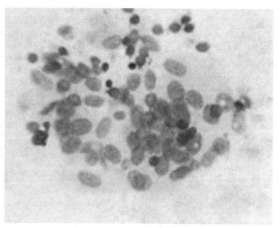

图 12-31　朗格汉斯巨细胞

二、淋巴结恶性肿瘤细胞形态

恶性淋巴瘤(malignant lymphoma)是淋巴结或淋巴组织的恶性肿瘤,来自于各种淋巴组织或细胞。恶性淋巴瘤在病理学上分成霍奇金和非霍奇金淋巴瘤两大类,根据瘤细胞大小、形态和分布方式可进一步分成不同类型。

(一)霍奇金淋巴瘤

霍奇金淋巴瘤又称霍奇金病(Hodgkin disease,HD)。Rye 会议将 HD 分成 4 型。仅仅靠细胞学涂片是很难分型的,如与临床表现和检查相结合,其亚型的特征较明显。

1. 淋巴细胞为主型　年轻男性多见,低度恶性。有 R-S 细胞,伴有小淋巴细胞和组织细胞,形成结节样。

2. 结节硬化型　青少年多见,女多于男,多数为低度恶性。有 R-S 细胞,有明显的结节。

3. 混合细胞型　成人多见,中高度恶性。多形性细胞弥散浸润,较多典型的 R-S 细胞,伴淋巴细胞、组织细胞、嗜酸性粒细胞增生。

4. 淋巴细胞消减型　老年多见,高度恶性。典型的 R-S 细胞多少不一,多见裸核样 R-S 细胞。

霍奇金病细胞成分复杂,与机体免疫状态及预后有关。其中最重要的是 R-S 细胞,又名霍奇金细胞(图 12-32),有诊断意义。此细胞有三大形态特征:①细胞体积巨大,直径可达 30 ~ 100μm,大小不等,呈不规则圆形;②细胞核巨大,圆形,染色质疏松,核膜厚而深染;③核仁巨大,直径为 5 ~ 10μm,呈蓝色或淡紫色,核仁周围透亮;④胞质丰富,常有空泡。R-S 细胞可分为单核、双核和多核三种类型。

（二）非霍奇金淋巴瘤

其病理特征是肿瘤组织成分比较单一，多数以一种细胞成分为主。针吸细胞学诊断较难，只能起筛选的作用，仅供病理和临床参考。涂片中瘤细胞成分较单一，多呈弥散分布，其形态与淋巴结中相应系列的构成细胞相似，但是有明显异型性。分型十分复杂，虽有许多新进展，各家分类法不尽相同（图12-33）。

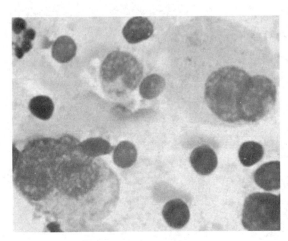

图12-32　霍奇金淋巴瘤 R-S 细胞　　　　图12-33　非霍奇金淋巴瘤

三、淋巴结转移性肿瘤细胞形态

各种癌症的晚期均可发生淋巴结转移。因为正常淋巴结没有任何上皮细胞成分，若上皮细胞成分在淋巴结内出现即是转移癌。淋巴结转移癌比淋巴瘤更多见。针吸细胞学除诊断是否有转移外，还可根据细胞形态及临床表现，判断原发肿瘤的来源，有时原发肿瘤小而隐蔽，常借助于转移的淋巴结穿刺而获得诊断，并可推断其原发部位。

1. **鳞癌**　角化型癌细胞呈梭形或蝌蚪形，细胞边界清晰，胞质丰富，嗜酸性，核固缩。非角化型癌细胞圆形、卵圆形或多角形，细胞边界清晰，细胞质淡染，嗜酸性，核染色质呈粗颗粒状，易与分化差的腺癌混淆（图12-34）。

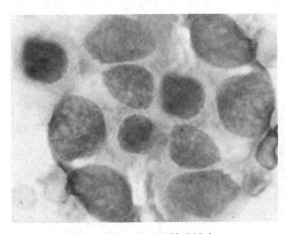
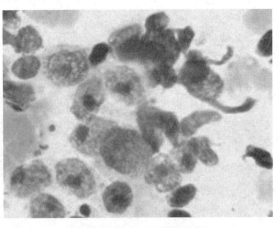

图12-34　淋巴结转移鳞癌　　　　　　　图12-35　淋巴结转移腺癌

2. 腺癌　细胞单个或成团,大小各异,呈圆形或椭圆形。常呈球样、乳头状或腺腔样排列。细胞核偏位,胞质均匀,有的胞质内可见空泡。胃癌常见大的印戒样细胞(图 12-35)。

3. 未分化癌　细胞单个或成团,核圆形或不规则形,染色质粗大、深染、分布不匀,有时呈墨水滴状,可见核仁。胞质少,在癌细胞核边缘可有少许胞质或呈裸核样(图 12-36)。

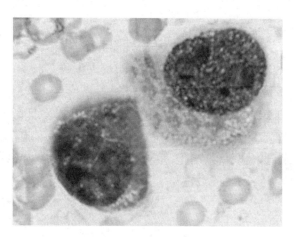

图 12-36　淋巴结转移未分化癌

4. 恶性黑色素瘤　细胞常散在分布。圆形和多角形细胞的胞质丰富,细胞边界清晰,细胞质内常见颗粒状棕色黑色素颗粒,细胞核常偏位,使细胞呈浆细胞样外观,可见双核或多核,核呈圆形或多角形,染色质呈细颗粒状,核仁明显。

第七节　乳腺针吸细胞学检查

乳腺癌是女性最常见肿瘤之一,在女性恶性肿瘤中位居第二。在乳腺肿块诊断中,细针吸取细胞学的检查要比切除活检方便,阳性诊断率为 70% ~98%。乳腺癌位于体表,较易发现,细胞学检查取材方便,有利于早期诊断和鉴别乳腺炎和伴有炎症的乳腺癌。

一、正常乳腺细胞形态

(一)乳腺导管上皮细胞

在一般情况下,由于乳腺处于静止期,涂片不易见到脱落的导管上皮细胞,或只有少量来自乳头的鳞状上皮细胞。细针吸取涂片中的导管上皮细胞,多成堆、成片、平铺呈蜂窝状排列,细胞大小、形态较一致。胞核染色质均匀细致,裸核较多见。妊娠后期和产后 2 个月可见该细胞。

(二)泡沫细胞

涂片中常见。细胞体积较大,核较小,偏位,可见双核、多核;胞质丰富,含有较多脂性空泡。其来源尚有争议,可能来自导管上皮细胞或巨噬细胞,在炎症或妊娠期增多。

（三）巨噬细胞

其形态与泡沫细胞相似,胞质内有吞噬异物。核圆、卵圆或豆形,多偏位,染色质为细颗粒状。乳腺炎症或妊娠期增多。

（四）血细胞

中性粒细胞与淋巴细胞较多时,见于乳腺急、慢性炎症或是正常分娩前后,也见于癌症或其他疾病感染。

二、乳腺良性病变的细胞形态

（一）乳腺炎

涂片中主要见炎症细胞、组织细胞、巨噬细胞和泡沫细胞。急性乳腺炎可见大量中性粒细胞及脓细胞,有时有红细胞及泡沫细胞;慢性炎症时主要为淋巴细胞;浆细胞性乳腺炎时可见大量浆细胞,同时伴有淋巴细胞、单核细胞;结核性乳腺炎可见上皮样细胞和朗格汉斯细胞(图12-37)。

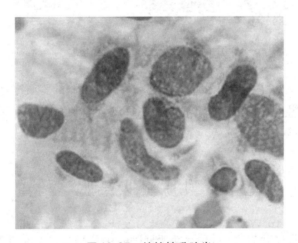

图 12-37　结核性乳腺炎

（二）乳腺增生症

又称乳腺腺病。包括乳腺囊性增生、小叶增生、脂肪增生和纤维间质增生。是由于内分泌紊乱引起的乳腺增生性病变,好发于性成熟期妇女。涂片中细胞常成堆成群,分化较好,大小一致,形态规则。核呈圆形或椭圆形,染色质致密颗粒状。乳腺增生晚期可伴不典型增生,极少数可发生恶变。

（三）乳腺纤维腺瘤

为圆形结节性肿块,有完整包膜,无乳头溢液,宜作针吸细胞学涂片检查。

（四）导管内乳头状瘤

本病为乳头溢液的主要原因,穿刺物常为血性,有时为浆液性。涂片中以上皮细胞为主,结缔组织细胞罕见。瘤细胞与正常乳腺导管上皮细胞很相似,但体积较大。

（五）纤维囊性乳腺病

此病属乳腺导管异常增生症,目前将其视为癌前病变。多见于年龄较大的妇女,为界限不清的结节性肿块,质稍硬。可有乳头溢液,一般为浆液性,血性少见。涂片中泡沫细胞增多,可见双核或多核,亦可见排列紧密的导管上皮细胞或大汗腺化生的导管上皮细胞。

(六)乳汁潴留囊肿

为乳腺导管阻塞后乳汁不能排出,潴留在导管内,以致扩大而形成囊肿。穿刺时常有多量乳白色混浊液体。涂片可见较多泡沫细胞及少量导管上皮细胞。

三、乳腺恶性肿瘤细胞形态

乳腺恶性肿瘤中绝大多数为来自乳腺导管及末梢导管上皮的乳腺癌(mammary carcinoma),为妇女最常见的恶性肿瘤之一,占女性恶性肿瘤中的第二位,仅次于子宫颈癌,常发生于绝经前,以四十到五十岁最多。现仅介绍几种细胞学有明确形态的乳腺癌细胞类型。

(一)乳腺单纯癌

最常见类型。排列紊乱,数量多少不一,具有典型癌细胞形态。癌细胞巨大,大小、染色、形态不一致,多呈裸核,核仁多、巨大且畸形,染成深蓝色。

(二)乳腺腺癌

癌细胞呈典型腺体样排列。细胞呈锥形,核畸形,位于底部,染色质增多,分布不匀,呈粗颗粒状,核仁多且形态不规则,胞质丰富,略嗜碱性,胞核及胞质内可见大量弥散小空泡(图12-38)。

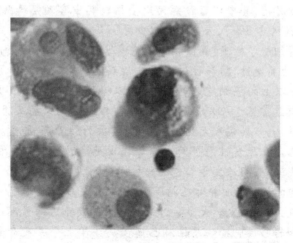

图12-38　乳腺腺癌细胞

(三)乳腺髓样癌

涂片中细胞成分极丰富。癌细胞大片散在或成团分布,排列紊乱,中等大小,核较粗糙,有明显核仁。胞质内见紫红色颗粒。癌细胞团内、外常有较多淋巴细胞,与机体对肿瘤的免疫作用有关,为本癌的特点。

(四)乳腺黏液腺癌

细胞成群或成团,胞体较大,胞质内可见大小不等的黏液空泡,将胞核挤压到细胞边缘形成印戒样癌细胞。细胞团外可见片状蓝染无结构的黏液样物质。

学习小结

呼吸系统脱落细胞学检查:正常呼吸道上皮细胞不会自然脱落,痰液标本中少见,而在支气管刷取或穿刺标本中常见。支气管炎、支气管扩张、肺炎和肺结核等急、慢性炎症均可引起上皮细胞发生形态改变。肺部肿瘤以原发性肺癌为主,其次是转移癌,肉瘤很少见。根据原发肿瘤的分化程度和组织来源,原发性肺癌分为鳞癌、腺癌、未分化癌、混合型癌(腺鳞癌)及其他类型癌。转移癌可为鳞癌、腺癌、未分化癌等。单纯根据肿瘤形态很难确定是原发性还是转移性,必须结合临床方能确定。

消化系统脱落细胞学检查:正常食管的脱落细胞以表层鳞状上皮细胞为主;偶见柱状上皮细胞,如果标本混有痰液时,可见纤毛柱状上皮细胞。食管炎症时还可见基底层细胞;在某些因素的长期刺激和作用下,食管鳞状上皮细胞出现增生及核异质改变。食管癌是常见的恶性肿瘤,约50%发生在食管中段,其次是下段,上段很少见。95%以上是鳞癌,2%~3%是腺癌,未分化癌罕见。

泌尿系统脱落细胞学检查:正常尿液的脱落细胞包括移行上皮细胞、鳞状上皮细胞、柱状上皮细胞,还有少量的非上皮细胞成分。炎症时,涂片内细胞数目明显增多且形态改变。泌尿系统恶性肿瘤约95%以上来源于上皮组织。尿液细胞学检查以移行细胞癌多见,鳞癌和腺癌少见。非上皮性肿瘤如平滑肌肉瘤、脂肪肉瘤、胚胎性横纹肌肉瘤则罕见。

女性生殖系统脱落细胞学检查:女性生殖道各器官所覆盖的上皮主要有鳞状上皮和柱状上皮。女性生殖道炎症是女性最常见的疾病,长期的炎症刺激可诱发核异质甚至恶性肿瘤,识别炎症的脱落细胞形态,对于诊断和肿瘤鉴别都有重要意义。女性生殖器官的各个部位均可以发生恶性肿瘤,其中以宫颈癌为最多见。其中宫颈癌鳞癌最为多见,占宫颈癌的95%,其次为腺癌(约占5%),未分化癌极少见。

浆膜腔积液脱落细胞学检查:漏出液中细胞量很少,仅少量间皮细胞和白细胞,而渗出液不透明或浑浊,常为原发性,转移性肿瘤或良性病变所致。积液中原发性肿瘤为恶性间皮瘤,而积液中98%以上的癌细胞是转移性的,以腺癌细胞为多见,少数为鳞癌和未分化癌。肿瘤性胸腔积液最常见于原发性周围型肺癌,其次是乳腺癌及原发性恶性间皮瘤等。肿瘤性腹膜积液以胃癌、卵巢癌和大肠癌为多见;其次为胆管癌、胆囊癌和肝癌;肝转移癌、腹腔淋巴结恶性淋巴瘤及原发性恶性间皮瘤等较少见。肿瘤性心包积液主要由原发性中央型肺癌累及心包膜造成;而原发于心包的恶性间皮瘤极罕见。

淋巴结针吸细胞学检查:正常淋巴结穿刺涂片内大多数是淋巴细胞,大约占85%~95%,多以成熟小淋巴细胞为主。大多数肿瘤和良性病变都可导致淋巴结肿大。肿瘤性病变包括恶性淋巴瘤和转移性肿瘤。恶性淋巴瘤在病理学上分成霍奇金和非霍奇金淋巴瘤两大类,根据瘤细胞大小、形态和分布方式可进一步分成不同类型。霍奇金淋巴瘤常见典型的是R-S细胞。转移性肿瘤以鳞癌,腺癌,未分化癌和恶性黑色素瘤较常见。

乳腺针吸细胞学检查:正常乳腺穿刺涂片主要为乳腺导管上皮细胞和泡沫细胞。乳腺癌是女性最常见肿瘤之一,在女性恶性肿瘤中位居第二。在乳腺肿块诊断中,细针吸取细胞学的检查要比切除活检方便,阳性诊断率为70%~98%。对于临床术前判断良性或恶性具有独特价值。

(贾 莉)

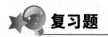 **复习题**

1. 简述早期食管癌的脱落细胞特点。

2. 简述浆膜腔积液中常见转移癌细胞的形态特征。

3. R-S 细胞的形态特点有哪些?

4. 常见淋巴结转移性肿瘤的形态学特点是什么?

5. 女性生殖道恶性肿瘤鳞癌细胞的形态学特点是什么?

参 考 文 献

1. 王永才,张毅. 现代针吸脱落细胞诊断学多媒体图谱. 辽宁:辽宁电子出版社,2006.

2. 刘成玉,罗春丽. 临床检验基础. 第 5 版. 北京:人民卫生出版社,2012.

中英文名词对照索引

N

O

P

T

Z

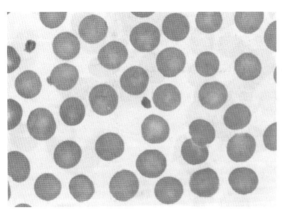

图 2-2　正常红细胞形态

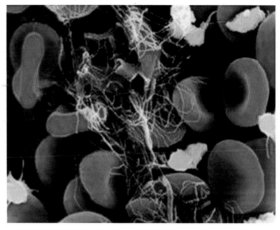

图 2-3　扫描电镜正常红细胞形态

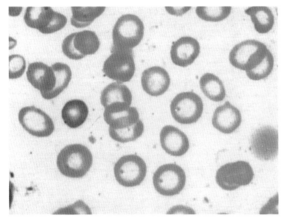

图 2-4　小红细胞

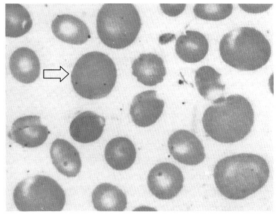

图 2-5　大红细胞

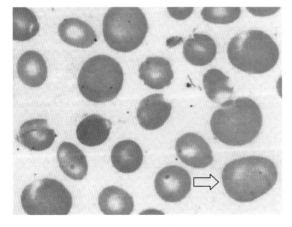

图 2-6　巨红细胞

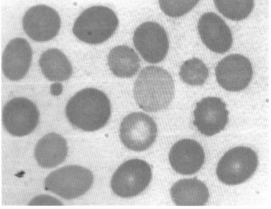

图 2-7　红细胞大小不均

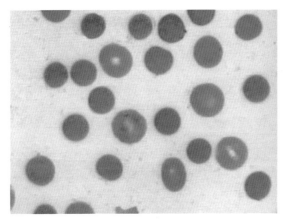

图 2-8　球形红细胞

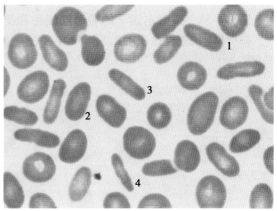

图 2-9　椭圆形红细胞

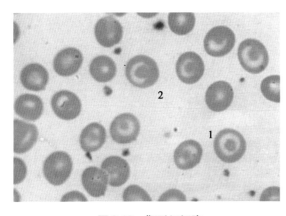

图 2-10　靶形红细胞

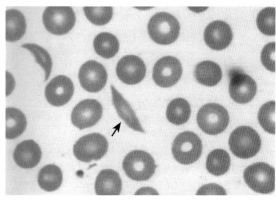

图 2-11　镰形红细胞

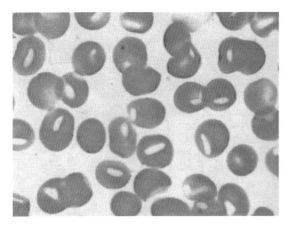

图 2-12　口形红细胞

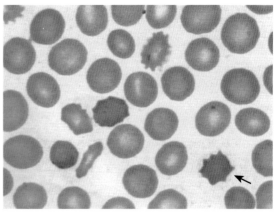

图 2-13　棘形红细胞

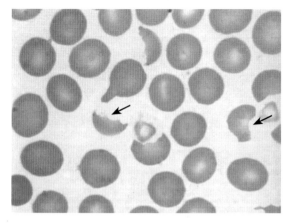

图 2-14 裂片红细胞

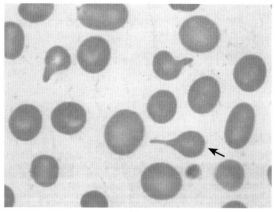

图 2-15 泪滴形红细胞

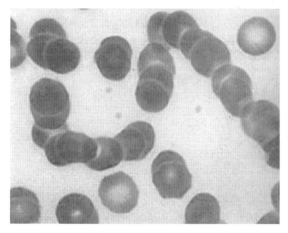

图 2-16 缗钱状红细胞

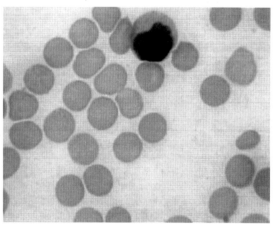

图 2-17 正常色素性红细胞

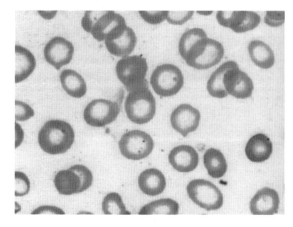

图 2-18 低色素性红细胞

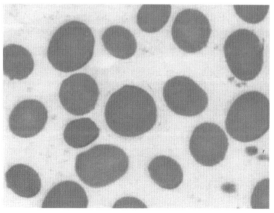

图 2-19 高色素性红细胞

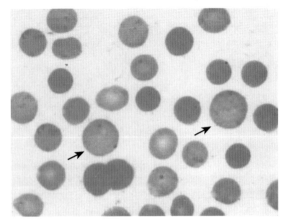

图 2-20　嗜多色性红细胞

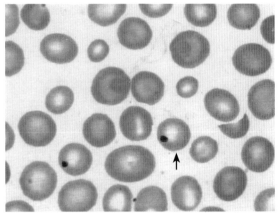

图 2-21　染色质小体

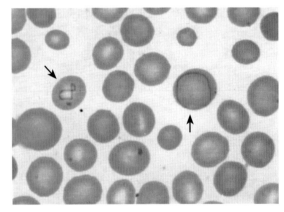

图 2-22　卡-波环

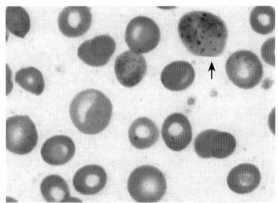

图 2-23　嗜碱性点彩红细胞

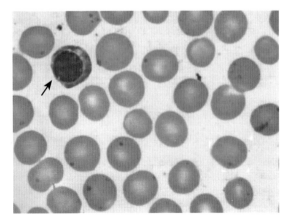

图 2-24　有核红细胞

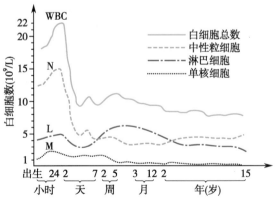

图 2-26　白细胞数量的生理性变化

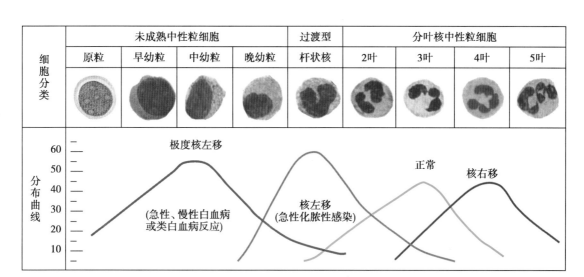

细胞分类	未成熟中性粒细胞				过渡型	分叶核中性粒细胞			
	原粒	早幼粒	中幼粒	晚幼粒	杆状核	2叶	3叶	4叶	5叶

图 2-27 中性粒细胞核象变化示意图

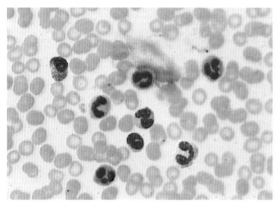

图 2-28 中性粒细胞核左移

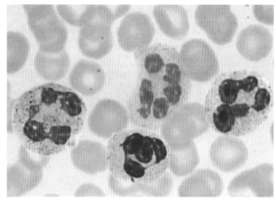

图 2-29 中性粒细胞核右移

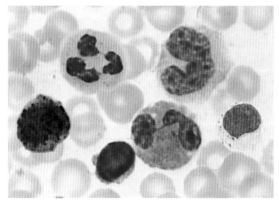

图 2-30 外周血正常白细胞形态

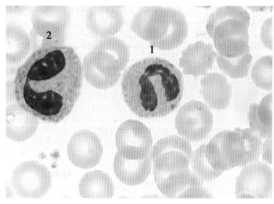

图 2-31 杆状核与分叶核的界定
1. 杆状核 2. 分叶核

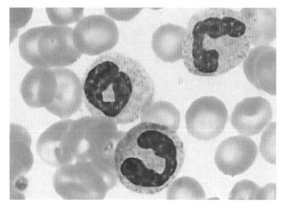

图 2-32　中性粒细胞杆状核

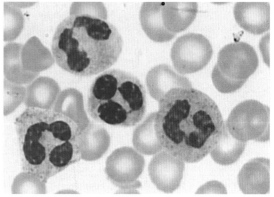

图 2-33　中性粒细胞分叶核

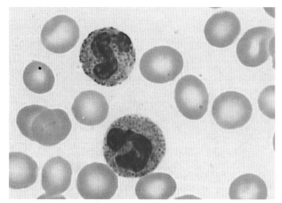

图 2-34　中毒颗粒

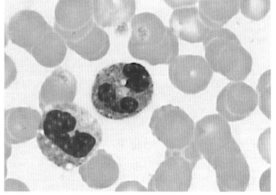

图 2-35　空泡形成

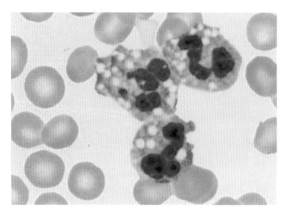

图 2-36　家族性白细胞空泡形成（jordan 畸形）

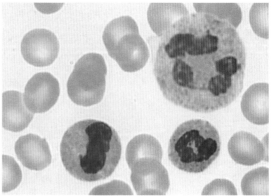

图 2-37　中性粒细胞大小不均

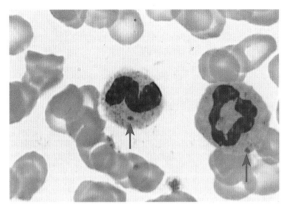

图 2-38 杜勒小体

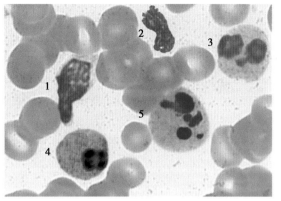

图 2-39 中性粒细胞退行性变

1. 核肿胀 2. 裸核 3. 核溶解
4. 核固缩 5. 核碎裂

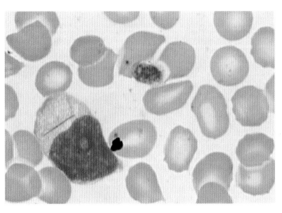

图 2-40 棒状小体

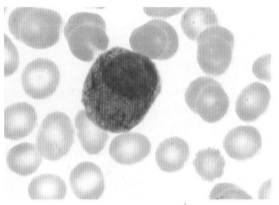

图 2-41 faggot 细胞

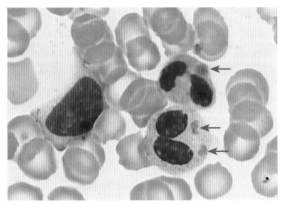

图 2-42 Chediak-Higashi 畸形

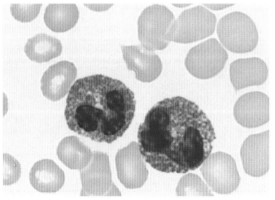

图 2-43 Alder-Reilbr 畸形

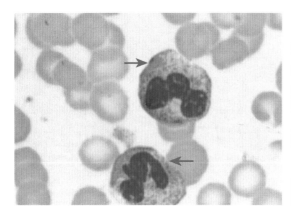

图 2-44　May-Hegglin 畸形

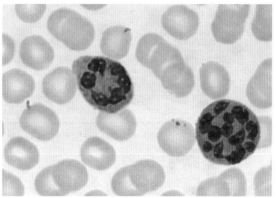

图 2-45　巨多分叶核中性粒细胞

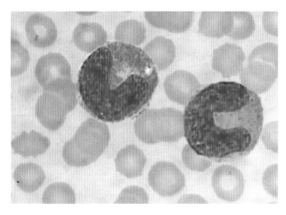

图 2-46　巨杆状核中性粒细胞

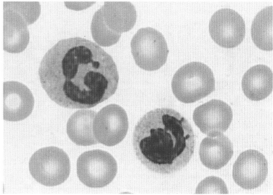

图 2-47　中性粒细胞鼓槌小体

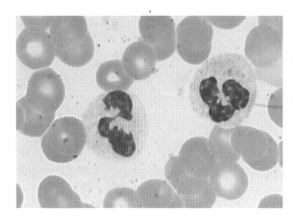

图 2-48　中性粒细胞核棘突

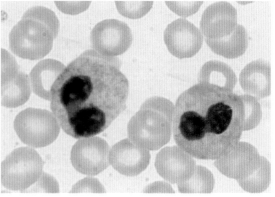

图 2-49　Pelger-Hüet 畸形

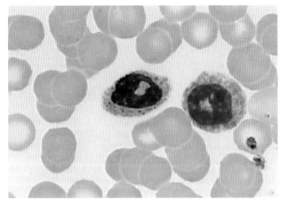

图 2-50　环形杆状核粒细胞

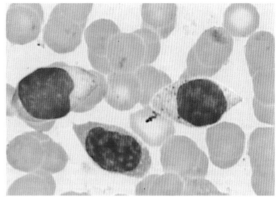

图 2-51　Ⅰ型异型淋巴细胞

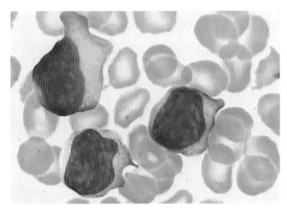

图 2-52　Ⅱ型异型淋巴细胞

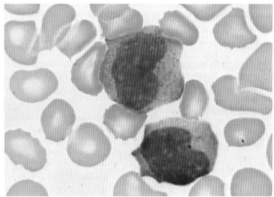

图 2-53　Ⅲ型异型淋巴细胞

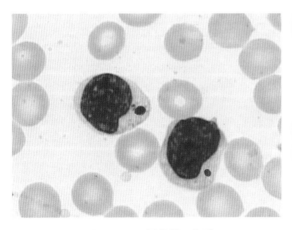

图 2-54　卫星核淋巴细胞

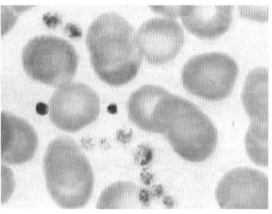

图 2-56　正常血小板形态

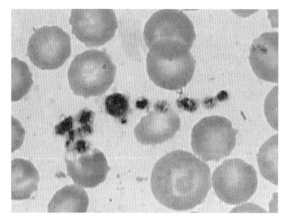

图 2-57　生理性血小板大小不均

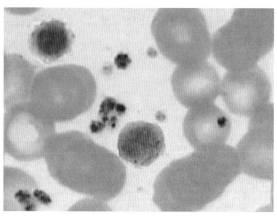

图 2-58　病理性血小板大小不均

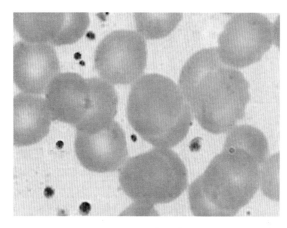

图 2-59　小血小板

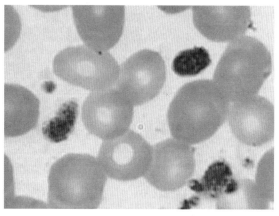

图 2-60　大血小板

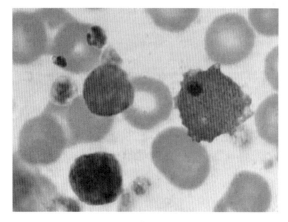

图 2-61　巨型血小板

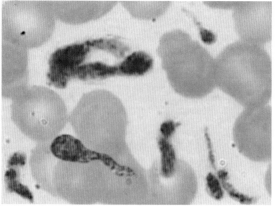

图 2-62　异常形态血小板

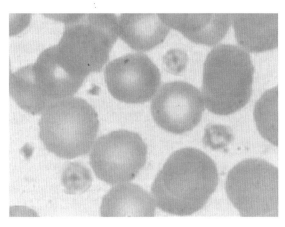

图 2-63　无颗粒血小板

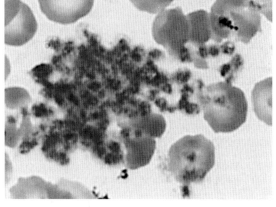

图 2-64　血小板聚集

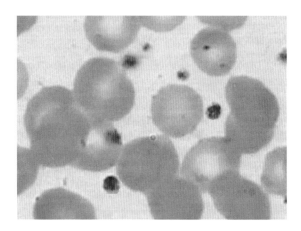

图 2-65　血小板散在分布

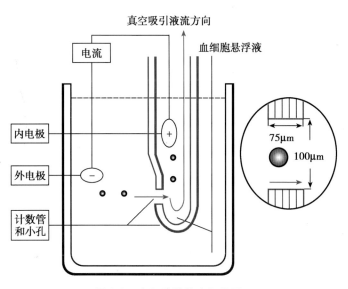

图 3-1　血细胞计数电阻抗原理

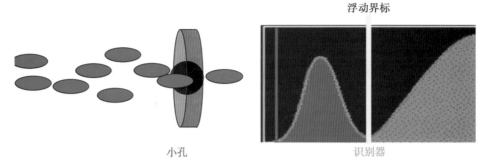

图 3-3　电阻抗法红细胞和血小板测试原理图

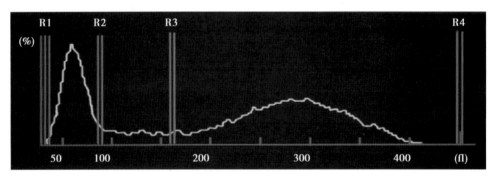

图 3-5　正常白细胞直方图及异常报警信号主要位置（R1～R4）

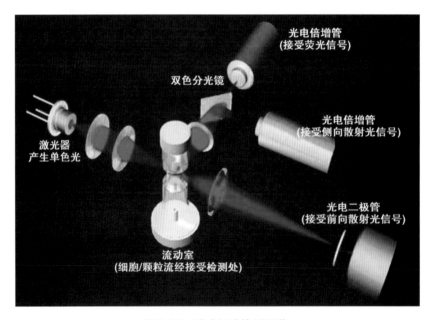

图 3-13　流式细胞检测通道

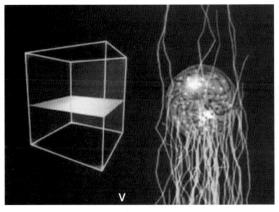

图 3-14 VCS 电阻抗原理

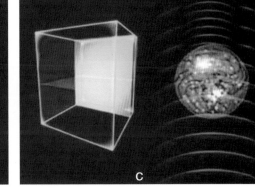

图 3-15 VCS 传导性原理

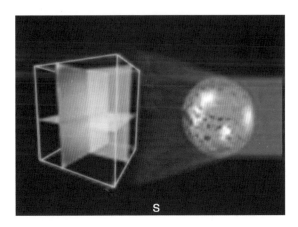

图 3-16 VCS 光散射原理

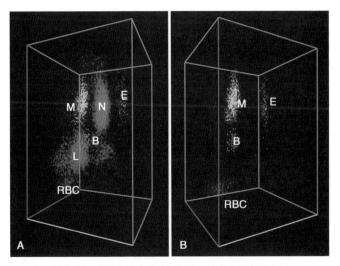

图 3-17 VCS 法白细胞分类三维（立体）散点图

A. 旋转的三维散点图（图中有红细胞和白细胞分类图），可从任何角度观察；B. 三维散点图上的细胞群落可显示可隐藏（图中已隐藏中性粒细胞和淋巴细胞）

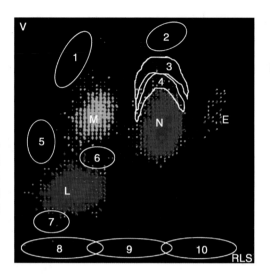

图 3-18 VCS 异常细胞检测平面散点图位置

1. 幼稚单核细胞;2. 幼稚粒细胞;3. 未成熟粒细胞;4. 杆状核中性粒细胞;5. 幼稚淋巴细胞;6. 异型淋巴细胞;7. 小淋巴细胞;8. 有核红细胞和血小板簇;9. 大血小板;10. 红细胞内寄生虫(疟原虫等)

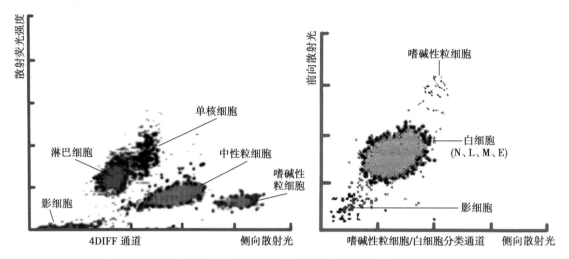

图 3-19 阻抗、射频、光散射、特殊试剂及荧光核酸染色法白细胞分类散点图

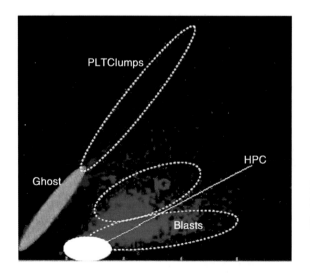

图 3-20 阻抗、射频、光散射、特殊试剂及荧光核酸染色法 IMI 通道散点图

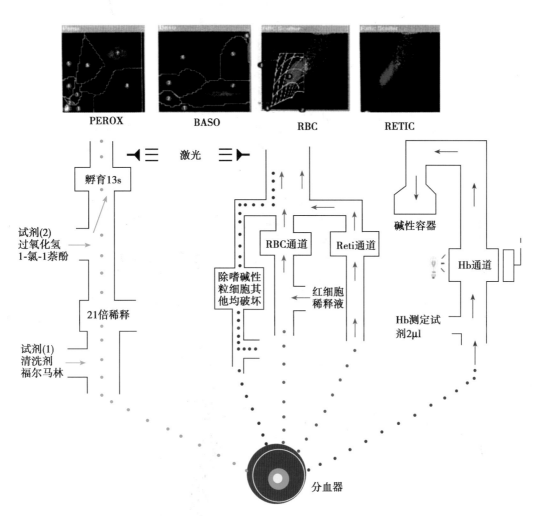

图 3-21　光散射与细胞化学技术检测原理流程图

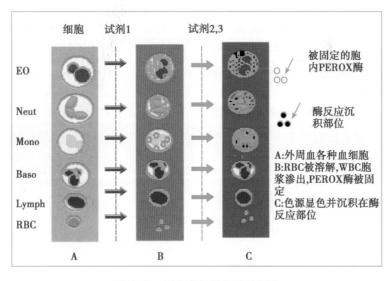

图 3-22　过氧化物酶通道酶反应

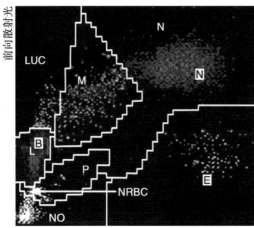

NO：红细胞碎片
NRBC：有核红细胞
P：聚集的血小板
L：淋巴细胞
B：嗜碱性粒细胞
LUC：大的不染色细胞
M：单核细胞
N：中性粒细胞
E：嗜酸性粒细胞

图 3-23　过氧化物酶通道白细胞分类原理图

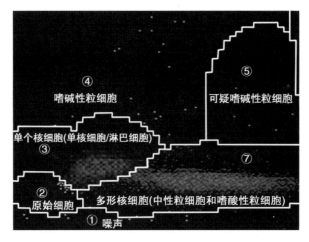

图 3-24　嗜碱性粒细胞/分叶核通道白细胞分类原理

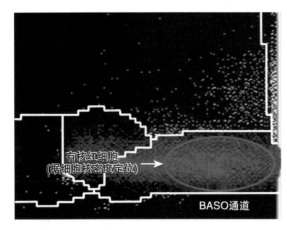

图 3-25　嗜碱性粒细胞/分叶核通道
有核红细胞散点图

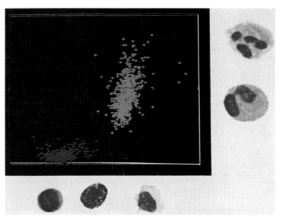

图 3-27　MAPSS 单个核/多个
核细胞分类散点图

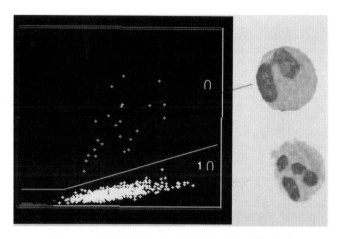

图 3-28　MAPSS 嗜酸/中性粒细胞分类散点图

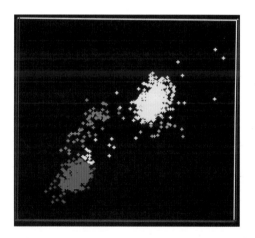

图 3-29　MAPSS 白细胞五分类散点图

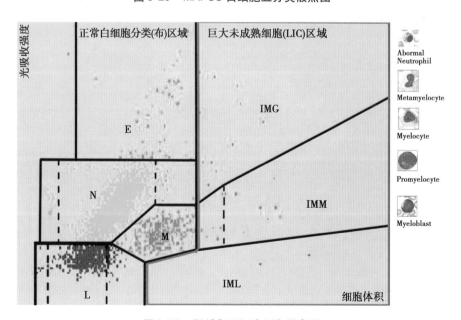

图 3-31　DHSS 双矩阵 LIC 散点图

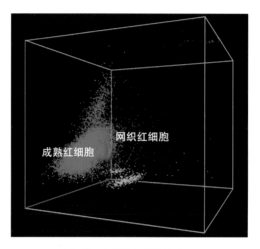

图 3-33　VCS 法网织红细胞
三维散点图

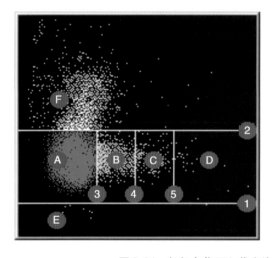

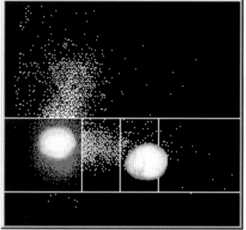

图 3-34　氧氮杂芑 750 荧光染色法网织红细胞线性散点图

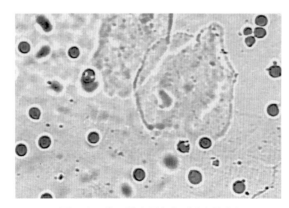

图 7-4　均一性血尿红细胞(未染色)

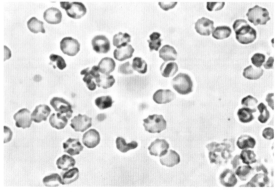

图 7-5　非均一性血尿红细胞(未染色)

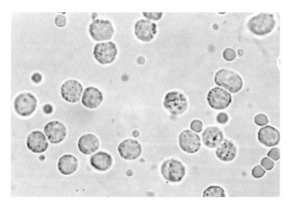

图 7-6　尿液中白细胞(未染色)

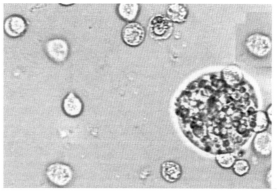

图 7-7　尿液中巨噬细胞(未染色)

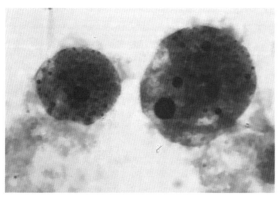

图 7-8　尿液中巨噬细胞(Stemheimer 染色)

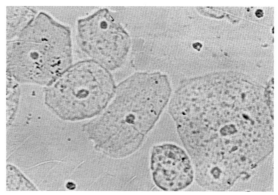

图 7-9　鳞状上皮细胞(未染色)

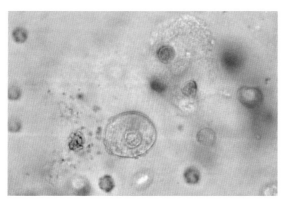

图 7-10　表层移行上皮细胞

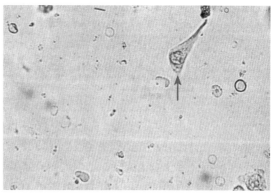

图 7-11　中层移行上皮细胞

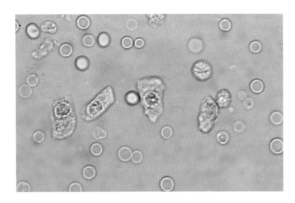

图 7-12　肾小管上皮细胞（未染色）

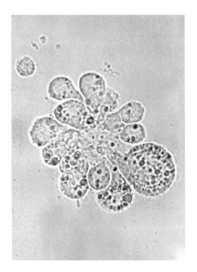

图 7-13　复粒细胞

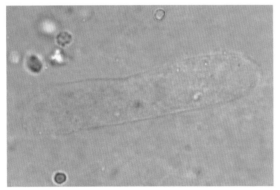

图 7-14　透明管型（未染色）

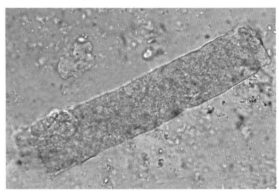

图 7-15　颗粒管型（未染色）

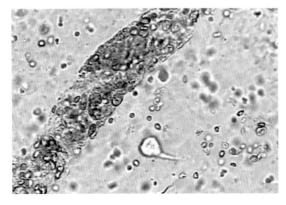

图 7-16　红细胞管型（未染色）

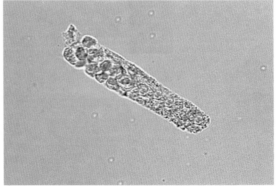

图 7-17　白细胞管型

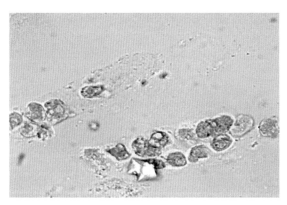

图 7-18　肾上皮细胞管型

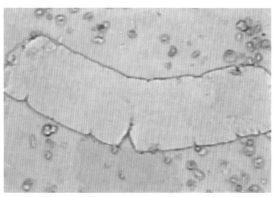

图 7-19　蜡样管型（未染色）

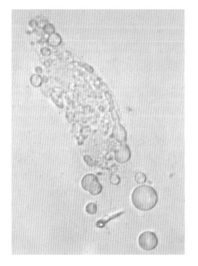

图 7-20　脂肪管型

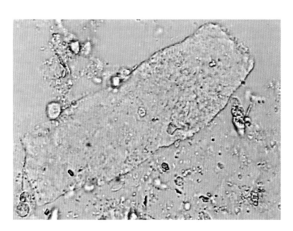

图 7-21　肾衰竭管型

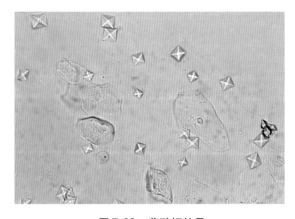

图 7-22　草酸钙结晶

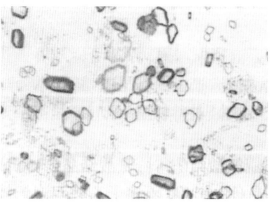

图 7-23　尿酸结晶

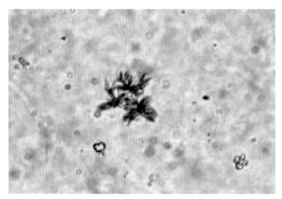

图 7-24　胆红素结晶

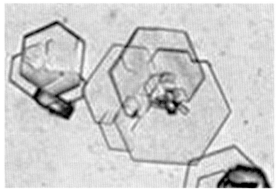

图 7-25　胱氨酸结晶

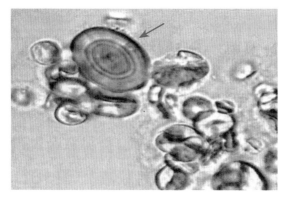

图 7-26　亮氨酸结晶

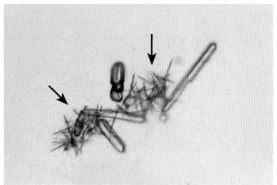

图 7-27　酪氨酸结晶

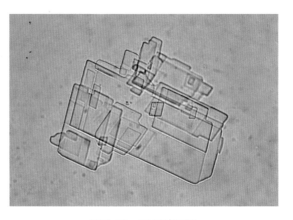

图 7-28　胆固醇结晶

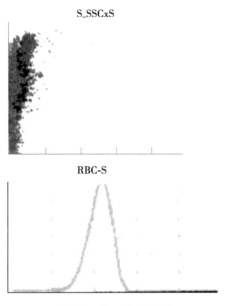

图 8-5　均一性红细胞

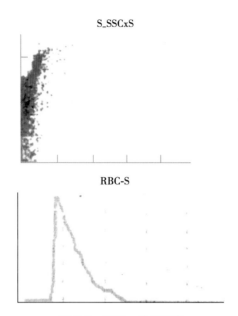

图 8-6　非均一性红细胞

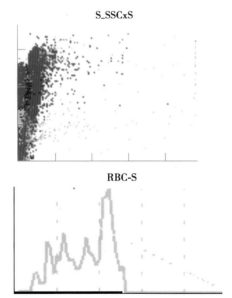

图 8-7　混合性红细胞

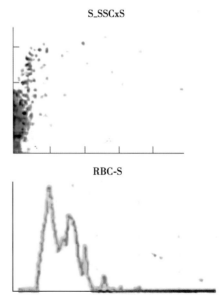

图 8-8　非均一小红细胞

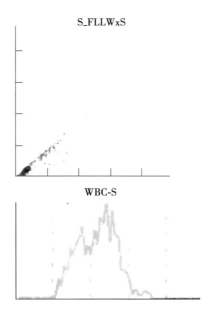

图8-9 尿液中白细胞

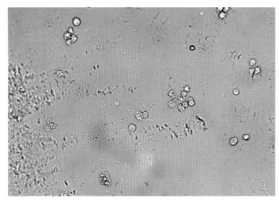

图9-1 白细胞

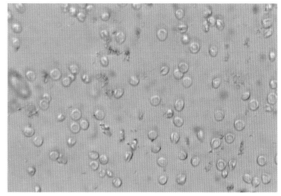

图9-2 红细胞

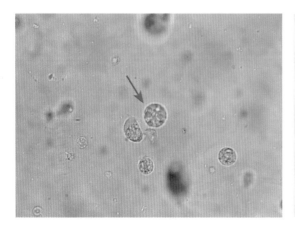

图9-3 吞噬细胞

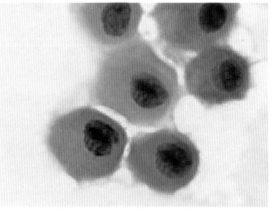

图11-1 内底层细胞

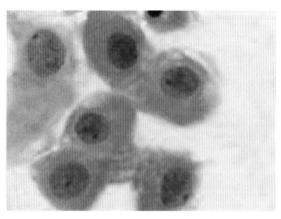

图 11-2　外底层细胞

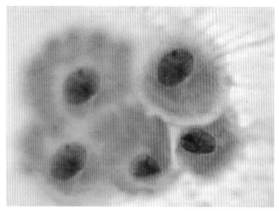

图 11-3　中层细胞

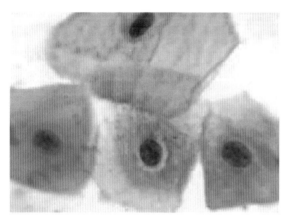

图 11-4　表层细胞

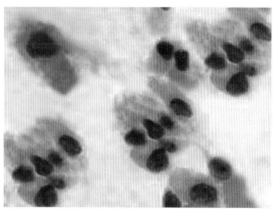

图 11-5　黏液柱状上皮细胞

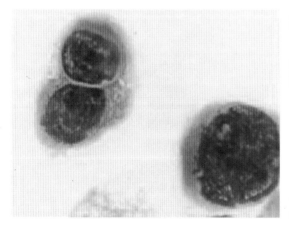

图 11-6　鳞癌

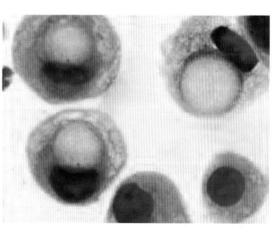

图 11-7　腺癌

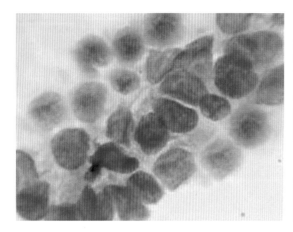

图 11-8 未分化癌

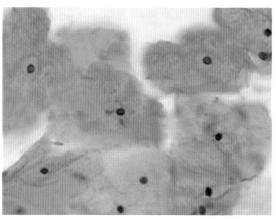

图 11-9 巴氏染色

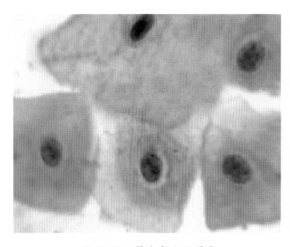

图 11-10 苏木素-伊红染色

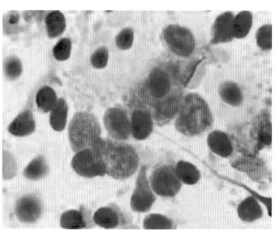

图 11-11 瑞特-吉姆萨染色

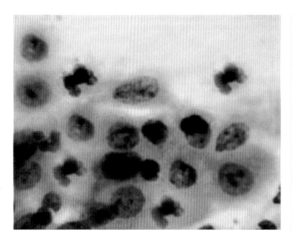

图 12-1 鳞状上皮细胞(炎症病变)

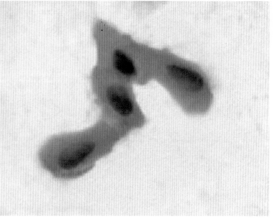

图 12-2 巴氏细胞

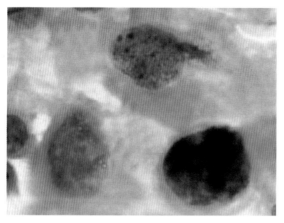

图 12-3　痰涂片内的鳞癌细胞

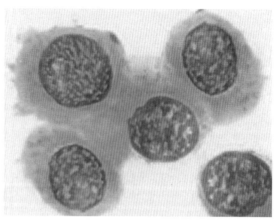

图 12-4　痰涂片内的腺癌细胞

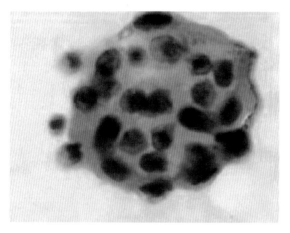

图 12-5　支气管肺泡细胞癌

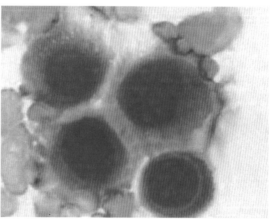

图 12-6　食管鳞癌细胞

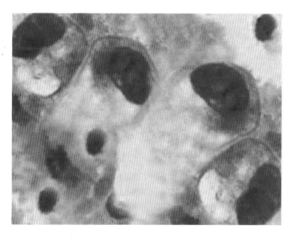

图 12-7　食管腺癌细胞

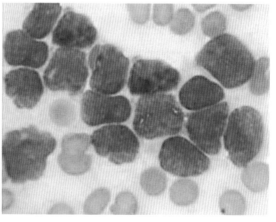

图 12-8　食管未分化癌细胞

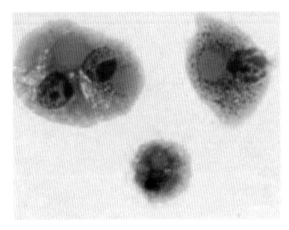

图 12-9　尿巨细胞病毒包涵体

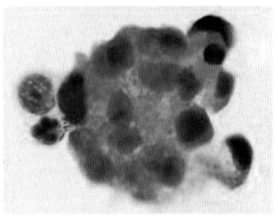

图 12-10　膀胱乳头状瘤

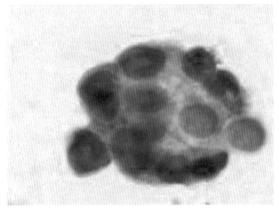

图 12-11　移行细胞癌 I 级

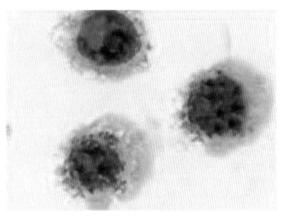

图 12-12　移行细胞癌 II 级

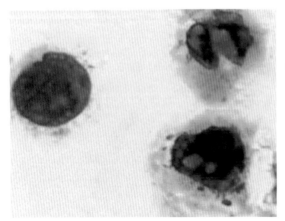

图 12-13　移行细胞癌 III 级

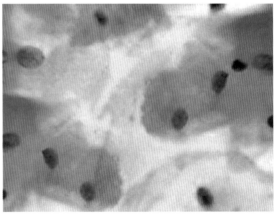

图 12-14　表层鳞状上皮细胞

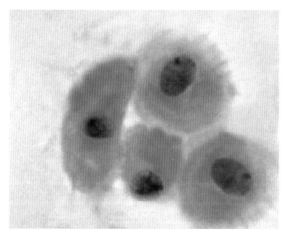

图 12-15　中层鳞状上皮细胞

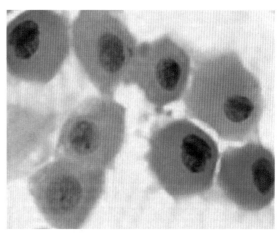

图 12-16　底层鳞状上皮细胞

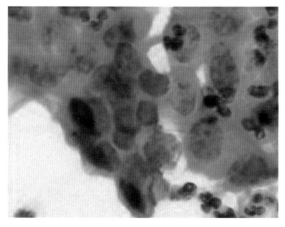

图 12-17　鳞状上皮细胞增生

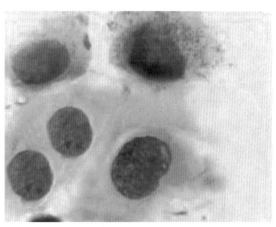

图 12-18　宫颈鳞癌细胞

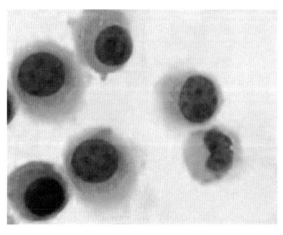

图 12-19　正常间皮细胞

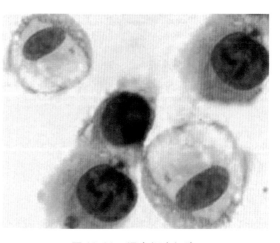

图 12-20　退变间皮细胞

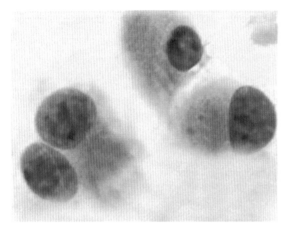

图 12-21　异形间皮细胞

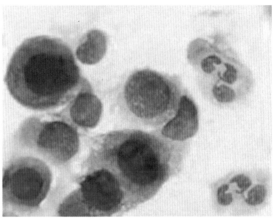

图 12-22　肝硬化积液

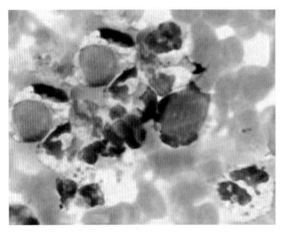

图 12-23　胸水红斑狼疮细胞

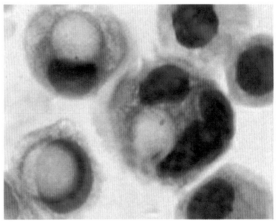

图 12-24　大细胞型腺癌

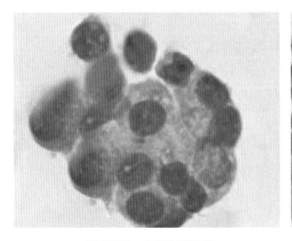

图 12-25　小细胞型腺癌

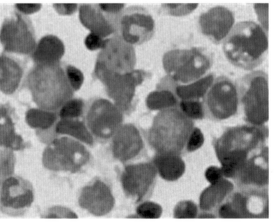

图 12-26　未分化癌

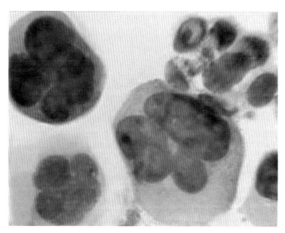

图 12-27　上皮型恶性间皮瘤

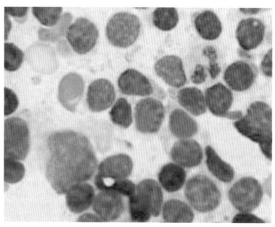

图 12-28　正常淋巴结穿刺涂片

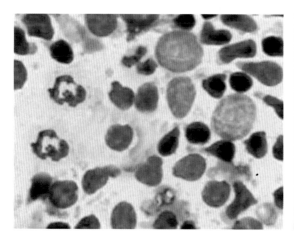

图 12-29　病变淋巴结穿刺涂片

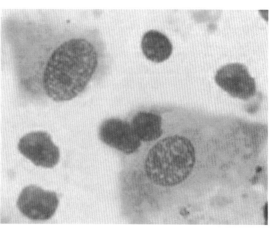

图 12-30　单个类上皮细胞

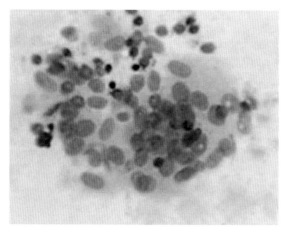

图 12-31　朗格汉斯巨细胞

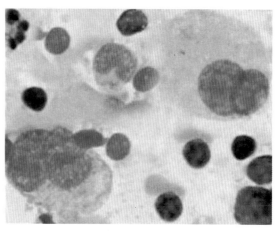

图 12-32　霍奇金淋巴瘤 R-S 细胞

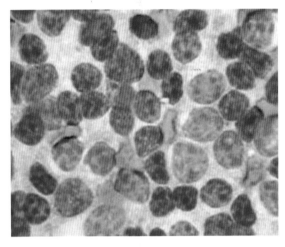

图 12-33　非霍奇金淋巴瘤

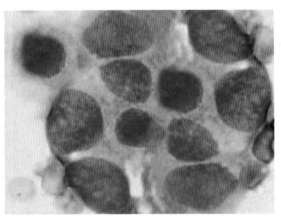

图 12-34　淋巴结转移鳞癌

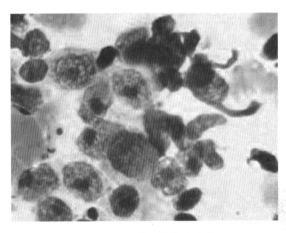

图 12-35　淋巴结转移腺癌

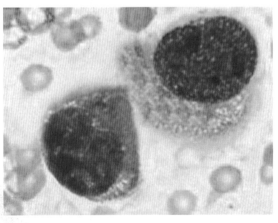

图 12-36　淋巴结转移未分化癌

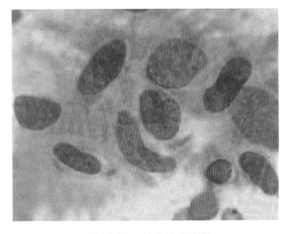

图 12-37　结核性乳腺炎

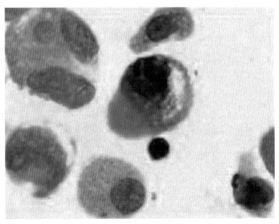

图 12-38　乳腺腺癌细胞